基础医学概论

（供卫生信息管理、医学美容技术、口腔医学技术、健康管理、中药学、药学、药品生产技术、药品经营与管理、心理咨询等专业使用）

主　编　傅玉峰　成秀梅

副主编　李广智　蒋孝东　余金霞

编　者　（按姓氏笔画排序）

王士珍（江苏护理职业学院）

王达菲（郑州卫生健康职业学院）

王志敏（乌兰察布医学高等专科学校）

成秀梅（江苏医药职业学院）

朱晔斌（乌兰察布医学高等专科学校）

李广智（江苏护理职业学院）

杨黎辉（郑州卫生健康职业学院）

余金霞（河南护理职业学院）

陈峰杰（河南护理职业学院）

赵志鑫（河南护理职业学院）

郭　允（郑州卫生健康职业学院）

蒋孝东（郑州卫生健康职业学院）

傅玉峰（江苏护理职业学院）

中国协和医科大学出版社

北　京

图书在版编目（CIP）数据

基础医学概论 / 傅玉峰，成秀梅主编. —北京：中国协和
医科大学出版社，2024.8（2024.10重印）. —ISBN 978-7-5679-2442-0

Ⅰ. R3

中国国家版本馆CIP数据核字第20246FP821号

基础医学概论

主　　编：傅玉峰　　成秀梅
策划编辑：魏亚萌
责任编辑：陈　卓
封面设计：邱晓俐
责任校对：张　麓
责任印制：黄艳霞

出版发行：**中国协和医科大学出版社**
　　　　　（北京市东城区东单三条9号　邮编100730　电话010-65260431）
网　　址：www.pumcp.com
经　　销：新华书店总店北京发行所
印　　刷：三河市龙大印装有限公司

开　　本：889mm×1194mm　　1/16
印　　张：29.5
字　　数：730千字
版　　次：2024年8月第1版
印　　次：2024年10月第2次印刷
定　　价：98.00元

ISBN 978-7-5679-2442-0

Preface | 前 言

　　基础医学是研究人的生命和疾病现象本质及其规律的自然科学，是医学的"基石"。"基础医学概论"主要包括人体解剖与组织胚胎学、生理学、生物化学与分子生物学、微生物与免疫学、病理学、药理学等知识，是医学职业教育课程体系的重要组成部分，是各医学专业不可或缺的必修课程。为了使医学相关专业学生尽快、全面地掌握基础医学核心知识，我们编写了本教材。

　　根据医学职业院校基础课程学时较少的实际情况，本教材的深度和广度在符合各专业人才培养目标要求的基础上，力求体现"专科特色、技能特点、时代特征"。在内容选择上，教材注重整合各基础医学课程的重点内容，以"必须、实用、够用"为度，增加实用性和可读性，强调基本技能的培养，将各门课程内容依次衔接、有机融合，为学生学习专业课程打下坚实的基础，从而更好地为培养高素质应用型医学职业人才服务。

　　本教材在编写过程中，坚持"立德树人"的根本任务，各章节精选思政案例，学生在学习国内外经典医学案例的同时，自身的职业道德、医学精神得到了熏陶；同时用辩证思维理解基础医学知识的内涵，形成科学的思维方式，提高观察问题和分析问题的辩证思维能力。身处信息化时代，医学领域各学科交叉发展，新知识、新技术不断涌现，"互联网+"时代的教育观念也在发生深刻的转变。本教材在编写过程中加强数字化资源的建设，将每个章节的课件、微课、思维导图以二维码的形式展现，增强了教材的适用性、可读性。本教材还针对相应专业职业证书考点，增加了重点提示，有助于学生把握学习的重点。

　　在此，衷心感谢全体编者的敬业与付出。由于编者水平有限、经验不足，书中难免会存在疏漏或不足之处，敬请老师、同学们批评指正，以便不断完善。

编　者

2024年4月

Contents | 目　录

第一章　绪论

学习目标

知识目标：

1. 掌握人体的组成和分部。

2. 熟悉人体结构的常用术语。

技能目标：

1. 能够展示人体解剖学姿势。

2. 能够在人体解剖学姿势下指出3轴和3面。

素质目标：

1. 养成用动态、变化、发展的观点研究人体形态结构的学习习惯。

2. 学会整体和部分的辩证思维方式。

一、基础医学概论的概念及其在医学中的重要性

基础医学概论是研究正常人体形态结构、发生发育、生命活动本质和规律及常见疾病的基本病理过程的科学，它融合了人体解剖学、组织学与胚胎学、生理学、病理与病理生理学和生物化学等多门学科，重点介绍了正常人体基本形态功能和常见疾病的病理过程，为临床学科及其他相关学科奠定必需的基础知识，为学生提供必需的医学基础知识。

二、基础医学概论的学习方法

学习基础医学概论必须运用下述正确的观点和方法，才能理解人体形态结构及其演变规律，掌握正常人体生命活动规律及疾病的基本病理过程。

（一）动态发展的观点

人体是经过长期种系发生和演变而来的，人出生以后也在不断成长和变化。不同年龄、不同生活条件、不同劳动条件等，均可影响人体的形态结构；不同的性别、不同地区、不同种族的人，甚至每一个个体均有差异。用动态、变化、发展的观点研究人体形态结构，可以更好地认识人体。

（二）形态和功能相互联系的观点

人体每个器官都有其特定的功能，器官的形态、结构是功能的物质基础，如骨骼肌细胞的细长结构，更利于肌丝滑动收缩。因此，由骨骼肌细胞构成的肌肉，与人体运动功能密切相关。功能的改变又可影响该器官形态、结构的发展和变化。如加强体育锻炼，可使骨骼肌细胞变粗，肌肉发达；长期卧床，可导致骨骼肌细胞细弱和肌萎缩。从种系进化上来看，人的上、下肢与四足动物的前、后肢为同源器官，功能相似，形态、结构基本相同。四足动物的前、后肢都适应并保

证行走功能的实现。人类由于直立和劳动，使得上、下肢有了明显分工，上肢尤其手的形态、结构成为握持工具，能从事技巧性劳动的器官，下肢及足的形态则与直立行走功能相适应。因此，生物体的形态、结构与其功能是相互依赖、相互影响的。

（三）局部和整体统一的观点

人体是一个整体，它由许多器官或局部组织有机地构成。两者既相互联系，又相互影响。局部的改变或损伤不仅影响到相邻的局部，而且影响到整体。在观察和学习中既要善于从局部联想到整体，从表面透视到内部，也要注意从整体的角度来理解个别器官或局部组织，借以更深刻地把握整体与局部的关系。

（四）理论联系实际的观点

学好人体的结构必须做到3个结合。

1.图文结合　图是将名词概念形象化，学习时做到文字和图形并重，两者结合，帮助理解和记忆。

2.理论学习与标本观察相结合　通过标本的辨认和识别，活体触摸，组织、病理切片观察，加强形象记忆，这是学好人体结构的最基本的方法。

3.理论知识与临床应用相结合　基础是为临床服务的，在学习过程中联系临床应用，可激发学习兴趣，做到学用结合。

（五）现代教育技术与传统学习方法相结合的观点

现在是信息时代，网络学习资源丰富，如精品课程、网络课程、课件和素材库等，提供了大量的基础医学资源，应用信息技术，获取网络信息，更是现代学习的重要方法。

🏛 思政课堂

医学与科学

在学术史的语境中，医学的本质特征即是学科的杂合性与复杂性，中医有"医者易也"（变化的学问），"医者意也"（思辨的学说），"医者艺也"（艺术化的技术）之说。近代医学大师威廉·奥斯勒认为"医学是不确定的科学与可能性的艺术"，因为多变性是生命定律。世界上没有两副相同的面孔，也没有两个完全相同的生命个体，因此在疾病的表现上，也会显现出不同病理反应和病态行为。

讨论

1.如何看待医学与科学的关系？

2.在学习《基础医学概论》时应注意什么？

三、人体的组成及常用术语

（一）人体的组成和分部

人体结构和功能的基本单位是细胞（cell）。由许多形态和功能相似的细胞和细胞间质结合构成组织（tissue）。人体的组织有四大类，即上皮组织、结缔组织、肌组织和神经组织。几种不同的组织构成具有一定形态、担负一定功能的结构称为器官（organ），如肝、肾、心、肺、胃等。由若干个功能相关的器官组合起来，完成某一方面的生理功能，构成系统（system）。人体有运动系统、消化系统、呼吸系统、生殖系统、泌尿系统、内分泌系统、脉管系统、感觉器官和神经系统等。其中消化、呼吸、泌尿和生殖系统大部分器官位于胸腔、腹腔、盆腔内，并借一定管道直接或间接与外界相通，总称为内脏（viscera）。全部系统组合成彼此联系、相互协调的完整人体（human body）。

按照人体的形态，可分为头、颈、躯干和四肢4部分。头的前部称为面，颈的后部称为项。躯干的前面又分为胸部、腹部、盆部和会阴，躯干的后面又分为背和腰。四肢分上肢和下肢，上肢分为肩、臂、前臂和手，下肢分为臀、股、小腿和足。

（二）人体结构的常用术语

为准确描述人体各部、各器官的位置关系，必须使用国际通用的统一标准和术语，以便统一认识，避免混淆与误解。

1.解剖学姿势（anatomical position）　身体直立、两眼正前平视，上肢下垂、下肢并拢，手掌和足尖向前。描述人体结构及位置相互关系时，均以解剖学姿势为依据。

2.方位　以解剖学姿势为准，最常用的方位有以下6种。

（1）上和下：近头者为上，近足者为下。上和下在胚胎学中则分别采用头侧和尾侧。

（2）前和后：近腹者为前，近背者为后。前和后在胚胎学中则分别采用腹侧和背侧。

（3）内侧和外侧：以身体正中矢状面为准，距正中矢状面近者为内侧，离正中矢状面远者为外侧。在四肢、前臂的内侧又称尺侧，外侧又称桡侧；小腿的内侧又称胫侧，外侧又称腓侧。

（4）内和外：是表示与空腔相互位置关系的术语。在腔内或离腔较近的为内，远腔者为外。

（5）浅和深：以体表为准，近体表者为浅，离体表远者为深。

（6）近侧和远侧：多用于四肢。距肢体根部较近者称近侧，反之为远侧。

3.轴　为了分析关节的运动，在解剖学姿势条件下，设置人体3种互相垂直的轴（图1-1）。

（1）矢状轴（sagittal axis）：为前、后方向的水平轴，是与人体的长轴和冠状轴都互相垂直的水平线。

（2）冠状轴（coronal axis）：为左、右方向的水平轴，是与人体的长轴和矢状轴都互相垂直的水平线。

（3）垂直轴（vertical axis）：为上、下方向，是与人体的长轴平行，且与水平线垂直的线。

4.面　人体或其任何一局部都在解剖学姿势条件下互做垂直的3个切面。

（1）矢状面（sagittal plane）：前、后方向将人体分为左、右两部分的纵切面。通过人体正中线的矢状面为正中面（median plane），它将人体分为左、右对称的两半。

（2）冠状面（coronal plane）：又称额状面，在左、右方向上将人体纵切为前、后两部的面。

（3）水平面（horizontal plane）：或称横切面，是将人体横切为上、下两部的面称为水平面。在描述器官的切面时，则以其自身的长轴为准，沿长轴平行的切面称为纵切面，与长轴垂直的切面称为横切面。

🔆 **重点提示**　人体的矢状轴、冠状轴、垂直轴，矢状面、冠状面和水平面是重要的医学术语。

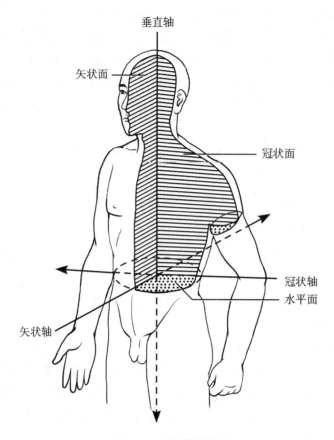

图1-1 人体的轴和面

本节小结

PPT课件

课后练习

（傅玉峰）

第一节　运动系统

学习目标

知识目标：

1.掌握运动系统的组成和功能。

2.熟悉颈椎、胸椎、腰椎的主要特征。

3.了解人体主要骨的名称和结构。

技能目标：

1.能说出肩关节、膝关节、肘关节、髋关节的组成、结构特点及运动形式。

2.能运用所学知识计数椎骨和肋骨的方法。

3.能在标本上指出三角肌、肱二头肌、肱三头肌、臀大肌、股四头肌的位置。

素质目标：

1.具备尊重、关心和爱护患者的职业道德。

2.深刻体会科学家为人类知识进步而奉献的精神，提升自己的职业素养。

运动系统（locomotor system）由骨、骨连结和骨骼肌组成。全身骨借骨连结构成骨骼（skeleton），见图2-1，骨骼肌附着于骨骼，通过收缩舒张产生各种随意运动，运动系统还有支持体重、保护内脏器官等功能。在人体表面，常可观察或触摸到一些隆起或凹陷，称为体表标志。体表标志在临床上，对确定深部器官位置、判断血管和神经走行、手术切口和穿刺位置的定位等，具有重要的意义。

一、骨和骨连结

（一）概述

1.骨（bone） 是坚硬并具有生命的器官，主要由骨组织构成，外被骨膜，内含骨髓，有丰富的血管、淋巴管和神经，骨不但能生长发育，骨折后还能自我修复，再生愈合。

（1）骨的分类：成人共有206块骨，按部位可分为躯干骨、颅骨和四肢骨。其中躯干骨51块；颅骨23块，另外还有6块听小骨；上肢骨64块，下肢骨62块。按骨的形态可分为4类：长骨呈长管状，有一体两端，体称为骨干，两端膨大的部分称为骺，长骨内部的空腔称为髓腔，容纳骨髓，主要分布于四肢，如肱骨、股骨等；短骨呈短立方形，多成群分布，如腕骨、跗骨等；扁骨呈板状，主要构成颅腔、胸腔和盆腔的壁，如颅盖骨；不规则骨形状不规则，如椎骨等。此外，在手、足和膝部肌腱内还有籽骨，形如豆状，在运动中起减少摩擦和转变肌牵引方向的作用，最大的籽骨为位于髌韧带内的髌骨。

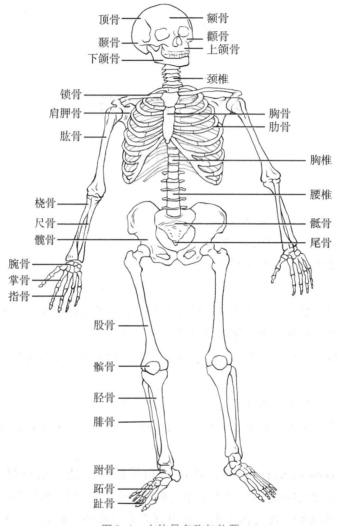

顶骨　额骨
颞骨　颧骨
下颌骨　上颌骨
　　颈椎
锁骨
肩胛骨　胸骨
肱骨　肋骨
　　胸椎
　　腰椎
桡骨
尺骨　骶骨
髋骨　尾骨
腕骨
掌骨
指骨
股骨
髌骨
胫骨
腓骨
跗骨
跖骨
趾骨

图2-1　人体骨名称与位置

（2）骨的构造：骨由骨质、骨膜和骨髓3部分构成（图2-2）。骨质由骨组织构成，分骨密质和骨松质，骨密质结构致密、坚硬，抗压性强，分布于骨的表层；骨松质结构疏松，似海绵状，分布于骨的内部；骨膜被覆于骨的内、外表面。骨膜含有丰富的血管、淋巴管和神经，对骨的生长、营养及修复再生有重要作用。骨髓充填于髓腔和骨松质间隙，分为红骨髓和黄骨髓两种；红骨髓由网状组织和造血细胞构成，富含血管，呈红色，有造血功能；黄骨髓呈黄色，自6岁前后开始，部分红骨髓逐渐被脂肪组织所代替而成为黄骨髓，黄骨髓一般无造血功能，但当急性失血或重度贫血时可转变为红骨髓而恢复造血功能。髂骨、椎骨、胸骨等骨松质内终生为红骨髓，故临床多在此抽取红骨髓进行检查。

💡重点提示　髂后上棘、髂前上棘、胸骨等处在临床上是成人用于抽取红骨髓的部位。

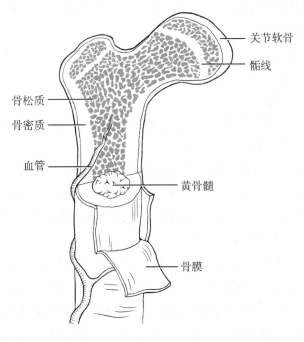

图2-2 骨的构造

（3）骨的化学成分和物理特性：骨主要由有机质和无机质组成。有机质富有弹性和韧性，无机质使骨坚硬挺实。幼儿有机质和无机质各占50%，故弹性较大，柔软，易发生变形，外伤时不易发生骨折或折而不断，临床上称为青枝骨折。成人骨的有机质和无机质比例约为3∶7，最为合适，因而骨具有很大硬度和一定的弹性，较坚韧。老年人的骨无机质所占比例更大，脆性较大，易发生骨折。

2.骨连结 骨与骨之间借以相连的结构称为骨连结，分为直接连结和间接连结两大类。直接连结指骨与骨之间借纤维结缔组织、软骨或骨直接相连，连结之间没有腔隙，稳固，活动性较小。间接连结又称关节（articulation），其特点是骨与骨之间借其周围的结缔组织囊相连，相连骨之间有腔隙，运动范围较大。

（1）关节的基本结构：每个关节都具备关节面、关节囊和关节腔3种基本结构（图2-3）。

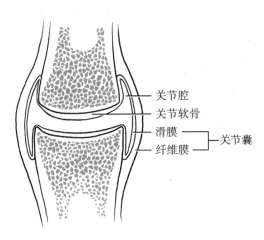

图2-3 关节的基本结构

1）关节面：是参与构成关节的骨接触面。关节面上覆盖有薄层关节软骨，光滑而富有弹性，可减少运动时的摩擦和缓冲震荡。

2）关节囊：为结缔组织囊，附着于关节面周缘的骨面上，可分为外层和内层。外层为纤维膜，厚而坚韧；内层为滑膜层，薄而柔软，衬贴于纤维层内面，并附于关节软骨周缘，能产生滑液，润滑关节腔和营养关节软骨。

3）关节腔：是关节囊滑膜层与关节软骨之间围成的潜在腔隙，密闭呈负压，含少量滑液，对维持关节的构造、关节的稳固性有一定作用。

（2）关节的辅助结构：关节除上述基本构造外，某些关节还有韧带、关节盘或半月板等辅助性结构。韧带呈带状或条索状，多为关节囊纤维膜局部增厚而成，可增强关节的稳固性。关节盘和半月板均由纤维软骨构成，关节盘位于两骨的关节面之间，将关节腔分成两部，关节盘可使关节面更为适配，减少外力对关节的冲击和震荡。

（3）关节的运动：关节基本上是沿着冠状轴、矢状轴和垂直轴而运动，主要有以下几种。

1）屈和伸：指关节围绕冠状轴所做的运动。两骨角度变小为屈，反之为伸。

2）内收和外展：指关节围绕矢状轴所做的运动。骨向身体正中面靠近为内收，反之为外展。

3）旋转：指关节绕垂直轴所做的运动。骨的前面向内侧旋转称为旋内，向外侧旋转称为旋外。在前臂，掌心转向内的运动称为旋前，反之称为旋后。

4）环转：指关节绕冠状轴和矢状轴所做的复合运动。环转运动时，骨的近端在原位转动，远端做圆周运动。

（二）颅骨及其连结

1.颅的组成　颅骨共有23块，分为脑颅和面颅两部分。脑颅围成颅腔，容纳脑，面颅构成面部的基础（图2-4）。

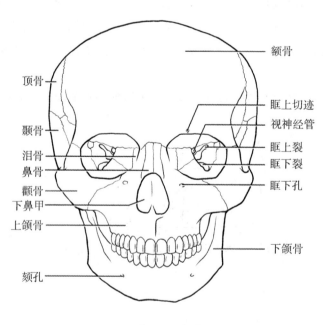

图2-4　颅骨

（1）脑颅（bones of cerebral cranium）：共有8块，分别为成对的顶骨和颞骨，不成对的额骨、蝶骨、筛骨、枕骨。

（2）面颅（bones of facial cranium）：共有15块，分别为成对的鼻骨、泪骨、颧骨、腭骨、下鼻甲和上颌骨，不成对的下颌骨、犁骨和舌骨。

2.颅骨的连结　颅骨之间多数以致密结缔组织或软骨直接相连，只有下颌骨与颞骨之间以颞下颌关节相连。颞下颌关节又称下颌关节，由颞骨的下颌窝、关节结节与下颌骨的下颌头构成，颞下颌关节的运动是可使下颌骨上提、下降、前移、后退和左右侧方运动。

3.颅的整体观　由颅骨连成的整体结构称为颅（skull），对脑、视器和听器等有保护和支持作用。

（1）颅顶面观：颅顶各骨之间借缝隙紧密相连，可见冠状缝、矢状缝、人字缝和枕外隆凸等结构。

（2）颅底内面观：颅底内面凹凸不平，可分为颅前窝、颅中窝和颅后窝3部分。窝内有很多孔裂，有血管或神经通过（图2-5）。

1）颅前窝：由额骨、筛骨和蝶骨构成。有鸡冠和筛板，筛板上有筛孔。

2）颅中窝：由蝶骨、颞骨构成。颅中窝中央突起形似鞍状的结构称为蝶鞍，上有垂体窝，前有视神经管，其外侧是眶上裂；两侧为破裂孔、圆孔、卵圆孔和棘孔。

3）颅后窝：由枕骨和颞骨构成。中央有枕骨大孔，外侧缘有舌下神经管，后有横窦沟和乙状窦沟。乙状窦沟终末延至颈静脉孔。

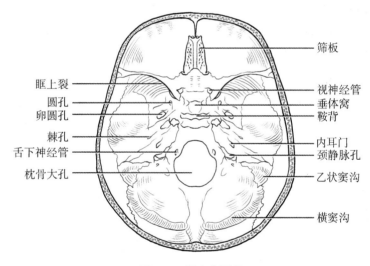

图2-5　颅底内面观

（3）颅侧面观：颅侧面主要由额骨、蝶骨、顶骨、颞骨、蝶骨和枕骨构成。中部有外耳门、乳突、颧弓，颧弓上方为颞窝，下方为颞下窝。额、顶、颞、蝶骨4骨连接处常构成"H"形缝隙，称为翼点（pterion），此处骨壁薄弱，受外力打击时易损伤而导致硬膜外血肿（图2-6）。

💡**重点提示**　翼点由额、顶、颞、蝶骨4骨连接成，受外力打击时易损伤而导致硬膜外血肿。

（4）颅前面观：主要结构为眶和骨性鼻腔。

1）眶：为四棱锥形的深窝，容纳视器；尖向后内，经视神经管与颅中窝相通。

2）骨性鼻腔：位于面颅中央，向前的开口称为梨状孔，内部被骨性鼻中隔分为左右两半。向后成对开口，称为鼻后孔。骨性鼻腔的外侧壁上有3个向下卷曲的骨片，自上而下依次称为上鼻甲、中鼻甲和下鼻甲。各鼻甲下方的间隙，分别称上鼻道、中鼻道和下鼻道。

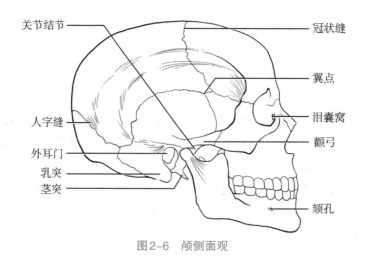

图2-6　颅侧面观

3）骨性鼻旁窦：为鼻腔周围的一些骨内的含气空腔，并与鼻腔相通，包括额窦、筛窦、蝶窦和上颌窦。

4.新生儿颅的特征　新生儿脑颅较大，面颅较小，新生儿颅骨的某些部分尚未发育，骨与骨之间间隙很大，有些部位被结缔组织膜所封闭，称为颅囟，分别有前囟和后囟。前囟在1~2岁时关闭，其余各囟在出生后不久闭合。

（三）躯干骨及其连结

躯干骨包括椎骨、胸骨和肋3部分，借骨连结参与构成脊柱、胸廓和骨盆。脊柱由24块椎骨、1块骶骨、1块尾骨及其间的连结构成。

1.椎骨　椎骨（vertebra）共有24块，分别为颈椎7块、胸椎12块、腰椎5块。幼儿时有5块骶椎和4块尾椎，成年后5块骶椎和4块尾椎分别骨化为1块整体的骶骨和尾骨。

（1）椎骨的一般形态：分椎体和椎弓两部分，两部之间围成椎孔（图2-7）。

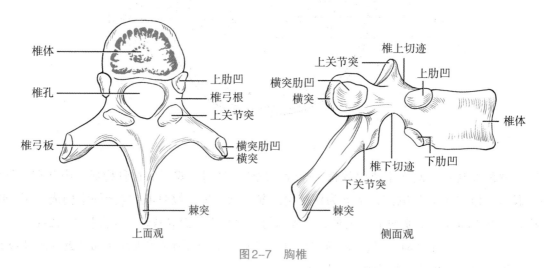

图2-7　胸椎

1）椎体：位于椎骨前部，呈短圆柱状。

2）椎弓：位于椎骨后部，呈半环形，主要结构有椎弓根、椎弓板、棘突、横突、上关节突和下关节突等。上下相邻的两椎骨之间的椎弓根相互围成椎间孔，有脊神经通过。

3）椎孔：是由椎体和椎弓围成的孔，所有椎孔相连形成椎管，椎管内容纳脊髓。

（2）各部椎骨的特征

1）颈椎：椎体较小，第2~6颈椎棘突分叉，横突上均有一孔称横突孔，有椎动脉通过，第1颈椎又称寰椎；第2颈椎又称枢椎；第7颈椎又称隆椎，棘突较长，不分叉，体表易触摸，是确定下位椎骨的体表标志（图2-8）。

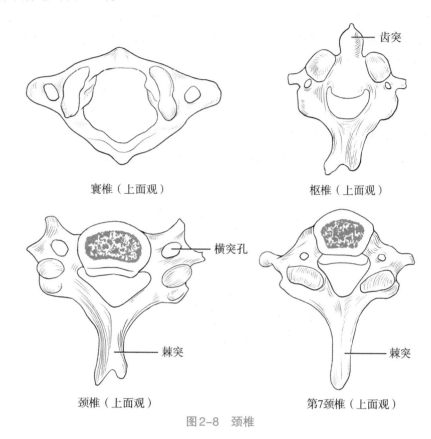

图2-8　颈椎

2）胸椎：有椎体肋凹和横突肋凹，棘突较长且向后下方倾斜。

3）腰椎：椎体最大，棘突宽短呈板状，呈矢状水平位后伸（图2-9）。

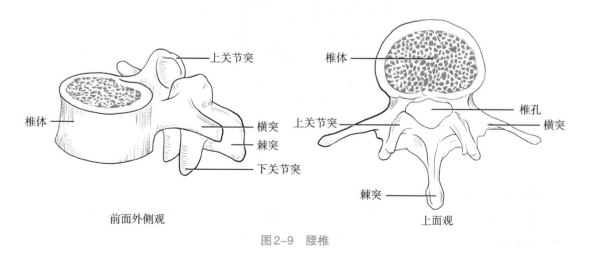

图2-9　腰椎

4）骶骨：呈三角形，底在上，尖在下。主要结构有岬、骶前孔、骶后孔、耳状面、骶正中嵴、骶管裂孔、骶角和骶管等。骶管麻醉穿刺时常以骶角作为标志。

5）尾骨：由4块尾椎融合而成。

（3）椎骨的连结

1）椎体间的连结：椎体间借椎间盘、前纵韧带和后纵韧带相连。椎间盘（intervertebral foramina）为连于相邻两椎体之间的纤维软骨盘，椎间盘由周围部的纤维环和中央部的髓核组成，坚韧而富有弹性，可缓冲外力对脊柱的震动（图2-10）。前纵韧带为贯穿于椎体和椎间盘前面的纵长韧带，有防止脊柱过度后伸的作用。后纵韧带为贯穿于椎体和椎间盘后面的纵长韧带，有防止脊柱过度前屈的作用（图2-11）。

2）椎弓间的连结：黄韧带为连结相邻椎弓板之间的短韧带，由黄色的弹性纤维构成，参与围成椎管。棘间韧带为连于相邻棘突之间的短韧带。棘上韧带为附着于胸椎、腰椎、骶椎各棘突的纵长韧带，附于颈椎棘突的韧带称项韧带。

3）椎骨间的关节：关节突关节由相邻椎骨上、下关节突的关节面构成。

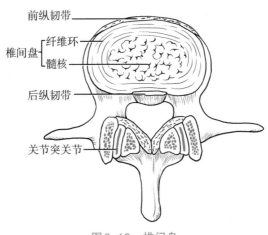

图2-10　椎间盘

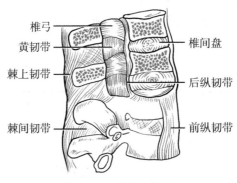

图2-11　椎骨的连结

（4）脊柱与颅骨间的连结

1）寰枕关节：由寰椎的上关节凹与枕骨的枕髁构成，可使头做俯仰和侧屈运动。

2）寰枢关节：由齿突和寰椎关节面及寰椎横韧带构成，可带动头部做旋转运动。

（5）脊柱的整体观和运动

1）脊柱的整体观：脊柱前面观自第2颈椎至第2骶椎，因承重椎体自上而下逐渐增宽，自第

2骶椎以下因不承重又逐渐变小。脊柱后面观可见棘突纵列形成的纵嵴。颈椎棘突短而分叉近水平位；胸椎棘突细长，呈叠瓦状斜向后方；腰椎棘突呈板状，水平伸向后方。脊柱侧面观可见4个生理性弯曲，分别为颈曲、胸曲、腰曲和骶曲。其中颈曲和腰曲凸向前，胸曲和骶曲凸向后。

2）脊柱的运动：脊柱是人体的中轴，具有支持、保护和运动等功能。脊柱可做屈、伸、侧屈、旋转和环转等运动，其中颈部和腰部的运动幅度较大。

2.胸廓

（1）肋和肋软骨：肋由肋骨和肋软骨组成。肋骨有12对，细长呈弓形。肋软骨为透明软骨，连结于相应的肋骨前端。第1~7对肋前端与胸骨侧缘连结；第8~10对肋前端借软骨依次连于上位肋软骨的下缘，形成肋弓（costal arch）；第11、12对肋前端无肋软骨，游离于肌中。

（2）胸骨：胸骨位于胸前正中，分胸骨柄、胸骨体和剑突3部分。胸骨柄上缘有颈静脉切迹，胸骨柄与胸骨体相连处微向前的横行突起称为胸骨角（sternal angle）。胸骨角两侧平对第2肋，可作为计数肋及肋间隙序数的标志。

💡**重点提示**　胸骨角平对第2肋，是计数肋及肋间隙序数的标志。

3.胸廓的整体观和运动　胸廓（thorax）由12块胸椎、12对肋、1块胸骨和它们之间的连结共同构成（图2-12）。成人胸廓呈前后略扁、上窄下宽的圆锥形。胸廓有上、下两口，上口较小，下口宽大。两侧肋弓在中线构成向下开放的胸骨下角。相邻两肋之间的间隙称为肋间隙。胸廓主要参与呼吸运动。在吸气时，肋前端上举，胸骨上升，胸廓前后径和横径均加大，胸腔容积增大；呼气时，在重力和胸廓弹性的作用下自然回位，胸腔容积缩小。

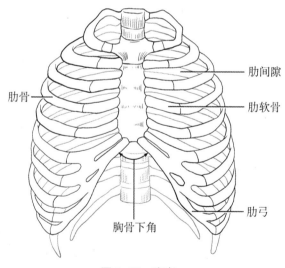

图2-12　胸廓

（四）四肢骨及其连结

四肢骨又称附肢骨，包括上肢骨和下肢骨。

1.上肢骨及其连结

（1）上肢骨：上肢骨包括锁骨、肩胛骨、肱骨、桡骨、尺骨和手骨，每侧32块，共64块。

1）锁骨：呈"~"形，横架于胸廓前上方。分一体两端，内侧端粗大称为胸骨端，与胸骨柄的锁切迹相关节。外侧端扁平称为肩峰端，与肩胛骨的肩峰相关节。

2）肩胛骨：位于胸廓后外侧的外上方，为三角形的扁骨。上角平对第2肋。下角平对第7肋，是计数肋的标志。外侧角有梨形浅窝称为关节盂，与肱骨头相关节（图2-13）。

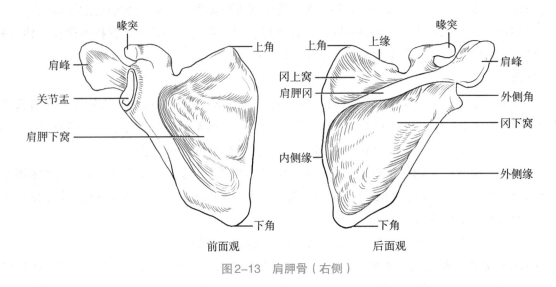

图2-13 肩胛骨（右侧）

3）肱骨：是臂部的长骨，分为一体两端（图2-14）。上端有朝向内的半球形肱骨头，还有外科颈、大结节、小结节等结构。肱骨体呈圆柱形，有三角肌粗隆和桡神经沟等结构。下端有肱骨滑车、肱骨小头、鹰嘴窝、内上髁、外上髁和尺神经沟等结构。

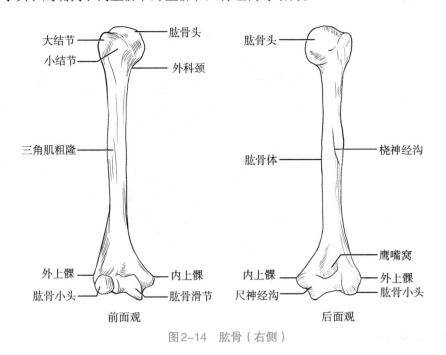

图2-14 肱骨（右侧）

4）尺骨：位于前臂内侧，属于长骨（图2-15）。上端粗大，有鹰嘴、冠突、滑车切迹、尺骨粗隆等。下端有尺骨头和尺骨茎突。

5）桡骨：位于前臂外侧，属于长骨。上端的膨大称为桡骨头，桡骨头的下方有桡骨颈和桡骨粗隆。下端有茎突、尺切迹和腕关节面等。

6）手骨：由腕骨、掌骨和指骨组成。腕骨8块，分为近侧和远侧两列。掌骨5块，由桡侧向尺侧依次为第1~5掌骨。指骨14块，拇指有2节，其余各指均为3节。

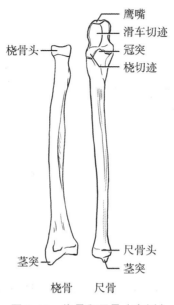

图2-15　桡骨和尺骨（右侧）

（2）上肢骨的连结：上肢骨的连结主要有肩关节、肘关节、桡腕关节和手关节等。

1）肩关节：由肩胛骨的关节盂和肱骨头构成（图2-16）。关节盂浅小，肱骨头膨大，关节囊薄而松弛，为全身运动幅度最大、最灵活的关节，可做前屈、后伸、内收、外展、旋内、旋外和环转运动。肩关节上、前、后壁都有肌和腱等加强，下壁较薄弱，是肩关节脱位最常见的部位。

💡重点提示　*肩关节下壁薄弱，容易脱臼。*

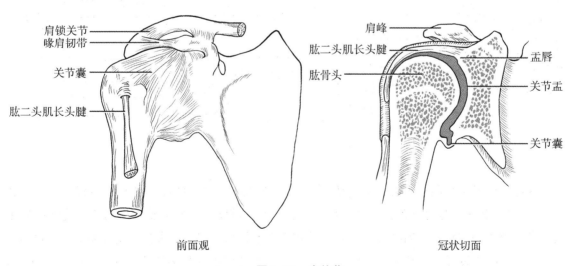

图2-16　肩关节

2）肘关节：由肱骨下端和桡骨、尺骨上端组成（图2-17），包含肱尺关节、肱桡关节和桡尺近侧关节。关节囊的前、后壁较薄弱而松弛，内、外侧壁较紧张，并有韧带加强。可做屈、伸运动。

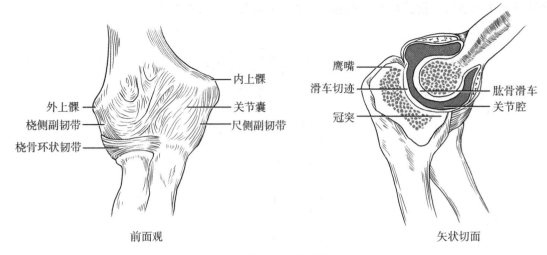

前面观   矢状切面

图2-17　肘关节

2.下肢骨及其连结

（1）下肢骨：包括髋骨、髂骨、股骨、髌骨、胫骨、腓骨和足骨，每侧31块，共62块。

1）髋骨：位于盆部，属于不规则骨。外后下方的深窝，称为髋臼（acetabulum），髋骨是由髋臼上部的髂骨、前下部的耻骨和后下部的坐骨合成（图2-18）。

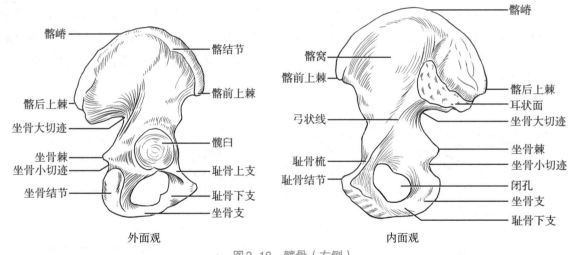

外面观   内面观

图2-18　髋骨（右侧）

2）髂骨：位于髋骨的后上部，分为肥厚的髂骨体和扁阔的髂骨翼。主要结构有髂窝、耳状面、髂嵴、髂前上棘、髂后上棘、髂前下棘、髂后下棘、髂结节。两侧髂嵴最高点的连线在后正中线上与第4腰椎棘突相交。髂结节、髂前上棘和髂后上棘均是临床上进行骨髓穿刺的常选部位。

3）股骨：位于股部，上端膨大，向内、上、前方有球形膨大称为股骨头（femoral head）。头的下外侧狭细称为股骨颈。颈与体交界处有2个突起，分别称为大转子和小转子，大转子是重要体表标志。下端有2个突向下后的膨大，分别称为内侧髁和外侧髁，内、外侧髁侧面最突出的部分分别称为内上髁和外上髁（图2-19）。

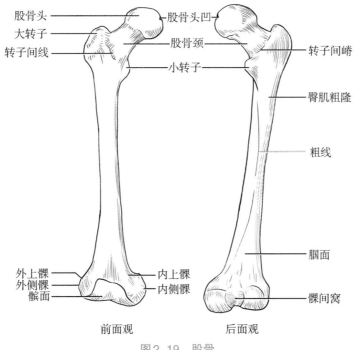

图2-19 股骨

4）髌骨：为三角形的扁平骨，底朝上，尖向下。

5）胫骨：位于小腿内侧，较粗壮。上端膨大，形成内侧髁和外侧髁，两髁前面下份有一较大的隆起称为胫骨粗隆。下端稍膨大，内侧的突起称为内踝（图2-20）。

6）腓骨：位于小腿的后外侧，较细长。上端稍膨大，称为腓骨头，腓骨头下方变细的部分称为腓骨颈，腓骨下端膨大的部分为外踝，其内侧有关节面与足骨相关节（图2-20）。

7）足骨：包括跗骨、跖骨和趾骨。跗骨每侧7块，跖骨每侧5块，趾骨每侧14块。

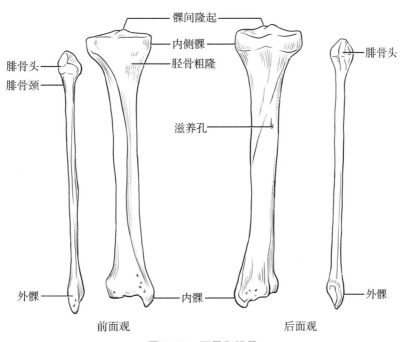

图2-20 胫骨和腓骨

（2）下肢骨的连结：下肢骨的连结主要有骨盆（pelvis）、髋关节（hip joint）、膝关节（knee joint）、距小腿关节和足关节等。

1）骨盆：骨盆由骶骨、尾骨和左右髋骨借关节、韧带和软骨连结而成（图2-21），具有保护盆腔脏器和传导重力等功能。骶骨的胛、弓状线、耻骨梳和耻骨联合上缘构成的环形线称为界线。骨盆以界线划分为上部的大骨盆和下部的小骨盆。小骨盆有上、下两口，下口由尾骨尖、骶结节韧带、坐骨结节、坐骨支、耻骨下支和耻骨联合下缘围成。两侧坐骨支与耻骨下支连成耻骨弓，其夹角称为耻骨下角。女性骨盆外形短而宽，骨盆上口近似圆形，较宽大，骨盆下口和耻骨下角较大，女性耻骨下角可达90°~100°，男性则为70°~75°。

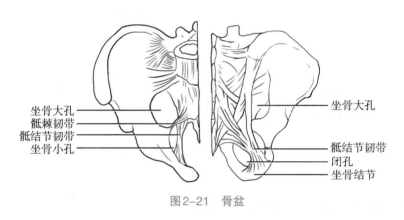

坐骨大孔
骶棘韧带
骶结节韧带
坐骨小孔

坐骨大孔

骶结节韧带
闭孔
坐骨结节

图2-21　骨盆

2）髋关节：由髋臼与股骨头构成（图2-22）。髋臼深，与股骨头的接触面大，关节囊厚而紧张，稳固性强。髋关节的运动与肩关节相同，可做屈、伸、内收、外展、旋内、旋外和环转运动。但较肩关节运动幅度小。

3）膝关节：是人体最大、结构最复杂的关节。由股骨下端、胫骨上端和髌骨组成（图2-23）。关节囊宽阔而松弛，韧带发达，其中前壁的髌韧带最强大。关节囊内有前、后交叉韧带和内、外侧半月板，有利于关节的稳固和运动。膝关节可做屈、伸运动；当处于半屈位时，还可做轻度的旋转运动。

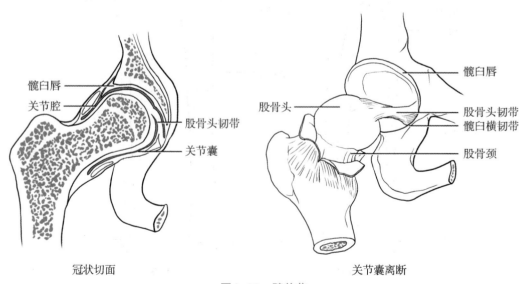

髋臼唇
关节腔
股骨头韧带
关节囊

髋臼唇
股骨头
股骨头韧带
髋臼横韧带
股骨颈

冠状切面

关节囊离断

图2-22　髋关节

18

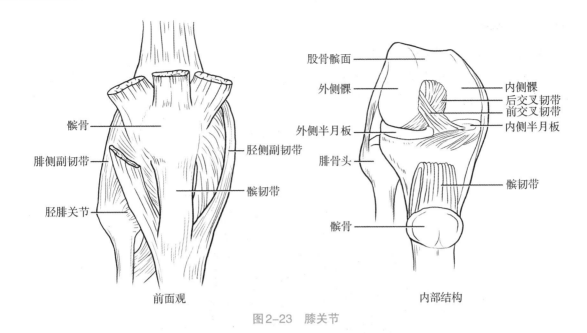

髌骨
腓侧副韧带
胫腓关节
胫侧副韧带
髌韧带
前面观

股骨髌面
外侧髁
外侧半月板
腓骨头
髌骨
内侧髁
后交叉韧带
前交叉韧带
内侧半月板
髌韧带
内部结构

图2-23　膝关节

二、骨骼肌

运动系统的肌肉属于骨骼肌（skeletal muscle），数量众多，全身共有650余块，约占体重的40%。主要分布头面部、躯干和四肢（图2-24），它常以两端附着于不同的骨，中间跨越1个或数个关节，是关节运动的动力源。

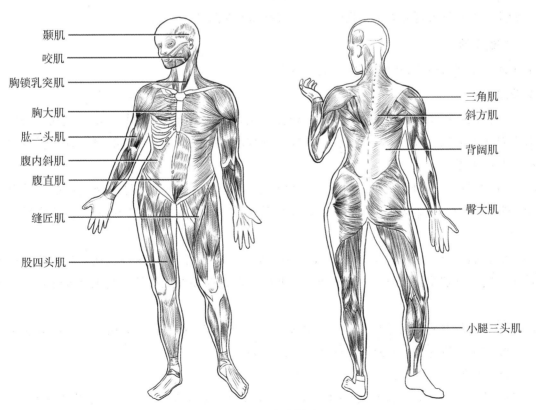

颞肌
咬肌
胸锁乳突肌
胸大肌
肱二头肌
腹内斜肌
腹直肌
缝匠肌
股四头肌

三角肌
斜方肌
背阔肌
臀大肌
小腿三头肌

图2-24　全身骨骼肌

（一）头颈肌

1.头肌 头肌分为面肌和咀嚼肌。

（1）面肌：面肌又称表情肌，位于面部和额、枕部，位置较浅，起于骨骼，止于皮肤，主要分布在眼、鼻、口和耳周围（图2-25）。

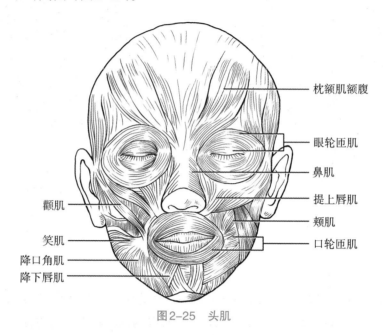

图2-25 头肌

（2）咀嚼肌：包括颞肌、咬肌、翼内肌和翼外肌，参与咀嚼运动。

2.颈肌 按其位置可分为颈浅肌群、颈中肌群和颈深肌群。

（二）躯干肌

躯干肌按位置可分为背肌、胸肌、膈、腹肌等。

1.背肌

（1）斜方肌：位于项、背部的浅层，一侧呈三角形，两侧合起来为斜方形。其起点很广，由枕外隆凸向下直达第12胸椎棘突，止于肩胛冈、肩峰和锁骨外侧端，收缩时使肩胛向脊柱靠拢。该肌瘫痪时产生塌肩。

（2）背阔肌：为全身最大的扁肌，位于背下部、腰部和胸侧壁。起自第6胸椎以下的全部椎骨棘突和髂嵴后份，肌束向外上方集中，止于肱骨小结节嵴，收缩时使臂内收、内旋和后伸，如背手姿势。

（3）竖脊肌：位于背部深层，棘突两侧的纵沟内，为2条强大的纵行肌柱。起自骶骨背面和髂嵴后份，向上分别止于椎骨、肋骨及枕骨。竖脊肌收缩时使脊柱后伸，是维持人体直立的重要肌肉。

2.胸肌 胸肌一部分起自胸廓，止于上肢骨，运动上肢，称为胸上肢肌；另一部分起止均在胸廓上，收缩时运动胸廓，称为胸固有肌（图2-26）。

（1）胸上肢肌

1）胸大肌：起自锁骨内侧份、胸骨和第1~6肋软骨，肌束向外汇集，止于肱骨大结节下方。收缩时使肩关节内收、内旋和前屈，如上肢固定，可上提躯干。

2）胸小肌：位于胸大肌深面，呈三角形，可牵拉肩胛骨向前下。

3）前锯肌：紧贴胸廓外侧壁，起自第1~8肋，肌束斜向后上，止于肩胛骨内侧缘和下角，收缩时拉肩胛骨向前紧贴胸廓，下部肌束拉肩胛骨下角外旋，助臂上举。

（2）胸固有肌：位于肋间隙，主要包括肋间外肌和肋间内肌。肋间外肌起自上位肋下缘，肌束斜向前下，止于下位肋上缘，作用是提肋助吸气；肋间内肌位于肋间外肌的深面，起止和肌束方向恰与肋间外肌相反，作用是降肋助呼气。

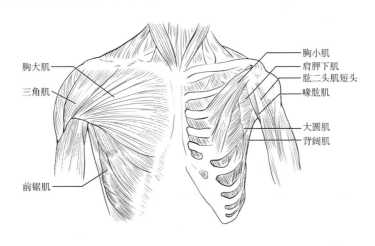

图2-26 胸肌

3. 膈 为分隔胸、腹腔的一块扁肌，封闭胸廓下口。膈向上膨隆，呈穹隆状；周围部为肌性部分，附于胸廓下口；中央部为腱膜，称为中心腱。膈上有3个孔：在第12胸椎前方有主动脉裂孔，主动脉裂孔的左前方约在第10胸椎水平有食管裂孔，在食管裂孔的右前方约在第8胸椎水平有腔静脉孔，各孔分别通过同名结构。

4. 腹肌 腹肌介于胸廓下部与骨盆之间，参与组成腹腔的前壁、侧壁和后壁，分为前外侧群和后群。

（1）前外侧群

1）腹直肌：位于腹前壁正中线两侧的一对长带状肌，该肌肉被3~4条横行的腱划分隔成多个肌腹。

2）腹外斜肌：为一宽阔的扁肌，位于腹前外侧壁的浅层。肌束自外上斜向前内下方，在近腹直肌外侧缘处和髂前上棘水平以下移行为腱膜。

3）腹内斜肌：位于腹外斜肌深面，上部肌束行向前上与腹外斜肌的肌束交叉。

4）腹横肌：位于腹内斜肌深面，肌束向前内横行，延为腱膜，经腹直肌后面终于白线。

（2）后群：为位于腹后壁的两块肌，即腰大肌和腰方肌，前者后述。腰方肌位于腹后壁腰椎两侧，呈长方形，收缩时使脊柱侧屈。

（三）四肢肌

1. 上肢肌 上肢肌按部位分为肩肌、臂肌、前臂肌。

（1）肩肌：配布在肩关节周围，均起自上肢带骨，越过肩关节，止于肱骨上端。能运动肩关节，并增强肩关节的稳固性（图2-27）。

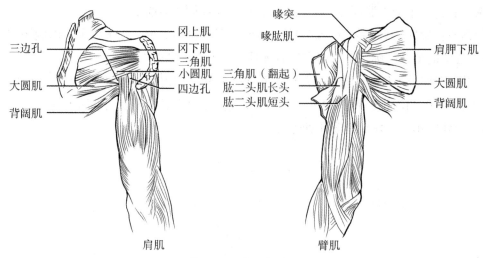

图2-27　肩肌和臂肌

1）三角肌：呈三角形，起自锁骨外侧份、肩峰和肩胛冈，肌束从前、后和外侧三面包围肩关节，止于肱骨的三角肌粗隆，是临床上肌内注射的重要部位。收缩时，主要使肩关节外展。

2）冈上肌：起自冈上窝，止于肱骨大结节上部。收缩时外展肩关节。

3）冈下肌：起自冈下窝，止于肱骨大结节中部。收缩时使肩关节旋外。

4）小圆肌：位于冈下肌下方，起自肩胛骨外侧缘，止于肱骨大结节下部。收缩时外旋肩关节。

5）大圆肌：位于小圆肌下方，起自肩胛骨下角，经肩关节前方，止于肱骨小结节嵴。收缩时内旋肩关节。

6）肩胛下肌：起自肩胛下窝，止于肱骨小结节。收缩时内收、内旋肩关节。

💡**重点提示**　三角肌是临床上肌内注射的重要部位。

（2）臂肌：臂肌位于肱骨周围，分前、后两群，前群主要为屈肌，后群为伸肌。

1）前群：主要有肱二头肌，位于臂前部浅层，该肌以长、短两头起于肩胛骨，止于桡骨上端。其主要作用是屈肘关节和屈肩关节。

2）后群：主要有肱三头肌，位于肱骨后方，起于肩胛骨和肱骨，止于尺骨鹰嘴。其作用为伸肘关节。

（3）前臂肌：前臂肌包绕尺骨和桡骨，分前、后两群。多数为长肌，肌腹位于前臂的近侧部，向远侧移行为细长的腱止于前臂骨和手骨，以完成前臂和手的运动。前群位于前臂前部，共9块，可屈桡腕关节、掌指关节、指骨间关节和使前臂旋前。后群位于前臂后部，共10块，能伸桡腕关节、掌指关节、指骨间关节和使前臂旋后。

2.下肢肌　下肢肌按部位分为髋肌、股肌、小腿肌和足肌。

（1）髋肌：髋肌分布于髋关节周围，起自骨盆内面和外面，跨越髋关节，止于股骨上部，分前、后两群。主要运动髋关节（图2-28）。

1）前群：主要为髂腰肌和阔筋膜张肌。髂腰肌由腰大肌和髂肌结合而成。其中腰大肌起于腰椎体侧面和横突，髂肌呈扇形起于髂窝，两肌汇合，向下经腹股沟韧带深面进入股部，止于股骨小转子。髂腰肌的作用是屈髋关节并可外旋大腿，当下肢固定时，可前屈躯干。

2）后群：包括臀大肌、臀中肌、臀小肌和梨状肌等。臀大肌起自髂骨翼外面和骶骨后面，斜向下外，止于髂胫束和股骨的臀肌粗隆，由于该肌肥厚，因此臀部为最常用的肌内注射部位。其主要作用为伸髋关节。臀中肌位于臀大肌的深面，臀小肌位于臀中肌的深面，两肌均起于髂骨翼外面，止于股骨大转子。两肌共同使髋关节外展。梨状肌起自骶骨前面，向外经坐骨大孔出骨盆入臀部，止于股骨大转子顶部，可使髋关节外展和外旋。

💡重点提示 臀大肌是临床上肌内注射的重要部位。

（2）股肌：位于股骨周围，分为前群、内侧群和后群（图2-28）。

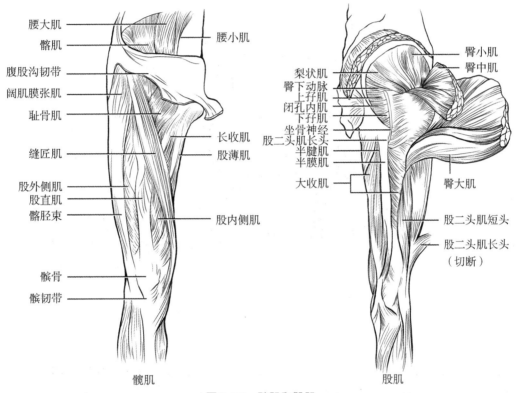

左图标注（自上而下）：腰大肌、髂肌、腹股沟韧带、阔肌膜张肌、耻骨肌、缝匠肌、股外侧肌、股直肌、髂胫束、髌骨、髌韧带；右侧标注：腰小肌、长收肌、股薄肌、股内侧肌；下方：髋肌

右图标注：梨状肌、臀下动脉、上孖肌、闭孔内肌、下孖肌、坐骨神经、股二头肌长头、半腱肌、半膜肌、大收肌、臀小肌、臀中肌、臀大肌、股二头肌短头、股二头肌长头（切断）；下方：股肌

图2-28 髋肌和股肌

1）前群：位于股前面，有缝匠肌和股四头肌。缝匠肌呈扁带状，是人体最长的肌，起自髂前上棘，斜向内下方，经膝关节内侧，止于胫骨上端内侧面，作用为屈髋关节和屈膝关节。股四头肌是全身体积最大的肌，该肌有4个头，分别是股直肌、股内侧肌、股外侧肌和股中间肌。除股直肌起于髂前下棘外，其余均起自股骨，4个头合并向下移行为肌腱，包绕髌骨的前面和两侧，再下延为髌韧带，止于胫骨粗隆。其作用为伸膝关节，股直肌还可屈髋关节。

2）内侧群：共有5块肌，位于股内侧，分3层排列。该肌群浅层自外向内有耻骨肌、长收肌和股薄肌。在耻骨肌和长收肌的深面有短收肌。在上述肌的深面有一块呈三角形宽而厚的大收肌。各肌均起自闭孔周围的耻骨支、坐骨支和坐骨结节等骨面。除股薄肌止于胫骨上端内侧外，其余各肌均止于股骨粗线。主要作用是内收髋关节，并略旋外。

3）后群：位于股骨后方，包括股二头肌、半腱肌和半膜肌。股二头肌位于股后部外侧，有长、短两头。长头起自坐骨结节，短头起自股骨粗线，两头合并以长腱止于腓骨头。半腱肌位于股后部内侧，肌腱细长，几乎占肌的50%。它与股二头肌长头一同起自坐骨结节，止于胫骨上端内侧。半膜肌在半腱肌深面，以膜状扁腱起自坐骨结节。

（3）小腿肌：位于胫、腓骨周围，分为前群、后群和外侧群（图2-29）。

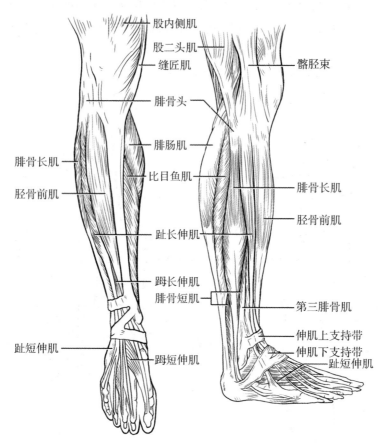

图2-29　小腿肌前群和外侧群

1）前群：位于小腿前面，从内侧向外侧依次为胫骨前肌、趾长伸肌和蹈长伸肌。3块肌均起自胫、腓骨上端和骨间膜，下行至足背，胫骨前肌止于内侧楔骨和第1跖骨底，可使足背屈和内翻，蹈长伸肌和趾长伸肌的作用与名称相同，并可使足背屈。

2）后群：位于小腿的后部。其中最强大的为浅层的小腿三头肌，由腓肠肌和比目鱼肌组成。该肌粗大有力，在小腿后方形成膨隆的外形。腓肠肌以两个头分别起自股骨的内、外侧髁，比目鱼肌在腓肠肌的深面，起自胫、腓骨上端的后面，两肌在小腿中部结合为肌腹向下移行为粗大的跟腱，止于跟骨结节。小腿三头肌的作用是上提足跟，使足跖屈，腓肠肌还可屈膝关节。在站立时，该肌对于稳定距小腿关节，防止身体前倾，维持直立姿势有重要的作用。

3）外侧群：位于小腿外侧，包括腓骨长肌和腓骨短肌。肌腱经外踝后方至足底，能使足外翻和跖屈。

（4）足肌：分布于足背和足底，分为足背肌和足底肌。足背肌较薄弱，有伸趾作用。足底肌分内侧群、外侧群和中间群，主要作用在于维持足弓。

📖 **思政课堂**

骨身守岗第一人

沈福彭先生（1908—1982），江苏省苏州人，是我国著名医学教育学家、人体解剖学家，我国捐献遗体以骨架制成标本的第一人。1932年，年轻的沈福彭怀着"科学救国"的理想，漂洋过海，来到了比利时的比京大学（今布鲁塞尔大学）攻读医学专业。1939年，他以优异的成绩获得了医学博士学位。当时，日军的铁蹄踏破了中华大地，国内的抗日形势日益严峻，沈福彭在比京大学联合与他一样有爱国热情的中国留学生写文章、做演讲，来向世界揭露日本侵略者的丑恶嘴脸。当从报纸上看到华北、上海沦陷的消息后，他说道，"我若隔岸观火，怎对得起列祖列宗""祖国再穷是自己的母亲，河山再破是自己的家园，一个人什么时候也不能忘记祖国"。沈福彭谢绝了师友的再三挽留，毅然放弃国外优越的工作条件，踏上了归国的道路。沈福彭先后在云南大学、青岛医学院解剖教研室从事教学工作，为解剖学教学事业做出了突出贡献。他一生追求加入中国共产党，1981年入党，成为青岛医学院年龄最大的新党员。

1982年春节，沈福彭先生突发心脏病逝世，按照生前留下的遗嘱把遗体捐献给医学院，供医学研究之用。生前，沈福彭先生自知其身体特殊，一生遭遇多种病痛折磨，尤其是弯曲的脊柱，是医学研究"难得的、资料俱全的标本"，所以他希望能串成骨架供学生研究之用。他在遗嘱中深情地写道："我希望在我有生之年能做到鞠躬尽瘁，死后亦能死而不已。"他也成为我国捐献遗体以骨架制成标本的第一人，继续在他倾心的解剖学岗位上"站岗"，继续以他的崇高品格和行为世范的师德师风教育、引导着一代又一代医学生。

讨论

1. 沈福彭先生放弃国外优厚待遇回国从教，体现了他的什么精神？
2. 沈福彭先生死后为何捐献自己的遗体？

本节小结　　PPT课件　　课后练习

（李广智　傅玉峰）

第二节　循环系统

学习目标

知识目标：

1. 掌握人体体循环和肺循环的途径。

2. 熟悉心脏的位置、外形和结构。

技能目标：

1. 能说出体循环中主要动、静脉的组成和走行。

2. 能在标本上指出主要的淋巴结、脾与胸腺的结构和功能。

素质目标：

1. 具备积极向上、乐观开朗的性格，具有团队合作精神。

2. 树立关爱生命、预防为主的医学理念。

脉管系统包括心血管系统和淋巴系统，是进行血液循环的动力和管道系统。心血管系统包括心脏、动脉、毛细血管和静脉。心脏是心血管系统的动力器官。动脉将心脏输出的血液运送到全身各个器官，是血液离心的管道。静脉则把全身各个器官的血液输送回心脏，是血液回心的管道。毛细血管是位于小动脉与小静脉之间的微细管道，管壁薄，具有通透性，是进行物质交换和气体交换的场所。淋巴系统包括淋巴管道、淋巴器官和淋巴组织，可辅助静脉引流组织液入循环系统。

血液由心室流经动脉、毛细血管、静脉又返回心房，这种周而复始的循环流动，称为血液循环。血液循环可分为相互连续的两部分，即体循环和肺循环。

体循环的途径：左心室→主动脉及其各级分支→全身毛细血管网→各级静脉→上、下腔静脉→右心房。其功能是把氧和营养物质运送到身体各部，将身体各部组织细胞在新陈代谢中所产生的二氧化碳和代谢产物运送回心脏，使动脉血转变为静脉血。

肺循环的途径：右心室→肺动脉及其各级分支→肺泡壁毛细血管网→肺静脉→左心房。其功能是把血液中的二氧化碳运送到肺泡壁毛细血管经肺泡排出体外，而吸入肺内的氧气则经肺泡进入血液，使静脉血转变为动脉血。

💡**重点提示**　体循环和肺循环的循环路径及功能。

一、心脏的形态结构

（一）心脏的位置和外形

微课：
心脏的位置
和外形

1.位置　心脏位于胸腔内，纵隔的前下部，约1/3位于身体正中线右侧，2/3位于正中线左侧。前方大部分被肺和胸膜遮盖，少部分与胸骨体下部和第4~6肋软骨相对；后方邻近支气管、食管、迷走神经和胸主动脉等，两侧与胸膜腔和肺相邻；上连出入心的大血管；下方邻膈肌（图2-30）。

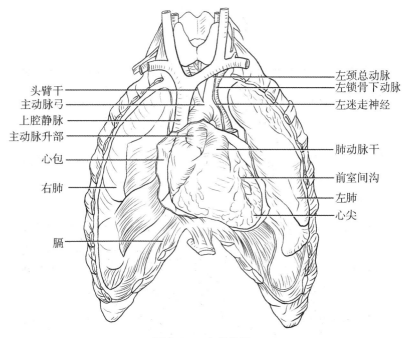

图2-30 心的位置

2.外形 心脏主要是由心肌所构成的中空器官，呈倒置的圆锥形，似拳头大小。心脏分为心尖部和心底部。心尖朝向左前下方，平对左侧第5肋间隙，在左锁骨中线内侧1~2cm处可触及心尖的搏动。心底朝向右后上方，连接出入心脏的大血管。心脏表面有3条浅沟，在近心底处，有呈环形的冠状沟，为心房和心室分界的表面标志；心室的前、后面各有一条纵行的浅沟，分别称为前室间沟和后室间沟，是左、右心室表面分界的标志（图2-31）。沟内有营养心脏的血管通过。

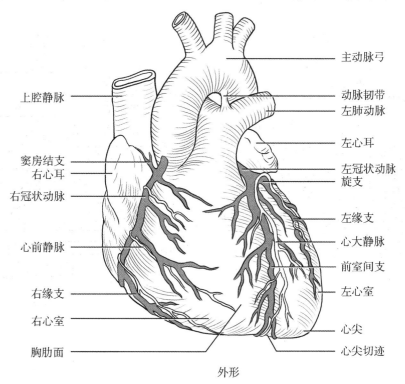

外形

图2-31 心脏的外形及血管

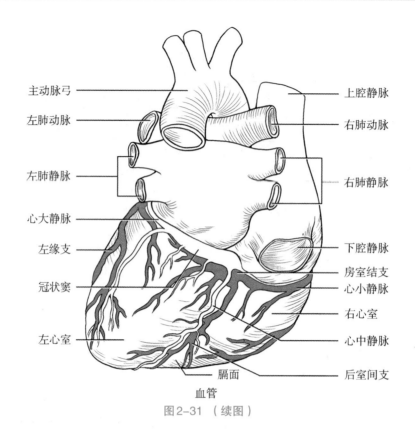

主动脉弓
左肺动脉
左肺静脉
心大静脉
左缘支
冠状窦
左心室

上腔静脉
右肺动脉
右肺静脉
下腔静脉
房室结支
心小静脉
右心室
心中静脉
后室间支

膈面

血管

图2-31 （续图）

（二）心脏的结构

心脏共有4个腔，即右心房、右心室、左心房、左心室。心脏的左、右心房被房间隔分隔，左、右心室被室间隔分隔互不相通，但同侧心房与心室之间有房室口相通（图2-32，图2-33）。

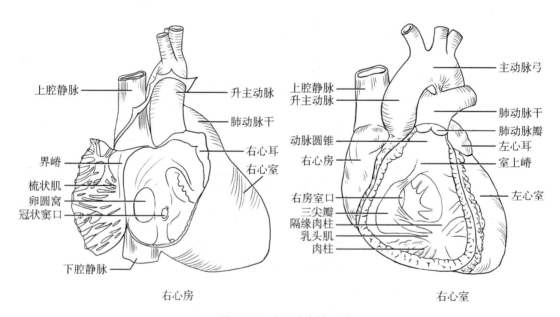

上腔静脉
界嵴
梳状肌
卵圆窝
冠状窦口
下腔静脉

升主动脉
肺动脉干
右心耳
右心室

右心房

上腔静脉
升主动脉
动脉圆锥
右心房
右房室口
三尖瓣
隔缘肉柱
乳头肌
肉柱

主动脉弓
肺动脉干
肺动脉瓣
左心耳
室上嵴
左心室

右心室

图2-32 右心房与右心室

28

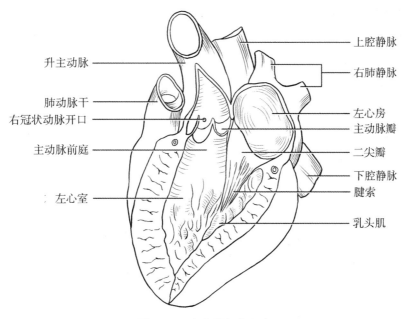

图2-33 左心房与左心室

1.右心房 有3个入口，即上腔静脉口、下腔静脉口及冠状窦口，收纳体循环所有静脉血回流入右心房。出口为右房室口，通向右心室。右心房的后内侧壁主要由房间隔形成。房间隔下部有一浅凹，称为卵圆窝，为胎儿时期卵圆孔闭合后的遗迹。

2.右心室 入口即右房室口，其周缘有2片近似三角形的瓣膜，称为三尖瓣，借腱索连至右心室壁上突起的乳头肌。瓣膜、腱索和乳头肌在功能上是一整体，可防止三尖瓣翻向右心房，从而防止心室收缩时右心室的血液逆流回右心房。出口即肺动脉口，连通肺动脉干。肺动脉口周缘附有3个袋状的半月形瓣膜，称为肺动脉瓣，心室舒张时瓣膜互相对合关闭肺动脉口，防止肺动脉的血液倒流回右心室（图2-34）。

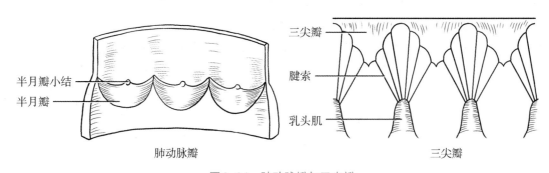

图2-34 肺动脉瓣与三尖瓣

3.左心房 左心房后部两侧各有2个肺静脉口，接收由肺回流的血液，注入左心房。左心房的前下部有一出口，称为左房室口，通向左心室。

4.左心室 左心室入口即左房室口，口的周缘有2片近似三角形的瓣膜，称为二尖瓣。二尖瓣借腱索连至左心室壁上突起的乳头肌，功能与三尖瓣相似。左房室口的前内侧有主动脉口，通主动脉。主动脉口周缘附有主动脉瓣，其形状、结构及作用与肺动脉瓣基本一致。

💡**重点提示** 心脏的4个腔室、防止血液倒流的瓣膜是心脏重要的结构。

（三）心脏的传导系统

心脏的传导系统位于心壁内，由特殊分化的心肌细胞构成；包括窦房结，房室结，房室束，左、右束支和浦肯野纤维（图2-35）。其功能是产生并传导兴奋，维持心脏的节律性搏动，使心房肌和心室肌的收缩互相协调。窦房结是心脏的正常起搏点，呈梭形，位于上腔静脉与右心房交界处的心外膜深面。房室结位于房间隔下部，右房室口与冠状窦之间的心内膜深面。房室束又称His束，进入室间隔分成左、右束支，分别沿室间隔左、右两侧面的心内膜深面下行，最后以细小分支即浦肯野纤维分布于心室肌。

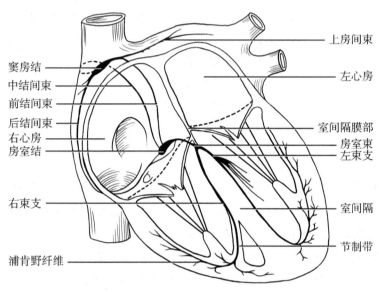

图2-35　心脏传导系统

（四）心的血管

营养心壁的动脉为左、右冠状动脉（图2-31），分别起自主动脉升部，行于心外膜深面。右冠状动脉沿冠状沟向右行，至心的下面转入后室间沟，主要分布于右心房、右心室、室间隔后1/3部、部分左心室后壁。左冠状动脉粗短，分为沿前室间沟下行的前室间支和沿冠状沟向左行至心下面的旋支，主要分布于左心房、左心室、室间隔前2/3部、右心室前面。心肌含丰富的毛细血管，几乎每根肌纤维均伴有一条毛细血管，毛细血管汇成小静脉。心壁的静脉主要汇入冠状沟后部的冠状窦，经右心房的冠状窦口通入右心房。

💡**重点提示**　冠心病主要是由于冠状动脉狭窄、供血不足而引起的心肌功能障碍和/或器质性病变。

🏛**思政课堂**

为民降低心脏支架价格

心脏支架是心脏介入手术中常用的医疗器械，具有疏通动脉血管的作用，适用于急性心肌梗死、不稳定型心绞痛、劳力性心绞痛等，但昂贵的价格让一些并不富裕的家庭望而却步。2020年11月5日《新闻联播》报道了一个好消息：部分心脏支架的价格从1.3万元降至700元左右。这极大减轻了患者的负担，体现了国家对每个公民的生命关怀，为生的希望助力。党和国家正在不遗余力地从各个方面为公民的美好生活保驾护航。

讨论

1.哪些冠心病患者需要做心脏支架手术？

2.国家对心脏支架降价有何意义？

（五）心的体表投影

心脏在胸前壁的体表投影常用下列4点的连线表示。左上点位于左侧第2肋软骨下缘，距胸骨左缘1~2cm；右上点位于右侧第3肋软骨上缘，距胸骨右缘约1cm；左下点位于左侧第5肋间隙，左锁骨中线内侧1~2cm（距正中线7~9cm）；右下点位于右侧第6胸肋关节处。用弧线连接上述4点，即为心脏在胸前壁的投影位置（图2-36）。

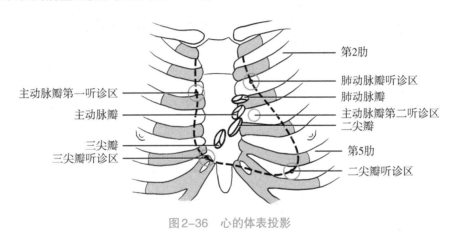

图2-36　心的体表投影

二、血管的形态结构

（一）血管的分布、种类与结构

血管分布在身体的各个部位，由动脉、静脉和毛细血管3类组成。

1.动脉　动脉是血液离心的管道，将心脏输出的血液运送到全身各个器官。可分为大动脉、中动脉、小动脉3级。动脉管壁较厚，从腔面向外依次分为内膜、中膜和外膜3层结构。大动脉的中膜最厚，有40~70层弹性膜，弹性膜之间有环形平滑肌和少量胶原纤维和弹性纤维，大动脉因此也称弹性动脉。中动脉其管壁特征是中膜由10~40层环形平滑肌组成，故又称肌性动脉。小动脉的中膜由1~4层平滑肌纤维构成，故其也属于肌性动脉，可调节组织器官的血流量，也称外周阻力动脉。

2.静脉　静脉是血液回心的管道，将全身各个器官的血液输送回心脏。可分为大、中、小静脉。其结构特点与伴行的动脉相比，静脉管腔大，管壁薄，弹性较差。

3.毛细血管　毛细血管是血液与周围组织细胞进行物质交换和气体交换的主要部位，其数目最多，分布广泛并相互吻合成网。管壁薄，由一层内皮细胞和基膜组成。

（二）肺循环的血管

肺循环的血管包括肺动脉及其分支、肺静脉及其属支。肺动脉起自右心室，为一短干且粗，经主动脉前方向左上后方斜行，在主动脉弓下方分为左、右肺动脉，经肺门入左、右肺，随支气管的分支而分支，在肺泡壁的周围，形成稠密的毛细血管网。肺静脉的属支起自肺内毛细血管，逐级汇成较大的静脉，左、右肺各汇成2条肺静脉，经肺门出肺，注入左心房。

（三）体循环的血管

体循环的血管指从左心室发出的主动脉及其各级分支及返回右心房的上腔静脉、下腔静脉、冠状窦及其各级属支（图2-37）。

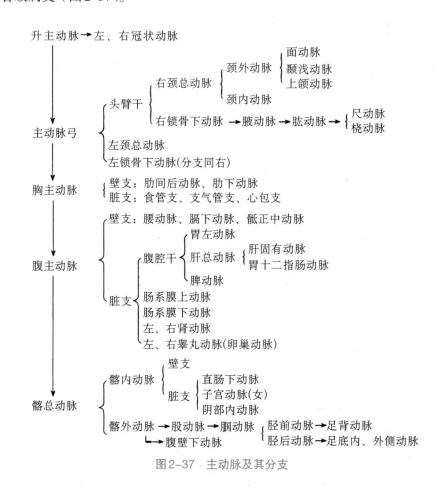

图 2-37 · 主动脉及其分支

1.体循环的动脉

（1）主动脉：是体循环动脉的主干，全长可分为3段，即升主动脉、主动脉弓和降主动脉。

1）升主动脉：起自左心室，在起始部发出左、右冠状动脉营养心脏。

2）主动脉弓：在右侧第2胸肋关节后方接升主动脉后，呈弓形向左后方弯曲，到第4胸椎椎体的左侧移行为胸主动脉。在主动脉弓的凸侧，自右向左发出头臂干、左颈总动脉和左锁骨下动脉。头臂干为一粗短动脉干，向右上方斜行至右胸锁关节后方分为右颈总动脉和右锁骨下动脉。

3）降主动脉：可分为胸主动脉和腹主动脉。胸主动脉是主动脉弓的直接延续，沿脊柱前方下降，穿过膈肌主动脉裂孔移行为腹主动脉；腹主动脉是胸主动脉的延续，沿脊柱前方下降，至第

4腰椎平面分为左、右髂总动脉（图2-38）。主动脉弓壁外膜下有丰富的游离神经末梢，称为压力感受器。主动脉弓下方，靠近动脉韧带处有2~3个粟粒样小体，称为主动脉体，为化学感受器。

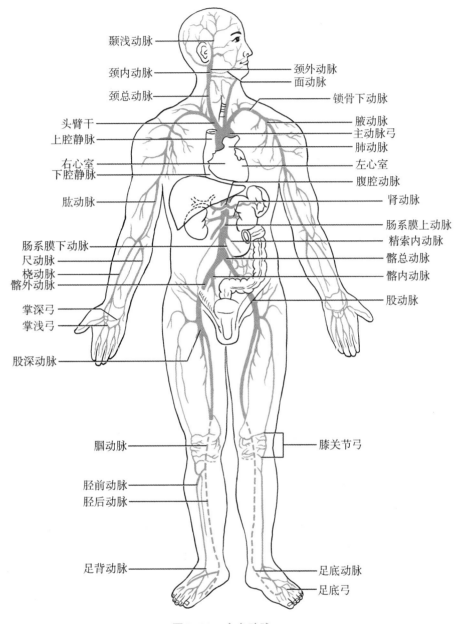

颞浅动脉
颈内动脉
颈总动脉
头臂干
上腔静脉
右心室
下腔静脉
肱动脉
肠系膜下动脉
尺动脉
桡动脉
髂外动脉
掌深弓
掌浅弓
股深动脉

颈外动脉
面动脉
锁骨下动脉
腋动脉
主动脉弓
肺动脉
左心室
腹腔动脉
肾动脉
肠系膜上动脉
精索内动脉
髂总动脉
髂内动脉
股动脉

腘动脉
胫前动脉
胫后动脉
足背动脉

膝关节弓
足底动脉
足底弓

图2-38 全身动脉

（2）头颈部的动脉：颈总动脉是头颈部的动脉主干（图2-39）。两侧颈总动脉均经胸锁关节后方，沿食管、气管和喉的外侧上行，至甲状软骨上缘高度分为颈内动脉和颈外动脉。在颈总动脉分叉处有2个重要结构，即颈动脉窦和颈动脉体。颈动脉窦是颈总动脉末端和颈内动脉起始部的膨大部分。窦壁外膜较厚，有丰富的游离神经末梢称为压力感受器。颈动脉体是一个扁椭圆形小体，借结缔组织连于颈动脉分叉处的后方，为化学感受器，可感受血液中二氧化碳分压升高、氧分压降低和氢离子浓度升高的刺激，反射性地促使呼吸加深加快，肺通气量增加。

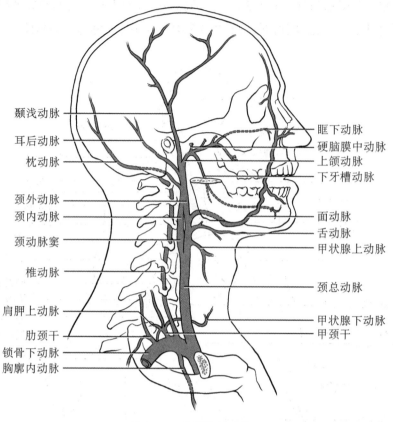

颞浅动脉
耳后动脉
枕动脉
颈外动脉
颈内动脉
颈动脉窦
椎动脉
肩胛上动脉
肋颈干
锁骨下动脉
胸廓内动脉

眶下动脉
硬脑膜中动脉
上颌动脉
下牙槽动脉
面动脉
舌动脉
甲状腺上动脉
颈总动脉
甲状腺下动脉
甲颈干

图2-39 头颈部的动脉

（3）锁骨下动脉：锁骨下动脉经胸锁关节后方斜向外至颈根部，呈弓形向外至第1肋骨外缘延续为腋动脉。锁骨下动脉的主要分支有椎动脉，经上6个颈椎横突孔及枕骨大孔入颅腔，分布于脑和脊髓；胸廓内动脉，沿胸骨外侧的肋软骨内面下行，穿过膈后移行为腹壁上动脉，分布于胸前壁、膈、心包和腹直肌等处。

（4）上肢的动脉：包括腋动脉、肱动脉、桡动脉、尺动脉等（图2-40）。腋动脉接锁骨下动脉，行于腋窝深部，至大圆肌下缘移行为肱动脉。肱动脉沿肱二头肌内侧下行至肘窝，分为桡动脉和尺动脉。肱动脉在肘窝上方肱二头肌腱内侧可触及其搏动，是测量血压的听诊部位。桡动脉沿前臂桡侧下行，绕桡骨茎突至手背，穿过第1掌骨间隙到手掌，与尺动脉掌深支吻合构成掌深弓。桡动脉在腕上部位置表浅，是临床触摸脉搏的部位。尺动脉沿前臂尺侧下行，经豌豆骨桡侧至手掌，与桡动脉掌浅支吻合成掌浅弓。

（5）胸部的动脉：胸主动脉为胸部的动脉主干，营养胸腔脏器和胸壁，可分为脏支和壁支。壁支有肋间后动脉、肋下动脉等，分布于胸壁、脊髓等处。脏支包括支气管支、食管支和心包支，为一些分布于气管、支气管、食管和心包的一些细小分支。

（6）腹部的动脉：腹主动脉为腹部的动脉主干，壁支主要有4对腰动脉，起自腹主动脉后壁，分布于腹后壁、脊髓及其被膜。脏支分成对和不成对两种。成对脏支有肾上腺中动脉、肾动脉、睾丸动脉或卵巢动脉（女性），不成对脏支有腹腔干（胃左动脉、肝总动脉和脾动脉）、肠系膜上动脉和肠系膜下动脉，分别分布于腹腔内成对和不成对的器官。

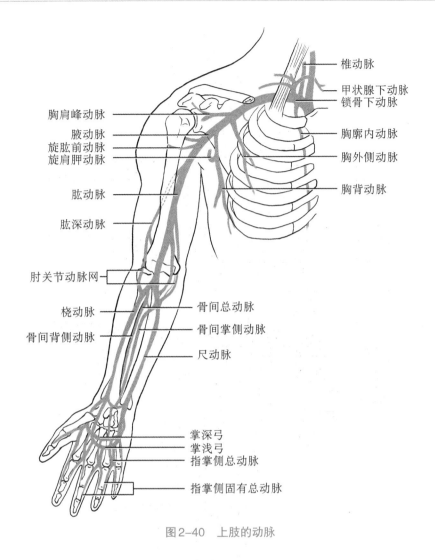

椎动脉
甲状腺下动脉
锁骨下动脉
胸廓内动脉
胸外侧动脉
胸背动脉

胸肩峰动脉
腋动脉
旋肱前动脉
旋肩胛动脉
肱动脉
肱深动脉
肘关节动脉网
桡动脉
骨间背侧动脉
骨间总动脉
骨间掌侧动脉
尺动脉
掌深弓
掌浅弓
指掌侧总动脉
指掌侧固有总动脉

图2-40 上肢的动脉

（7）盆部的动脉：髂总动脉的分支髂内动脉是其主干。壁支主要有闭孔动脉、臀上动脉、臀下动脉，分布于盆壁、臀部及股内侧部；脏支主要有膀胱下动脉、直肠下动脉、子宫动脉（沿盆腔侧壁在宫颈外侧1~2cm处跨越输尿管的前上方）、阴部内动脉，分布于盆腔脏器。

（8）下肢的动脉：髂外动脉是其主干，其延续及分支主要有股动脉、腘动脉、胫后动脉、胫前动脉等，分布于下肢。股动脉在股三角内下行，逐渐向后行至腘窝，移行为腘动脉。腘动脉在腘窝深部下行，在膝关节下方分为胫后动脉和胫前动脉。胫后动脉经内踝后方至足底，分为足底内侧动脉和足底外侧动脉。胫前动脉经胫骨、腓骨之间至小腿前部下行，至足背，移行为足背动脉。在内、外踝前方连线中点处可触及足背动脉的搏动。

2.体循环的静脉　起自人体各部的毛细血管网，逐渐汇成较大的静脉，最后汇合成上腔静脉、下腔静脉和冠状窦，注入右心房。大静脉接受其属支的血液（图2-41，图2-42）。静脉的数目较动脉多，由于走行的部位不同，头颈、躯干、四肢的静脉有深、浅之分，深静脉与同名的动脉伴行，在肢体的中间段及远侧段，1条动脉有2条静脉与之伴行。浅静脉走行于皮下组织中。静脉间的吻合较丰富。静脉管壁的内面，具有半月形的、向心开放的静脉瓣，可阻止血液逆流，四肢的静脉瓣较多，而大静脉、肝门静脉和头颈的静脉，一般无静脉瓣。

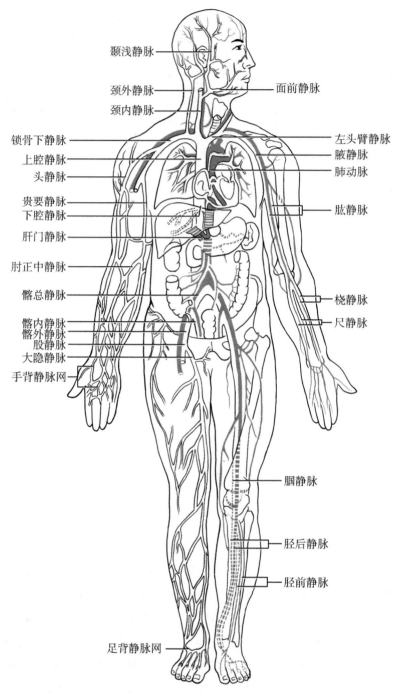

颞浅静脉

颈外静脉

颈内静脉

面前静脉

锁骨下静脉

上腔静脉

头静脉

贵要静脉

下腔静脉

肝门静脉

肘正中静脉

髂总静脉

髂内静脉

髂外静脉

股静脉

大隐静脉

手背静脉网

左头臂静脉

腋静脉

肺动脉

肱静脉

桡静脉

尺静脉

腘静脉

胫后静脉

胫前静脉

足背静脉网

图2-41 全身静脉

（1）上腔静脉系：上腔静脉由左、右头臂静脉在右侧第1胸肋关节后合成，垂直下行，汇入右心房。在其汇入前有奇静脉注入上腔静脉。上腔静脉接纳头颈、上肢和胸部的静脉血。头臂静脉左右各一，分别由颈内静脉和锁骨下静脉在胸锁关节后方汇合而成，汇合处所形成的夹角，称为静脉角。

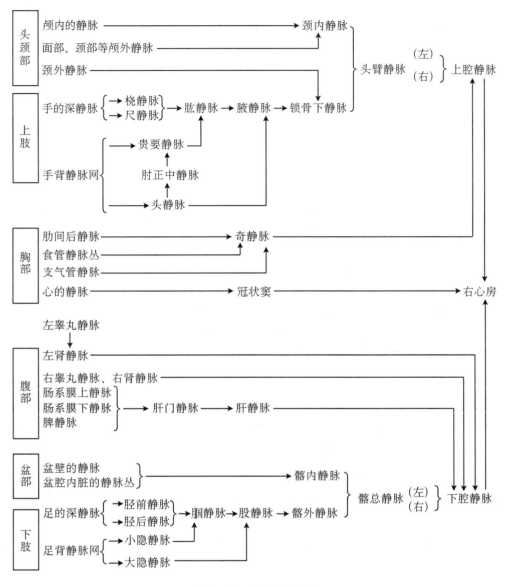

图 2-42　体循环的静脉

1）头颈部的静脉：头颈部的深静脉为颈内静脉，起自颅底的颈静脉孔，在颈内动脉和颈总动脉的外侧下行。它除接受颅内的血流外，还接纳从咽、舌、喉、甲状腺和头面部来的静脉。浅静脉为颈外静脉，起始于下颌角处，越过胸锁乳突肌表面下降，注入锁骨下静脉。面静脉自眼内眦处起于内眦静脉，伴随面动脉向下外行至下颌角下方，与下颌后静脉的前支汇合后，跨越颈内动脉、颈外动脉表面下外行，至舌骨大角高度，注入颈内静脉。面静脉收集面前部软组织的静脉血。面静脉在口角以上一般无静脉瓣，其内的血液可与颅内海绵窦交通，故面部，尤其是鼻根至两侧口角区发生感染时，若处理不当，可能导致颅内感染，临床上称此区为"危险三角区"。

💡重点提示　鼻根至两侧口角区临床上称此区为"危险三角区"。

2）上肢的静脉：上肢的深静脉均与同名动脉伴行。上肢的浅静脉有头静脉、贵要静脉和肘正中静脉。头静脉起自手背静脉网桡侧，沿前臂和臂外侧上行，汇入腋静脉。贵要静脉起自手背静

37

脉网尺侧，沿前臂尺侧上行。在臂内侧中点与肱静脉汇合，或伴随肱静脉向上注入腋静脉。肘正中静脉在肘部前面连于头静脉和贵要静脉之间。

3）胸部的静脉：胸部的静脉主干为奇静脉，奇静脉起自右腰升静脉，在右侧上升至第7~8胸椎高度，接受左侧的半奇静脉和副半奇静脉的横干。奇静脉达第4胸椎高度，形成奇静脉弓转向前行，跨越右肺根上缘，注入上腔静脉。重要属支有半奇静脉、副半奇静脉及椎静脉丛等。右侧肋间静脉、支气管静脉和食管静脉汇入奇静脉；而左侧肋间静脉则先汇入半奇静脉或副半奇静脉，然后汇入奇静脉。

（2）下腔静脉系：下腔静脉是人体最大的静脉，收集下半身的静脉血，由左、右髂总静脉在第4腰椎下缘处汇合而成，沿腹主动脉右侧上行，穿过膈的腔静脉孔，注入右心房。

1）下肢的静脉：下肢的深静脉与同名动脉伴行，由股静脉续于髂外静脉。下肢的浅静脉有大隐静脉和小隐静脉等。大隐静脉起自足背静脉弓的内侧端，经内踝前方，沿下肢内侧上行，在股前部近上端处汇入股静脉。小隐静脉起自足背静脉弓外侧端，经外踝后方，沿小腿后面上行，在腘窝注入腘静脉。

2）盆部的静脉：壁支与同名动脉伴行。脏支起自盆腔脏器周围的静脉丛（如膀胱丛、子宫阴道丛和直肠丛等）。壁支和脏支均汇入髂内静脉。髂外静脉和髂内静脉在骶髂关节前方，汇成髂总静脉。

3）腹部的静脉：壁支与同名动脉伴行，注入下腔静脉。脏支与动脉相同，也可分为成对脏支和不成对脏支。成对脏支有睾丸静脉、肾静脉、肾上腺静脉，收集同名动脉供血区的血液，大部分直接注入下腔静脉；不成对脏支有起自肠、脾、胰、胃的肠系膜上静脉、肠系膜下静脉和脾静脉等，它们汇合形成一条静脉主干即肝门静脉。

4）肝门静脉：由肠系膜上静脉和脾静脉在胰头后方汇合而成，在肝门处，分左、右2支分别入肝左叶和肝右叶，在肝内反复分支，最后汇入肝血窦，与来自肝固有动脉的血液共同经肝细胞代谢后导入中央静脉，然后逐级汇入肝静脉，注入下腔静脉。肝门静脉收集腹腔不成对器官（肝除外）的静脉血。肝门静脉其起始端和末端均与毛细血管相连，一般无静脉瓣，当回流受阻压力升高时，可发生血液逆流。

三、淋巴系统

淋巴系统包括淋巴管道、淋巴器官和淋巴组织。在淋巴管道内流动的液体，称为淋巴液。当血液通过毛细血管时，血浆经过毛细血管滤出，进入组织间隙成为组织液。组织液与细胞间进行物质交换，大部分又不断通过毛细血管壁，再渗回血液；小部分则进入毛细淋巴管，成为淋巴液。淋巴器官和淋巴组织具有产生淋巴细胞、过滤淋巴和参与机体的免疫等功能。故淋巴系统不仅有协助静脉引流组织液的功能，而且也是人体重要的防御装置。

（一）淋巴管道

淋巴管道可分为毛细淋巴管、淋巴管、淋巴干和淋巴导管（图2-43）。

1.毛细淋巴管 以盲端起始于组织间隙，相互吻合成网，管壁由一层内皮细胞构成，内皮细胞间有较大的间隙。一些不易透过毛细血管壁的大分子物质，如蛋白质、细菌和癌细胞等较易进入毛细淋巴管。

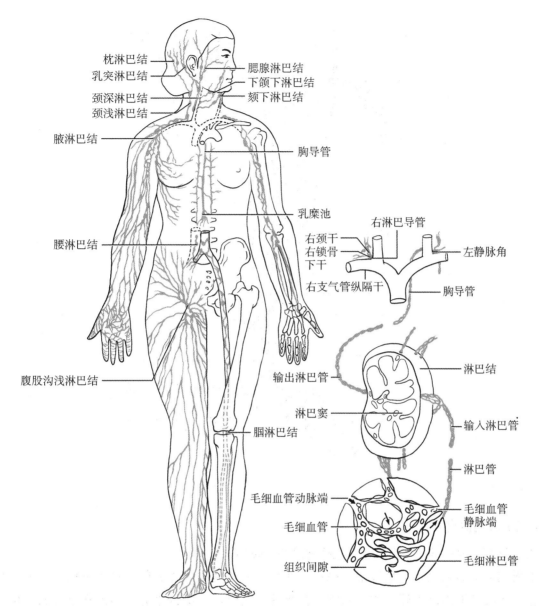

图2-43　全身淋巴系统分布

2.淋巴管　由毛细淋巴管汇合而成，管壁与静脉相似，但较薄、瓣膜丰富，外形粗细不匀，呈串珠状。淋巴管根据其位置分为浅、深两组，淋巴管在行程中通过1个或多个淋巴结，从而把淋巴细胞带入淋巴液。

3.淋巴干　由淋巴管多次汇合而形成，全身淋巴干共有9条，即收集头颈部淋巴的左、右颈干；收集上肢、胸壁淋巴的左、右锁骨下干；收集胸腔器官淋巴的左、右支气管纵隔干；收集下肢、盆部及腹腔成对器官淋巴的左、右腰干，以及收集腹腔不成对器官淋巴的肠干。

4.淋巴导管　包括胸导管和右淋巴导管（图2-44）。胸导管由左腰干、右腰干和肠干在第1腰椎前方汇合而成，起始部膨大称为乳糜池；胸导管穿经膈肌的主动脉裂孔进入胸腔，再上行至左颈根部，最终汇入左静脉角，沿途接受左支气管纵隔干、左颈干和左锁骨下干；收集人体下半身及左侧上半身的淋巴。右淋巴导管为一短干，由右支管纵隔干、右颈干和右锁骨下干汇合而成，收集右侧上半身的淋巴，注入右静脉角。

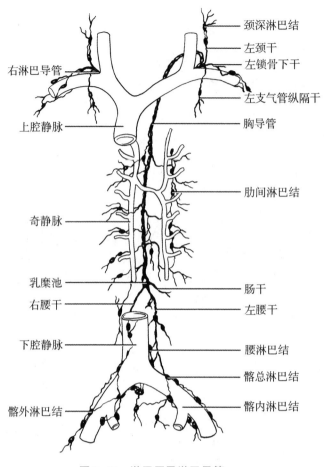

右淋巴导管
上腔静脉
奇静脉
乳糜池
右腰干
下腔静脉
髂外淋巴结

颈深淋巴结
左颈干
左锁骨下干
左支气管纵隔干
胸导管
肋间淋巴结
肠干
左腰干
腰淋巴结
髂总淋巴结
髂内淋巴结

图2-44　淋巴干及淋巴导管

（二）淋巴器官

淋巴器官主要由淋巴组织组成，包括淋巴结、脾和胸腺等。

1.淋巴结　为灰红色的扁圆形或椭圆形小体，一侧隆凸，连有数条输入淋巴管，另一侧凹陷，连有1~2条输出淋巴管。淋巴结常成群聚集，也有浅、深群之分，多沿血管分布，位于身体屈侧活动较多的部位，每群收纳一定范围的淋巴。淋巴结实质分为浅层的皮质和深层的髓质，皮质和髓质内都有淋巴窦通过。皮质由浅层皮质、副皮质区和皮质淋巴窦构成，髓质由髓索和淋巴窦构成。其中浅层皮质的淋巴小结、髓索主要由B淋巴细胞构成，而副皮质区则以T淋巴细胞为主。在细菌等抗原的刺激下，淋巴小结中央部的B淋巴细胞能分裂分化转变为浆细胞，产生抗体。同时，T淋巴细胞也大量分裂分化产生大量效应细胞，参与免疫反应。淋巴窦是淋巴结内淋巴流动的间隙，内含淋巴细胞、巨噬细胞、网状细胞及网状纤维，巨噬细胞可清除窦内淋巴液中的异物、病菌等。淋巴结的主要功能是滤过淋巴液，产生淋巴细胞和浆细胞，参与机体的免疫反应。

2.脾　脾是人体内最大的淋巴器官。位于腹腔左季肋部第9~11肋部位，其长轴与第10肋一致，正常情况下在肋弓下缘不能触及。活体脾为暗红色，质软而脆，易因暴力打击而造成破裂。脏面凹陷，其中央有脾门，是神经、血管等出、入脾之处，上缘锐利朝前上方并有2~3个深陷的脾切迹，是触诊时辨认脾的标志。脾实质由淋巴组织构成，分为白髓、红髓和边缘区3部分；脾内无淋巴窦，但有大量血窦。脾具有造血、滤血、清除衰老血细胞及参与免疫反应等功能，其免疫功能主要由脾内的B淋巴细胞和T淋巴细胞完成。

3.胸腺 胸腺位于胸骨柄后方，上纵隔前部，分为不对称的左、右两叶，某些人的胸腺可向上突入颈根部。胸腺有明显的年龄变化。新生儿和幼儿的胸腺相对较大，性成熟后最大，重达25~40g。以后逐渐萎缩退化，成人胸腺常被结缔组织所代替。

胸腺既是淋巴器官，又兼内分泌功能，可分泌胸腺素，使骨髓产生的淋巴干细胞转化为具有免疫活性的T淋巴细胞，再经血液迁入淋巴结和脾，参与机体的免疫反应。

本节小结　　PPT课件　　课后练习

（李广智　傅玉峰）

第三节　呼吸系统

学习目标

知识目标：

1.掌握呼吸道的组成，能够区分上呼吸道、下呼吸道。

3.熟悉喉软骨及其连结方式。

技能目标：

1.能够说出肺的位置和形态结构，以及左、右主支气管的形态特点。

2.能够在标本上指出鼻腔的分部和鼻旁窦的名称。

素质目标：

1.具备对呼吸系统疾病自我保健的意识。

2.具备进行呼吸卫生健康宣教的能力。

呼吸系统（respiratory system）由呼吸道和肺两大部分组成（图2-45）。呼吸道包括鼻、咽、喉、气管和各级支气管，临床上常将鼻、咽、喉称为上呼吸道，将气管、主支气管及其在肺内的各级支气管称为下呼吸道。肺主要由支气管树及其末端的肺泡（肺实质）与血管、神经、淋巴管和结缔组织（肺间质）组成。

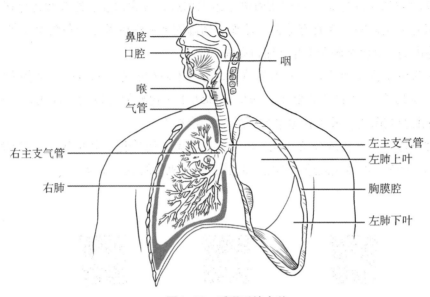

图2-45 呼吸系统全貌

💡重点提示　临床上常将鼻、咽、喉称为上呼吸道。

一、呼吸道

（一）鼻

鼻（nose）是呼吸道的起始部，能净化吸入的空气并调节其温度和湿度，同时是嗅觉器官，还可辅助发音。鼻分为外鼻、鼻腔和鼻旁窦3部分。

1.外鼻　位于面部中央，呈三棱锥体形，以鼻骨和软骨作支架，外被皮肤，内覆黏膜。鼻上端狭窄，位于两眶之间称为鼻根，鼻根向下延伸并隆起的部位称为鼻背，其末端高突部为鼻尖，鼻尖两侧膨大部分称为鼻翼，在呼吸困难时，可见鼻翼扇动。外鼻下方的开口称为鼻孔，主要由鼻翼和鼻柱围成。鼻翼外下方到口角的浅沟称为鼻唇沟，正常人两侧鼻唇沟是对称的，面肌瘫痪时，瘫痪侧的鼻唇沟变浅或消失。

鼻尖与鼻翼处皮肤较厚，皮脂腺和汗腺丰富，与深部皮下组织及软骨膜连接紧密，易发生疖肿，发炎时因局部肿胀压迫神经末梢而引起较强烈疼痛。

2.鼻腔　由骨和软骨作支架，外面覆以皮肤构成。内面衬以黏膜和皮肤。鼻腔被鼻中隔分为左、右两腔，鼻中隔由犁骨、筛骨垂直板和鼻中隔软骨等覆以黏膜组成。鼻腔向前经鼻孔通外界，向后经鼻后孔通鼻咽。

（1）鼻前庭：为鼻腔的前下部，是由鼻翼围成的扩大空间，内面衬以皮肤，内有鼻毛，有过滤灰尘和净化吸入空气的作用。

（2）固有鼻腔：是鼻腔的主要部分，由骨性鼻腔内衬黏膜构成，每侧鼻腔有上、下、内、外4个壁。上壁狭窄，与颅前窝相邻。下壁即口腔顶，由硬腭构成。内壁为鼻中隔。外壁结构较为复杂，有上、中、下3个鼻甲，各鼻甲的下方分别为上、中、下3个鼻道。在上鼻甲的后上方与鼻腔顶壁间有一凹陷称为蝶筛隐窝。上鼻道和中鼻道内有鼻旁窦的开口，下鼻道前端有鼻泪管的开口。固有鼻腔的黏膜按其生理功能的不同，分为嗅区（部）和呼吸区（部）两部分。嗅区指覆盖上鼻甲及其对应的鼻中隔以上部分的黏膜，内含嗅细胞，能感受气味的刺激。除嗅区以外的鼻黏膜为呼吸区，内含丰富的毛细血管和鼻腺，上皮覆有纤毛，能净化空气并提高吸入气的温度、湿度。鼻中隔前下部的黏膜内有丰富的毛细血管吻合丛，是鼻出血的好发部位，约90%的鼻出血发生在此，故称易出血区。

3.鼻旁窦 又称副鼻窦，由骨性鼻旁窦内衬黏膜构成，共4对，包括上颌窦（最大）、额窦、筛窦和蝶窦（图2-46）。额窦、上颌窦和筛窦前群、中群开口于中鼻道，筛窦后群开口于上鼻道，蝶窦开口于蝶窦隐窝。鼻旁窦的黏膜具有丰富的血管，可调节吸入空气的温度和湿度，并在发音时产生共鸣作用。

由于鼻旁窦的黏膜与固有鼻腔的黏膜相延续，因此，鼻腔的炎症容易蔓延至鼻旁窦。其中上颌窦由于开口位置高于窦底，炎症时脓液不易流出，故上颌窦的慢性炎症较多见。常采用上颌窦体位引流术进行治疗，治疗时患者取侧卧位，患侧向上，然后采取足高头低法，使上颌窦底慢慢抬高，窦口降低，以促使窦内脓性分泌物排出。

💡**重点提示** 上颌窦由于开口位置高于窦底，炎症时脓液不易流出，故上颌窦的慢性炎症较多见。

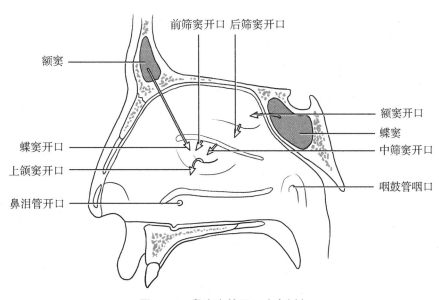

图2-46 鼻旁窦的开口（右侧）

（二）喉

喉（larynx）位于颈前部，相当于第4~6颈椎段高度，由数块喉软骨借关节和韧带连成支架，周围附有喉肌，内面衬以喉黏膜构成。喉既是呼吸的通道，又是发音的器官，向上经喉口与咽相通，向下与气管内腔相通。喉前方有皮肤、颈筋膜和舌骨下肌群所覆盖，后方与咽紧密连接。因此，喉不仅在发音时可发生位移，在吞咽时也会上、下移动。喉的两侧与颈部大血管、神经和甲状腺相邻。

1.喉软骨及其连结 喉软骨包括不成对的甲状软骨、环状软骨、会厌软骨及成对的杓状软骨（图2-47）。

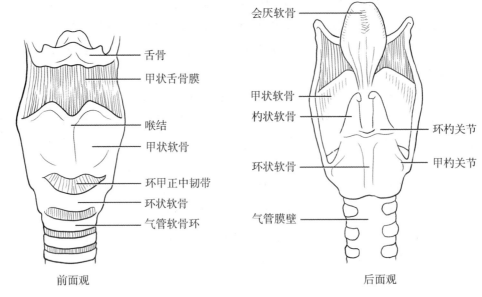

图2-47　喉软骨及其连结

（1）甲状软骨：是喉软骨中最大的1块，构成喉的前外侧壁。由左右2块四角形软骨板构成，两板在前缘以直角相接，上方呈"V"形切迹，称为甲状上切迹，是颈部的重要体表定位标志，甲状上切迹的下方部位向前突出，成年男性尤其显著，称为喉结。甲状软骨板的后缘游离，向上下均有突起，称为上角和下角。上角借韧带与舌骨大角相连，下角的内侧面有关节面，与环状软骨构成环甲关节。甲状软骨上缘通过甲状舌骨膜与舌骨相连，甲状软骨下缘两侧与环状软骨构成环甲关节。

（2）环状软骨：位于甲状软骨下方，形如指环，其前部低窄称为环状软骨弓，后部高宽称为环状软骨板。环状软骨弓后方平对第6颈椎，是颈部重要的体表标志之一。环状软骨是喉和气管中唯一完整的软骨环，对于维持呼吸道的通畅有重要作用，环状软骨的损伤可引起喉狭窄。环甲正中韧带连接环状软骨弓上缘与甲状软骨下缘，急性喉阻塞来不及进行气管切开时，可切开此韧带或在此处穿刺，以建立临时通气道，抢救患者生命。

（3）会厌软骨：形似树叶，上端宽而游离，下端窄细附着于甲状软骨前角的内面。会厌软骨外覆黏膜构成会厌，吞咽时，喉上提，会厌盖住喉口，以防止食物误入喉腔。

（4）杓状软骨：左、右各一，三棱锥体状，位于环状软骨后部的上方，具有尖、底和2个突起。其尖向上，底朝下，与环状软骨构成环杓关节。两侧杓状软骨均由底向前伸出的一突起，称为声带突，其上附着声韧带，声韧带是发音的重要结构。两侧杓状软骨另各有一由底向外侧伸出的突起，称为肌突，大部分喉肌附着于此。

2. 喉腔及喉黏膜　喉的内腔称为喉腔（图2-48），喉腔的入口称为喉口，由会厌上缘、杓会厌襞及杓状软骨间切迹围成，向后上开口于喉咽部。喉腔向下通气管，壁的内面衬有与咽、气管的黏膜相延续的黏膜，喉腔中部的两侧壁上，有上、下2对呈前后方向的黏膜皱襞，分别称为前庭襞、声襞。两侧前庭襞之间的裂隙称前庭裂，两侧声襞及杓状软骨基底部之间的裂隙，称为声门裂，声门裂是喉腔最狭窄的部位。而通常所称的声带是由声襞及其襞内的声韧带和声带肌构成。喉腔借两对皱襞分为喉前庭、喉中间腔、声门下腔3部分。

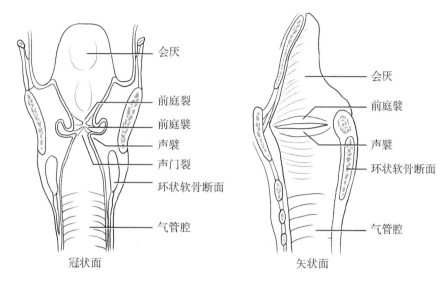

图2-48 喉腔

（1）喉前庭：从喉口至前庭裂之间部分称为喉前庭。

（2）喉中间腔：前庭裂和声门裂之间部分称为喉中间腔，其两侧突出的隐窝称为喉室。喉中间腔是3部分中容积最小的。

（3）声门下腔：声门裂至环状软骨下缘的喉腔称为声门下腔，此区黏膜下组织较疏松，炎症时易引起水肿。婴幼儿由于发育的原因，喉腔窄小，故常因喉水肿而引起喉阻塞，导致呼吸困难。

3.喉肌 属于骨骼肌，按功能可分为两群。一群作用于环甲关节，其舒缩活动可使声带紧张或松弛，从而调节声音的强弱和调节音调的高低；另一群作用于环杓关节，可使声门裂或喉口开大或缩小，调节气量。

（三）气管与主支气管

气管和主支气管是连接喉与肺之间的通气管道，均以软骨、肌肉、结缔组织和黏膜构成，其中软骨为"C"形结构，缺口向后，由平滑肌和结缔组织构成的膜壁封闭。各软骨环借韧带连接起来。

气管（trachea）位于食管前方，上接环状软骨，沿颈部正中下行进入胸腔，在胸骨角平面（平对第4胸椎椎体下缘）分为左、右主支气管（图2-49），其分叉处称为气管杈，在气管杈内面有一向上凸的半月状嵴，称为气管隆嵴，是支气管镜检查的定位标志。

主支气管是由气管分出的一级支气管，其中左主支气管较细长，走行较倾斜，方向接近水平位；右主支气管粗而短，走行方向较垂直，同时由于气管隆嵴略偏左侧。因此，误入气管的异物，常易坠入右主支气管内。气管位置表浅，可于颈部正中触摸到，临床上做气管切开术时，以环状软骨作为向下检查气管软骨环的标志，一般选择第3~5气管软骨处切开。

💡**重点提示** 右主支气管粗而短，走行方向较垂直。因此，误入气管的异物，常易坠入右主支气管内。

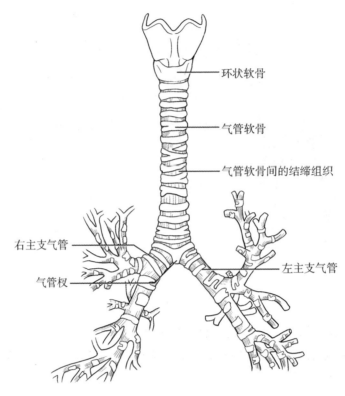

图2-49　气管和主支气管

微课:
肺的位置和
形态

二、肺

(一)肺的位置和形态

肺位于胸腔内,左、右两肺分居纵隔两侧。由于纵隔右侧较左侧高,以及心脏位置偏左,故右肺较宽短,左肺较狭长(图2-50)。

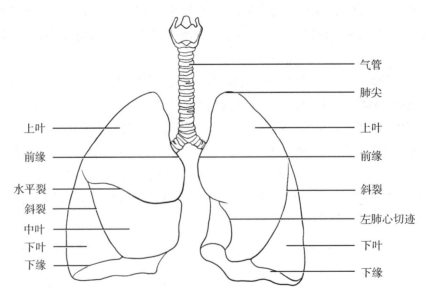

图2-50　肺的形态

肺表面覆有脏胸膜，透过脏胸膜可见多边形的肺小叶轮廓。幼儿肺的颜色为淡红色，随着年龄的增长，空气中的尘埃、炭末等颗粒的沉积增多，肺的颜色变灰暗，甚至呈蓝黑色，并出现蓝黑色斑，长期吸烟者更为显著。肺呈海绵状，弹性良好，其内含有空气，故密度较小，可浮于水面，而胎儿和未呼吸的新生儿肺内不含空气，相对密度＞1，入水后将沉入水底，此特点在法医鉴定上有重要价值，可用于判断新生儿是否宫内死亡。

肺形似半圆锥形，具有一尖、一底、两面和三缘（图2-51）。肺尖是肺的上端，呈钝圆形，突入颈根部，高出锁骨内侧1/3部上方2~3cm。肺底指肺的下面，凹陷并与膈相贴，故肺底又称膈面。肋面是肺的外侧面，与肋和肋间肌相邻。肺的内侧面朝向纵隔，其近中央处凹陷称为肺门，是主支气管、肺动脉、肺静脉、支气管动脉、支气管静脉、淋巴管和神经等出入肺的部位，这些结构被结缔组织包绕称为肺根。肺的前缘薄而锐利，左肺前缘下部有一明显的凹陷，称为心切迹，切迹下方有舌状突起，称为左肺小舌。肺的后缘圆钝，肺的下缘也较薄锐。

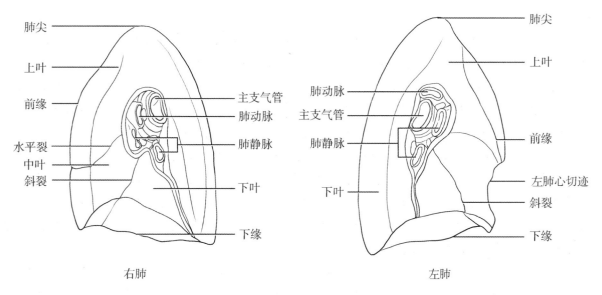

图2-51　肺的内侧面

💡重点提示　肺的位置和形态是重点内容。

左肺有1条从后上斜向前下的裂隙称为斜裂，斜裂将左肺分为上、下2叶。右肺除斜裂外，还有1条近于水平的右肺水平裂，将右肺分为上、中和下3叶。

两肺在体表的投影位置相同，上端肺尖略高出锁骨内侧，肺下缘于锁骨中线处与第6肋相交，腋中线处与第8肋相交，肩胛线处与第10肋相交，后正中线处则处于第10胸椎棘突平面。

🏛思政课堂

中西医结合治疗新型冠状病毒感染效果良好

在中西医结合治疗新型冠状病毒感染的过程中，中医通过中药汤剂、中成药、针灸及八段锦等方式进行综合治疗，为抢救危重患者赢得时间。西医采用多种方法控制重度感染、多脏器功能衰竭、休克、呼吸衰竭等并发症。中西医协同起来，能够发挥1+1＞2的效果，提高救治率，降低死亡率。

（二）肺内支气管和支气管肺段

左、右主支气管进入肺门后，分为肺叶支气管，左主支气管分上、下2支，右主支气管分上、中、下3支，进入相应的肺叶。肺叶支气管在各肺叶先分支成为肺段支气管，之后反复分支，呈树枝状，形成支气管树。

每一肺段支气管及其以下分支，包括所属的肺组织构成1个支气管肺段，简称肺段。各肺段呈圆锥形，其尖朝向肺门，底朝向肺表面。临床上可根据病变的范围，施行肺段切除术。

（三）肺组织

肺可分实质和间质两部分。肺实质即肺内支气管树及其终末的大量肺泡，其间由结缔组织性的间质填充，血管、淋巴管和神经等随支气管分支分布在结缔组织中。

从主支气管到肺泡约有24级分支，依次为肺叶支气管、肺段支气管、小支气管、细支气管、终末细支气管、呼吸性细支气管、肺泡管、肺泡囊和肺泡，当小支气管分支的口径降至1mm左右时，称为细支气管，每条细支气管及其各级分支和其所属的肺泡构成1个肺小叶。

终末细支气管以上结构无气体交换功能，仅发挥传送气体的作用，为肺的导气部。导气部各级支气管管壁的结构与主支气管相似，但随着不断分支，管腔逐渐变细，管壁由假复层纤毛柱状上皮逐渐移行为单层纤毛柱状上皮，平滑肌则相对增多，到终末细支气管（管径约0.5mm），其管壁的上皮为单层柱状上皮，平滑肌形成完整的环行，这些平滑肌的收缩或舒张可直接控制进入肺泡的气流量，从而调节出入肺泡的气流量。

呼吸性细支气管、肺泡管、肺泡囊和肺泡，是进行气体交换的部位，为肺的呼吸部。呼吸性细支气管是终末细支气管的分支，管壁上有少量肺泡的开口。肺泡管是呼吸性细支气管的分支，呈结节状膨大，管壁上有许多肺泡的开口，故自身管壁结构很少。肺泡囊为多个肺泡的共同开口处。肺泡为多面形囊泡，每侧肺有3亿~4亿个，是构成肺的主要结构，是进行气体交换的场所。

肺泡壁极薄，由单层肺泡上皮构成（图2-52）。肺泡上皮有两类：一类是呈扁平形的Ⅰ型肺泡细胞，是肺泡上皮的主要细胞，构成了肺泡表面的绝大部分，是进行气体交换的部位；另一类是呈圆形或立方体形的Ⅱ型肺泡细胞，散布在Ⅰ型肺泡细胞之间，能分泌一种磷脂类的物质，称为表面活性物质，覆于肺泡上皮表面，可降低肺泡表面张力，从而稳定肺泡的直径。

肺泡隔是相邻肺泡之间的薄层结缔组织，内含有丰富的毛细血管网、较多的弹力纤维和肺泡巨噬细胞。其中的毛细血管与肺泡紧密相贴，尽管进行气体交换时，肺泡内气体与毛细血管血液间有含表面活性物质的液体层、肺泡上皮细胞层、肺泡上皮基膜层、肺泡与毛细血管之间的间质、毛细血管基膜层、毛细血管内皮细胞层6层结构，但其总体厚度极薄，平均不到1μm。肺泡隔中的弹力纤维使肺泡具有良好的弹性回缩力。肺泡巨噬细胞具有较强的变形能力和吞噬能力，可吞噬进入的异物。

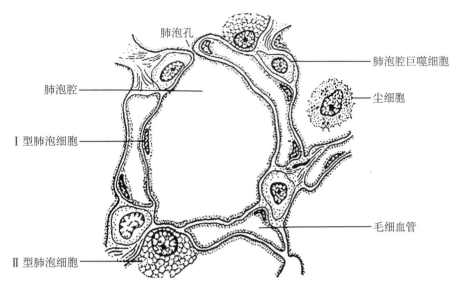

图2-52 肺泡上皮和肺泡隔

肺组织内穿行着两套血管。肺动脉和肺静脉间的血管系统称为功能血管，与肺的气体交换有关。支气管动脉和支气管静脉的血管系统构成肺的营养血管，起到营养肺组织和各级支气管的作用。

三、胸膜

（一）基本概念

1.胸膜 是一层薄而光滑的浆膜，分为互相移行的脏胸膜和壁胸膜两部分，脏胸膜紧贴肺表面；壁胸膜贴附于胸壁内面、膈上面和纵隔表面。

2.胸膜腔 是脏胸膜与壁胸膜在肺根处互相移行，围成的一个潜在的密闭腔隙。胸膜腔左右各一，互不相通，腔内呈负压，其内有少量浆液，可减少呼吸时两层胸膜间的摩擦。由于胸膜腔内的负压吸引作用，脏胸膜和壁胸膜相互紧贴，故胸膜腔仅是潜在性的腔隙。

3.胸腔 由胸廓与膈围成，上界为连着颈部的胸廓上口；下界借膈与腹腔分隔。胸腔内可分为3部，即左、右两侧为胸膜腔和肺，中间为纵隔。

（二）胸膜的分部

脏胸膜又称肺胸膜，紧贴于肺表面，与肺紧密结合而不能分离，并伸入肺叶间裂内。壁胸膜因贴附部位不同可分为4部分：膈胸膜紧贴于膈的上面；肋胸膜衬覆于肋骨、胸骨与肋间肌及胸内筋膜等结构的内面；纵隔胸膜衬覆于纵隔的两侧面，其中部包绕肺根移行于脏胸膜，并在肺根下方前后两层重叠成三角形皱襞，称为肺韧带，肺韧带对肺有固定作用；胸膜顶是肋胸膜和纵隔胸膜向上的延续，突出胸廓上口，伸向颈根部，包被于肺尖的上方（图2-53）。

壁胸膜相互移行转折处的胸膜腔，即使在深吸气时，肺缘也不能伸入此空间，这些部分称为胸膜隐窝，其中最大、最重要的胸膜隐窝是肋膈隐窝，是在肋胸膜与膈胸膜反折处形成的半环形间隙。肋膈隐窝是胸膜腔最低的部位，当胸膜腔积液形成时，将首先积聚于此。

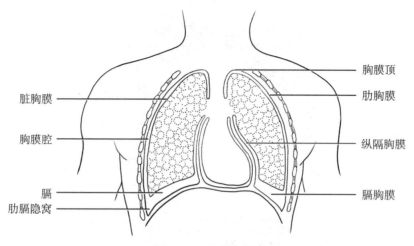

图2-53　胸膜和胸膜腔

（三）胸膜的体表投影

胸膜的体表投影指壁胸膜各部互相移行形成的反折线在体表的投影位置，标志着胸腔的范围。胸膜下界是肋胸膜与膈胸膜的反折线，较肺下缘约低2个肋骨。其投影位置，在锁骨中线处与第8肋相交；腋中线处与第10肋相交；肩胛线处与第11肋相交；近后正中线处位于第12胸椎棘突平面（表2-1）。

表2-1　肺下缘与胸膜下界的体表投影

项目	锁骨中线	腋中线	肩胛线	后正中线
肺下界	第6肋	第8肋	第10肋	第10胸椎棘突
胸膜下界	第8肋	第10肋	第11肋	第12胸椎棘突

四、纵隔

纵隔（mediastinum）是左、右侧纵隔胸膜之间全部器官及组织的总称。纵隔前界为胸骨，后界为脊柱胸部，两侧界为纵隔胸膜，上达胸廓上口，下至膈。

纵隔通常以胸骨角平面为界，分为上纵隔和下纵隔（图2-54）。上纵隔内主要有胸腺、头臂静脉、上腔静脉、膈神经、迷走神经、喉返神经、主动脉及其3条大分支、食管、气管、胸导管和淋巴结等。下纵隔又可分为3部分：①胸骨与心包之间的前纵隔，其内主要有胸腺下部、部分纵隔前淋巴结及疏松

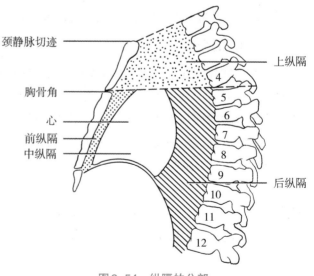

图2-54　纵隔的分部

结缔组织。②心及大血管所处的中纵隔，内有心包、心和大血管、膈神经、奇静脉弓、心包膈血管及淋巴结。③心包与脊柱胸部之间的后纵隔，其内有主支气管、食管、胸主动脉、胸导管、奇静脉、半奇静脉、迷走神经、胸交感干和淋巴结。

本节小结

PPT课件

课后练习

（李广智　傅玉峰）

第四节　消化系统

学习目标

知识目标：

1.掌握胃、小肠、肝的形态、位置与组织结构特点。

2.熟悉消化管的一般结构。

3.了解牙、舌的形态结构。

技能目标：

1.能够在标本上辨认消化系统各主要器官的位置、形态和毗邻关系。

2.能够说出食管、大肠、胆囊的形态结构和位置。

素质目标：

1.具备尊重、关心和爱护患者的职业道德。

2.感悟敢于探究、严谨务实的科学精神。

消化系统由消化管和消化腺两部分组成（图2-55）。消化管为粗细不等的弯曲管道，包括口腔、咽、食管、胃、小肠（十二指肠、空肠、回肠）和大肠（盲肠、阑尾、结肠、直肠和肛管）。临床上通常把十二指肠以上的消化管称为上消化道，空肠以下的消化管称为下消化道。消化腺是分泌消化液的腺体，包括大、小两种。大消化腺有大唾液腺、肝和胰；小消化腺则位于消化管壁内，如食管腺、胃腺和肠腺等。消化系统的主要功能是摄取食物，进行物理性和化学性消化，吸收其中的营养物质，并将剩余的食物残渣排出体外，以保证人体新陈代谢正常进行。

💡**重点提示**　十二指肠以上的消化管称为上消化道，空肠以下的消化管称为下消化道。

一、消化管

消化管各段的形态和功能不同，其构造也各有特点，但从整体来看，却有类似之处。如自咽至肛门之间的消化管壁，均可分为4层，即由内向外分为黏膜、黏膜下层、肌层和外膜（图2-56）。

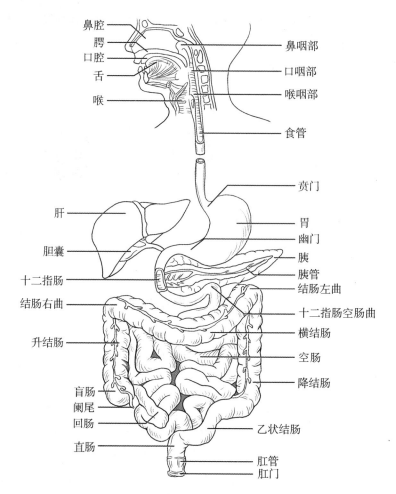

鼻腔
腭
口腔
舌
喉

鼻咽部
口咽部
喉咽部
食管

贲门

肝
胆囊
十二指肠
结肠右曲
升结肠

胃
幽门
胰
胰管
结肠左曲
十二指肠空肠曲
横结肠
空肠
降结肠

盲肠
阑尾
回肠
直肠

乙状结肠

肛管
肛门

图2-55　消化系统

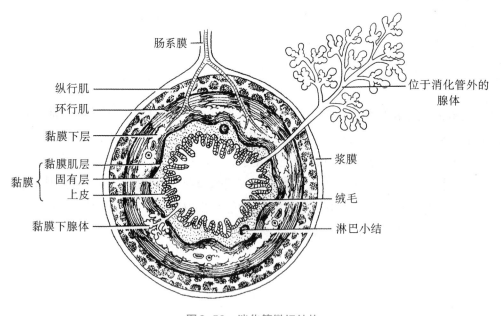

肠系膜

纵行肌
环行肌
黏膜下层
黏膜肌层
固有层
上皮
黏膜下腺体

黏膜

位于消化管外的
腺体

浆膜

绒毛

淋巴小结

图2-56　消化管微细结构

黏膜是消化管壁最内层结构，由上皮、固有层和黏膜肌层构成。黏膜具有保护、吸收、分泌等功能。黏膜下层位于黏膜与肌层之间，由疏松结缔组织构成，内含丰富的血管、淋巴管和神经等。肌层多由平滑肌组成，一般可分为内环、外纵两层。环肌、纵肌交替收缩，可推动食物逐渐下移。外膜是消化管的最外层。由薄层结缔组织构成的称为纤维膜，由纤维膜与包在其外的间皮共同构成的称为浆膜。浆膜能分泌浆液，减少器官之间的摩擦。

（一）口腔

口腔是消化管的起始部，向前借口裂通外界，向后经咽峡与咽相续，上壁以腭与鼻腔相隔，下壁为口腔底。口腔被上、下牙弓分为前方的口腔前庭和后方的固有口腔两部分。①口腔前庭，牙弓与口唇及颊之间的腔隙称为口腔前庭。②固有口腔，牙弓以内称为固有口腔。当上、下牙咬合时，口腔前庭和固有口腔仍借上、下牙弓后方的间隙相通。临床患者牙关紧闭时，可通过此间隙将导管送入固有口腔及咽腔，注入营养物质。

1.口唇和颊 口唇分为上唇和下唇，其裂隙称口裂，左右结合处称为口角。从鼻翼两旁至口角两侧各有一浅沟，称为鼻唇沟，上唇两侧借鼻唇沟与颊分界。上唇前面正中有一纵行浅沟称为人中。

2.腭 构成固有口腔的上壁，前2/3为硬腭，后1/3为软腭。软腭的后缘游离中央有一向下的突起称为腭垂或悬雍垂。腭垂的两侧各有两条弓形黏膜皱襞，前方的称为腭舌弓，后方的称为腭咽弓。两弓之间的窝内容纳腭扁桃体。腭垂和左、右两侧腭舌弓及舌根共同围成咽峡，是口腔和咽的分界（图2-57）。

3.舌 位于口腔底，以骨骼肌为基础，表面覆以黏膜。舌具有参与咀嚼、吞咽和搅拌食物、感受味觉及辅助发音等功能（图2-57）。

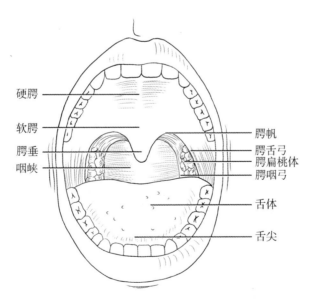

图2-57 口腔、咽峡与舌的结构

舌有上、下两面。上面称为舌背，其后部可见"V"形的界沟，界沟将舌分为前2/3的舌体和后1/3的舌根，舌体的前端称为舌尖。舌背及舌两侧缘的黏膜上有许多小突起，称为舌乳头，其中丝状乳头数量多，如丝绒状，具有一般感觉功能；菌状乳头、轮廓乳头和叶状乳头均含有味蕾，能感受甜、酸、苦、咸等味觉刺激。舌根的黏膜内，有许多淋巴组织聚集成的结节状突起称为舌扁桃体。舌下面中线上有一条纵行的皱襞连于口腔底，称为舌系带。舌系带下端的两侧各有一个黏膜隆起称为舌下阜，由舌下阜向后外延伸成舌下襞。

4.牙 是人体内最坚硬的器官，嵌于上、下颌骨的牙槽内。其主要功能是咀嚼食物，辅助发音。

（1）牙的形态和结构：每个牙可分为牙冠、牙颈和牙根3部分。暴露于口腔内的称为牙冠，嵌于牙槽内的称为牙根，牙冠与牙根交界部分称为牙颈。牙内有与牙外形相似的髓腔，牙根的尖端有牙根尖孔。牙主要由牙质、牙釉质、牙骨质和牙髓组成。牙大部分是牙质，包裹牙冠表面的部分是牙釉质，包在牙根和牙颈表面的部分称为牙骨质，牙髓位于牙腔内（图2-58）。

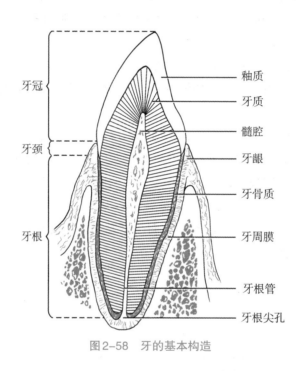

图2-58 牙的基本构造

（2）牙的分类：牙有对食物进行机械加工和辅助发音等作用。根据形态和功能，牙可分为切牙、尖牙、前磨牙和磨牙4类。

（3）牙的萌出与排列：人一生中有两套牙，恒牙和乳牙。第一套牙称为乳牙，一般在出生后6~7个月开始萌出，3岁左右出齐，共20个。6~13岁乳牙陆续脱落，恒牙萌出。恒牙数为28~32个，其中第三磨牙萌出最晚，一般成年后才萌出，称为迟牙（智牙），有人甚至终生不出。

（二）咽

1.咽的位置与形态 咽呈漏斗形，上起自颅底，下至第6颈椎体下缘高度（平环状软骨弓）续于食管，全长12cm。位于上6个颈椎之前，在鼻、口和喉腔之后，因此咽的前壁不完整，而后壁是完整的（图2-59）。咽是消化和呼吸共用的器官。

2.咽腔的分部 咽分为鼻咽、口咽和喉咽3部分。

（1）鼻咽：位于鼻腔后方，向前借鼻后孔与鼻相通。在侧壁约下鼻甲的后方有咽鼓管咽口，气由此口经咽鼓管进入中耳的鼓室，以维持鼓膜内、外压力的平衡。咽鼓管咽口的后方有1个凹陷，称为咽隐窝，为鼻咽癌的好发部位。

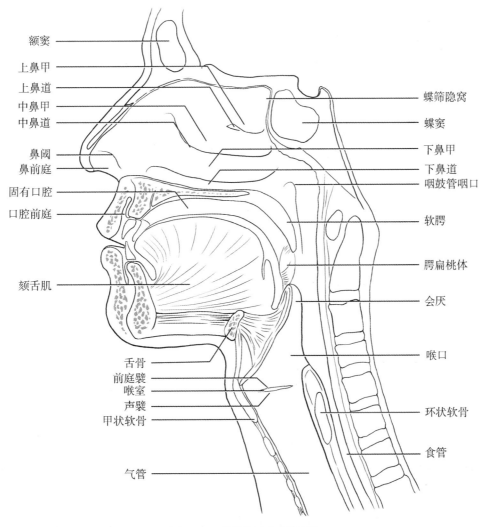

额窦
上鼻甲
上鼻道
中鼻甲
中鼻道
鼻阈
鼻前庭
固有口腔
口腔前庭
颏舌肌
舌骨
前庭襞
喉室
声襞
甲状软骨
气管

蝶筛隐窝
蝶窦
下鼻甲
下鼻道
咽鼓管咽口
软腭
腭扁桃体
会厌
喉口
环状软骨
食管

图2-59 头部正中矢状切面

（2）口咽：位于口腔的后方，向前借咽峡与口腔相通。

（3）喉咽：位于喉的后方，向前借喉口与喉腔相通，向下与食管相续。

（三）食管

1.食管的形态和位置 食管为输送食物的肌性管道，全长约25cm，上端平环状软骨弓水平连于咽，向下沿脊柱的前方、气管的后方入胸腔，通过左主支气管之后方，再沿主动脉胸部的右侧下行（图2-60）。下段斜跨过主动脉胸部的前方至左侧，穿过膈的食管裂孔至腹腔，续于胃的贲门。食管根据其行程分为颈、胸、腹3段。

2.食管的狭窄 食管全长有3个生理性狭窄。

（1）第1个狭窄：位于咽与食管相续处，距中切牙15cm。

（2）第2个狭窄：位于食管与左主支气管交叉处，距中切牙约25cm。

（3）第3个狭窄：位于食管穿过膈的食管裂孔处，距中切牙约40cm。这些狭窄处是异物容易停留的部位，也是食管癌好发的部位。临床进行食管插管时，要注意食管的狭窄，根据食管镜插入的距离可推知到达的部位。

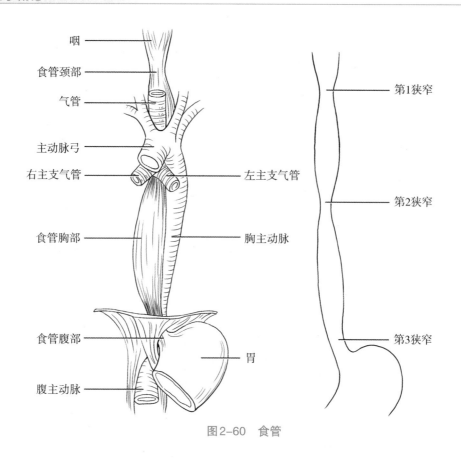

咽
食管颈部
气管
主动脉弓
右主支气管
左主支气管
食管胸部
胸主动脉
食管腹部
胃
腹主动脉

第1狭窄
第2狭窄
第3狭窄

图2-60　食管

💡**重点提示**　3处狭窄处是异物容易停留的部位，也是食管癌好发的部位。临床进行食管内插管时，要注意食管的狭窄。

（四）胃

胃是消化管中最膨大的部分。食物由食管入胃，混以胃液经初步消化后，再逐渐输送至十二指肠。

1.胃的形态及分部　胃的形状和大小随内容物多少而有不同。胃特别充满时，其容量约3000ml，在极度收缩时（如饥饿），又可缩成管状。

（1）胃的形态：胃有两口、两壁、两缘（图2-61）。①两口：入口为食管与胃相续处，称为贲门；出口为胃与十二指肠相续处，称为幽门。②两壁：胃前壁朝向前上方，胃后壁朝向后下方。③两缘：上缘称为胃小弯，下缘称为胃大弯。

（2）胃的分部：胃分为4部分。自贲门向左上方膨起的部分称为胃底，近于贲门的部分称为贲门部，胃的中间广大部分称为胃体，近于幽门的部分称为幽门部。幽门部中紧接幽门而呈管状的部分，称为幽门管；幽门管左侧稍膨大的部分，称为幽门窦。

2.胃的位置　胃充满到中等程度时，约3/4位于左季肋区，1/4位于腹上区。其贲门较为固定，约在第11胸椎的左侧，幽门约在第1腰椎的右侧。胃前壁只有一小部分直接贴于腹前壁，其余被肝、膈和左肋弓所覆盖。

3.胃壁的微细结构　胃黏膜呈淡红色，在胃空虚时黏膜有许多皱襞，充盈时，则皱襞减少或展平。胃的肌层发达，由外纵、中环和内斜共3层平滑肌构成。在幽门处，胃的环行肌增厚，形成幽门括约肌，黏膜在此处形成环形皱襞称为幽门瓣，具有防止肠内容物逆流入胃的作用。

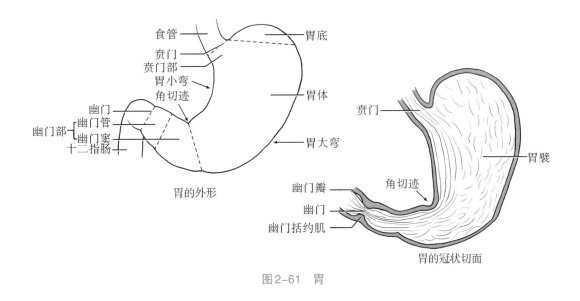

图2-61 胃

（五）小肠

小肠为消化管中最长而弯曲的一段，全长为5~7m，由上至下可分为十二指肠、空肠及回肠3部分。小肠是消化食物和吸收营养的最重要部位。

1.十二指肠 为小肠的起始段，全长25~30cm，相当于12个横指并列的距离。上端起于幽门，下端至十二指肠空肠曲与空肠连续。十二指肠呈"C"形包绕胰头，可分为上部、降部、水平部和升部4部分（图2-62）。

（1）上部：约在第1腰椎的右侧起于幽门，行向右后方，至胆囊处急转向下移行于降部。上部甚短，活动性较大，黏膜光滑无环形皱襞，又称壶腹部，临床上十二指肠溃疡多发生于此部。

（2）降部：沿第1~3腰椎右侧下行，至第3腰椎的下缘又急转向左移行于水平部。在降部肠腔的左后壁上有一纵行的黏膜皱襞，下端为十二指肠大乳头，有胆总管和胰管的共同开口，胆汁和胰液由此流入十二指肠内。

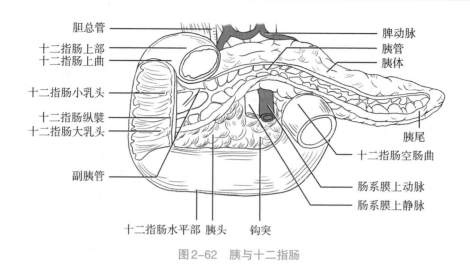

图2-62　胰与十二指肠

（3）水平部：起于十二指肠降部，自右向左横过脊柱的前方，移行于升部。

（4）升部：自水平部斜向左上方升至第2腰椎的左侧，然后向前弯曲形成十二指肠空肠曲，而连续空肠。十二指肠空肠曲由十二指肠悬肌（Treitz韧带）固定在腹后壁，这是确认空肠起点的重要标志。

💡**重点提示**　胆总管和胰管的共同开口于十二指肠大乳头，十二指肠悬肌固定在腹后壁，这是确认空肠起点的重要标志。

2.空肠及回肠　空肠和回肠迂曲回旋，盘绕在腹腔中部和下部，其周围被结肠包围。空肠上端起于十二指肠空肠曲，回肠下端与大肠的盲肠连续。空肠与回肠之间无明显界限。空肠约占空肠、回肠的上2/5，主要位于左腰区和脐区；回肠约占空肠、回肠的下3/5，主要位于脐区和右腹股沟区。空肠、回肠的表面都被有腹膜，并借腹膜形成的小肠系膜将其固定于腹后壁，故活动范围较大。

空肠和回肠的黏膜具有许多环状皱襞和绒毛，以增加小肠黏膜的面积，有利于营养物的吸收。黏膜内的淋巴滤泡可分为孤立淋巴滤泡和集合淋巴滤泡。空肠有孤立淋巴滤泡，而回肠除有孤立淋巴滤泡外，还有集合淋巴滤泡。这些淋巴组织在小肠壁内是防御装置，肠伤寒时细菌常侵犯回肠集合淋巴滤泡，发生黏膜溃疡、坏死，有时可引起肠出血或肠穿孔。

（六）大肠

大肠长约1.5m，在空肠、回肠的周围形成1个方框。根据大肠的位置和特点，分为盲肠和阑尾、结肠、直肠、肛管（图2-63）。大肠在外形上与小肠有明显的不同，一般大肠口径较粗，肠壁较薄。盲肠和结肠还具有3种特征性结构：①结肠带，共3条，在肠表面由肠壁纵行肌增厚形成，沿着肠的纵轴走行。②结肠袋，由肠壁上的横沟隔成囊袋状结构。③肠脂垂，附于结肠带附近的脂肪突起。这3个特征可作为识别结肠和盲肠的标志。

1.盲肠　为大肠起始的膨大盲端，长6~8cm，位于右髂窝内，向上通升结肠，向左连回肠。回肠、盲肠的连通口称为回盲口。口处的黏膜折成上、下两个半月形的皱襞，称为回盲瓣，此瓣具有括约肌的作用，可防止大肠内容物逆流入小肠。在回盲瓣的下方约2cm处，有阑尾的开口。

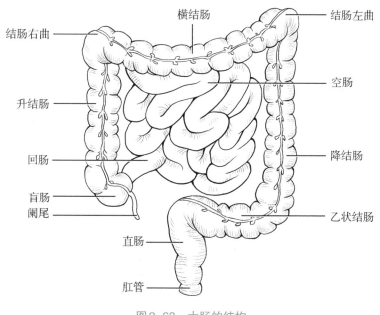

图 2-63　大肠的结构

2. 阑尾　阑尾形如蚯蚓，又称蚓突。上端连通盲肠的后内壁，下端游离，一般长 7~9cm。阑尾根部位置较固定，恰在 3 条结肠带的汇合处，是手术时寻找阑尾的可靠方法。阑尾根部在体表的投影通常以脐和右髂前上棘连线的中、外 1/3 交界处作为标志，临床上称为麦氏点。急性阑尾炎时该处可有明显压痛。

💡**重点提示**　阑尾根部在体表的投影通常以脐和右髂前上棘连线的中、外 1/3 交界处作为标志，临床上称为麦氏点。

3. 结肠　介于盲肠和直肠之间的部分，按其所在位置和形态，又分为升结肠、横结肠、降结肠和乙状结肠 4 部分。

4. 直肠　为大肠的末端，长 15~16cm，位于小骨盆内。上端平第 3 骶椎处接续乙状结肠，下端以肛门而终。直肠并非直管，有 2 个弯曲：上段凸向后，与骶骨前面的曲度一致，形成骶曲；下段向后下绕过尾骨尖，形成凸向前的会阴曲。临床上当进行乙状结肠镜检查时，应顺着直肠 2 个弯曲的方向将镜插入，以免伤肠壁。

5. 肛管　为大肠的末段，上端于盆膈处连于直肠，下端开口于肛门，长 3~4cm（图 2-64）。肛管上段的黏膜形成 6~10 条纵行皱襞，称为肛柱。各肛柱下端间有半月形黏膜皱襞相连，称为肛瓣。2 个相邻肛柱下端与肛瓣围成袋状小陷窝，称为肛窦。窦内易积存粪屑，引起感染，甚至可发展为肛瘘等。各肛瓣和肛柱的下端共同连成一锯齿状的环形线，称为齿状线或肛皮线，是皮肤和黏膜的分界线。齿状线以下有一宽约 1cm 的环状带，表面光滑而略有光泽，称为肛梳。在齿状线以上的黏膜下和肛梳的皮下有丰富的静脉丛，在病理情况下静脉丛淤血曲张则形成痔，在齿状线以上者称为内痔，以下者称为外痔。肛梳下缘有一环状线，称为白线，此线恰为肛门内、外括约肌的交界处，活体指检时可触知一环状沟。

肛管的平滑肌层和其他部分的肠壁一样，都是由内环、外纵两层肌构成。但此处的环形肌层特别增厚，形成肛门内括约肌，此肌可协助排便；环绕在肛门内括约肌周围的骨骼肌则构成肛门外括约肌，主司括约肛门，控制排便。

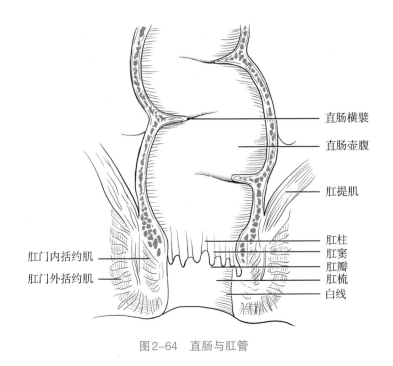

图2-64　直肠与肛管

右侧图标注（从上到下）：
直肠横襞
直肠壶腹
肛提肌
肛柱
肛窦
肛瓣
肛梳
白线

左侧图标注：
肛门内括约肌
肛门外括约肌

二、消化腺

（一）唾液腺

口腔周围的大唾液腺有3对，即腮腺、下颌下腺和舌下腺。

1.腮腺　最大，呈不规则三角形，位于耳郭前下方，腮腺导管自腺体前缘上部发出，越过咬肌表面穿颊肌开口于平对上颌第二磨牙的颊黏膜处。

2.下颌下腺　呈卵圆形，位于下颌骨的下颌下腺窝内，导管开口于舌下阜。

3.舌下腺　最小，位于口腔底舌下襞深面，大管开口于舌下阜，小管开口于舌下襞。

（二）肝

肝是人体中最大的腺体。我国成人肝的重量：男性为1230~1450g，女性为1100~1300g。

1.肝的形态　肝血液供应丰富，为棕红色，质软而脆，受暴力打击易破裂出血。肝呈楔形。可分为上、下两面，前、后两缘，左、右两叶。肝的上面凸隆，贴膈，称为膈面，借肝镰状韧带的附着线为界，分为左、右两叶。左叶小而薄；右叶大而厚。肝的下面凹凸不平，与许多内脏接触，称为脏面。下面有略呈"H"形的左、右2条纵沟和1条横沟。左纵沟的前部内有肝圆韧带；右纵沟的前部内容纳胆囊，右纵沟后部内有下腔静脉通过。连接左、右纵沟中份的横沟为肝门，有肝门静脉、肝固有动脉、肝左右管、淋巴管和神经等出入。肝的前缘锐利；肝的后缘钝圆，与脊柱相贴（图2-65）。

2.肝的位置和体表投影　肝的大部分位于右季肋区和腹上区，小部分位于左季肋区。肝的上界与膈穹隆一致，其最高点在右锁骨中线平第5肋，左侧相当于左锁骨中线与第5肋间隙的交点，7岁前的小儿，肝的下界可超过右肋弓下缘2cm。肝的位置随呼吸运动而上、下移动。

💡**重点提示**　肝的大部分位于右季肋区和腹上区，小部分位于左季肋区。

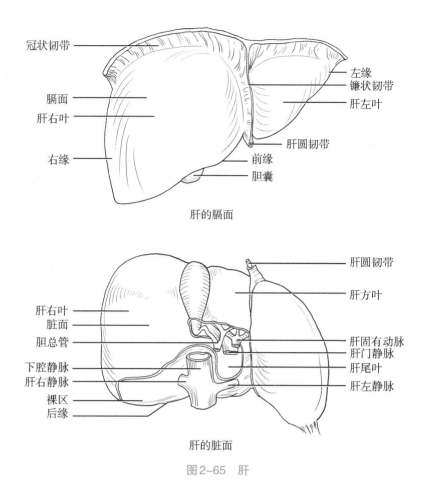

冠状韧带

膈面
肝右叶
右缘

左缘
镰状韧带
肝左叶
肝圆韧带
前缘
胆囊

肝的膈面

肝圆韧带
肝方叶

肝右叶
脏面
胆总管
下腔静脉
肝右静脉
裸区
后缘

肝固有动脉
肝门静脉
肝尾叶
肝左静脉

肝的脏面

图2-65　肝

3.肝的组织结构　肝表面包有结缔组织被膜，肝门处的结缔组织随肝门静脉、肝动脉和肝管的分支或属支伸入肝实质，将实质分隔成许多肝小叶（图2-66）。

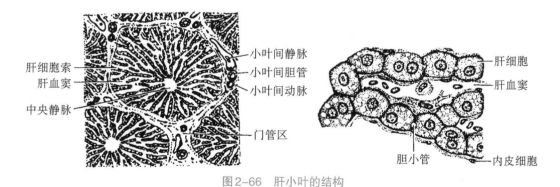

肝细胞索
肝血窦
中央静脉

小叶间静脉
小叶间胆管
小叶间动脉

门管区

肝细胞
肝血窦

胆小管
内皮细胞

图2-66　肝小叶的结构

（1）肝小叶：是肝的结构和功能单位，为多角形棱柱状，1个肝小叶包括1条中央静脉、肝板、肝血窦和胆小管等结构。每个肝小叶的中央有1条中央静脉贯穿，其周围是肝细胞组成的肝板和肝血窦。肝细胞是构成肝小叶的主要成分，肝细胞以中央静脉为中心向四周呈放射状排列成板状，称为肝板。肝板之间为肝血窦，在切片中，肝板的断面呈索状，称为肝索。相邻肝细胞连接面局部胞膜凹陷形成胆小管。

（2）门管区：相邻肝小叶间的结缔组织内，有小叶间动脉、小叶间静脉和小叶间胆管，这一区域称为门管区。

4.胆囊和输胆管道

（1）胆囊：略呈鸭梨形，位于肝右纵沟前部内，上面借结缔组织与肝结合，下面由腹膜覆被。具有储存和浓缩胆汁的作用。胆囊从前向后可分为胆囊底、胆囊体、胆囊颈和胆囊管。胆囊底为突向前下的膨大盲端，常在肝下缘处露出，其体表投影相当于右侧腹直肌外缘与右肋弓相交处，当胆囊发炎时，此处可有压痛。

（2）输胆管道：是将胆汁自肝输送到十二指肠的管道（图2-67）。肝内的胆小管逐渐汇合成肝左管和肝右管，两管出肝门后汇合成肝总管下行，肝总管与胆囊管汇合，共同形成胆总管。胆总管长4~8cm，在肝固有动脉右侧和肝门静脉前方，下行于十二指肠上部的后方，至胰头处进入十二指肠降部的左后壁，在此处与胰管汇合形成膨大的肝胰壶腹，开口于十二指肠大乳头。在肝胰壶腹周围有环形的平滑肌，称为奥狄（Oddi）括约肌。

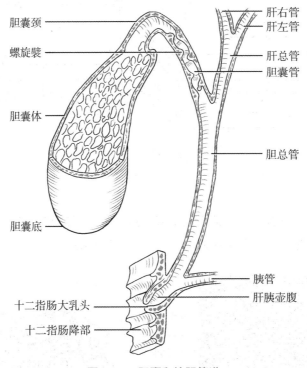

图2-67　胆囊和输胆管道

（三）胰

胰是人体第二大消化腺，位于胃的后方，在第1、2腰椎水平横贴于腹后壁，其位置较深。

1.胰的位置、形态　胰呈长棱柱形，质软，色灰红，位置较深，位于胃的后方，在第1、2腰椎水平横贴于腹后壁。前面被覆腹膜。胰分为头、体、尾3部分，胰头为胰右侧的膨大部，被十二指肠环绕。胰实质内有贯穿胰全长的胰管，它与胆总管汇合成肝胰壶腹，开口于十二指肠大乳头，胰液经此进入十二指肠。

2.胰的组织结构　胰由内分泌部和外分泌部构成。内分泌部即胰岛，主要分泌胰岛素，参与调节糖代谢；外分泌部分泌胰液，在消化活动中起重要作用。

（1）外分泌部：此部为纯浆液性腺，由腺泡和导管组成。

（2）内分泌部：胰岛是内分泌细胞组成的细胞团，分布于腺泡之间，胰岛的内分泌细胞主要有A细胞、B细胞、D细胞、PP细胞4型。A细胞分泌高血糖素，促使血糖升高；B细胞分泌胰岛素，可使血糖降低。两类激素协同作用，使血糖浓度保持稳定，若胰岛素分泌不足，血糖升高，可致糖尿病。

三、腹膜

（一）腹膜的配布和功能

腹膜为被覆于腹腔和盆腔内面及其脏器表面的浆膜。由间皮和结缔组织构成，薄而光滑，呈半透明状。被覆在腹壁及骨盆壁内面的腹膜，称为壁腹膜；被覆在腹、盆腔内脏表面的腹膜，称为脏腹膜；脏、壁腹膜相互移行所围成的间隙，则称为腹膜腔。此腔在男性为完全闭锁的盲囊；在女性因输卵管腹腔口开口于腹膜腔，故腹膜腔可间接地通于体外。正常人的腹膜腔内含有少量浆液，可湿润脏器表面，从而减少脏器间的摩擦。腹膜具有分泌、吸收、支持、保护、修复及防御等功能。

（二）腹膜形成的各种结构

腹膜从腹、盆壁移行于脏器，形成了许多腹膜结构，主要包括网膜、系膜、陷凹等。

本节小结 PPT课件 课后练习

（李广智 傅玉峰）

第五节 泌尿系统

学习目标

知识目标：

1.掌握肾的形态结构、位置和毗邻，肾的被膜。

2.熟悉输尿管形态、分部。

3.了解泌尿系统的组成和功能。

技能目标：

1.能够在标本上指出肾、输尿管、膀胱及尿道的位置。

2.能够在显微镜下辨认肾的微细结构。

素质目标：

1.具备对泌尿系统常见疾病健康宣教的能力。

2.培养观察问题、分析问题和解决问题的能力。

　　泌尿系统（urinary system）由肾、输尿管、膀胱及尿道组成（图2-68）。其主要功能是以尿液形式排出机体在新陈代谢中所产生能溶于水的废物及多余的水和某些无机盐类等，以保持机体内环境的稳定。肾生成尿液，输尿管输送尿液到膀胱并暂时储存，尿道将尿液排出体外。

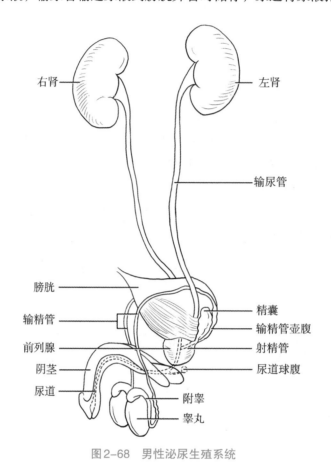

右肾

左肾

输尿管

膀胱

精囊

输精管

输精管壶腹

前列腺

射精管

阴茎

尿道球腹

尿道

附睾

睾丸

图2-68　男性泌尿生殖系统

一、肾

（一）肾的形态和位置

　　肾（kindey）是实质性器官，左、右各一，形似蚕豆，新鲜的肾质柔软，为红褐色，表面光滑。肾的大小因人而异，男性略大于女性，成年男性一侧肾重为120~150g，平均长10.0~11.5cm，宽约5cm，厚约4cm。

　　肾可分为上、下两端，前、后两面，内、外侧两缘。肾的上端宽而薄，下端窄而厚。前面较隆凸，朝向前外侧；后面较扁平，紧贴腹后壁。肾外侧缘隆凸；内侧缘中部凹陷，称为肾门（renal hilum），有肾的血管、神经、淋巴管及肾盂等出入，这些结构被结缔组织包裹在一起，总称肾蒂（renal pedicle）。肾蒂主要结构的排列关系为：自前向后依次是肾静脉、肾动脉和肾盂；自上而下依次为肾动脉、肾静脉和肾盂。右侧肾蒂较左侧短，故临床上右肾手术难度较大。自肾门向肾实质凹陷形成的腔隙称为肾窦（renal sinus），窦内含肾盂、肾盏、肾血管的属支和分支、淋巴管、神经及脂肪组织等结构。

　　肾位于脊柱两侧，在腹膜后方，贴靠腹后壁的上部，是腹膜外位器官。两肾的上端较靠近脊柱，下端稍远离，略呈"八"字形排列。一般左肾上端平第11胸椎椎体下缘，下端平第2腰椎椎体下缘，第12肋横过左肾后面的中部；右肾由于受肝的影响比左肾低，即右肾上端平第12胸椎椎体上缘，下端平第3腰椎椎体上缘，第12肋斜过右肾后面的上部。肾门约平第1腰椎椎体平面，距正中线约5cm。在竖脊肌的外侧缘与第12肋之间形成的夹角处，称为肾区（脊肋角），肾门在腹后壁的体表投影一般位于此区。当患有肾脏疾病者，叩击或触压此区可引起疼痛。

💡**重点提示** 在竖脊肌的外侧缘与第12肋之间形成的夹角处，称为肾区，是叩诊的重要位置。

（二）肾的结构

1.肾的一般结构 在肾的冠状切面上（图2-69），肾实质分为外部的肾皮质（renal cortex）和内部的肾髓质（renal medulla）。肾皮质位于肾的浅层，厚为1~1.5cm，血管丰富，新鲜标本呈红褐色；肾皮质深入肾髓质内的部分称肾柱。肾髓质位于肾皮质的深部，血管少，色较淡。髓质内有15~20个肾锥体组成。肾锥体呈圆锥形，锥体的基底朝向肾皮质并与皮质相连接，锥体的尖端钝圆突入肾窦，称为肾乳头，其顶端有许多乳头孔。肾乳头被肾小盏包绕，肾形成的尿液由此流入肾小盏内，每肾有7~8个呈漏斗状的肾小盏，相邻2~3个肾小盏汇合成1个肾大盏，每肾有2~3个肾大盏，再汇合成1个前后扁平呈漏斗状的肾盂（renal pelvis）。肾盂出肾门后，弯形向下，逐渐变细移行为输尿管。肾盂是炎症和结石的好发部位。

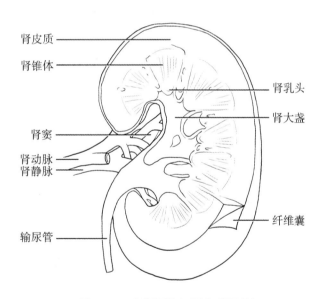

图2-69 右肾冠状切面（后面观）

2.肾的组织结构 肾实质由大量的肾单位（图2-70）、集合管、球旁器组成，其间有血管、神经和少量结缔组织等构成肾间质。

（1）肾单位：是肾结构和功能的基本单位，由肾小体和肾小管组成。每侧肾约有100万个肾单位。肾小体呈球状，由肾小球和肾小囊组成。肾小球是一团盘曲的毛细血管，其管壁由一层内皮细胞和基膜构成。毛细血管球的血液由口径稍粗的入球小动脉流入，由口径稍细的出球小动脉流出，故肾小球毛细血管血压较高，有利于血浆的滤过。肾小囊包绕肾小球，为双层囊，脏层包被于肾小球毛细血管内皮细胞外表面，折返后形成壁层，脏壁层之间的腔隙为肾小囊腔。肾小囊的壁层与肾小管续接；脏层的足细胞、肾小球毛细血管内皮细胞及两者之间的基膜构成滤过膜（图2-71），血浆中除血细胞和大分子以外的成分可经此滤入肾小囊腔形成原尿。

💡**重点提示**　肾单位是肾结构和功能的基本单位，由肾小体和肾小管组成，肾小体包括肾小球和肾小囊。

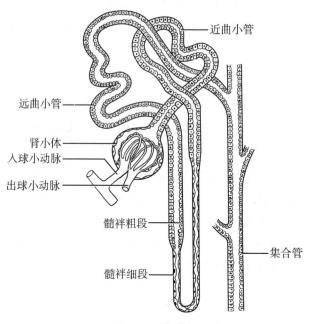

图2-70　肾单位组成

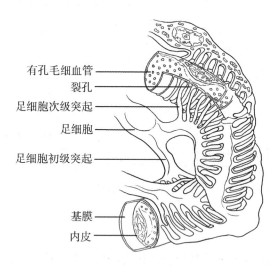

图2-71　肾小体足细胞与毛细血管

　　肾小管是由单层上皮细胞围成的小管，由近端小管、细段和远端小管构成。近端小管可分为曲部即近曲小管和直部，近曲小管管腔小而不规则，其细胞的游离面有大量较长的微绒毛排列而形成刷状缘，故近曲小管重吸收作用很强。细段的管径细，管壁由单层扁平上皮组成，有利于离子和水通过。远端小管分为直部和曲部即远曲小管，其末端与集合管相连。近端小管直部、细段和远端小管直部共同构成"U"形结构称为髓袢。

（2）集合管：由远端小管末端汇合而成，管壁为单层立方上皮。在从肾皮质行向肾髓质的过程中，集合管逐渐汇合成乳头管，开口于肾乳头。由肾乳头排入肾小盏的尿液称为终尿。集合管在尿液浓缩中起重要作用。

（3）球旁器：由球旁细胞、致密斑和球外系膜细胞组成，又称球旁复合体（图2-72）。球旁细胞是由近肾小球处入球小动脉管壁平滑肌细胞分化而成的上皮样细胞，内有分泌颗粒，可分泌肾素。致密斑是位于远端小管靠近肾小体侧的上皮细胞，为化学感受器，可感受肾小管中 Na^+ 浓度的变化，并将信息传递给球旁细胞，调节肾素的分泌。球外系膜细胞位于出、入球小动脉及致密斑之间的三角区域，具有收缩和吞噬功能；在肾小球炎症时，球外系膜细胞会分裂增生。

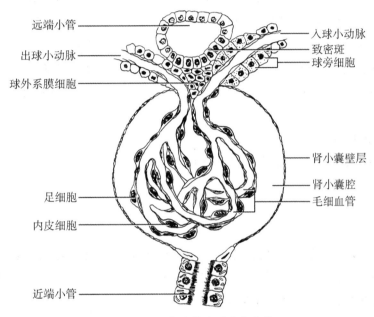

图2-72　肾小体和球旁复合体

3. 肾的被膜　肾的表面包有3层被膜，由内向外分别为纤维囊、脂肪囊和肾筋膜。纤维囊为紧贴肾表面的一层薄而致密坚韧的结缔组织膜。在正常情况下，纤维囊易与肾实质分离；但在病理情况下，则常与肾实质发生粘连而不易剥离。在肾破裂修复或肾部分切除时，需缝合此膜。脂肪囊对肾起弹性垫样的保护作用。临床上进行肾囊封闭，就是将药物经腹后壁注入此囊内。肾筋膜向深面发出许多结缔组织小束，穿过脂肪囊连于纤维囊对肾起固定作用。肾的正常位置靠多种因素来维持，除肾的被膜外，腹内压、肾血管、肾的邻近器官及腹膜等对肾均起固定承托作用。当肾的固定结构不健全时，肾可向下移动，引起肾下垂或游走肾。

💡**重点提示**　肾的表面包有3层被膜，由内向外分别为纤维囊、脂肪囊和肾筋膜。

（三）肾的神经支配和血液供应

肾主要接受交感神经支配。肾交感神经支配肾动脉（尤其是入球小动脉和出球小动脉的血管平滑肌）、肾小管和释放肾素的球旁细胞。肾交感神经末梢释放去甲肾上腺素，调节肾素释放、肾血流量、肾小球滤过率和肾小管的重吸收等。

肾由左、右2条肾动脉供应血液。肾动脉由腹主动脉垂直分出，经肾门进入肾后，其分支经叶间动脉→弓形动脉→小叶间动脉→入球小动脉。每支入球小动脉进入肾小体后，再分支成肾小球毛细血管网，后者汇集成出球小动脉而离开肾小体。出球小动脉再次分成毛细血管网，缠绕于集合管和肾小管的周围。因此，肾血液供应要经过2次毛细血管网，然后才汇合成静脉，由小叶间静脉→弓形静脉→叶间静脉→肾静脉，在肾门离开肾，经下腔静脉回流至心脏。肾的血液循环有两种作用：一是营养肾组织，二是参与尿的形成。

🏛 **思政课堂**

人类第1例肾脏移植术

人类第1例真正成功的肾脏移植术是1954年Murry医生为一对同卵兄弟实施的活体肾脏移植术。该手术在当时激起深刻的伦理争论，部分医生认为"从健康人体获取器官"违反医学最基本的无害原则，公众也认为该手术违反大自然规律和上帝意愿，医生这样做完全是出风头行为。Murry医生的坚持和积极争取，最终使马萨诸塞州最高法院签署特别法令来批准该手术的实施。他因此获得了1990年诺贝尔生理学或医学奖，开创了器官移植的新纪元。

讨论

1. 人类为什么要器官移植？

2. Murry医生坚持做肾脏移植术体现了他的什么精神？

二、输尿管

输尿管（ureter）是位于腹后壁腹膜后方、1对细长的肌性管道，起自肾盂末端，终于膀胱，长25~30cm，管径5~7mm。管壁有较厚的平滑肌层，可做节律性的蠕动，将尿液不断地输入膀胱。输尿管根据行程分为腹段、盆段和壁内段3段。

输尿管全程有3处生理性狭窄：①肾盂与输尿管移行处；②输尿管跨过髂血管处；③斜穿膀胱壁处。狭窄处输尿管口径只有2~3mm。结石容易停留在输尿管的狭窄处，引起剧烈绞痛，并常向会阴方向放射。

💡**重点提示** 输尿管全程有3处生理性狭窄。

输尿管管壁从内至外依次为黏膜层、肌层和筋膜层。其黏膜层与肾盂及膀胱黏膜相连续，在黏膜下层有丰富分网状淋巴管，是膀胱向上、肾向下感染的途径之一。

三、膀胱

膀胱（urinary bladder）是储存尿液的囊状肌性器官，并通过平滑肌收缩将尿液排入尿道。膀胱的形状、大小、位置及壁的厚薄均随尿液的充盈程度、年龄及性别不同而异。膀胱的平均容量，一般正常成人为300~500ml，最大容量可达800ml。女性膀胱容量较男性略小。新生儿膀胱容量约为成人的1/10，只有50ml左右。老年人由于膀胱肌的紧张力降低，故容积增大。

（一）膀胱的形态和结构

膀胱空虚时，呈三棱锥体形，可分为尖、底、体、颈4部分。膀胱尖顶端细小，朝向前上方。膀胱底近似三角形，朝向后下方。膀胱尖与膀胱底之间的部位为膀胱体。膀胱的最下部称为膀胱颈，以尿道内口与尿道相连接。膀胱各部之间无明显界限。当膀胱充盈时其形状略呈卵圆形。

膀胱壁由黏膜层、肌层和外膜层构成。膀胱黏膜层在空虚时，由于肌层的收缩而形成许多的皱襞，充盈时皱襞扩展而消失。在膀胱底的内面，两个输尿管口和尿道内口之间形成的三角区，缺少黏膜下组织，其黏膜平滑无皱襞，称为膀胱三角。

膀胱三角（trigone of bladder）是炎症、肿瘤和结核的好发部位。在两侧输尿管口之间的黏膜，形成一横行的皱襞，称为输尿管间襞。在膀胱镜检查时可见此襞呈一苍白带，可作为寻找输尿管口的标志。肌层为平滑肌，称为膀胱逼尿肌。

💡重点提示　膀胱三角是炎症、肿瘤和结核的好发部位。

（二）膀胱的位置和毗邻

成人的膀胱位于小骨盆腔内，耻骨联合的后方。膀胱空虚时，膀胱尖不超过耻骨联合上缘；充盈时，膀胱尖即上升至耻骨联合以上，此时腹前壁折向膀胱的腹膜也随之上移，使膀胱的前下壁直接与腹前壁相贴。临床上常在膀胱充盈时，在耻骨联合上方进行膀胱穿刺或膀胱手术时，这样可不经过腹膜腔，不会损伤腹膜，也避免腹膜腔的污染。新生儿膀胱位置比成人的高，大部分位于腹腔内。随着年龄的增长和盆腔的发育，6岁以后逐渐降入盆腔，至青春期达成人位置。老年人因盆底肌松弛，膀胱位置则更低。

男性膀胱后方为精囊、输精管壶腹和直肠，下方邻接前列腺；女性膀胱后方为子宫和阴道，下方邻接尿生殖膈。

四、尿道

尿道（urethra）是起于膀胱与体外相通的管道。男性尿道除排尿外还有排精功能，在男性生殖系统中叙述。

女性尿道（female urethra）（图2-73）较男性尿道短、宽，且较直，长3~5cm，仅有排尿功能。

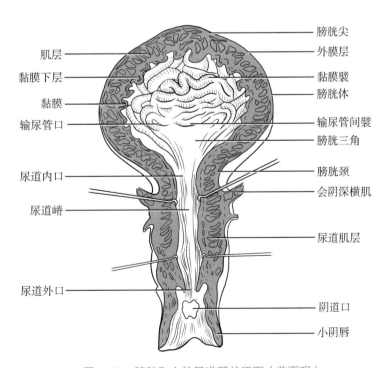

图2-73　膀胱和女性尿道额状断面（前面观）

起于膀胱的尿道内口，经耻骨联合与阴道之间下行，穿过尿生殖膈，以尿道外口开口于阴道前庭。尿道穿尿生殖膈时，周围有尿道阴道括约肌（骨骼肌）环绕，可控制排尿和紧缩阴道的作用。由于女性尿道短、宽而直，且开口于阴道前庭，故易引起逆行尿路感染，也可经尿道移除小的结石、异物和赘生物。

本节小结　　　　PPT课件　　　　课后练习

（李广智　傅玉峰）

第六节　生殖系统

学习目标

知识目标：

1.掌握男、女性生殖系统的组成，睾丸的位置、形态，输精管的分部，前列腺的位置和形态，男性尿道的分部、狭窄和弯曲，输卵管的形态、分部，子宫的形态、分部、位置及固定装置。

2.熟悉附睾的形态和位置，卵巢的形态、位置及固定装置，乳房的结构特点及临床意义。

3.了解精囊腺，尿道球腺的位置，阴茎的分部、构成，女性外生殖器的组成。

技能目标：

1.能够在标本上正确地辨认生殖器官的名称和位置。

2.能够利用生殖器官解剖要点进行临床操作模拟应用。

素质目标：

1.具备对生殖系统疾病自我保健的意识。

2.树立正确的人生观、价值观和恋爱观。

生殖系统包括男性生殖系统和女性生殖系统，其主要功能是产生生殖细胞，繁殖新个体和分泌性激素、维持性功能、激发和维持第二性征。男、女生殖系统均由内、外生殖器两部分组成。内生殖器位于体内，根据功能可分为生殖腺、输送管道和附属腺体。外生殖器露于体表。

一、男性生殖系统

男性生殖器的组成见表2-2。睾丸产生的精子，先储存于附睾内，射精时经过输精管、射精管、尿道排出体外。附属腺的分泌物参与精液的组成，并营养精子。外生殖器包括阴囊和阴茎（图2-74）。

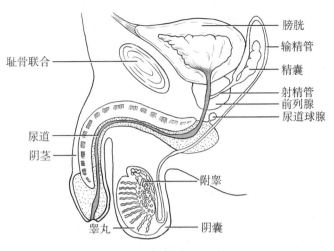

图2-74 男性生殖系统概观

表2-2 生殖系统组成简表

部位分类	功能分类	男性生殖系统	女性生殖系统
内生殖器	生殖腺	睾丸	卵巢
	输送管道	附睾、输精管、射精管、男性尿道	输卵管、子宫、阴道
	附属腺	精囊腺、前列腺、尿道球腺	前庭大腺
外生殖器		阴茎、阴囊	女阴

（一）内生殖器

1.睾丸 是男性的生殖腺，其主要功能是产生精子和分泌男性激素。

（1）睾丸的位置和形态：睾丸（图2-75）位于阴囊内，为成对实质性器官，呈扁椭圆形，表面光滑。睾丸分上、下两端，前、后两缘，内、外侧两面。前缘游离，后缘有附睾和输精管起始段附着。

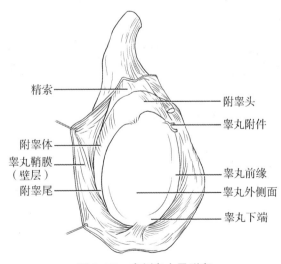

图2-75 右侧睾丸及附睾

（2）睾丸的组织结构：睾丸表面上有一层坚厚的致密结缔组织膜，称为白膜。白膜在睾丸后缘处增厚，并深入睾丸内形成睾丸纵隔。从睾丸纵隔发出许多放射状小隔将睾丸实质分为许多呈锥形的睾丸小叶。每个睾丸小叶内含有2~4条细长弯曲的精曲小管，精曲小管向睾丸纵隔方向集中并汇合成精直小管，进入睾丸纵隔后交织成睾丸网。从睾丸网发出12~15条睾丸输出小管经睾丸后缘上部进入附睾。精曲小管是产生精子的部位。管壁上皮由支持细胞和生精细胞构成（图2-76）。睾丸间质是精曲小管之间富含血管和淋巴管的疏松结缔组织，其内含有间质细胞，能分泌雄激素。

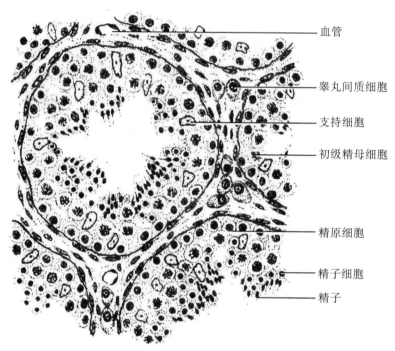

- 血管
- 睾丸间质细胞
- 支持细胞
- 初级精母细胞
- 精原细胞
- 精子细胞
- 精子

图2-76　精曲小管的微细结构

2.附睾　附睾近似逗点贴附于睾丸的上端和后缘，分为附睾头、附睾体、附睾尾3部分。附睾尾折向后上方移行为输精管。附睾有储存精子、营养精子和促进精子成熟的作用。

3.输精管和射精管　输精管是输送精子的细长肌性管道，长约50cm，管壁较厚，活体触摸有绳索感。输精管全长分为4部分。

（1）睾丸部：短而弯曲，始于附睾尾，沿睾丸后缘上行至睾丸上端。

（2）精索部：介于睾丸上端与腹股沟管浅环之间，位于皮下，易于触摸，为输精管结扎术的常选部位。

（3）腹股沟管部：是位于腹股沟管内的一段。

（4）盆部：最长，自腹股沟管深环至膀胱底的后面，在此处膨大形成输精管壶腹。输精管末端变细，与精囊的排泄管汇合成射精管。射精管向前下穿前列腺实质，开口于尿道的前列腺部。输精管自睾丸上端至腹股沟管深环的一段，与伴行的血管、神经、淋巴管及外包的筋膜等共同组成的圆索状结构称为精索。

重点提示　输精管的精索部位置表浅，易于触摸，为输精管结扎术的常选部位。

4.附属腺

（1）精囊：又称精囊腺，是1对长囊状腺体，位于膀胱底的后方，输精管壶腹的下外侧。精囊分泌物参与组成精液。

（2）前列腺：是不成对的实质性器官，位于尿生殖膈和膀胱颈之间，包绕尿道的起始部。前列腺形似前后稍扁的栗子，其后面平坦，中间有一纵行浅沟，称为前列腺沟。活体直肠指检可扪及此沟，前列腺肿大时，此沟变平或消失。前列腺的分泌物是精液主要组成部分。

（3）尿道球腺：是1对豌豆大的球形腺体，位于会阴深横肌内。腺体的排泄管细长，开口于尿道球部，其分泌物参与精液的组成。

（二）外生殖器

1.阴囊 是位于阴茎后下方的一皮肤囊袋（图2-77）。阴囊的皮肤薄而柔软，色素沉着明显。阴囊壁由皮肤和肉膜组成。肉膜内的平滑肌纤维可随外界温度的变化而舒缩，以调节阴囊内的温度，有利于精子的发育。

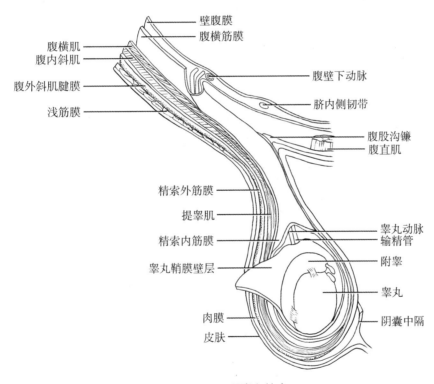

图2-77 阴囊和精索

2.阴茎 阴茎悬垂于耻骨联合前下方。阴茎前部膨大为阴茎头（图2-78），后端为阴茎根，头与根之间的部分为阴茎体。

阴茎主要由2条阴茎海绵体和1条尿道海绵体组成。阴茎海绵体和尿道海绵体的外面共同包有皮肤和深、浅筋膜。在阴茎的前端，阴茎的皮肤向前延伸并反折成双层的皮肤皱襞包绕阴茎头，称为阴茎包皮。阴茎包皮与阴茎头的腹侧中线处有一皮肤皱襞称为包皮系带。

3.男性尿道 男性尿道为排尿和排精的共同通道，起于膀胱的尿道内口，止于阴茎头的尿道外口，成人长16~22cm。

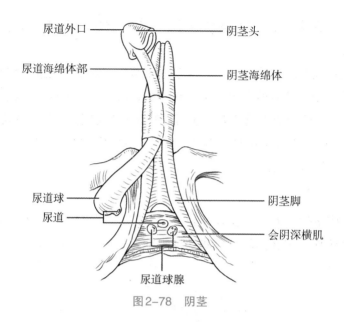

图2-78 阴茎

（1）尿道的分部：男性尿道分为前列腺部、膜部和海绵体部3部分（图2-79）。临床上将海绵体部称为前尿道，前列腺部和膜部称为后尿道。

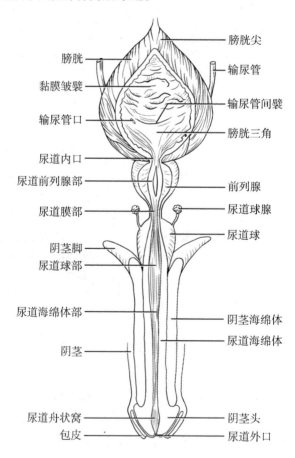

图2-79 膀胱和男性尿道（前面观）

（2）尿道的狭窄和弯曲：男性尿道管径粗细不一，全长有3处狭窄和2个弯曲（图2-79）。3处狭窄分别位于尿道内口、尿道膜部和尿道外口，其中以尿道外口最为狭窄。尿道的2个弯曲，一个是耻骨下弯，在耻骨联合下方2cm处，凹向上，此弯曲固定无变化。另一个是耻骨前弯，位于耻骨联合的前下方，凹向下，如阴茎向上提起或阴茎勃起时，此弯曲即可消失变直。临床上导尿或行膀胱镜检查时应该注意这些结构特点。

💡重点提示　临床上为男性患者导尿或膀胱镜检时，应注意男性尿道的长度、狭窄和弯曲，避免损伤尿道壁。

二、女性生殖系统

女性内生殖系统包括生殖腺（卵巢）、输送管道（输卵管、子宫、阴道）和附属腺（前庭大腺）3部分（图2-80）。

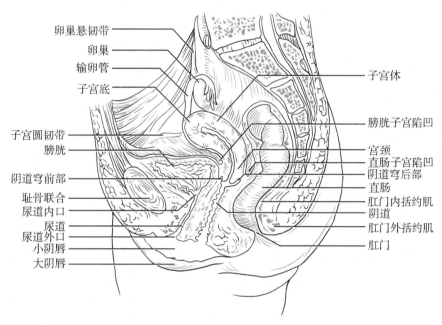

卵巢悬韧带
卵巢
输卵管
子宫底
子宫圆韧带
膀胱
阴道穹前部
耻骨联合
尿道内口
尿道
尿道外口
小阴唇
大阴唇
子宫体
膀胱子宫陷凹
宫颈
直肠子宫陷凹
阴道穹后部
直肠
肛门内括约肌
阴道
肛门外括约肌
肛门

图2-80　女性盆腔正中矢状切面

（一）内生殖器

1.卵巢　是女性生殖腺，其主要功能是产生卵细胞，分泌女性激素。

（1）卵巢的位置和形态：卵巢为成对的实质性器官，位于盆腔内，贴靠在髂外动脉和髂内动脉之间的卵巢窝内，呈扁卵圆形。

（2）卵巢的微细结构及卵泡的发育与成熟：卵巢表面覆盖有被膜。卵巢内部结构可分为两部分。周围部称为卵巢皮质，主要有不同发育阶段的卵泡。中央部称为卵巢髓质（图2-81）。

卵泡在生长发育过程中，其结构发生一系列变化，一般可分为3个阶段。

1）原始卵泡：是出生时已有的卵泡，每侧数万个，位于皮质浅层，体积小。原始卵泡中央是一个较大的初级卵母细胞，周围是一层小而扁平的卵泡细胞。

2）生长卵泡：自青春期开始，在垂体促性腺激素的作用下，原始卵泡开始生长发育。表现为初级卵母细胞增大，周围出现透明带；卵泡细胞分裂增生，形成放射冠，随着卵泡腔的出现，形成卵丘和卵泡壁，结缔组织形成卵泡膜。卵泡腔内含有卵泡液。卵泡细胞和卵泡膜内的细胞能分泌雌激素。雌激素能促进女性生殖器官的发育、激发并维持女性第二性征。

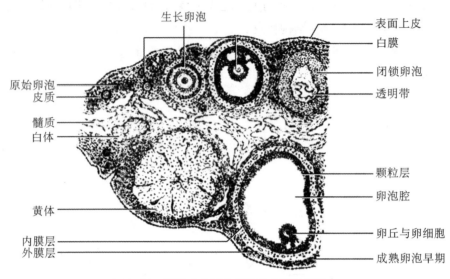

图2-81 卵巢（局部）及不同发育的卵泡

3）成熟卵泡：卵泡发育的最后阶段。成熟卵泡由于卵泡液急剧增多而体积显著增大，直径可超过2cm，并向卵巢表面突出。在排卵前，初级卵母细胞完成第1次减数分裂，形成次级卵母细胞。

（3）排卵：成熟卵泡破裂，次级卵母细胞连同放射冠、透明带和卵泡液从卵巢排出的过程称为排卵。

（4）黄体的形成与退化：排卵后，残留在卵巢内的卵泡颗粒层和卵泡膜向卵泡腔内凹陷，卵泡膜的结缔组织和毛细血管也伸入颗粒层，这些成分逐渐演化为具有内分泌功能的细胞团，新鲜时呈黄色，故称黄体。黄体可分泌雌激素和孕激素。黄体存在的时间长短，取决于排出的卵是否受精。若排出的卵没有受精，黄体维持12~14天后退化，称为月经黄体。若受精，黄体则继续发育，称为妊娠黄体，妊娠黄体可维持4~6个月。

2.输卵管 输卵管位于子宫阔韧带上缘内，连于子宫底的两侧，是1对输送卵细胞的肌性管道（图2-82），输卵管内侧端以输卵管子宫口与子宫腔相通，外侧端以输卵管腹腔口开口于腹膜腔。输卵管由内向外分为4部。

（1）子宫部：位于子宫壁内，管径最细，以输卵管子宫口与子宫腔相通。

（2）输卵管狭部：最狭窄，是输卵管结扎术的常选部位。

（3）输卵管壶腹部：约占输卵管全长的2/3，卵子通常在此部受精。

（4）输卵管漏斗部：呈漏斗状，漏斗末端的边缘有许多细长的指状突起，称为输卵管伞。输卵管伞是手术时识别输卵管的标志。

💡**重点提示** 峡部是输卵管结扎术的常选部位，壶腹部是受精的部位，输卵管伞是手术时识别输卵管的标志。

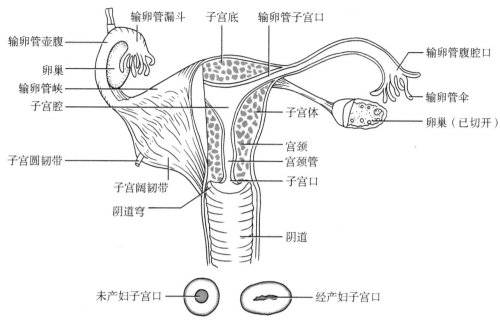

图 2-82 女性内生殖器（前面观）

3.子宫 为一壁厚腔小的肌性器官，是孕育胎儿和产生月经的场所。

（1）子宫的形态和分部：成人未孕子宫呈前后略扁的倒置梨形，自上而下可分为底、体、颈3部分（图 2-83）。上端在两侧输卵管子宫口水平以上钝圆的部分为子宫底。下端缩细呈圆柱状的部分为宫颈，可分为伸入阴道内的宫颈阴道部和阴道以上的宫颈阴道上部。宫颈是宫颈癌的好发部位。子宫底与宫颈之间的部分称为子宫体。在宫颈与子宫体相接处稍狭细，长约1cm，称为子宫峡。在非妊娠期，子宫峡不明显；妊娠末期，此部可延达7~11cm，产科常在此进行剖宫取胎术。

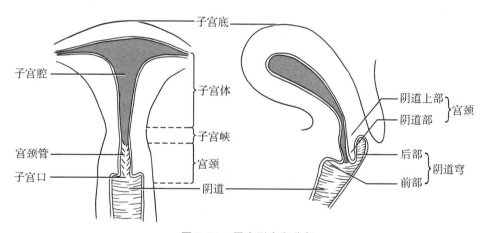

图 2-83 子宫形态和分部

子宫内腔较狭窄，分上、下两部。子宫内腔的上部，称为子宫腔，由子宫底和子宫体围成。子宫内腔的下部，称为宫颈管。管的上口通子宫腔，下口称为子宫口，通阴道。未产妇的子宫口呈圆形，边缘光滑整齐；经阴道分娩的产妇子宫口则呈横裂状（图 2-82）。

（2）子宫的位置：子宫位于骨盆腔的中央，膀胱与直肠之间，下端与阴道相接，两侧连有输卵管和卵巢。成年女性子宫的正常姿势呈前倾前屈位。

（3）子宫的固定位置：子宫的正常位置和姿势依赖于盆底肌的承托、子宫韧带的牵拉与固定（图2-84）。维持子宫正常位置的韧带如下。①子宫阔韧带：为子宫两侧的双层腹膜皱襞，可限制子宫向两侧移动。②子宫圆韧带：其主要功能是维持子宫前倾。③子宫主韧带：此韧带对固定子宫颈的位置、防止子宫向下脱垂有重要作用。④子宫骶韧带：此韧带有维持子宫前屈的作用。

💡**重点提示**　维持子宫正常位置的韧带有子宫阔韧带、子宫圆韧带、子宫主韧带和子宫骶韧带。

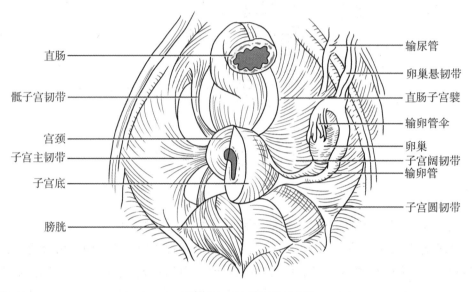

图2-84　子宫的固定装置

（4）子宫壁的结构：子宫壁很厚，由外向内可分为子宫外膜、子宫肌层和子宫内膜（图2-85）。

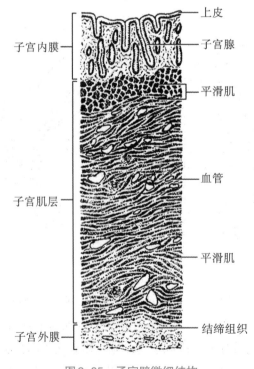

图2-85　子宫壁微细结构

78

1）外膜：大部分为浆膜，只有宫颈为纤维膜。

2）肌层：由平滑肌构成，为全身平滑肌最厚的器官。

3）内膜：由单层柱状上皮和固有层构成。固有层结缔组织较厚，含有管状的子宫腺和螺旋动脉。根据子宫内膜的功能特点，子宫内膜可分为浅部的功能层和深部的基底层。功能层较厚，自青春期开始，受卵巢激素的影响，发生周期性的剥脱和出血，即月经。基底层较薄，不发生周期性脱落，能增生、修复月经期后的功能层。

（5）子宫内膜的周期性变化及月经周期的形成原理：自青春期开始到绝经期，在卵巢分泌的雌激素和孕激素的周期性作用下，子宫内膜呈现周期性变化，每28天左右发生1次内膜脱落与出血及修复和增生，这种周期性的变化，称为月经周期。月经周期中，子宫内膜的形态结构变化通常分为3期（图2-86）。

1）增生期：为月经周期的第5~14天。在卵泡分泌的雌激素的作用下基底层细胞不断分裂增生。子宫腺增多、增长，螺旋动脉也增长、弯曲，子宫内膜增厚至2~3mm。此时，卵巢内的成熟卵泡排卵，子宫进入分泌期。

2）分泌期：为月经周期的第15~28天。排卵后，卵巢内黄体形成。在黄体分泌的雌激素和孕激素的作用下，子宫内膜进一步增生，增厚至5~7mm。子宫腺极度弯曲，腺腔膨胀，充满腺细胞的分泌物。螺旋动脉增长，更加弯曲。

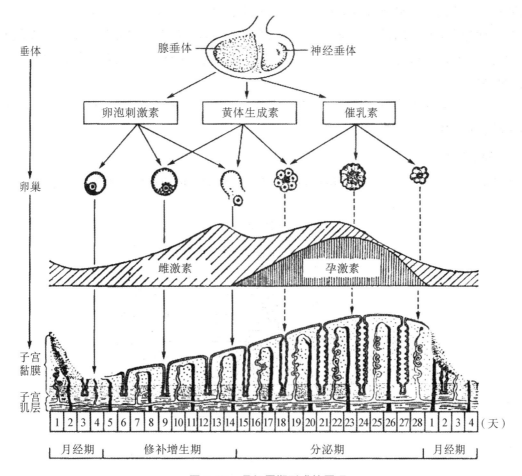

图2-86　月经周期形成的原理

3）月经期：为月经周期的第1~4天。排出的卵未受精，月经黄体退化，雌激素和孕激素水平急剧下降，螺旋动脉收缩，内膜缺血、缺氧导致功能层组织细胞变性坏死。然后，螺旋动脉短暂扩张，血液急性涌入内膜功能层，内膜表层崩溃，坏死的组织块及血液进入子宫腔，从阴道排出。在月经期末，功能层全部脱落，基底层的子宫腺细胞迅速分裂增生，修复内膜上皮，进入增生期。

📖 **思政课堂**

学会自尊自爱

怀孕生子是女性的人生大事，众所周知反复多次的流产会为女性的子宫带来不可逆的伤害，使子宫壁变薄，不易让受精卵着床，从而出现不孕的情况。作为一名大学生，要树立正确的恋爱观，懂得自尊、自爱，懂得如何去保护自己。

讨论

1.子宫壁的组织结构是什么？

2.作为新时代大学生，如何树立正确的恋爱观？

4.阴道 是排出月经和娩出胎儿的管道。阴道的上端宽阔，包绕宫颈阴道部，两者之间形成环形凹陷，称为阴道穹。阴道穹分前穹、后穹和左、右侧穹。阴道后穹最深，并与直肠子宫凹陷紧邻，两者间仅隔以阴道后壁和一层腹膜。当直肠子宫凹陷有积液时，可经阴道后穹穿刺或引流，以帮助诊断和治疗。

💡**重点提示** 阴道后穹与腹膜腔的直肠子宫陷凹毗邻。当陷凹内有积液时，可经阴道后穹穿刺，以协助诊断和治疗。

（二）外生殖器

外生殖器（图2-87）又称女阴，包括阴阜，大、小阴唇，阴道前庭，阴蒂和前庭球等结构。

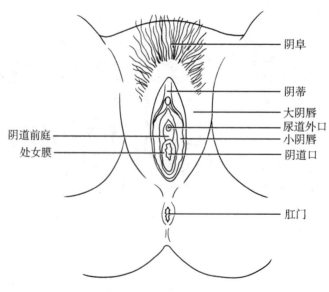

图2-87 女性外生殖器

（三）乳房

1.位置和形态　位于胸前部，胸大肌及其筋膜的表面。成年未产妇的乳房呈半球形。乳房中央的突起称为乳头，其顶端有输乳管的开口，称为输乳孔。乳头周围的皮肤有色素沉着，颜色较深，称为乳晕。

2.结构　乳房表面覆盖皮肤，内部主要有乳腺、脂肪组织和纤维组织构成。乳腺被纤维组织分割成15~20个乳腺叶。1个乳腺叶有1条排泄管称输乳管，其末端变细开口于乳头（图2-88）。

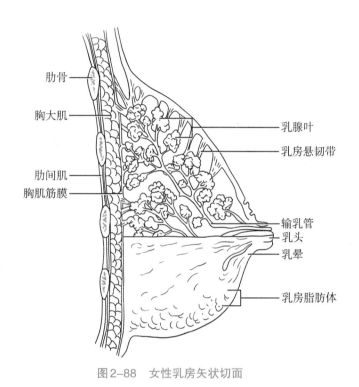

肋骨

胸大肌

肋间肌
胸肌筋膜

乳腺叶

乳房悬韧带

输乳管
乳头
乳晕

乳房脂肪体

图2-88　女性乳房矢状切面

本节小结　　　　PPT课件　　　　课后练习

（王士珍　傅玉峰）

第七节　感觉器官

学习目标

知识目标：

1.掌握眼球壁的结构和眼球内容物的名称。

2.熟悉外耳、中耳和内耳的结构，皮肤的结构。

3.了解眼副器和眼的血管，皮肤的附属结构。

技能目标：

1.正确指认视器、前庭蜗器的形态和结构。

2.运用所学知识进行皮内注射和皮下注射的实践模拟应用。

素质目标：

1.宣传器官捐献，关爱光明。

2.感悟敢于探究、严谨务实的科学精神。

感觉器官是机体的感受装置，为感受器和辅助装置的总称。一般指机体内的特殊感受器。感受器指感觉神经末梢结构，它能感受机体内外环境中的各种刺激，通过换能作用，将刺激转化为神经冲动，再沿神经传导路传至大脑皮质，从而产生各种感觉。

一、视器

视器又称眼，能感受光波刺激，由眼球和眼副器两部分组成。

（一）眼球

微课：眼球

眼球是视器的主要部分（图2-89）。位于眶内，近似球形，前部稍凸，后端由视神经连于脑。由眼球壁和眼球内容物两部分组成。

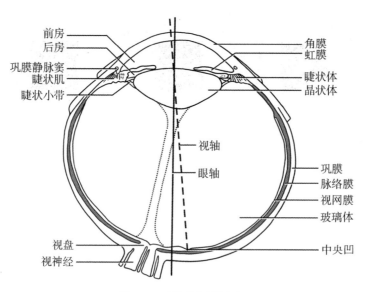

图2-89　眼球水平切面

前房
后房
巩膜静脉窦
睫状肌
睫状小带
角膜
虹膜
睫状体
晶状体
视轴
眼轴
巩膜
脉络膜
视网膜
玻璃体
视盘
视神经
中央凹

1.眼球壁 由外向内分为眼球纤维膜、眼球血管膜和视网膜3层。

（1）眼球纤维膜：由强韧的纤维结缔组织构成，具有维持眼球外形和保护眼球内容物的作用，前1/6部称为角膜，后5/6部称为巩膜。

1）角膜：无色透明，有屈光作用；无血管，感觉神经末梢丰富，感觉敏锐。

🏛 **思政课堂**

当我离开，把爱留下

2021年1月5日，湖南常德22岁的女大学生陈琦因病抢救无效不幸去世，在生命弥留之际，父母帮她签署了遗体捐献志愿书。陈琦离世后，母亲根据女儿生前的愿望，与中南大学湘雅医学院遗体捐献接收站取得联系。目前，陈琦捐赠的眼角膜已为两位患者重新带来光明。一个像天使一样的女孩，虽然病魔已经将她带走，但她的善良会永远留在人们心中！

讨论

1.角膜的结构特点是什么？

2.遗体捐献的目的和重要意义是什么？

2）巩膜：白色不透明，巩膜与角膜移行处的深部有一环形巩膜静脉窦，房水由此汇入眼静脉。

（2）眼球血管膜：含丰富的血管和色素细胞，由前向后分为虹膜、睫状体和脉络膜3部分。

1）虹膜：位于角膜后方，为呈冠状位的圆盘状薄膜。中央有一圆孔，称为瞳孔，光线穿过角膜后，经瞳孔进入眼内。

2）睫状体：位于虹膜的后方，是血管膜环形增厚的部分。由睫状体发出许多纤维状的睫状小带，呈辐射状与晶状体相连。睫状体内含有平滑肌称为睫状肌，该肌的收缩与舒张，可使睫状小带松弛与紧张，从而调节晶状体的曲度。

3）脉络膜：连于睫状体的后方，外面与巩膜疏松相连，内面紧贴视网膜。占血管膜的后2/3，是一层富含血管和色素细胞的疏松结缔组织。

（3）视网膜：紧贴中膜内面，分为视部和盲部两部分。盲部贴于虹膜和睫状体内面，无感光作用；视部贴于脉络膜内面，具有感光作用。视网膜视部有一白色圆形隆起，称为视盘（图2-90），直径约1.5mm，视网膜中央动脉、静脉由此入出，该处无感光细胞，因而无感光功能，称为生理性盲点。在视盘颞侧约3.5mm处有一黄色小区，称为黄斑，其中央凹陷，称为中央凹，是视力（辨色力、分辨力）最敏锐的部位。

💡**重点提示** 视盘，无感光作用，又称盲点；黄斑，其中央凹陷，感光辨色敏锐。

2.眼球内容物 包括房水、晶状体和玻璃体。这些结构透明而无血管和神经，具有屈光作用，能使外界物体在视网膜上形成清晰的物像。

💡**重点提示** 眼球内容物包括房水、晶状体和玻璃体，它们与角膜共同组成眼的屈光系统。

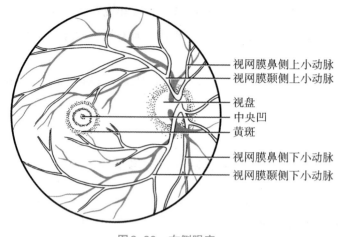

图2-90　右侧眼底

（1）房水：角膜与晶状体间的腔隙，称为眼房，以虹膜为界，分为前房和后房，两者借瞳孔相通，在前房内，虹膜与角膜交界处构成虹膜角膜角，又称前房角。房水是充满眼房内的无色透明液体，由睫状肌产生，进入后房，经瞳孔到前房，最后通过虹膜角膜角入巩膜静脉窦。房水有营养角膜和晶状体及维持眼内压力的作用。当房水回流受阻时，引起眼内压升高，导致视网膜受压出现视力减退甚至失明，临床上称为"青光眼"。

（2）晶状体：位于虹膜与玻璃体之间的双凸透镜状透明体，富有弹性，无血管和神经，其周缘借睫状小带与睫状体相连。晶状体可因病变或创伤而变混浊，称为白内障。

（3）玻璃体：为充满于晶状体与视网膜间的胶状物。玻璃体除有屈光作用外，对视网膜还有支撑作用。

💡重点提示　若房水回流受阻，则致房水淤滞于眼房中，使眼内压升高，可引起青光眼。

（二）眼副器

眼副器包括眼睑、结膜、泪器和眼球外肌（图2-91），对眼球起保护、运动和支持作用。

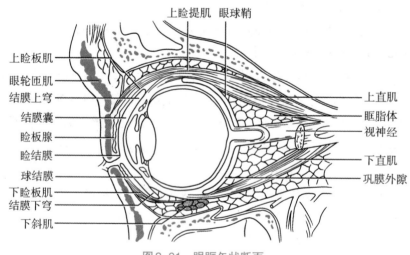

图2-91　眼眶矢状断面

1.眼睑　俗称眼皮，分为上睑和下睑。上、下睑之间的裂隙称为睑裂。睑裂的内侧角称为内眦，外侧角称为外眦。在内眦附近的上、下睑缘上各有一小孔，称为泪点。

2.结膜　结膜是一层光滑而富有血管的薄膜。贴附在上下眼睑内面的结膜，称为睑结膜；覆盖在巩膜前部表面的结膜，称为球结膜；睑结膜和球结膜移行部分分别形成结膜上穹、下穹。当睑裂闭合时，结膜即围成一腔隙，称为结膜腔。结膜炎和沙眼是结膜常见的疾病。

3.泪器　由泪腺和泪道组成（图2-92）。

（1）泪腺：位于眶上壁前外侧的泪腺窝内。泪腺不断分泌眼泪，湿润眼球表面，防止角膜干燥。泪液还含有溶菌酶，有杀菌作用。

（2）泪道：包括泪点、泪小管、泪囊和鼻泪管。

上睑缘、下睑缘的内侧端各有一小孔即泪点。泪小管起自泪点，上泪小管向上、下泪小管向下垂直走行一段，继而转向内侧进入泪囊。泪囊位于眼眶内侧壁的泪囊窝内，上端为盲端，下端移行为鼻泪管。鼻泪管开口于下鼻道。

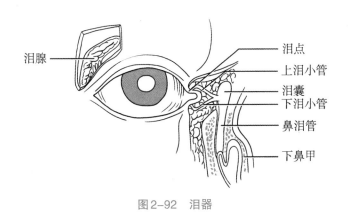

图2-92　泪器

4.眼球外肌　包括运动眼球和运动眼睑的两组骨骼肌。运动眼球的肌有6条，包括上直肌、下直肌、内直肌、外直肌和上斜肌、下斜肌。眼球的正常转动，由这6条肌肉互相协作来完成。运动眼睑的肌肉有上睑提肌，位于上直肌上方，能使上眼睑上提。

5.眼的血管

（1）动脉：眼的血液供应来自眼动脉。眼动脉是颈内动脉在颅内的分支，经视神经管入眶，布于眼球、泪器和眼球外肌等处。它最重要的分支为视网膜中央动脉。视网膜中央动脉行经视神经，至视神经盘处穿出并分为视网膜鼻侧上、下动脉和视网膜颞侧上、下动脉，布于视网膜。

（2）静脉：视网膜中央静脉及其属支均与同名的动脉伴行，它穿出视神经后，注入眼静脉。眼静脉收集眼球和眶内其他结构的静脉血，向后注入颅内的海绵窦，向前与内眦静脉相交通。

视网膜的这些小动、静脉，以及视盘、黄斑等结构在活体都可利用检眼镜见到，临床也常借此以协助诊断某些疾病。

二、前庭蜗器

前庭蜗器又称位听器或耳，按部位不同分外耳、中耳和内耳（图2-93）。外耳和中耳是收集和传导声波的结构，内耳有听觉和位置觉感受器。

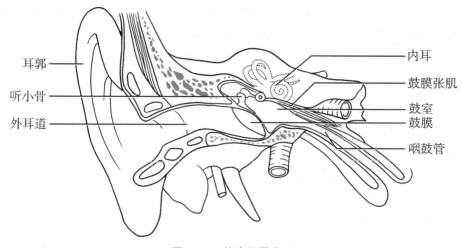

图 2-93 前庭蜗器全貌

（一）外耳

外耳有收集和传导声波的功能，包括耳郭、外耳道、鼓膜 3 部分。

1.耳郭 内以弹性软骨为支架，外覆皮肤，皮下组织很少，血管、神经丰富。耳郭下端没有软骨，含结缔组织、脂肪、血管和神经等，称为耳垂，是常用的采血部位。

2.外耳道 指外耳门至鼓膜的弯曲管道。外耳道略呈"S"形弯曲，检查外耳道及鼓膜时，需先将耳郭向后上方牵拉，使外耳道变直后，才能看清全貌。

3.鼓膜 位于外耳道与中耳之间，为近似卵圆形的半透明薄膜。其前下部有三角形的反光区，自鼓膜脐伸达鼓膜的边缘，称为光锥。

（二）中耳

中耳主要位于颞骨岩部内，介于外耳道与内耳之间，包括鼓室、咽鼓管、乳突窦和乳突小房。

1.鼓室 位于颞骨岩部内，是鼓膜与内耳之间的含气小腔，形态不规则。鼓室腔壁及其内部结构的表面均覆以黏膜，并与咽鼓管和乳突小房的黏膜相延续。鼓室内有 3 块听小骨，由外侧向内侧依次为锤骨、砧骨和镫骨，构成一条听骨链（图 2-94），可将声波振动传入内耳。

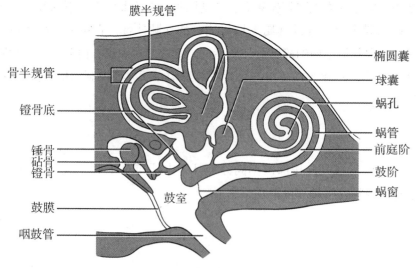

图 2-94 中耳与内耳结构

2.咽鼓管 是沟通鼓室与咽的鼻部扁管，空气通过此管进入鼓室，维持鼓室和外界气压平衡，保证鼓膜正常振动。小儿的咽鼓管短而平直，管腔较大，致咽部感染易经此管蔓延至鼓室（图2-94）。

💡**重点提示** 小儿咽鼓管短且走向平直，故咽部感染常经咽鼓管蔓延至鼓室，引起中耳炎。

3.乳突小房 为颞骨乳突内蜂窝状的含气小腔，彼此相通，开口于鼓室后壁，壁内衬有黏膜。乳突小房前部借乳突窦通鼓室，故中耳炎时可向后蔓延，并发乳突炎。

（三）内耳

内耳位于鼓室内侧，颞骨岩部骨质内，为前庭蜗器的主要部分。内耳由构造复杂的弯曲管腔组成，也称迷路，可分骨迷路和膜迷路（图2-95）。骨迷路由骨性的弯曲小管和管腔构成；膜迷路位于骨迷路内，由膜性小管和小囊构成。膜迷路内充满内淋巴，在膜迷路与骨迷路之间的间隙内充满外淋巴。内、外淋巴互不相通。

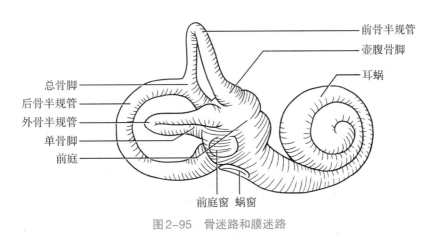

图2-95 骨迷路和膜迷路

1.骨迷路 由致密骨质构成，包括相互连通的骨半规管、前庭和耳蜗3部分（图2-95）。由后外向前内沿颞骨岩部的长轴依次排列。

（1）骨半规管：为3个相互垂直排列的"C"形弯曲小管，每个骨半规管有2个骨脚，其中膨大的骨脚称为骨壶腹。

（2）前庭：是位于耳蜗与骨半规管之间的小腔。前下方有一较大的孔通耳蜗，其外侧壁上有前庭窗和蜗窗。

（3）耳蜗：由一中空的骨性管道（即蜗螺旋管）绕圆锥形的蜗轴盘旋两圈半而形成，外形似蜗牛壳。

2.膜迷路 由上皮和结缔组织构成的膜性结构。位于骨迷路内，由后外向前内分为3部分，即椭圆囊和球囊、膜半规管、蜗管（图2-95）。

（1）椭圆囊和球囊：位于前庭内。椭圆囊和球囊的囊壁上各有一处黏膜增厚，分别称为椭圆囊斑和球囊斑。椭圆囊斑和球囊斑是感受头部位置变动或直线变速运动的感受器。

（2）膜半规管：位于骨半规管内，形似骨半规管。在骨壶腹内，膜半规管有类似的膨大称为膜壶腹，其壁的一侧黏膜增厚成嵴称为壶腹嵴。壶腹嵴是感受头部旋转变速运动的感受器。

（3）蜗管：是位于蜗螺旋管内的膜性细管。在耳蜗的横切面上，蜗管呈三角形，内角连于骨螺旋板，有上壁、外壁和下壁3个壁。上壁为前庭膜，分隔前庭阶与蜗管，前庭阶与前庭窗相通。

外侧壁为增厚变形的骨膜。下壁为基底膜，分隔蜗管与鼓阶，鼓阶与蜗窗相通。基底膜上皮局部增厚形成隆起，称为螺旋器，是听觉感受器。

💡**重点提示** 蜗管的基底膜上有螺旋器，又称Corti器，是听觉的感受器。

（四）声波的传导

声波传入内耳的途径有两条，即空气传导和骨传导。在正常情况下以空气传导为主，其途径为：声波经外耳道传至鼓膜，中耳的听骨链将鼓膜振动传至前庭窗，引起前庭阶外淋巴的波动。该部外淋巴的波动经前庭膜传到内淋巴，内淋巴的波动影响基底膜，刺激螺旋器，自此发出冲动经蜗神经传入脑，产生听觉。

三、皮肤

皮肤覆盖体表，是人与外界环境直接接触的重要器官。皮肤具有保护机体、感受刺激和调节体温等多种功能。皮肤有衍生的毛发、指（趾）甲、皮脂腺和汗腺，统称皮肤附属器。

（一）皮肤的结构

皮肤分为浅层的表皮和深层的真皮（图2-96），两层紧密联系，借皮下组织与深部组织相连。

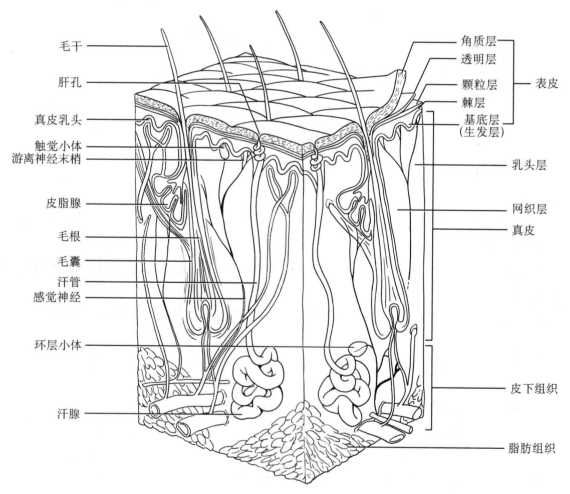

图2-96 皮肤的结构

1.表皮 是皮肤的最外一层，由角化的复层扁平上皮构成，不含血管和淋巴管，但有丰富的游离神经末梢。表皮从基底到表面可分为5层。

（1）基底层：由1层低柱状的基底细胞组成，有较强的分裂增生能力，在皮肤的创伤愈合中，基底细胞具有重要的再生修复作用。基底细胞之间有少量黑素细胞，能产生黑色素，吸收和散射紫外线，保护皮肤免受辐射损伤。皮肤的色泽主要与黑色素的含量有关。

（2）棘层：由4~10层多边形细胞组成。细胞表面有许多棘状突起，与相邻的细胞嵌合在一起，以增加表皮所需的强韧性。

（3）颗粒层：由2~3层梭形细胞组成。细胞核和细胞器已经退化，细胞质内有粗大的透明角质颗粒。

（4）透明层：由数层扁平细胞组成。细胞界限不清，细胞质呈均质透明状，细胞核已消失。

（5）角质层：由数层至数十层扁平的角化细胞组成。细胞内充满角蛋白，角蛋白耐酸碱，抗摩擦，构成了皮肤的重要保护层。

2.真皮 位于表皮深面，由致密结缔组织构成。真皮分为乳头层和网织层，两层之间并没有明显的分界。

（1）乳头层：紧邻表皮的基底层，较薄。结缔组织呈乳头状突向表皮，称为真皮乳头。真皮乳头使表皮与真皮的接连面积扩大，既连接牢固，又有利于表皮从真皮中获取营养。乳头层有许多的毛细血管、游离神经末梢和触觉小体，手指处尤其丰富。

（2）网织层：在乳头层的深部，较厚。网织层的结缔组织纤维粗大，密集成网，使皮肤具有较强的韧性和弹性。网织层内含有许多细小的血管和神经，以及毛囊、皮脂腺、汗腺和环层小体。

临床上常用的皮内注射就是将极少量药物注入表皮与真皮乳头层之间，使药物的吸收较慢，因含有丰富的神经末梢，故疼痛剧烈，常用于药物过敏试验。而皮下注射即将少量药物注入皮下组织内，因其结构疏松，张力较小，故疼痛较弱，常用于预防接种和局部麻醉。

💡**重点提示** 皮内注射是将极少量药物注入表皮与真皮乳头层之间，常用于药物过敏试验；而皮下注射是将少量药物注入皮下组织内，常用于预防接种和局部麻醉。

（二）皮肤的附属器

皮肤的附属器包括毛、皮脂腺、汗腺和指（趾）甲，它们均由表皮衍生而来。

本节小结　　　　PPT课件　　　　课后练习

（王士珍　傅玉峰）

第八节　神经系统

学习目标

知识目标：

1.掌握脊髓的位置、外形、内部结构和功能，神经丛的主要分支名称，内囊，脑脊液产生的部位、作用及其循环。

2.熟悉脑干、小脑、间脑的位置和组成，脑和脊髓的被膜，脑神经的名称和性质、分布，端脑的外形和大脑半球的功能区。

3.了解脑干、小脑、间脑的内部结构和功能，脑和脊髓的血管，交感神经与副交感神经的结构，神经传导通路。

技能目标：

1.结合神经系统的大体标本，能够熟练地说出相关结构的名称、位置和功能。

2.会用相关的解剖学特点分析神经系统不同部位损伤后的临床表现。

素质目标：

1.培养科学、严谨、求实的专业素质。

2.乐观面对困难和挫折，对生活充满信心，活出人生精彩。

一、概述

神经系统由脑、脊髓及与脑和脊髓相连的周围神经组成，在机体内起主导作用。在神经系统的调节控制下，各器官系统互相联系、相互影响、密切配合，使人体成为一个完整的有机体，实现和维持正常的生命活动。

（一）神经系统的分部

神经系统分为中枢神经系统和周围神经系统两部分（图2-97）。中枢神经系统包括脑和脊髓，分别位于颅腔和椎管内；周围神经系统包括脑神经、脊神经和内脏神经。脑神经与脑相连，脊神经与脊髓相连，内脏神经通过脑神经和脊神经附于脑和脊髓。内脏神经分布于内脏、心血管、平滑肌和腺体。

（二）神经系统的常用术语

1.**神经核和神经节**　形态和功能相同的神经元胞体集中形成的团块，在中枢神经系统内称为神经核；在周围神经系统内，称为神经节。

2.**纤维束和神经**　在中枢神经系统内，起止和功能基本相同的神经纤维集合成束，称为纤维束；在周围神经系统内，由功能相同或不同的神经纤维聚集成束，并被结缔组织被膜包裹形成圆索状的结构，称为神经。

3.**灰质（皮质）和白质（髓质）**　在中枢神经系统内，神经元胞体和树突集中处色泽灰暗，称为灰质，在大脑和小脑浅层的灰质又称皮质；神经纤维集中处色泽白亮，称为白质，在大脑和小脑浅层的白质又称髓质。

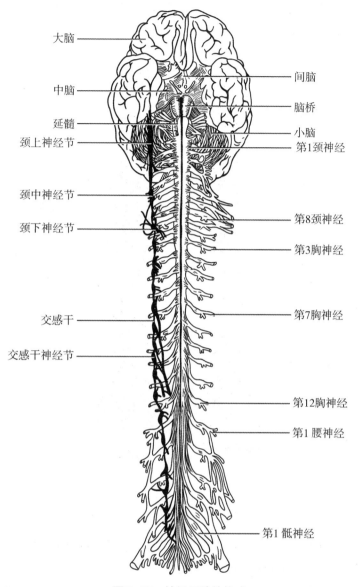

图2-97 神经系统的构成

4.网状结构 在中枢神经系统内,由灰质和白质混杂相间,神经纤维纵横交织在一起,灰质团块散在其中的结构,称为网状结构。

二、中枢神经系统

(一)脊髓

1.脊髓的位置与外形 脊髓位于椎管内,上端在枕骨大孔处与延髓相连,下端在成人平第1腰椎下缘;新生儿约平第3腰椎下缘。临床上腰椎穿刺抽取脑脊液时,常选择第3~4腰椎棘突或第4~5腰椎棘突之间进行,以免损伤脊髓。

💡**重点提示** 成人脊髓下端平第1腰椎下缘,临床上腰椎穿刺常选择第3~4腰椎或第4~5腰椎之间进行,以免损伤脊髓。

脊髓呈前后略扁的圆柱形,长40~45cm,全长有两处膨大部,上部称为颈膨大,下部称为腰骶膨大。脊髓末端变细呈圆锥状，称为脊髓圆锥，其向下延续的细丝称为终丝（图2-98）。

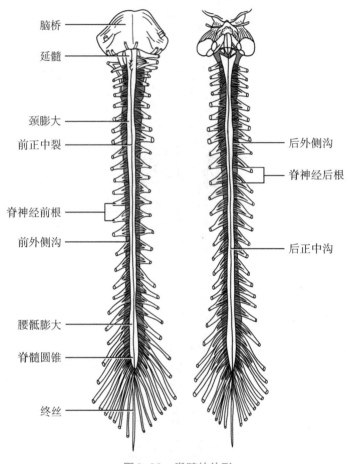

脑桥
延髓
颈膨大
前正中裂
脊神经前根
前外侧沟
腰骶膨大
脊髓圆锥
终丝
后外侧沟
脊神经后根
后正中沟

图2-98 脊髓的外形

脊髓表面有6条纵行的沟裂。前面正中的深沟为前正中裂，后面正中的浅沟为后正中沟。在脊髓的两侧，还有左右对称的前外侧沟和后外侧沟。

脊髓两侧连有由神经纤维组成的神经根，经前外侧沟穿出的称为前根；经后外侧沟进入的称为后根。每条后根上都有一膨大，称为脊神经节。前根与后根在椎间孔处合成脊神经，脊神经共有31对。与每一对脊神经相连的一段脊髓，称为1个脊髓节段。因此，脊髓有31个节段，即颈段8节、胸段12节、腰段5节、骶段5节和尾段1节。

2.脊髓的内部结构 脊髓主要由灰质和白质构成，在横切面上，可见到中央有呈"H"形的灰质，灰质的周围为白质（图2-99）。

（1）灰质：纵贯脊髓全长，中央有一管，称为中央管。每一侧灰质分别向前方和后方伸出前角和后角。前角主要由运动神经元的胞体构成，其轴突组成前根，支配躯干和四肢的骨骼肌；后角主要由联络神经元胞体构成，接受由后根传入的感觉冲动。在脊髓的第1胸节至第3腰节的前、后角之间还有向外侧突出的侧角，内含交感神经元，是交感神经的低级中枢。此外，在脊髓的第2~4骶节相当于侧角的部位还有副交感神经元聚集，称为骶副交感核，是副交感神经的低级中枢。

💡**重点提示** 脊髓第1胸节至第3腰节的侧角，内含交感神经元，是交感神经的低级中枢；骶副交感核，是副交感神经的低级中枢。

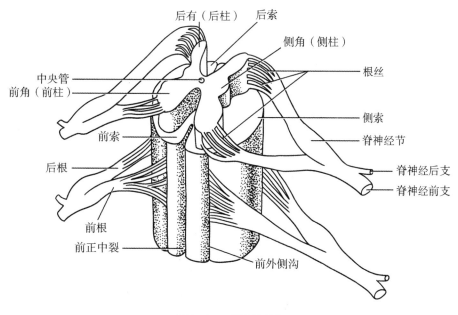

图 2-99 脊髓的结构

（2）白质：位于灰质的周围，每侧白质又被脊髓的纵沟分为前索、后索和外侧索。各索均由传导神经冲动的上、下行纤维束构成。其中上行的传导束主要有薄束和楔束、脊髓丘脑束等，下行传导束主要有皮质脊髓束等。

1）薄束和楔束：位于后索，上行至延髓分别止于薄束核和楔束核。薄束和楔束主要传导本体感觉及精细触觉。薄束传导第4胸节以下的本体感觉，楔束则传导第4胸节以上的本体感觉。

2）脊髓丘脑束：位于前索和外侧索，可分为脊髓丘脑前束和脊髓丘脑侧束。其中，脊髓丘脑前束传导粗触觉冲动；脊髓丘脑侧束传导痛觉和温度觉冲动。

3）皮质脊髓束：可分为皮质脊髓侧束和皮质脊髓前束，分别位于外侧索和前索。皮质脊髓侧束管理骨骼肌的随意运动，皮质脊髓前束主要管理颈深肌群和躯干肌的随意运动。

3.脊髓的功能

（1）传导功能：脊髓是脑与躯干、四肢感受器和效应器联系的枢纽。脊髓内上下行纤维束是实现传导功能的重要结构。

（2）反射功能：脊髓作为一个低级中枢，有许多反射中枢位于脊髓灰质内，如排便、排尿中枢等在骶部脊髓。

🏛 **思政课堂**

不经风雨，怎么见彩虹

张海迪5岁时患脊髓病，胸部以下全部瘫痪。在残酷的命运挑战面前，张海迪没有沮丧和沉沦，她以顽强的毅力和恒心与疾病做斗争。张海迪曾说"活着就要做个对社会有益的人"。1983年张海迪开始从事文学创作，编著了《轮椅上的梦》等书籍。同年，邓小平亲笔题词："学习张海迪，做有理想、有道德、有文化、守纪律的共产主义新人！"作为一名大学生面对困难和挫折要乐观面对，对人生充满信心，最终活出人生的精彩。

（二）脑

脑位于颅腔内，可分为端脑、间脑、小脑和脑干4部分（图2-100），脑干自上而下由中脑、脑桥和延髓组成。成人脑平均约重1400g。

💡**重点提示**　脑可分为端脑、间脑、小脑和脑干4部分，脑干自上而下由中脑、脑桥和延髓组成。

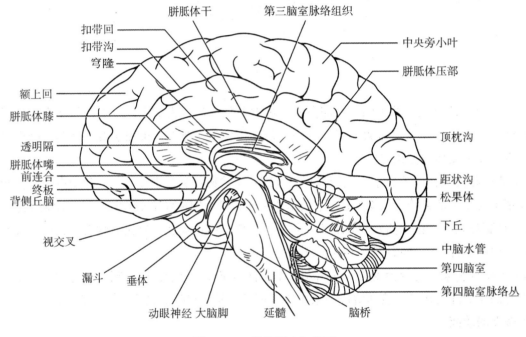

图2-100　脑的正中矢状面

1.脑干　脑干上接间脑，下在枕骨大孔处续于脊髓，背侧与小脑相连（图2-101，图2-102）。中脑内有一狭窄的管道，称为中脑水管。延髓、脑桥和小脑之间有第四脑室。

（1）脑干的外形

1）腹侧面：延髓位于脑干的最下部，腹侧面正中有与脊髓相续的前正中裂，其两侧各有1个纵行隆起，称为锥体，锥体下方形成锥体交叉。延髓向上借横行的延髓脑桥沟与脑桥分界。

脑桥腹侧面宽阔而膨隆，称为脑桥基底部。基底部正中有一纵行浅沟，称为基底沟，有基底动脉通过。脑干外侧逐渐变窄，借小脑脚与背侧的小脑相连。中脑位于脑干的最上部，腹侧面有2个粗大的纵行柱状结构称为大脑脚，两脚之间的凹窝称为脚间窝。

2）背侧面：延髓背侧面下部的后正中沟两侧可见两对隆起，内侧的称为薄束结节，内有薄束核；外侧的称为楔束结节，内有楔束核。在延髓背侧面的上部和脑桥背侧面共同形成菱形凹陷，称为菱形窝，构成第四脑室底。中脑的背侧面有两对隆起，上方的1对称为上丘，与视觉反射有关；下方的1对称为下丘，与听觉反射有关。脑神经共有12对，与脑干相连的有10对（图2-101，图2-102），其中与中脑相连的有动眼神经和滑车神经；与脑桥相连的有三叉神经、展神经、面神经和前庭蜗神经；与延髓相连的有舌咽神经、迷走神经、副神经和舌下神经。

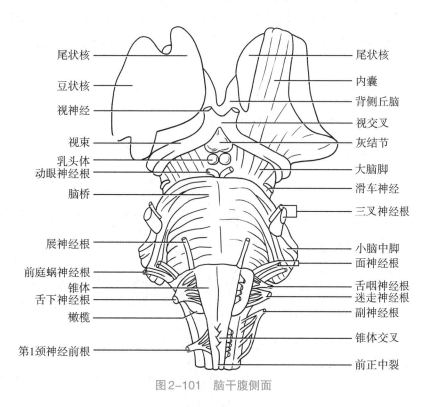

图2-101　脑干腹侧面

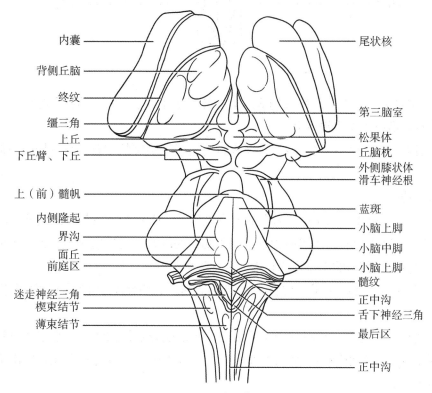

图2-102　脑干背侧面

（2）脑干的内部结构：由灰质、白质和网状结构组成。

1）灰质：脑干的灰质由于神经纤维左右交叉，使灰质分散成许多团块状，称为神经核。脑神经核主要有两种，其中与脑神经相连的，称为脑神经核；另外参与组成神经传导通路或反射通路的，称为非脑神经核。脑神经核按性质的不同，主要分为躯体运动核、躯体感觉核、内脏运动核和内脏感觉核4种核团（图2-103）。非脑神经核主要包括薄束核、楔束核、红核和黑质等核团。

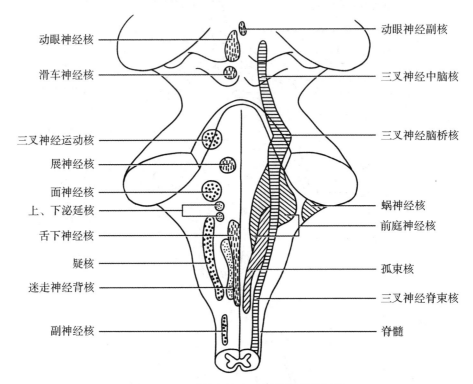

图2-103　脑神经核在脑干背侧面的投影

2）白质：主要由上、下行纤维束构成。上行纤维束主要有以下3类：脊髓丘系、内侧丘系和三叉丘系，下行纤维束主要为锥体束。

3）网状结构：在脑干的中央区域，接受来自所有感觉系统的信息，可直接或间接地与中枢神经系统各部发生广泛联系。

（3）脑干的功能

1）传导功能：大脑皮质与小脑、脊髓相互联系的上、下行纤维束都要经过脑干。

2）反射功能：脑干内有许多反射中枢，如中脑内的瞳孔对光反射中枢、脑桥内的呼吸调整中枢和角膜反射中枢及延髓内的心血管活动中枢和呼吸中枢等。

3）网状结构的功能：脑干网状结构有维持大脑皮质觉醒、调节骨骼肌张力和调节内脏活动等功能。

2.小脑

（1）小脑的位置和外形：小脑位于颅后窝内，在延髓和脑桥的背侧。小脑两侧膨大，称为小脑半球，中间窄细，称为小脑蚓。小脑上面平坦，小脑半球下面近枕骨大孔处膨出部分，称为小脑扁桃体（图2-104）。

💡**重点提示**　当颅内压增高时，小脑扁桃体受挤压而嵌入枕骨大孔，压迫延髓生命中枢，导致呼吸、循环障碍，危及生命，称为小脑扁桃体疝。

（2）小脑的内部结构：小脑表面被覆一层灰质，称为小脑皮质；白质位于深面，称为小脑髓体，小脑髓体内有数对灰质核团，称为小脑核，主要有齿状核和顶核等。

（3）第四脑室：第四脑室是位于延髓、脑桥与小脑之间的腔隙，呈四棱锥状，其底即菱形窝，顶朝向小脑，向上借中脑水管与第三脑室相通，向下续脊髓中央管，并借1个正中孔和2个外侧孔与蛛网膜下隙相通。

（4）小脑的功能：主要有维持身体的平衡、调节肌张力和协调骨骼肌的运动等功能。

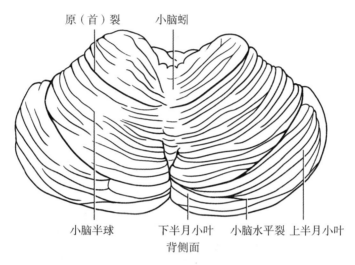

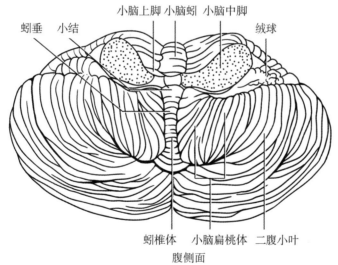

图2-104　小脑外形

3.间脑　位于中脑和端脑之间，主要由背侧丘脑、后丘脑和下丘脑组成。

（1）背侧丘脑：又称丘脑，是间脑背侧的一对卵圆形灰质核团，背侧丘脑内部被"Y"形的内髓板分成前群核、内侧核群和外侧核群3个核群。外侧核群位于内髓板的外侧，可分为腹侧和背侧两部分，腹侧核群的后部称为腹后核，腹后核又分为腹后内侧核和腹后外侧核。腹后内侧核接受三叉丘系的纤维，腹后外侧核接受脊髓丘系、内侧丘系的纤维，是躯体感觉传导路中第3级神经元胞体的所在处。

（2）后丘脑：背侧丘脑后部外下方，各有1对隆起，内侧的称为内侧膝状体，与听觉冲动的传导有关；外侧的称为外侧膝状体，与视觉冲动的传导有关。内外侧膝状体合称为后丘脑。

（3）下丘脑：位于背侧丘脑的前下方，其底面由前向后有视交叉、灰结节和乳头体。灰结节向下移行为漏斗，其末端连有垂体。下丘脑结构较复杂，内有多个核群，其中最重要的有视上核和室旁核，能分泌加压素和催产素，经漏斗运至神经垂体储存（图2-105）。下丘脑是调节内脏活动的高级中枢，对内分泌、体温、摄食、水平衡和情绪反应等起重要的调节作用。

💡**重点提示** 下丘脑内最重要核团有视上核和室旁核，两核能分泌加压素和催产素，经漏斗运至神经垂体储存。

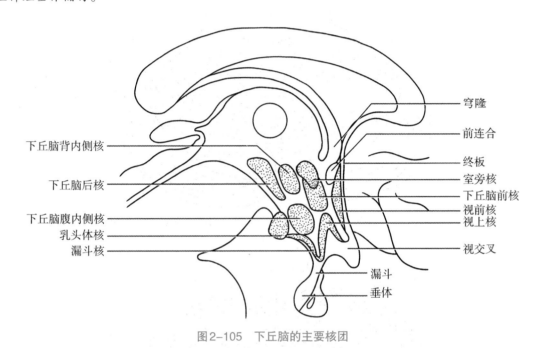

图2-105 下丘脑的主要核团

（4）第三脑室：位于两侧背侧丘脑和下丘脑之间的矢状位裂隙。第三脑室前借室间孔与左、右侧脑室相通，后借中脑水管与第四脑室相通。

4.端脑 由左、右大脑半球借胼胝体连接而成，两大脑半球之间被大脑纵裂隔开，大脑半球与小脑之间隔有大脑横裂。

微课：端脑

（1）大脑半球的外形及分叶：大脑半球表面凹凸不平，凹陷处称为大脑沟，沟之间的隆起称为大脑回。每侧大脑半球分为上外侧面、内侧面和下面，并借3条叶间沟分为5个叶（图2-106，图2-107）。

1）大脑半球的叶间沟：外侧沟在大脑半球的上外侧面，起于半球下面，行向后上方；中央沟也在大脑半球的上外侧面，自半球上缘中点斜向前下；顶枕沟位于半球内侧面后部，自前下斜向后上。

2）大脑半球的分叶：额叶在外侧沟之上、中央沟之前的部分，顶叶在中央沟之后、顶枕沟之前的部分，颞叶在外侧沟以下的部分，枕叶位于顶枕沟后方，岛叶位于外侧沟的深部。

（2）大脑半球重要的沟、回

1）上外侧面：额叶可见到与中央沟平行的中央前沟，两沟之间的脑回，称为中央前回。在中央前沟的前方有与半球上缘平行的额上沟和额下沟，两沟上、下方的脑回分别称为额上回、额中回和额下回。在颞叶外侧沟的下壁上有数条斜行向内的短回，称为颞横回；外侧沟的下方有与之平行的颞上、下沟，两沟之间有颞上、中、下回。在顶叶，有与中央沟平行的中央后沟，两沟之间的脑回，称为中央后回，在外侧沟末端有一环行脑回称为缘上回，围绕在颞上沟末端的脑回称为角回（图2-106）。

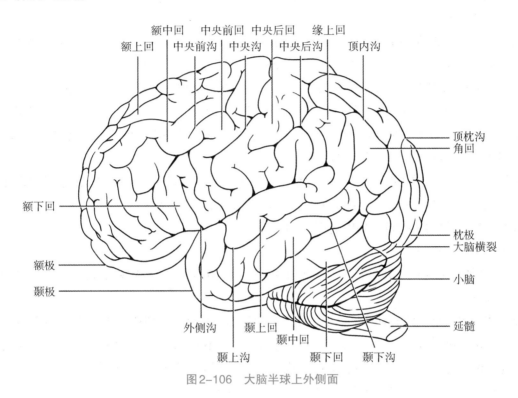

图2-106　大脑半球上外侧面

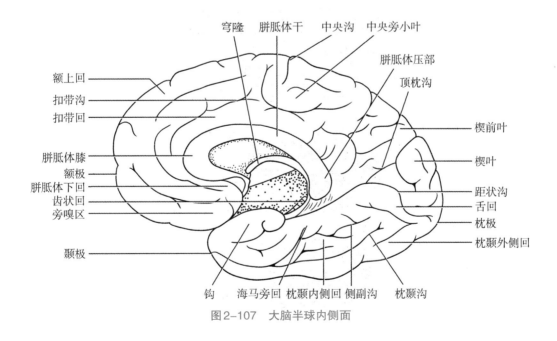

图2-107　大脑半球内侧面

2）内侧面：可见到额叶、顶叶、颞叶、枕叶4叶的内侧面，在中央可见呈弓状的胼胝体，围绕胼胝体的上方，有弓状的扣带回及位于扣带回中部上方的中央旁小叶，此叶由中央前、后回延

99

续到内侧面构成。在枕叶，还可见到呈前后走向的距状沟（图2-107）。

3）下面：由额、枕、颞叶组成，在额叶下面前端有一椭圆形结构，称为嗅球，嗅球向后延续成嗅束，与嗅觉传导有关。在颞叶下面有两条前后走行的沟，外侧为枕颞沟，内侧的为侧副沟。侧副沟内侧的脑回称为海马旁回，其前端弯向后上，称为钩（图2-107）。扣带回、海马旁回和钩等结构组成边缘叶。

（3）大脑半球的内部结构：大脑半球表层为灰质，又称大脑皮质；皮质的深面为髓质，髓质内埋藏着一些灰质团块，称为基底核；大脑半球内部的空腔称为侧脑室。

1）大脑皮质及其功能定位：大脑皮质是人类活动的最高中枢。在大脑皮质的不同部位，机体各种功能活动的最高中枢与大脑皮质上具有定位关系，形成许多重要的中枢，称为大脑皮质的功能定位。

躯体运动区：位于中央前回和中央旁小叶的前部，管理对侧半身的骨骼肌运动。若运动区某一局部损伤，相应部位的骨骼肌运动将会发生障碍。

躯体感觉区：位于中央后回和中央旁小叶的后部，接受背侧丘脑传来的对侧半身的感觉纤维。若躯体感觉区某一部位受损，将引起对侧半身相应部位的感觉障碍。

视区：位于枕叶内侧面距状沟两侧的皮质。

听区：位于颞横回。

2）基底核：为埋藏在大脑髓质内的灰质团块，包括尾状核、豆状核和杏仁体等。豆状核和尾状核合称纹状体（图2-108）。

纹状体：组成纹状体的豆状核位于背侧丘脑的外侧，可分为壳和苍白球两部分；尾状核围绕在豆状核和背侧丘脑周围，呈"C"形弯曲，分为头、体、尾3部分。由于在种系发生上的时间不同，尾状核与壳称为新纹状体，苍白球称为旧纹状体。纹状体具有调节肌张力和协调各肌群运动等作用。

杏仁体：位于海马旁回的深面，与尾状核的尾部相连。

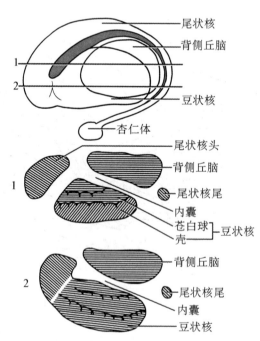

图2-108　纹状体和背侧丘脑（示内囊位置）

注：图2-109、图2-110是图2-108中1、2的水平切面。

100

3）大脑髓质：位于皮质的深面，由大量的神经纤维组成，可分为联络纤维、连合纤维及投射纤维3种。联络纤维是联系同侧大脑半球回与回或叶与叶之间的纤维；连合纤维是联系左、右两侧大脑半球的横行纤维，主要有胼胝体等；投射纤维是联系大脑皮质和皮质下结构的上、下行纤维，这些纤维大部分经过内囊。

内囊是位于背侧丘脑、尾状核与豆状核之间的上、下行纤维。在大脑水平切面上，内囊呈"＞＜"形（图2-109）。一侧内囊损伤，可引起三偏综合征，即对侧半身的肢体运动障碍，对侧半身的感觉障碍及双眼对侧半视野偏盲。

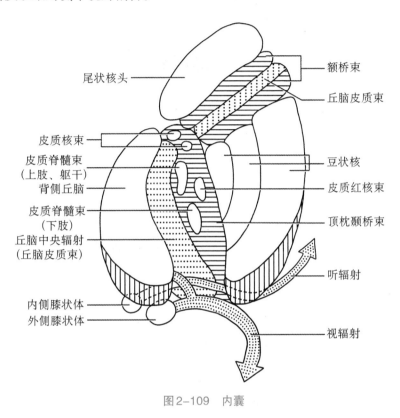

图2-109 内囊

💡**重点提示** 内囊是位于背侧丘脑、尾状核与豆状核之间的上、下行纤维束，调节对侧半身感觉和运动。当一侧内囊出血可导致三偏综合征。

4）侧脑室：位于大脑半球内，左右各一，借室间孔与第三脑室相通，室腔内有脉络丛，可分泌脑脊液（图2-110）。

（三）脑和脊髓的被膜

脑和脊髓的表面有3层被膜，由外向内依次为硬膜、蛛网膜和软膜。它们对脑和脊髓具有保护、营养和支持作用。

1.硬膜

（1）硬脊膜：为一层厚而坚硬的致密结缔组织膜，呈管状包绕脊髓。硬脊膜上端附着于枕骨大孔边缘，与硬脑膜延续，下端附于尾骨。硬脊膜与椎管之间的狭窄腔隙称为硬膜外隙，其内除有脊神经根通过外，还有疏松结缔组织、脂肪、淋巴管和静脉丛等。硬膜外隙不与颅内相通，且此间隙呈负压（图2-111）。

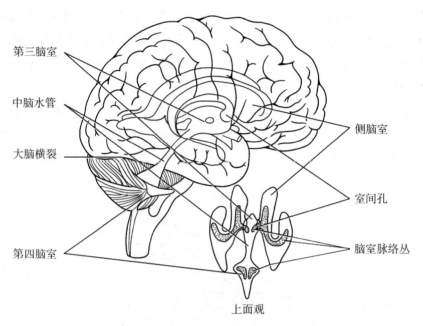

第三脑室

中脑水管

大脑横裂

第四脑室

侧脑室

室间孔

脑室脉络丛

上面观

图2-110　脑室系统投影

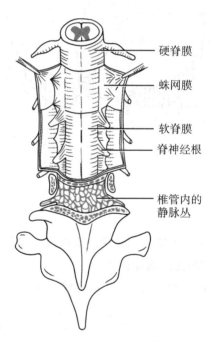

硬脊膜

蛛网膜

软脊膜

脊神经根

椎管内的
静脉丛

图2-111　脊髓的被膜

（2）硬脑膜：由内、外两层构成，外层即颅骨的内膜，内层较坚硬。硬脑膜内层折叠成若干个板状突起，深入脑的各部裂隙中（图2-112）。①大脑镰：形如镰刀，深入大脑纵裂中。②小脑幕：呈半月形，深入大脑横裂中。小脑幕前缘游离，称为小脑幕切迹，切迹前邻中脑。③硬脑膜窦：硬脑膜在某些部位两层分开，构成含静脉血的腔隙称为硬脑膜窦，主要有上矢状窦、横窦、乙状窦、海绵窦等。

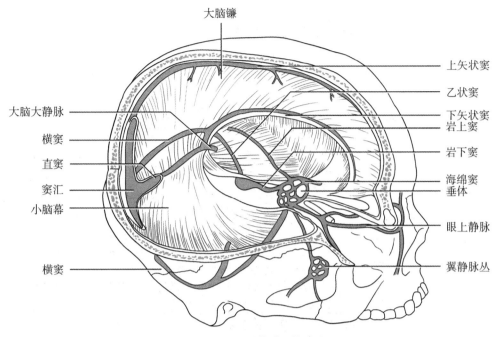

图 2-112 硬脑膜及静脉窦

2. 蛛网膜 为半透明的薄膜，位于硬脊膜的深面，蛛网膜与软脊膜间的腔隙称为蛛网膜下隙，内含脑脊液。此隙在某些部位扩大称为蛛网膜下池，如在小脑与延髓之间有小脑延髓池；在脊髓下端至第2骶椎之间扩大，称为终池，内有马尾，临床上常在此进行腰椎穿刺。

3. 软膜 为富有血管的薄膜，紧贴脑和脊髓表面。在脑室附近，软脑膜的血管反复分支形成毛细血管丛，并与软脑膜共同突入脑室内，形成脉络丛，脑脊液由此产生。

💡**重点提示** 蛛网膜与软脊膜间的腔隙称为蛛网膜下隙，内含脑脊液。

（四）脑和脊髓的血管

1. 脑的血管

（1）脑的动脉：脑的动脉主要来自颈内动脉和椎动脉，前者供应大脑半球前2/3和部分间脑，后者供应大脑半球后1/3、间脑后部、小脑和脑干（图2-113）。颈内动脉和椎动脉都发出皮质支和中央支，皮质支营养皮质和浅层髓质；中央支营养间脑、基底核和内囊等。

1）颈内动脉：起自颈内动脉，经颈动脉管入颅。颈内动脉在颅内的分支如下（图2-114）。

大脑前动脉：发出后进入大脑纵裂，沿胼胝体上方向后行。皮质支分布于顶枕沟以前的半球内侧面和背外侧面的上缘。中央支穿入脑实质，营养尾状核、豆状核和内囊前肢等。此外，在左、右大脑前动脉之间还连有前交通动脉。

大脑中动脉：是颈内动脉主干的延续，进入外侧沟后行，沿途发出的皮支营养半球背外侧面的大部分。在大脑中动脉的起始处，发出一些细小的中央支（豆纹动脉）垂直进入脑实质，分布于尾状核、豆状核、内囊膝和后肢等处（图2-115）。

2）椎动脉：起自锁骨下动脉，向上穿过颈椎横突孔，经枕骨大孔进入颅内，在脑桥基底部下缘，左、右椎动脉合成一条基底动脉，基底动脉沿脑桥基底沟上行，至脑桥上缘分为左、右大脑后动脉（图2-113），其皮支营养颞叶和枕叶，中央支营养后丘脑和下丘脑等处。

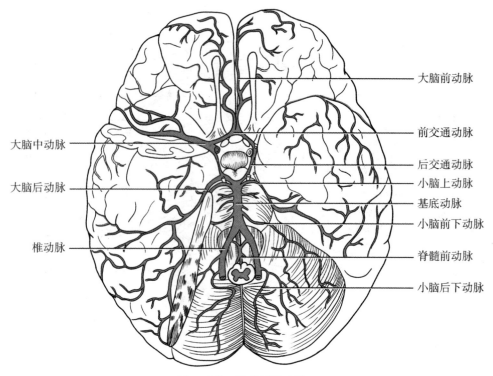

大脑中动脉
大脑后动脉
椎动脉

大脑前动脉
前交通动脉
后交通动脉
小脑上动脉
基底动脉
小脑前下动脉
脊髓前动脉
小脑后下动脉

图2-113 脑底面的动脉

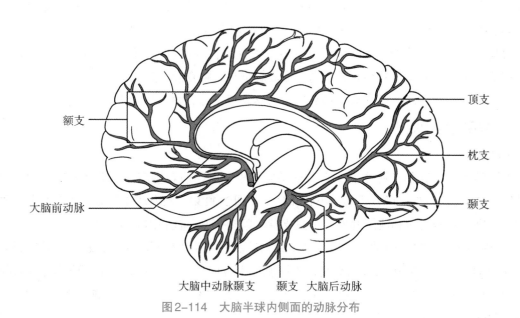

额支

大脑前动脉

顶支

枕支

颞支

大脑中动脉颞支　颞支　大脑后动脉

图2-114 大脑半球内侧面的动脉分布

3）大脑动脉环：又称Willis环，在脑的下面，由前交通动脉、大脑前动脉、颈内动脉末端、后交通动脉和大脑后动脉彼此吻合形成（图2-113）。该环将颈内动脉与椎动脉及左、右大脑半球的动脉相吻合，对脑血液供应起调节和代偿作用。

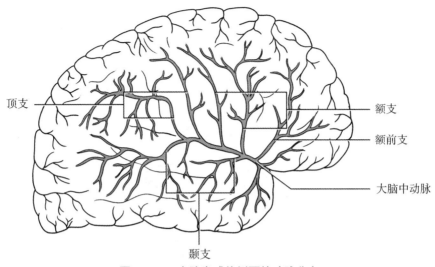

图2-115 大脑半球外侧面的动脉分布

（2）脑的静脉：主要收集脑和眼的静脉血，最终汇入颈内静脉。

2.脊髓的血管

（1）动脉：脊髓的动脉来源于椎动脉和节段性动脉。椎动脉发出1条脊髓前动脉和2条脊髓后动脉。

（2）静脉：分布大至与动脉相同，注入椎内静脉丛。

（五）脑脊液及其循环

脑脊液为无色透明液体，成人总量约150ml，由脑室脉络丛产生，其循环从侧脑室开始，经室间孔进入第三脑室，向下经中脑水管流到第四脑室，再经第四脑室正中孔和外侧孔流入蛛网膜下隙，通过蛛网膜粒渗入上矢状窦，最后注入颈内静脉（图2-116）。脑脊液有营养、支持、保护等作用。

💡**重点提示** 脑脊液的产生、作用及循环途径。

三、周围神经系统

（一）脊神经

脊神经共31对，从上到下分为颈神经8对、胸神经12对、腰神经5对、骶神经5对，尾神经1对。每对脊神经借运动性前根与感觉性后根与脊髓相连，并在椎间孔处汇合成脊神经，后根在近椎间孔处有一椭圆形膨大，称为脊神经节。每对脊神经既含感觉纤维又含运动纤维，都是混合性神经（图2-117）。

脊神经出椎间孔后分为前支和后支。后支细短，主要分布于项、背、腰、骶部的深层肌和皮肤。前支粗大，主要分布于躯干前外侧和四肢的肌、关节和皮肤等处，除胸神经的前支外，分别组成颈丛、臂丛、腰丛和骶丛4对神经丛，由丛再发出分支布于相应区域。

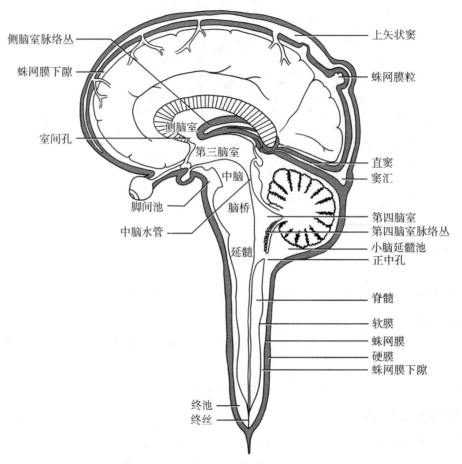

侧脑室脉络丛
蛛网膜下隙
室间孔
脚间池
中脑水管
侧脑室
第三脑室
中脑
脑桥
延髓
上矢状窦
蛛网膜粒
直窦
窦汇
第四脑室
第四脑室脉络丛
小脑延髓池
正中孔
脊髓
软膜
蛛网膜
硬膜
蛛网膜下隙
终池
终丝

图2-116　脑脊液循环

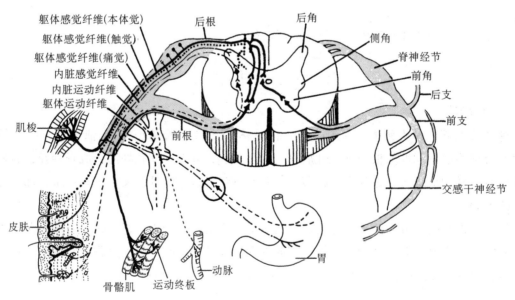

躯体感觉纤维(本体觉)
躯体感觉纤维(触觉)
躯体感觉纤维(痛觉)
内脏感觉纤维
内脏运动纤维
躯体运动纤维
肌梭
皮肤
骨骼肌
运动终板
动脉
后根
前根
胃
后角
侧角
脊神经节
前角
后支
前支
交感干神经节

图2-117　脊神经的纤维成分及其分布

注：▬▬ 躯体感觉纤维（本体觉）；━━ 躯体感觉纤维（痛觉）；----- 躯体感觉纤维（触觉）；
······ 内脏运动纤维；━·━ 内脏感觉纤维。

1.颈丛 由第1~4颈神经前支组成，位于胸锁乳突肌上部深面。颈丛的分支有皮支和肌支。皮支较粗大，位置表浅，由胸锁乳突肌后缘中点浅出至浅筋膜（图2-118），其主要有枕小神经、耳大神经、颈横神经、锁骨上神经，布于耳郭、头后外侧、颈前外侧部和肩部等处的皮肤。肌支主要有膈神经。

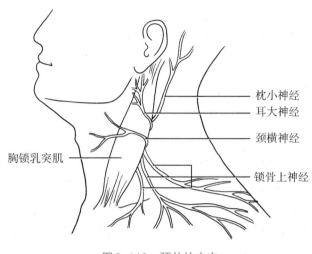

图2-118 颈丛的皮支

膈神经是混合性神经，经锁骨下动、静脉之间入胸腔至膈肌，主要支配膈肌的运动及心包、部分胸膜和腹膜的感觉（图2-119）。膈神经受刺激可出现膈肌痉挛性收缩，产生呃逆。膈神经损伤可致同侧膈肌瘫痪，引起呼吸困难。

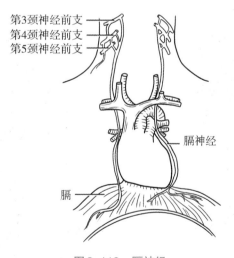

图2-119 膈神经

2.臂丛 由第5~8颈神经的前支和第1胸神经的前支大部分纤维组成（图2-120），经锁骨中点后方入腋窝，围绕腋动脉排列。臂丛的主要分支见图2-121。

（1）肌皮神经：沿肱二头肌深面下行，支配臂前群肌和前臂外侧的皮肤。

（2）正中神经：从臂丛发出后，沿肱二头肌内侧缘伴肱动脉下行至肘窝，在前臂正中下行于浅、深屈肌之间达手掌。支配前臂前群肌桡侧大部分、手鱼际肌及手掌面桡侧3个半指的皮肤等。

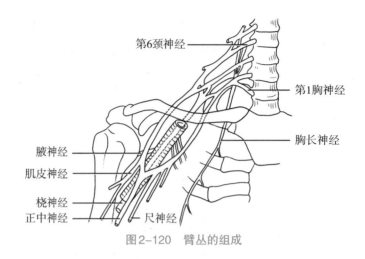

图 2-120　臂丛的组成

（3）尺神经：伴肱动脉内侧下行至臂中部，再向下经尺神经沟入前臂，在前臂伴尺动脉内侧下行至手掌。支配前臂前群尺侧小部分肌肉、手小鱼际肌和手肌中间群的大部分及手掌尺侧1个半指和手背尺侧2个半指的皮肤等。

（4）桡神经：紧贴肱骨桡神经沟向外下行，至前臂背侧和手背。支配臂及前臂后群肌、臂及前臂背侧面皮肤和手背面桡侧2个半指的皮肤。

（5）腋神经：绕肱骨外科颈至三角肌深面，分支支配三角肌及肩部皮肤等。

3.胸神经前支　胸神经前支共12对，除第1对的大部分和第12对的小部分分别参与臂丛和腰丛的组成外，其余均不形成神经丛。第1~11对胸神经前支均各自行于相应的肋间隙中，称为肋间神经。第12胸神经前支的大部分行于第12肋下缘，故称肋下神经（图2-122）。

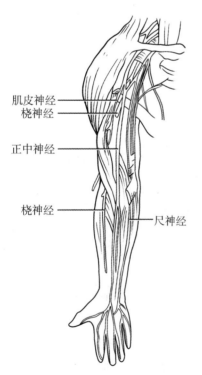

图 2-121　上肢前面的神经

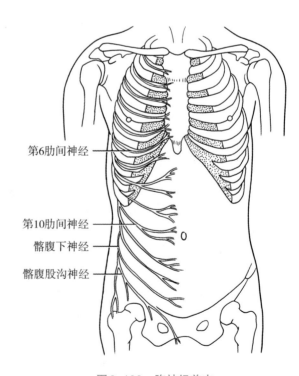

图 2-122　胸神经前支

胸神经的肌支支配肋间肌和腹肌的前外侧群，皮支分布于胸、腹部的皮肤及胸膜和腹膜壁层。胸神经皮支在胸、腹壁的分布有明显的节段性，呈环带状分布。其规律是：第2胸神经在胸骨角平面，第4胸神经在乳头平面，第6胸神经在剑突平面，第8胸神经在肋弓平面，第10胸神经在脐平面，第12胸神经在脐与耻骨联合上缘连线中点平面。了解这种分布规律，有利于脊髓疾病的定位诊断。

4.腰丛 由第12胸神经前支和第1~4腰神经前支组成，位于腰大肌深面（图2-123）。其主要分支如下。

（1）股神经：在腰大肌外侧下行，经腹股沟韧带深面，股动脉外侧进入股三角，支配大腿前群肌和大腿前面、小腿内侧面和足内侧缘的皮肤（图2-124）。

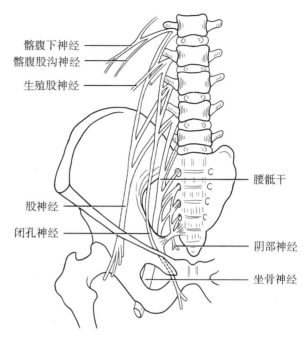

图2-123 腰、骶丛的组成

（2）闭孔神经：于腰大肌内侧穿出，并沿小骨盆侧壁前行出骨盆腔，支配股内侧群肌和股内侧的皮肤（图2-123，图2-124）。

5.骶丛 由腰骶干（第4腰神经前支的一部分和第5腰神经前支组成）及骶神经和尾神经的前支组成（图2-123），位于骶骨和梨状肌前面。骶丛重要分支有坐骨神经（图2-125）。

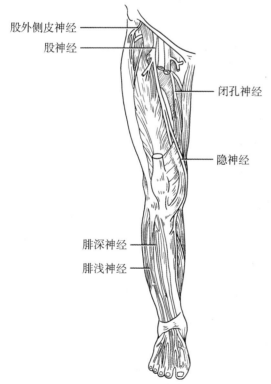

图2-124 下肢前面的神经

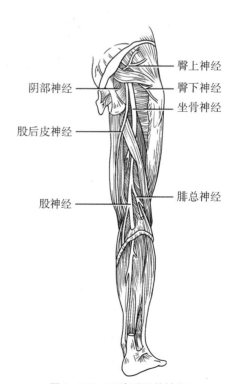

图2-125 下肢后面的神经

坐骨神经是全身最粗大的神经，自梨状肌下孔出骨盆腔后，经臀大肌深面至股后部，在腘窝上方分为胫神经和腓总神经。坐骨神经沿途发出肌支支配股后群肌。

💡**重点提示** 神经丛的主要分支名称。

（二）脑神经

脑神经与脑相连，共12对，用罗马数字表示其顺序：第Ⅰ对为嗅神经、第Ⅱ对为视神经、第Ⅲ对为动眼神经、第Ⅳ对为滑车神经、第Ⅴ对为三叉神经、第Ⅵ对为展神经、第Ⅶ对为面神经、第Ⅷ对为前庭蜗（位听）神经、第Ⅸ对为舌咽神经、第Ⅹ对为迷走神经、第Ⅺ对为副神经、第Ⅻ对为舌下神经（图2-126）。

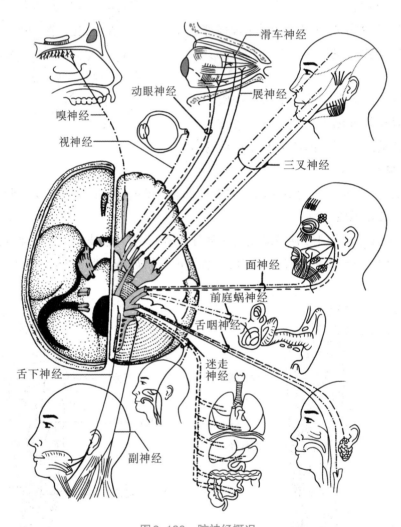

图2-126 脑神经概况

注：—— 运动纤维；—·— 感觉纤维；----- 副交感纤维。

脑神经纤维成分主要有4种：躯体感觉纤维、躯体运动纤维、内脏感觉纤维和内脏运动纤维。其中嗅神经、视神经和前庭蜗神经为感觉性神经，动眼神经、滑车神经、展神经、副神经和舌下神经为运动性神经，三叉神经、面神经、舌咽神经和迷走神经为混合性神经。

1.嗅神经 始于鼻腔嗅黏膜，形成嗅丝，穿过筛孔至端脑嗅球，传递嗅觉冲动。

2.视神经 始于眼球视网膜，构成视神经，穿过视神经管入间脑，传导视觉冲动。

3.**动眼神经** 经发自中脑，经眶上裂出颅入眶。其躯体运动纤维发自动眼神经核，支配上直肌、下直肌、内直肌、下斜肌和提上睑肌5块眼球外肌；副交感纤维发自动眼神经副核，在睫状神经节内换元后，其节后纤维分布于瞳孔括约肌和睫状肌，完成瞳孔对光反射和调节反射。

4.**滑车神经** 发自中脑，经眶上裂入眶，支配上斜肌。

5.**三叉神经** 与脑桥相连（图2-127），大部分为躯体感觉纤维，胞体位于颞骨岩部的三叉神经节内，其周围突分为3支，即眼神经、上颌神经和下颌神经。三叉神经中小部分纤维为运动纤维，加入下颌神经。

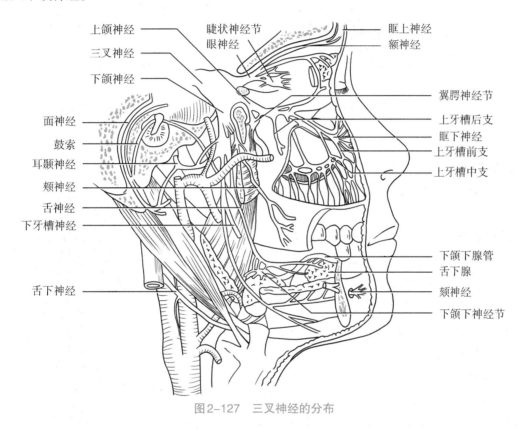

图2-127 三叉神经的分布

（1）眼神经：为感觉性神经，经眶上裂入眶，分布于额顶部、上睑和鼻背皮肤及眼球、泪腺、结膜和部分鼻腔黏膜。

（2）上颌神经：为感觉性神经，经圆孔出颅，分布于眼裂与口裂之间的皮肤、上颌各牙、鼻腔和口腔黏膜等处。

（3）下颌神经：为混合性神经，经卵圆孔出颅，躯体感觉纤维分布于下颌各牙、牙龈、舌前和口腔底黏膜及口裂以下的面部皮肤；躯体运动纤维支配咀嚼肌。

6.**展神经** 发自脑桥，经眶上裂出颅，支配外直肌。

7.**面神经** 与脑桥相连，经内耳门入颞骨内的面神经管，从茎乳孔出颅，穿过腮腺达面部（图2-128）。面神经含3种纤维成分：内脏运动纤维起于上泌涎核，分布于泪腺、下颌下腺、舌下腺及鼻腭部的黏膜腺；躯体运动纤维起于面神经核，支配面部表情肌；内脏感觉纤维分布于舌前2/3黏膜的味蕾，感受味觉。

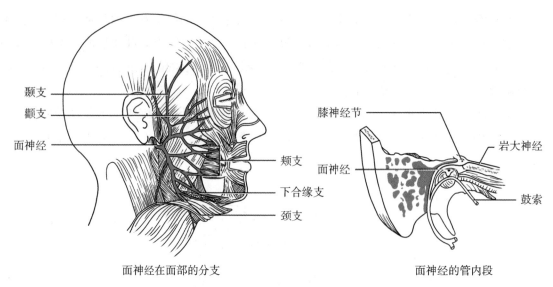

颞支
颧支
面神经
颊支
下合缘支
颈支

膝神经节
面神经
岩大神经
鼓索

面神经在面部的分支　　　　　　　　面神经的管内段

图2-128　面神经

8.前庭蜗神经　起自内耳，经内耳门入颅，由前庭神经和蜗神经组成，分别传导平衡觉和听觉冲动。

9.舌咽神经　连于延髓（图2-129），经颈静脉孔出颅，有4种纤维成分：内脏运动纤维起于延髓的下泌涎核，管理腮腺的分泌；躯体运动纤维起于疑核，支配咽肌；内脏感觉纤维分布于咽、咽鼓管、鼓室、舌后1/3黏膜、味蕾、颈动脉窦等；躯体感觉纤维很少，分布于耳后皮肤。

10.迷走神经　为混合性神经（图2-129），含有4种纤维：内脏运动（副交感）纤维主要分布到颈、胸和腹部多种脏器，控制平滑肌、心肌和腺体的活动；躯体运动纤维支配咽喉肌；内脏感觉纤维主要分布到颈、胸和腹部多种脏器，传导内脏感觉冲动；躯体感觉纤维，主要分布到硬脑膜、耳郭和外耳道，传导一般感觉冲动。

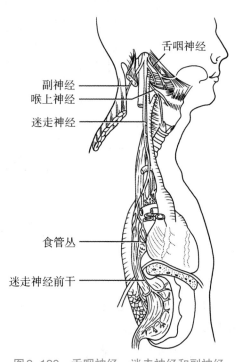

舌咽神经
副神经
喉上神经
迷走神经

食管丛

迷走神经前干

图2-129　舌咽神经、迷走神经和副神经

迷走神经与延髓相连，经颈静脉孔出颅，是脑神经中行程最长、分布最广泛的神经。在迷走神经的下行中，分别在颈、胸、腹部发出分支，管理其器官的活动及感觉。

11.副神经　由延髓发出（图2-129），经颈静脉孔出颅，支配胸锁乳突肌和斜方肌。

12.舌下神经　由延髓发出，经舌下神经管出颅，支配舌肌。一侧舌下神经损伤，同侧颏舌肌瘫痪，伸舌时舌尖偏向患侧。

💡**重点提示**　脑神经的名称和性质、分布。

（三）内脏神经

内脏神经主要分布于内脏、心血管和腺体，包括内脏运动神经和内脏感觉神经。内脏运动神经又称自主神经（植物神经），管理平滑肌、心肌的运动和腺体的分泌（图2-130）。内脏感觉神经分布于内脏黏膜、心血管壁的内感受器。

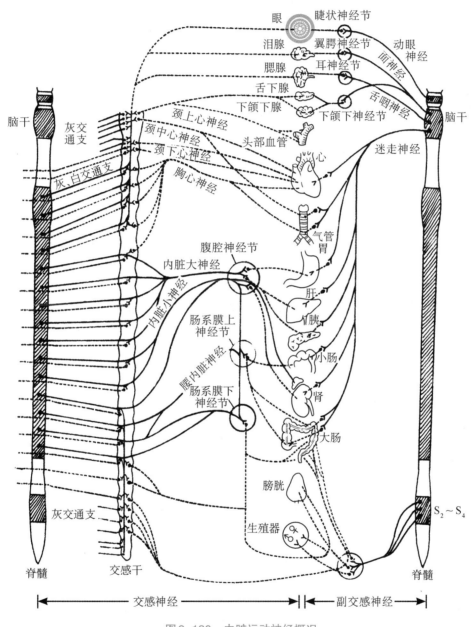

图2-130 内脏运动神经概况

注：—— 节前纤维；---- 节后纤维。

内脏运动神经与躯体运动神经在大脑皮质及皮质下各级中枢的控制下，互相协调，互相制约，以维持机体内、外环境的相对平衡。但两者在结构与功能上也有较大的差别。躯体运动神经支配骨骼肌，管理"随意"运动。内脏运动神经支配心肌、平滑肌及腺体等，管理"不随意"运动。躯体运动神经自中枢至效应器仅需1个神经元。内脏运动神经自低级中枢至效应器需要2个神经元。第1个神经元称为节前神经元，胞体位于脑干和脊髓内，发出的轴突称为节前纤维；第2个神经元称为节后神经元，胞体位于周围部的内脏神经节内，发出的轴突称为节后纤维。躯体运动神经只有一种纤维成分，内脏运动神经可分为交感神经和副交感神经两部分。

1.交感神经 交感神经的低级中枢位于脊髓的第1胸节至第3腰节的侧角，交感神经的周围部包括交感神经节、交感干和神经纤维。

（1）交感神经节：交感神经节根据位置的不同，可分为椎前节和椎旁节（图2-130）。

（2）交感神经纤维：节前纤维由交感神经低级中枢发出的轴突构成，经脊神经前根出椎间孔后，到达椎前节或者椎旁节换神经元；节后纤维由交感神经节细胞发出的轴突构成，其终末分布于效应器。

2.副交感神经 副交感神经的低级中枢位于脑干的副交感神经核和脊髓骶2~4节的骶副交感核内，周围部包括副交感神经节和副交感神经纤维。

（1）副交感神经节：位于器官附近或器官的壁内，称为器官旁节和器官内节。

（2）副交感神经纤维：颅部副交感神经纤维由脑干的副交感神经核发出节前纤维行于第Ⅲ、Ⅶ、Ⅸ、Ⅹ对脑神经中，在副交感神经节内换元后，发出节后纤维分布于所支配的器官；骶部副交感神经纤维：由骶副交感核发出节前纤维组成盆内脏神经，在副交感神经节内转换神经元后，发出节后纤维分布于结肠左曲以下消化管、盆腔脏器等。

3.交感神经与副交感神经的主要区别 交感神经与副交感神经都是内脏运动神经，共同支配内脏器官，形成对内脏器官的双重支配，但在形态结构和功能上，两者各有特点（表2-3）。

表2-3 交感、副交感神经比较

项目	交感神经	副交感神经
低级中枢位置	脊髓第1胸节至第3腰节的侧角	脑干内的副交感神经核、脊髓第2~4骶节的骶副交感神经核
神经节	椎旁神经节和椎前神经节	器官旁神经节和器官内神经节
节前纤维和节后纤维	节前纤维短，节后纤维长	节前纤维长，节后纤维短
分布范围	广泛，除分布于头颈、胸腔、腹腔、盆腔器官外，还分布于全身的血管、汗腺和竖毛肌	较局限，汗腺竖毛肌、大部分血管及肾上腺髓质无副交感神经分布
对同一器官所起的作用	当机体运动时，交感神经兴奋性增强，副交感神经兴奋性减弱	当机体处于安静或睡眠状态时，副交感神经兴奋性增强，交感神经相对抑制

💡**重点提示** 交感神经与副交感神经的主要区别。

四、脑和脊髓的传导通路及其功能

人体的各种感受器都能将接受的体内、外刺激转换成神经冲动，神经冲动经传入神经上行传入至中枢神经系统的不同部位，再由中间神经元组成的上行传导路传至大脑皮质，通过大脑皮质的分析与综合，产生相应的意识感觉。同时，大脑皮质发出适当的冲动，经另外一些中间神经元的轴突所组成的下行传导通路传出，最后经传出神经至效应器，做出相应的反应。因此，在神经系统内存在着上行和下行的两大传导路，即感觉传导路和运动传导路。

（一）感觉传导通路

1.躯干和四肢的本体感觉和精细触觉传导通路 本体感觉也称深感觉，是指肌、腱、关节的位置觉、运动觉和振动觉。在深感觉传导路中还传导皮肤的精细触觉（如辨别两点间距离、物体纹理等）（图2-131）。两者传导通路相同，均由3级神经元组成。本节主要叙述躯干和四肢的深感觉传导通路。

第1级神经元位于脊神经节内，其周围突随脊神经分布于躯干和四肢的骨骼肌、腱、关节及皮肤的感受器，中枢突经脊神经后根进入脊髓，在脊髓的后索内组成薄束和楔束上行至延髓，分别止于延髓的薄束核和楔束核。

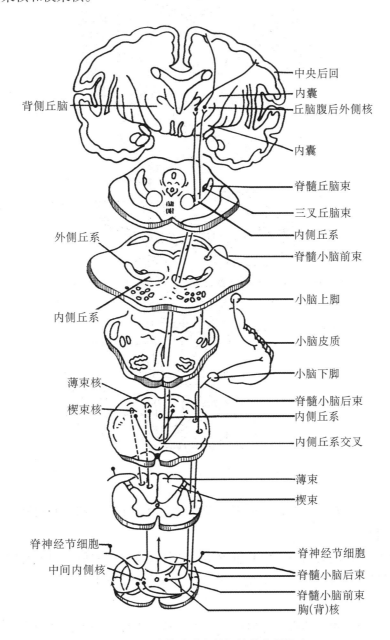

图2-131 本体感觉和精细触觉传导通路

第2级神经元在延髓的薄束核和楔束核内，其轴突发出的纤维束形成内侧丘系交叉，交叉至对侧后形成内侧丘系上行，止于背侧丘脑腹后外侧核。

第3级神经元位于背侧丘脑腹后外侧核内，由此核发出投射纤维经内囊后肢上行至大脑皮质的中央后回上2/3及中央旁小叶后部。

2.躯体和四肢的痛觉、温度觉和粗触觉传导通路　又称浅感觉传导通路，传导躯干和四肢的痛觉、温度觉和粗触觉。此传导通路也由3级神经元组成（图2-132）。

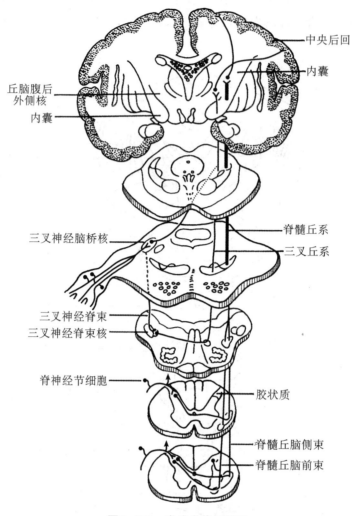

丘脑腹后外侧核

内囊

中央后回

内囊

三叉神经脑桥核

脊髓丘系

三叉丘系

三叉神经脊束
三叉神经脊束核

脊神经节细胞

胶状质

脊髓丘脑侧束
脊髓丘脑前束

图2-132　浅感觉传导通路

第1级神经元位于脊神经节内，其周围突随脊神经分布于躯干和四肢皮肤的感受器，中枢突随脊神经后根入脊髓后角。

第2级神经元位于脊髓后角内，由其轴突组成的纤维交叉至对侧，组成脊髓丘脑前束（传导粗触觉）和脊髓丘脑侧束（传导痛、温觉）上行，至脑干合成脊髓丘系，向上止于背侧丘脑腹后外侧核。

第3级神经元位于背侧丘脑腹后外侧核内，由此核发出投射纤维，经内囊后肢上行至大脑皮质的中央后回上2/3及中央旁小叶后部。

3.头面部的痛、温、粗触觉传导通路　主要由三叉神经传入，传导头面部皮肤、口腔、鼻腔黏膜的感觉冲动，由3级神经元组成。第1级神经元位于三叉神经节内，其周围突组成三叉神经感觉支，分布于头面部的皮肤和口腔、鼻腔黏膜感受器，中枢突经三叉神经根进入脑干，止于三叉神经感觉核群。第2级神经元位于三叉神经感觉核群，由其轴突组成纤维交叉至对侧组成三叉丘系上行，止于背侧丘脑腹后内侧核。第3级神经元位于背侧丘脑腹后内侧核内，由此核发出投射

116

纤维，经内囊后肢上行至中央后回下1/3的皮质（图2-132）。

4.视觉传导通路 由3级神经元组成。视网膜的感光细胞接受光的刺激并产生神经冲动，经双极细胞（第1级神经元）传给节细胞（第2级神经元），节细胞的轴突组成视神经，经视神经管入颅形成视交叉，并向后延续为视束。在视交叉中，只有来自鼻侧半视网膜的纤维交叉，而颞侧半视网膜的纤维不交叉。因此，每侧视束由同侧颞侧半视网膜的纤维和对侧鼻侧半视网膜的纤维组成（图2-133）。视束向后行止于外侧膝状体（第3级神经元），由它发出的纤维组成视辐射，经内囊后肢上行，终止于枕叶距状沟两侧的皮质。

视觉传导通路不同部位的损伤，临床症状不同。如一侧视神经损伤，引起患侧眼全盲；一侧视束完全损伤，则引起患侧眼鼻侧半视野偏盲、健侧眼颞侧半视野偏盲（图2-133）。

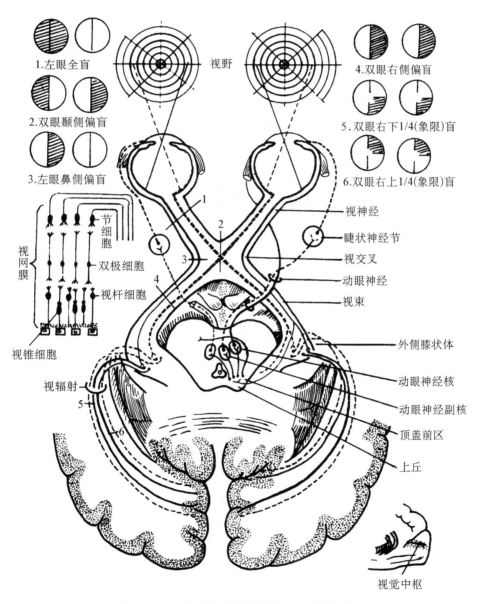

图2-133 视觉传导通路及瞳孔对光反射通路

（二）运动传导通路

大脑皮质对躯体运动的调节是通过锥体系和锥体外系两部分传导通路来实现的。

1.锥体系　主要管理骨骼肌的随意运动。锥体系由上、下两极神经元组成，上运动神经元是位于大脑皮质内的锥体细胞，其轴突组成了下行纤维束，这些纤维束在下行的过程中要通过延髓锥体，故称锥体系，其中下行至脊髓前角的纤维称为皮质脊髓束，下行至脑干内止于躯体运动核的纤维称为皮质核束。锥体系下运动神经元的胞体分别位于脑干躯体运动核和脊髓前角内，所发出的轴突分别参与脑神经和脊神经的组成。

（1）皮质脊髓束：上运动神经元的胞体主要在中央前回上2/3和中央旁小叶前部的皮质，其轴突组成皮质脊髓束下行，经内囊后肢、中脑、脑桥至延髓锥体，在锥体的下端，大部分纤维左、右交叉形成锥体交叉，交叉后的纤维沿脊髓外侧索下行，形成皮质脊髓侧束，沿途逐节止于脊髓各节段的前角运动神经元。小部分未交叉的纤维，在同侧脊髓前索内下行，形成皮质脊髓前束，分别止于同侧和对侧的脊髓前角运动神经元。下运动神经元为脊髓前角运动神经元，其轴突组成脊神经的前根，随脊神经分布于躯干和四肢的骨骼肌（图2-134）。

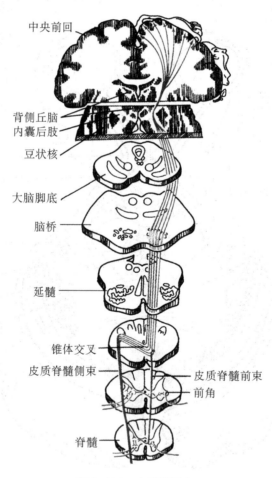

图2-134　皮质脊髓束

（2）皮质核束：上运动神经元的胞体位于中央前回下1/3的皮质内，由其轴突组成皮质核束，经内囊膝下行至脑干，大部分纤维止于双侧的脑神经运动核，但面神经核（支配面肌）的下部和舌下神经核（支配舌肌）只接受对侧皮质核束的纤维。下运动神经元的胞体位于脑干的脑神经运动核内，其轴突随脑神经分布到头、颈、咽、喉等处的骨骼肌（图2-135）。

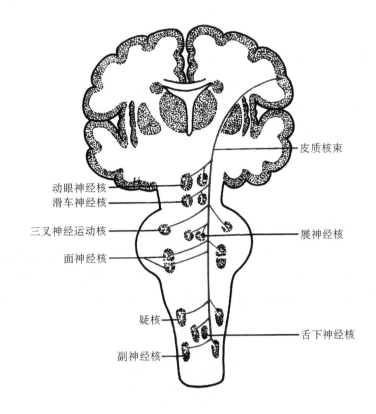

图2-135 皮质核束

2.锥体外系 指锥体系以外的控制和影响骨骼肌运动的纤维束，其主要功能是调节肌紧张，维持肌群的协调性运动，与锥体系配合共同完成人体的各种随意运动。

本节小结　　　　PPT课件　　　　课后练习

（王士珍　傅玉峰）

第九节　内分泌系统

学习目标

知识目标：

1.掌握甲状腺、肾上腺和垂体的位置形态、微细结构及功能。

2.熟悉内分泌系统的组成。

3.了解甲状旁腺的位置形态，微细结构及功能。

技能目标：

能够利用相关内分泌腺的位置判断其与某些疾病的关系。

素质目标：

1.培养严格认真、严谨求实、勇攀高峰的精神。

2.树立关爱生命、预防为主的医学理念。

一、概述

（一）内分泌系统的组成

内分泌系统是包括内分泌器官和内分泌组织两部分。人体主要的内分泌腺包括垂体、甲状腺、甲状旁腺、肾上腺、胸腺和松果体等（图2-136）。内分泌组织是散在于其他器官内的组织或细胞团块，如胰腺中的胰岛、睾丸中的间质细胞、卵巢中的卵泡和黄体等。

微课：
内分泌系统

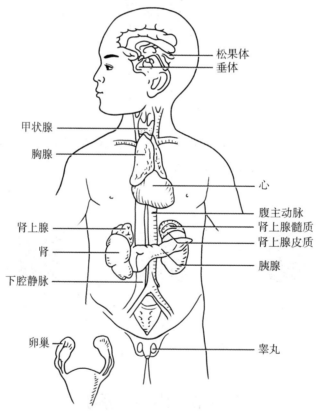

图2-136 人体主要的内分泌腺

（二）内分泌系统的功能和结构特点

内分泌细胞分泌的高效能的生物活性物质称为激素，其通过分泌的激素对机体的新陈代谢、生长发育和生殖等活动进行调节。内分泌腺没有导管，腺细胞排列成索状、团状或围成滤泡状，毛细血管非常丰富，产生的激素直接进入血液或淋巴，经血液循环到达全身发挥作用。

二、垂体

（一）垂体的形态和位置

垂体是人体内最重要、最复杂的内分泌腺，可分泌多种激素，调节其他多种内分泌腺和内分泌组织。垂体为一椭圆形小体，位于颅骨蝶鞍垂体窝内。

（二）垂体的分部

垂体由腺垂体和神经垂体两部分组成。腺垂体位于前部，分为远侧部、中间部和结节部3部分；神经垂体位于后部，分为神经部和漏斗两部分，漏斗又包括正中隆起和漏斗柄两部分。远侧部和中间部又称前叶，神经部和中间部合称为后叶。

（三）垂体的组织结构

1.腺垂体 腺垂体细胞大多排列成团索状，在HE染色切片中，依据腺细胞着色的差异，分为嗜酸性细胞、嗜碱性细胞和嫌色细胞。嗜酸性细胞可分泌生长激素和催乳素，嗜碱性细胞可分泌促甲状腺激素、促肾上腺皮质激素、促性腺激素（包括卵泡刺激素和黄体生成素），嫌色细胞功能不明。

2.神经垂体 由大量无髓神经纤维和神经胶质细胞构成，含有丰富的毛细血管。无髓神经纤维由下丘脑的视上核和室旁核的轴突向下汇合经漏斗进入神经垂体构成。神经垂体不含腺细胞，无内分泌功能，只是贮存由下丘脑视上核和室旁核内神经内分泌细胞分泌的抗利尿激素和催产素，需要时释放入血。

三、甲状腺

（一）甲状腺的形态和位置

甲状腺是人体内最大的内分泌腺。位于颈前部，气管上端的两侧，外形呈"H"形，由左右两侧叶和中间的峡部组成，峡部上缘有时有一向上的锥状叶。甲状腺的左、右侧叶分别贴于喉和气管的两侧，上达甲状软骨中部，下抵第6气管软骨环，峡部位于第2~4气管软骨的前方，临床急救进行气管切开时要尽量避免损伤甲状腺峡（图2-137）。

甲状腺借结缔组织固定于喉软骨上，故吞咽时，甲状腺可随喉上下移动。

（二）甲状腺的组织结构

甲状腺的实质被结缔组织分隔成若干小叶，内有许多甲状腺滤泡，由单层立方的滤泡

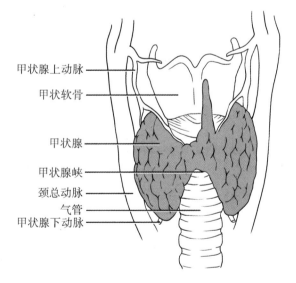

图2-137 甲状腺

上皮细胞围成，滤泡腔内充满了透明的胶质，是甲状腺激素的储存库（图2-138）。滤泡上皮细胞可合成和分泌甲状腺激素，调节机体新陈代谢，促进骨骼和神经系统的发育。在滤泡之间和滤泡上皮细胞之间存在滤泡旁细胞，可分泌降钙素，降低血钙浓度。

四、甲状旁腺

（一）甲状旁腺的形态和位置

甲状旁腺一般有上、下两对，呈卵圆形。位于甲状腺左、右侧叶的背面，有的甲状旁腺可埋入甲状腺的实质内，而使手术时寻找困难（图2-139）。

（二）甲状旁腺的组织结构

甲状旁腺腺细胞排列成团状或索状，腺细胞分为主细胞和嗜酸性细胞两种。主细胞分泌甲状旁腺激素，升高血钙浓度，与降钙素共同调节钙和磷代谢；嗜酸性细胞功能尚不明确。

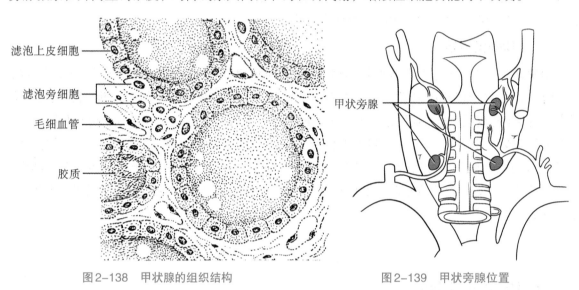

滤泡上皮细胞
滤泡旁细胞
毛细血管
胶质

甲状旁腺

图2-138　甲状腺的组织结构　　　　　图2-139　甲状旁腺位置

五、肾上腺

（一）肾上腺的形态和位置

肾上腺左右各一，位于腹膜之后，肾的内上方，左侧呈半月形，右侧呈三角形（图2-140）。

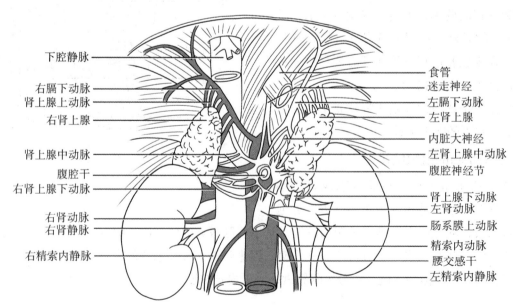

下腔静脉
右膈下动脉
肾上腺上动脉
右肾上腺
肾上腺中动脉
腹腔干
右肾上腺下动脉
右肾动脉
右肾静脉
右精索内静脉

食管
迷走神经
左膈下动脉
左肾上腺
内脏大神经
左肾上腺中动脉
腹腔神经节
肾上腺下动脉
左肾动脉
肠系膜上动脉
精索内动脉
腰交感干
左精索内静脉

图2-140　肾上腺

（二）肾上腺的组织结构

肾上腺实质由浅层的皮质和深部的髓质构成。肾上腺皮质由外向内分别由球状带、束状带和网状带组成（图2-141）。球状带较薄，腺细胞排列成球状，可分泌盐皮质激素，如醛固酮；束状带较厚，腺细胞排列成索状，分泌糖皮质激素，主要是皮质醇；网状带腺细胞排列不规则，主要分泌雄激素和少量的雌激素和糖皮质激素。髓质主要由髓质腺细胞构成，腺细胞较大，铬盐染色后胞质可见棕黄色颗粒，又称嗜铬细胞，可分泌肾上腺素和去甲肾上腺素。

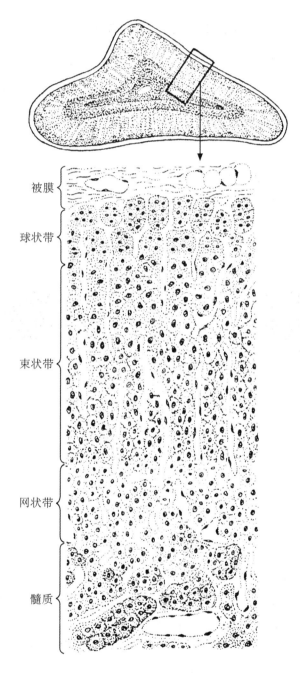

图2-141　肾上腺的组织结构

六、松果体

松果体位于背侧丘脑的后上方，为一椭圆形小体，因其形酷似松果而得名。松果体在儿童时期较发达，一般在7岁以后开始退化。松果体主要分泌褪黑激素来抑制腺垂体分泌促性腺激素，从而间接抑制性腺的发育，有防止性早熟的作用。

思政课堂

中国临床内分泌学的奠基人

朱宪彝，1903年1月出生，天津市人，是我国临床内分泌学的创始人和奠基人，也是杰出的医学教育家和天津医学院的创建人。1950年后，他倡导并主持地方性甲状腺肿和呆小症的研究，使中国在这一领域跻身于国际先进行列。朱宪彝教授把毕生所得都无私地奉献给了医学院和医学教育事业。

讨论

1.地方性甲状腺肿和呆小症的患者有哪些表现？

2.作为医学生如何用自己的知识减轻患者痛苦？

本节小结

PPT课件

课后练习

（王士珍　傅玉峰）

第十节　组织与胚胎学

学习目标

知识目标：

1.掌握被覆上皮的分类、分布、结构与功能，疏松结缔组织主要细胞及其功能，血细胞的形态、功能和正常值，肌组织的分类、结构和功能特点，神经元的分类和结构特点，植入的部位及蜕膜的分部，胎盘及其屏障的结构与功能。

2.熟悉结缔组织的结构特点和分类，神经纤维和神经末梢，卵裂和胚泡的形成过程，胎膜组成和功能。

3.了解致密结缔组织、脂肪组织、网状组织、软骨组织和骨组织，胚层的形成和早期分化。

技能目标：

1.会利用显微镜观察四大基本组织的光镜结构。

2.运用胚胎早期发育的知识进行计划生育和妇幼保健宣教。

素质目标：

1.共同关注母婴健康，呵护生命早期发育。

2.具备尊重、关心和爱护患者的职业道德。

一、组织学

组织由细胞和细胞间质构成。人体的组织可分为上皮组织、结缔组织、肌组织和神经组织，这4类组织称为基本组织。

（一）上皮组织

上皮组织简称上皮，由密集排列的细胞和少量的细胞间质构成。根据上皮组织的结构特点和功能将上皮组织分为被覆上皮、腺上皮和腺。上皮组织具有保护、分泌、吸收、排泄、感觉等功能。

1.被覆上皮

（1）被覆上皮的结构特点和分类：被覆上皮虽有多种，但都具有以下共同特征。细胞排列紧密，细胞间质少；上皮细胞具有极性，一端朝向体表或空腔器官内表面称为游离面，另一端与游离面相对称为基底面；上皮细胞之间大都无血管。

被覆上皮根据细胞层数和细胞形态分为以下类型（表2-4）。

表2-4　被覆上皮的分类及主要分布

细胞层数	上皮类型	主要分布
单层上皮	单层扁平上皮	内皮：心、血管、淋巴管
		间皮：胸膜、腹膜和心
		其他：肺泡、肾小囊壁层等
	单层立方上皮	肾小管上皮等
	单层柱状上皮	胃、肠、子宫等
	假复层纤毛柱状上皮	气管、支气管等
复层上皮	复层扁平上皮	未角化的：口腔、食管和阴道等
		角化的：皮肤的表皮
	变移上皮	肾盏、肾盂、输尿管和膀胱

（2）被覆上皮的形态结构

1）单层扁平上皮：由一层扁平细胞构成，细胞核呈扁圆形，位于细胞中央。从游离面观察，细胞呈不规则形或多边形，细胞边缘呈锯齿状；从垂直切面观察，细胞扁薄，含核的部分略厚（图2-142）。衬贴于心、血管和淋巴管内表面的单层扁平上皮称为内皮，分布于胸膜、腹膜和心包膜表面的单层扁平上皮称为间皮。此外，还分布在肾小囊壁层等处。这种上皮表面光滑，减少摩擦，有利于接触物的移动。

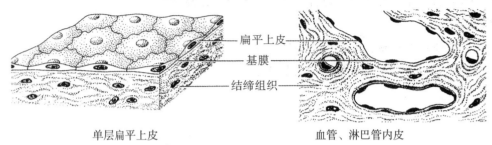

单层扁平上皮   血管、淋巴管内皮

图2-142 单层扁平上皮

2）单层立方上皮：由1层近似立方形的细胞构成。从游离面观察，细胞呈多边形；从垂直切面观察，细胞呈正方形，细胞核圆形，位于细胞中央（图2-143）。这种上皮主要分布于小叶间胆管、肾小管及甲状腺滤泡等处，具有分泌和吸收的功能。

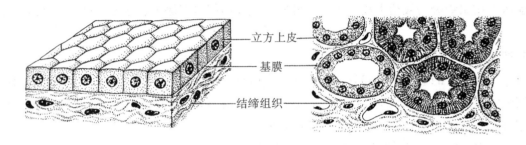

单层立方上皮立体模式图   肾小管单层立方上皮

图2-143 单层立方上皮

3）单层柱状上皮：由一层棱柱状细胞构成。从游离面观察，细胞呈多边形；从垂直切面观察，细胞呈柱状，细胞核椭圆形，靠近细胞基底部。这种上皮主要分布于胃肠道、胆囊和子宫等器官，大都有保护、吸收和分泌功能（图2-144）。

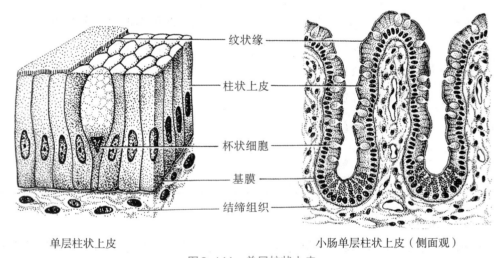

单层柱状上皮   小肠单层柱状上皮（侧面观）

图2-144 单层柱状上皮

4）假复层纤毛柱状上皮：由柱状细胞、杯状细胞、梭形细胞和锥体形细胞组成。这些细胞的基底部均附于基膜上。从垂直切面观察，细胞核的位置不在同一平面上，看似多层，实为单层，

又由于柱状细胞游离面有纤毛，故称此上皮为假复层纤毛柱状上皮。这种上皮主要分布于呼吸道内表面，具有保护作用（图2-145）。

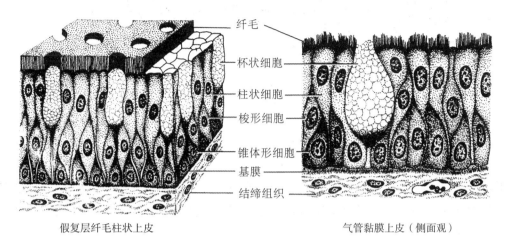

纤毛
杯状细胞
柱状细胞
梭形细胞
锥体形细胞
基膜
结缔组织

假复层纤毛柱状上皮　　　　　　　　气管黏膜上皮（侧面观）

图2-145　假复层纤毛柱状上皮

5）复层扁平上皮：由多层细胞组成。从垂直切面观察，其浅部是数层扁平形细胞，中部是数层多边形细胞，靠近基膜是一层立方形或矮柱状细胞，称为基底细胞，基底细胞具有较强的分裂增殖能力，新形成的细胞不断向表层推移，以补充衰老脱落的表层细胞。复层扁平上皮主要分布于皮肤、口腔、食管、阴道等处，复层扁平上皮具有保护作用（图2-146）。

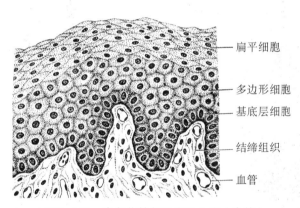

扁平细胞
多边形细胞
基底层细胞
结缔组织
血管

图2-146　未角化的复层扁平上皮（食管）

6）变移上皮：由多层细胞构成。主要分布于输尿管和膀胱等器官的内表面，由于上皮细胞的层数及形态可随所在器官的容积变化而发生相应的改变，故称变移上皮。如膀胱空虚时，上皮变厚，细胞层数增多（图2-147）；反之，当膀胱充盈时，上皮变薄，细胞层数减少（图2-148）。

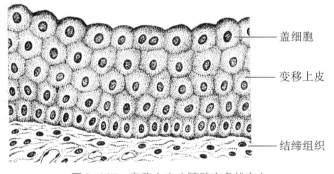

盖细胞
变移上皮
结缔组织

图2-147　变移上皮（膀胱空虚状态）

💡重点提示　被覆上皮的结构特点、分类和分布。

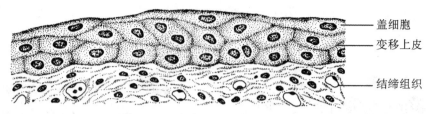

图2-148　变移上皮（膀胱充盈状态）

（3）上皮细胞的特殊结构

1）上皮细胞的游离面：微绒毛是上皮细胞游离面伸出的微细指状突起（图2-149）。微绒毛的功能是扩大细胞的表面积，有利于细胞的吸收功能；纤毛是上皮细胞游离面伸出的比微绒毛粗长的指状突起（图2-149）。纤毛具有定向摆动的能力，把上皮细胞表面的黏液及其黏附的物质定向推送。呼吸道的假复层纤毛柱状上皮就是以这种方式，将吸入的灰尘和细菌等推送至咽部，以痰的形式咳出体外。

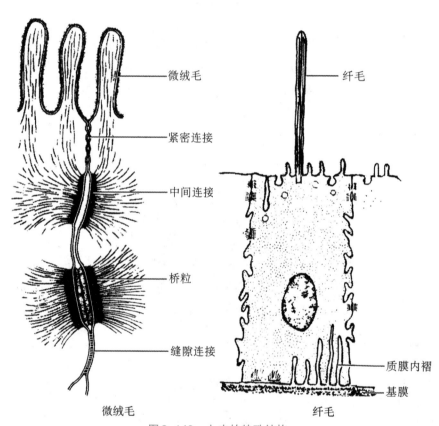

微绒毛　　　　　　　　　　　　　　纤毛

图2-149　上皮的特殊结构

2）上皮细胞的侧面：上皮细胞的侧面是细胞的邻接面，在此特化形成各种细胞连接。主要包括紧密连接、中间连接、桥粒和缝隙连接等结构（表2-5）。一般只要有两种或两种以上连接方式同时存在时，则可称为连接复合体。这些结构可封闭近游离面的细胞间隙，防止有损组织的大分子物质进入深部组织。此外，缝隙连接是相邻两细胞膜形成的间断的融合，并有小管沟通，其更重要的功能是实现细胞间的物质交换和信息传导。

表2-5 上皮细胞侧面的连接方式

名称	结构特点	功能
紧密连接	又称闭锁小带，位于上皮细胞靠近游离面处，相邻细胞间隙的顶端侧面，呈嵴状部分融合，呈箍状环绕细胞，封闭细胞顶部的细胞间隙	阻挡细胞外的大分子物质经细胞间隙进入组织内
中间连接	又称黏着小带，位于紧密连接深面，相邻细胞之间有15~20nm的间隙，间隙中有较致密的丝物连接相邻的细胞膜。在细胞膜的胞质面，附着有薄层致密物质和细丝，细丝参与构成终末网。此种连接在上皮细胞间和心肌细胞间常见	它除有黏着作用外，还有保持细胞形状和传递细胞收缩力的作用
桥粒	又称黏着斑，位于中间连接的深部，相邻细胞间隙宽20~30nm，其中有一纵行的致密线，细胞膜的胞质面有较厚的致密板，微丝附着于板中，并常折成襻状返回胞质，起固定和支持作用	使相邻细胞牢固连接
缝隙连接	又称通讯连接，相邻细胞的细胞膜呈间断融合形成许多规则的小管	细胞间离子的交换和冲动的传递

3）上皮细胞的基底面：基膜是上皮细胞基底面与深部结缔组织之间的一层薄膜。基膜除支持、连接和固定作用外，还是半透膜，有利于上皮细胞与深部结缔组织之间进行物质交换；质膜内褶是上皮细胞基底面的细胞膜折向细胞质内所形成的许多皱褶。质膜内褶的主要作用是扩大细胞基底面的表面积，有利于水和电解质的迅速转运。

2.腺上皮和腺 机体内以分泌功能为主的上皮称为腺上皮。以腺上皮为主所构成的器官称为腺或腺体。根据有无导管及分泌物输出途径，分为两类，即外分泌腺和内分泌腺。外分泌腺又称有管腺，其分泌物经导管排出到体表或器官腔内发挥作用，如汗腺、唾液腺、乳腺等；内分泌腺又称无管腺，其分泌物进入毛细血管或毛细淋巴管运送到作用部位，如甲状腺、肾上腺、垂体等。

（二）结缔组织

结缔组织由少量细胞和大量细胞间质构成。结缔组织是人体内分布最广泛、形式最多样的一类组织，具有支持、连接、运输、营养、保护、防御及创伤修复等多种功能。结缔组织种类多样，现概括见表2-6。

表2-6 结缔组织分类

种类	细胞	基质状态	纤维	分布
固有结缔组织				
疏松结缔组织	成纤维细胞、巨噬细胞、肥大细胞、浆细胞、脂肪细胞、未分化的间充质细胞	胶状	胶原纤维、弹力纤维、网状纤维	细胞、组织、器官之间和器官内
致密结缔组织	成纤维细胞	胶状	胶原纤维、弹力纤维	皮肤真皮、器官被膜、腱及韧带
脂肪组织	脂肪细胞	胶状	胶原纤维、弹力纤维、网状纤维	皮下组织、器官之间和器官内
网状组织	网状细胞	胶状	网状纤维	淋巴组织、淋巴器官、骨髓
软骨组织	软骨细胞	固态	胶原纤维、弹力纤维	气管、肋软骨及会厌等
骨组织	骨细胞	固态坚硬	胶原纤维	骨骼
血液	红细胞、白细胞、血小板	液态	纤维蛋白原（相当于纤维）	心及血管

1.固有结缔组织　按结构与功能可分为疏松结缔组织、致密结缔组织、脂肪组织和网状组织等。

（1）疏松结缔组织：结构柔软疏松，形似蜂窝，因此又称蜂窝组织（图2-150）。

1）细胞：疏松结缔组织中含有多种类型的细胞。

成纤维细胞：是疏松结缔组织中最主要的细胞。细胞较大，形状不规则，呈多突起的扁平星形，细胞核较大，呈椭圆形，染色浅。成纤维细胞能合成纤维和分泌基质，参与组织更新和创伤修复过程。

💡**重点提示**　组织损伤时，成纤维细胞大量增生，分泌基质，形成纤维以使组织再生和修复。

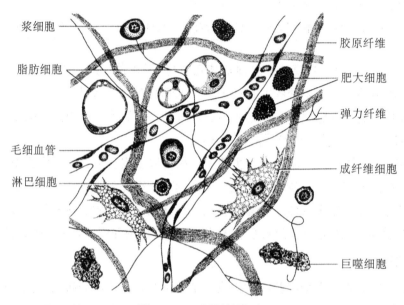

图2-150　疏松结缔组织

巨噬细胞：由血液中的单核细胞分化而来。形态多样，功能活跃的细胞常伸出短而粗的突起，称为伪足。细胞质丰富，细胞核较小，染色深。巨噬细胞的功能主要是变形运动、吞噬和清除异物及衰老变性的细胞、参与调节免疫应答及分泌多种生物活性物质。

浆细胞：呈圆形或卵圆形，细胞核小而圆，常偏于细胞一侧，由于染色质呈粗块状，多靠近核膜呈放射状排列，所以形似车轮。细胞质丰富，染成蓝紫色。浆细胞由B淋巴细胞分化形成，其功能是合成和分泌免疫球蛋白，即抗体，参与机体的体液免疫。

💡**重点提示**　浆细胞主要合成分泌性免疫球蛋白（抗体），参与体液免疫。

肥大细胞：细胞体积较大，呈圆形或椭圆形，细胞核小而圆，位于细胞中央，细胞质内充满粗大的颗粒。肥大细胞可分泌肝素、组胺、白三烯和嗜酸性粒细胞趋化因子等。肝素具有抗凝血作用；组胺和白三烯可引起毛细血管扩张、通透性增加，小支气管平滑肌收缩，从而引起全身或局部的过敏反应；嗜酸性粒细胞趋化因子可吸引嗜酸性粒细胞向过敏反应部位聚集，以减轻过敏反应。

脂肪细胞：常单个或成群分布，细胞呈球形，体积较大，细胞质内含有大量脂滴，将细胞核挤向一侧。细胞核被挤压成扁圆形，着色深。在HE染色标本中，脂滴被有机溶剂溶解使细胞呈空泡状。脂肪细胞能合成和储存脂肪，参与脂类代谢。

2）纤维：包括胶原纤维、弹力纤维和网状纤维。

胶原纤维：数量最多，新鲜时呈白色，故又称白纤维。光镜下，HE染色切片上胶原纤维呈粉红色，粗细不等，呈波浪状，互相交织分布。胶原纤维由胶原蛋白构成，韧性大，抗拉力强，弹性较差。

弹力纤维：新鲜时呈黄色，故又称黄纤维。HE染色切片上呈浅粉红色，较细，有分支，交织成网。弹力纤维由弹性蛋白和微原纤维束组成，弹性好，韧性差。

网状纤维：细短而分支较多，常相互交织成网，HE染色标本上不易着色，用镀银法可将其染成黑色，故又称嗜银纤维。网状纤维主要分布于网状组织内，起支持和连接作用。

3）基质：无定型的均质胶状物，填充在细胞和纤维之间，主要成分是蛋白多糖和组织液。

（2）致密结缔组织：以胶原纤维为主，纤维粗大、排列紧密，其作用是支持和连接。依据纤维排列是否规则，将其分为2种。若胶原纤维排列较规则，平行成束，称为规则致密结缔组织，见于肌腱和韧带。胶原纤维排列不规则，互相交织而致密，称为不规则致密结缔组织，见于皮肤的真皮及器官的被膜等。

（3）脂肪组织：是一种以脂肪细胞为主要成分的固有结缔组织。光镜下，大量脂肪细胞聚集在一起，疏松结缔组织将其分隔成许多脂肪小叶。脂肪组织主要分布于皮下、网膜、系膜等处，具有储存脂肪、保持体温、缓冲和保护等作用。

（4）网状组织：主要由网状细胞和网状纤维构成。网状细胞为多突起的星形细胞，相邻细胞的突起彼此连接成网。网状纤维沿网状细胞表面分布，也连接成网状。网状组织主要分布于造血器官和淋巴器官，构成这些器官的结构基础，为血细胞的发生和淋巴细胞的发育提供适宜的微环境。

2.软骨和软骨组织

（1）软骨组织：由软骨细胞和细胞间质构成。细胞间质的基质呈凝胶状，纤维散在其中。软骨细胞单个或聚集成群，包埋于基质中。软骨组织中无血管，故细胞的营养依靠软骨膜血管中的营养物质的渗透来提供。

（2）软骨的分类：由软骨组织和软骨膜组成。根据软骨基质中所含纤维种类和数量的不同，将软骨分为透明软骨、弹性软骨和纤维软骨3种类型。

3.骨组织　由多种细胞和大量钙化的细胞间质组成。

（1）细胞间质：由有机物和无机物组成。有机物含量少，主要为胶原纤维及少量基质；无机物又称骨盐，含量较多，主要为磷酸钙和碳酸钙。骨胶原纤维被黏合蛋白黏合在一起，并与骨盐紧密结合，形成薄板状结构，称为骨板。骨板以不同形式排列形成骨密质和骨松质。

（2）骨组织的细胞：包括骨原细胞、成骨细胞、骨细胞和破骨细胞，其中以骨细胞最多。各种细胞共同参与骨的生长和改建。

4.血液　是流动在心血管内的红色黏稠液体，为液态结缔组织，由血浆和血细胞组成。

（1）血浆：为淡黄色的液体，相当于结缔组织的细胞间质，约占血液容积的55%。血浆的主要成分是水（占90%），其余成分是血浆蛋白、糖、维生素、激素及代谢产物等。在体外，将血液（不加抗凝药）静置一定时间后，血浆中溶胶状态的纤维蛋白原转变为凝胶状态的纤维蛋白，将血细胞网络在一起形成凝固的血块，血块表面析出的淡黄色透明液体称为血清。

（2）血细胞：约占血液容积的45%，包括红细胞、白细胞和血小板。临床上血常规检查包括

微课：血液

对外周血细胞的形态、数量、百分比及血红蛋白含量的测定结果（图2-151）。

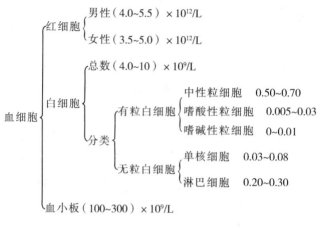

图2-151　血细胞分类和正常值

1）红细胞：直径为7~9μm，呈双凹圆盘状，中央较薄，周边较厚。成熟的红细胞没有细胞核，也没有细胞器，细胞质中充满血红蛋白。血红蛋白具有结合与运输O_2和CO_2的功能。由骨髓进入血液的尚未成熟的红细胞称网织红细胞。用煌焦油蓝染色，可见网织红细胞的胞质内有染成蓝色的细网，是残存的少量核糖体，进入外周血1~3天核糖体消失，成为成熟的红细胞。成人外周血中网织红细胞占红细胞总数的0.5%~1.5%，新生儿可达3%~6%。临床上测定网织红细胞的数量，可作为了解患者骨髓造血功能的一项指标。红细胞的平均寿命约120天，衰老的红细胞将在脾、肝和骨髓等处被巨噬细胞吞噬。

2）白细胞：是一种有核的球形细胞，体积一般比红细胞大，能以变形运动的方式穿过毛细血管壁，进入结缔组织或淋巴组织，发挥防御和免疫功能。根据细胞质内有无特殊颗粒，可将白细胞分为有粒白细胞和无粒白细胞两类。有粒白细胞常简称粒细胞，根据其特殊颗粒的染色特点，又分为中性粒细胞、嗜酸性粒细胞和嗜碱性粒细胞3种；无粒白细胞包括单核细胞和淋巴细胞。

中性粒细胞：是白细胞中数量最多的一种。细胞核呈弯曲的杆状或分叶状，细胞质内有许多均匀、染成淡红色的细小颗粒。中性粒细胞具有趋化作用和吞噬功能，吞噬对象以细菌为主。当机体受细菌感染时，白细胞计数增高，且中性粒细胞的百分比显著增高。

嗜酸性粒细胞：核常分为两叶，胞质中充满粗大的嗜酸性颗粒，染成橘红色。嗜酸性颗粒也是一种溶酶体，除含一般溶酶体酶外，还有组胺酶、芳基硫酸酯酶及阳离子蛋白。组胺酶能分解组胺，芳基硫酸酯酶能灭活白三烯，从而减轻过敏反应；阳离子蛋白具有很强的杀灭寄生虫的作用。

嗜碱性粒细胞：是数量最少的白细胞。核分叶，呈"S"形或不规则形，着色浅。胞质内含大小不等、分布不均的嗜碱性颗粒，染成监紫色，常覆盖在核表面。嗜碱性粒细胞可分泌肝素、组胺、白三烯和嗜酸性粒细胞趋化因子等，这与肥大细胞分泌的物质相同，也参与过敏反应。

单核细胞：是体积最大的白细胞。核呈肾形或马蹄铁形，着色浅。胞质丰富，呈灰蓝色，内含许多细小的淡紫色嗜天青颗粒，即溶酶体。单核细胞在血液中停留较短时间，以活跃的变形运动穿出毛细血管壁，进入其他组织而分化为各种类型的巨噬细胞，行使吞噬功能。

淋巴细胞：依体积大小分为大、中、小淋巴细胞3种类型，其中以小淋巴细胞数量最多。

根据发生部位、表面结构特征和免疫功能等不同，淋巴细胞分为3类：T细胞、B细胞、NK细胞。T细胞与细胞免疫有关；B细胞受抗原刺激后增殖分化为浆细胞，产生抗体，参与体液免疫。

3）血小板：是骨髓巨核细胞脱落的细胞质小片，体积小，直径2~4μm，成双凸圆盘状，无细胞核，但有一些细胞器。血小板的功能是参与止血和凝血过程，还有保护血管内皮，参与内皮修复的功能。

（3）血细胞的发生概况：血细胞不断的衰老、凋亡，同时又有新的血细胞产生，两种过程保持相对平衡，从而维持血液内各种血细胞的正常值和比例关系。血细胞起源于造血器官的造血干细胞，造血干细胞又称多能干细胞，可增殖分化为各种定向干细胞。各种定向干细胞增殖分化，逐渐形成各系的成熟的血细胞。

💡重点提示　血细胞的分类、作用及正常值。

（三）肌组织

肌组织主要由肌细胞构成，肌细胞之间有少量结缔组织、血管、淋巴管和神经等。肌细胞呈细长的纤维状，所以又称肌纤维。肌纤维的细胞膜称为肌膜，细胞质称为肌浆。

根据结构和功能特点，肌组织分为骨骼肌、心肌、平滑肌3类。骨骼肌一般借肌腱附于骨骼，收缩迅速而有力，骨骼肌的收缩活动受意识控制，为随意肌；平滑肌分布于内脏及血管等处，收缩缓慢而持久；心肌分布于心壁等处，收缩具有自动节律性；心肌和平滑肌的活动不受意识控制，为不随意肌。

1.骨骼肌　骨骼肌纤维呈细长圆柱形，内有多个甚至数百个椭圆形细胞核，靠近肌膜分布。肌浆内有大量与骨骼肌纤维长轴相平行的肌原纤维，每条肌原纤维上都有许多相间排列的明带和暗带，相邻各肌原纤维的明带和暗带整齐地排列在同一平面上，因而使肌纤维在纵切面上呈现出明暗相间的周期性横纹（图2-152），故骨骼肌又称横纹肌。明带称为I带，暗带称为A带。暗带中央有一色浅的窄带，称为H带，H带中央有一条色深的M线。在明带中央也有一条色深的线，称为Z线。相邻两条Z线之间的一段肌原纤维称为肌节（图2-153）。每个肌节由1/2I带+A带+1/2I带组成。肌节是肌原纤维结构和功能的基本单位。

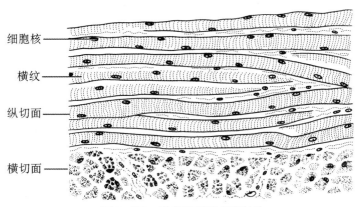

细胞核
横纹
纵切面
横切面

图2-152　骨骼肌纤维光镜结构

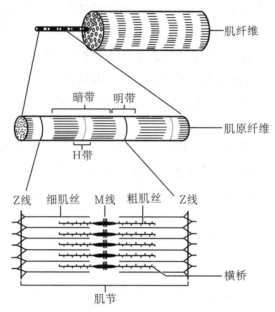

图2-153　骨骼肌纤维逐级放大示意图

2.心肌　心肌纤维呈短圆柱形，有分支。多数心肌纤维有1个椭圆形的细胞核，少数有2个核，位于细胞中央。心肌纤维也有横纹，但不如骨骼肌的横纹明显。心肌纤维的互相连接处，有一条染色较深的带状结构，称为闰盘（图2-154）。

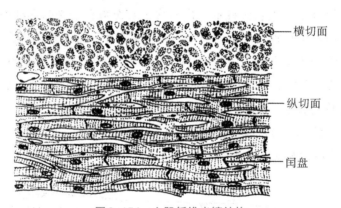

图2-154　心肌纤维光镜结构

🔆**重点提示**　相邻心肌纤维分支连接处可见颜色较深染的闰盘，是心肌纤维间互递信息处。

3.平滑肌　平滑肌纤维呈细长梭形，细胞核呈椭圆形，位于细胞中央，构成细胞最粗的部分。在横切面上，细胞的直径粗细不等。

（四）神经组织

神经组织由神经细胞和神经胶质细胞组成。神经细胞又称神经元，是神经系统结构和功能的基本单位，具有接受刺激、整合信息合传导冲动的功能。神经胶质细胞简称为神经胶质，对神经元起支持、保护、营养和绝缘等作用。

1.神经元

（1）神经元的形态结构：神经元的形态多样，大小不一，都有突起。因此，神经元的基本结构包括细胞体和突起两部分（图2-155）。

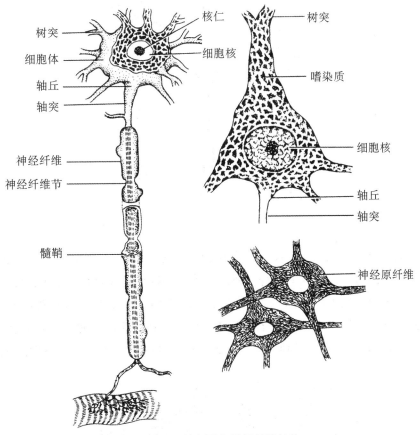

图2-155　神经元和神经纤维结构

1）细胞体：是神经元的功能活动中心。其形态多样，体积大小相差悬殊。胞体中央有大而圆的细胞核，细胞核染色淡，核仁大而明显。细胞质内除一般的细胞器外，尚有两种特殊的细胞器，即嗜染质和神经原纤维。嗜染质又称尼氏体（Nissl body），呈斑块状，均匀分布于胞质中（图2-155），具强嗜碱性。电镜下观察，嗜染质由发达的粗面内质网和游离核糖体构成，表明神经元具有活跃的合成蛋白质的功能。神经原纤维呈细丝状交织成网，在镀银染色标本中呈棕黑色。神经原纤维具有细胞骨架的作用，还与营养物质、神经递质及离子的运输有关。

2）突起：分为树突和轴突。

树突：每个神经元一般有1个至多个，较短，呈树枝状分支，分支的表面常见大量的短小突起，称为树突棘。树突的功能是接受刺激。

轴突：每个神经元只有1个，长短不一，短的仅数微米，长的可达1m以上。光镜下，可见胞体发出轴突的部位呈圆锥形，称为轴丘，此区域不含嗜染质，染色淡，是识别轴突的标志。轴突一般较树突细而长，粗细均匀，分支少，通常在距胞体较远或近末端处才有分支。轴突表面的细胞膜称为轴膜，内含的细胞质称为轴质。轴突的主要功能是将胞体的兴奋传向轴突末端，此外，还有物质运输作用。

（2）神经元的分类

1）按突起的数目：分为假单极神经元、双极神经元和多极神经元3类（图2-156）。

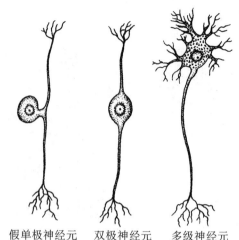

假单极神经元　　双极神经元　　多级神经元

图2-156　不同形态的神经元

假单极神经元：从胞体发出1个突起，在距胞体不远处立即分为两支，一支分布到外周组织或器官，称为周围突；另一支进入中枢神经系统，称为中枢突，如脊神经节的感觉神经元。

双极神经元：胞体发出2个突起，有1个树突和1个轴突，如视网膜双极神经元。

多极神经元：胞体上发出2个以上的突起，1个轴突，其余都是树突，如脊髓前角运动神经元。

2）按神经元的功能：分为感觉神经元、运动神经元和联络神经元3类（图2-157）。

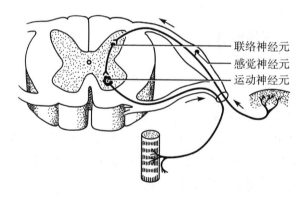

联络神经元
感觉神经元
运动神经元

图2-157　不同功能的神经元

感觉神经元：又称传入神经元，能接受体内外各种刺激，并将神经冲动传入中枢。

运动神经元：又称传出神经元，负责将中枢的信息传递给肌细胞或腺细胞，支配肌肉的运动和腺细胞的分泌活动。

联络神经元：又称中间神经元，在各种神经元之间建立联系，构成复杂的神经通路。

3）按神经元释放递质的性质：分为胆碱能神经元、肾上腺素能神经元和肽能神经元3类。

（3）突触：是神经元与神经元之间，或神经元与效应细胞之间的细胞连接，是传递神经信息的功能结构。根据神经冲动传递的方式突触可分为电突触和化学突触两类。电突触实际是缝隙连接，以电流作为信息载体；化学突触是最常见的连接形式，以神经递质作为传递信息的媒介。一般所说的突触即指化学突触而言。电镜下观察，化学突触由突触前成分、突触后成分和突触间隙3部分组成（图2-158）。

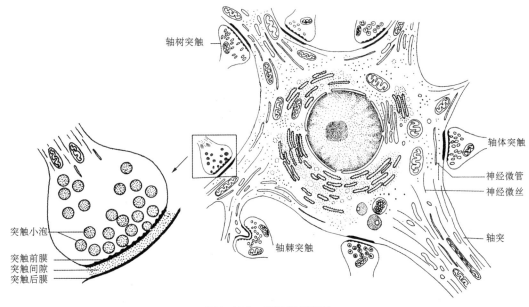

图2-158　突触超微结构

💡**重点提示**　突触是神经元与神经元之间，或神经元与效应细胞（肌细胞、腺细胞等）之间的细胞连接，是传递神经信息的功能结构。

1）突触前成分：指突触前神经元轴突末端的膨大部位，胞质内有许多线粒体和含神经递质的突触小泡。与突触后成分相对应的细胞膜称为突触前膜。

2）突触后成分：是与突触前膜相对的部位，主要包括突触后膜，突触后膜上有接受神经递质的特异性受体。

3）突触间隙：是突触前、后膜之间的间隙。当突触前神经元的兴奋沿轴膜传至突触前膜时，突触小泡与突触前膜接触并与之融合，以胞吐的方式将神经递质释放到突触间隙，神经递质与突触后膜上的特异性受体结合，导致突触后神经元或效应细胞的膜电位发生变化。于是，信息便由一个神经元传向另一个神经元或效应细胞。

2.神经胶质细胞　神经胶质细胞广泛分布于中枢神经系统和周围神经系统，其数量为神经元的10~50倍。神经胶质细胞是一种有突起的细胞，但无树突和轴突之分。按分布部位分为中枢神经系统的神经胶质细胞和周围神经系统的神经胶质细胞两类。

（1）中枢神经系统的神经胶质细胞：有4种。①星形胶质细胞：突起较多，在毛细血管周围形成胶质膜，参与组成血脑屏障。②少突胶质细胞：主要参与构成中枢神经系统神经纤维的形成。③小胶质细胞：具有吞噬功能。④室管膜细胞：覆盖于脑室和脊髓中央管的内表面，具有支持作用。

（2）周围神经系统的神经胶质细胞：有两种。①施万细胞（Schwann cell）：又称神经膜细胞，参与构成周围神经系统的神经纤维。②卫星细胞：参与构成神经节。

3.神经纤维　由神经元的长突起及其包绕在周围的神经胶质细胞构成。根据胶质细胞是否形成髓鞘，可分为有髓神经纤维和无髓神经纤维两种。

（1）有髓神经纤维：在周围神经系统，有髓神经纤维的中央为神经元的长突起，周围包有施万细胞膜形成的多层膜结构，称为髓鞘。髓鞘呈节段性包绕轴索，其间的狭窄处称为郎飞结（Ranvier node），此处的轴膜是裸露的。相邻2个郎飞结之间的一段神经纤维称为节间体，每个节间体的外周包有1个施万细胞（图2-159）。

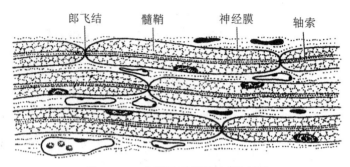

图2-159　有髓神经纤维（纵切面）

中枢神经系统的有髓神经纤维，其结构与周围神经系统的有髓神经纤维基本相似，不同之处主要在于形成髓鞘的细胞是少突胶质细胞。

（2）无髓神经纤维：由轴索及包在外面的神经胶质细胞构成，但无髓鞘和郎飞结。

神经纤维的功能是传导神经冲动，兴奋传导是在轴膜上进行的。有髓神经纤维的髓鞘具有绝缘作用，仅郎飞结处的轴膜裸露，兴奋从一个郎飞结到另一个郎飞结呈现跳跃式传导，因此传导速度快。无髓神经纤维没有髓鞘和郎飞结，神经冲动只能沿轴膜连续传导，因此传导速度慢。

4.神经末梢　神经末梢是周围神经纤维的终末部分，在全身各组织器官内形成各种末梢装置。按功能分为感觉神经末梢和运动神经末梢两类。

（1）感觉神经末梢：是感觉神经元周围突的末端，它们与周围的其他组织共同构成感受器。感受器将各种刺激转变为神经冲动，通过感觉神经纤维传入中枢，产生感觉。感觉神经末梢可分为游离神经末梢和有被囊的神经末梢两类（图2-160）。

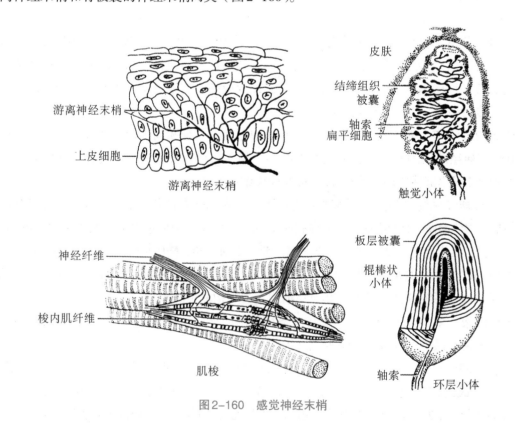

图2-160　感觉神经末梢

138

1）游离神经末梢：由感觉神经纤维终末部分失去髓鞘，分支形成。它主要分布于上皮组织和结缔组织内，感受痛、冷、热和轻触的刺激。

2）有被囊的神经末梢：形式多样，主要包括：①触觉小体，呈卵圆形，分布于皮肤真皮的乳头层内，以手指掌侧的皮肤内最多，能感受触觉。②环层小体，呈圆形或卵圆形，广泛分布于皮下组织、肠系膜、韧带和关节囊等处，能感受压觉和振动觉。③肌梭，是分布于骨骼肌内的长梭形结构，表面为结缔组织被囊，内有数条骨骼肌纤维，称为梭内肌，肌梭属于本体感受器，能感受肌张力的变化和运动的刺激。

（2）运动神经末梢：是运动神经纤维在肌组织和腺体的终末结构，能支配肌纤维的收缩和调节腺体的分泌活动。它可分为躯体运动神经末梢和内脏运动神经末梢。

1）躯体运动神经末梢：分布于骨骼肌。支配骨骼肌的运动神经纤维，在接近骨骼肌纤维时失去髓鞘，裸露的轴突发出爪状分支，每个分支再形成扣状膨大附着于肌纤维表面，并与之连接，这种结构称为运动终板（图2-161）。

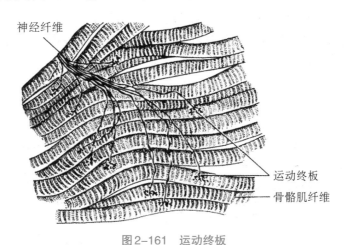

图2-161 运动终板

2）内脏运动神经末梢：是内脏运动神经纤维分布于心肌、平滑肌和腺体等处所形成的终末结构。

二、人胚发生和早期发育

人体胚胎发育始于受精卵，它经过细胞分裂、分化及生长发育，直至形成成熟胎儿并娩出。人体胚胎在母体子宫内的发育历经约266天（38周），此过程可分为3个时期。①胚前期：从受精到第2周末二胚层胚盘出现。②主胚期：从第3周至第8周末。③胎儿期：从第9周至出生。前两期受精卵由单个细胞经过迅速而复杂的增殖分化，发育为具有各器官、系统与外形的胎儿雏形。后一期的胎儿逐渐长大，各器官、系统继续发育，多数器官出现不同程度的功能活动。本章仅介绍人体胚胎的发生和早期发育，自受精至第8周末的发育过程，包括胚前期和主胚期。

（一）生殖细胞的成熟与受精卵的发育

1. 生殖细胞的成熟

（1）精子的成熟：精子是男性生殖细胞，由睾丸的生精小管产生，其发育依次经过精原细胞、初级精母细胞、次级精母细胞、精子细胞、精子5个过程。从精原细胞到精子的形成需64~75天，在附睾内经2周左右继续发育成熟，逐渐获得运动能力。

每个初级精母细胞，经过2次成熟分裂形成4个精子，它们都只有23条染色体，其中2个精子的染色体是23，X，另2个精子的染色体是23，Y，X染色体及Y染色体为性染色体。精子进入女性生殖管道后经子宫和输卵管和分泌物的作用，才获得受精能力。精子在女性生殖管道内能存活1~3天，但受精能力可维持24小时。

（2）卵子的成熟：卵细胞是女性生殖细胞，由卵巢产生，其发育依次经过初级卵母细胞、次级卵母细胞及成熟卵细胞。初级卵母细胞经过2次成熟分裂，形成1个大而成熟的卵细胞和3个小而圆的极体。排卵时，次级卵母细胞处于第2次减数分裂的中期，只有在受精时，才能完成第2次减数分裂，成为成熟的卵细胞，否则，卵细胞不能成熟，并于排卵后12~24小时退化。

2.受精　精子与卵子结合，形成受精卵的过程称为受精。

（1）受精的部位、时间及过程：受精的部位多在输卵管壶腹部，受精的时间一般发生在排卵后24小时以内，因为卵细胞在排出12~24小时后生命力逐渐下降甚至死亡。受精的过程：当精子穿越卵细胞周围的放射冠及透明带时，其顶体释放顶体酶，这一过程称为顶体反应。而后精子头部与卵细胞膜融合，随即精子头部进入卵细胞内。卵细胞受精子的激发完成第2次成熟分裂。此时精子的核和卵细胞的核分别称为雄性原核和雌性原核，然后两核相互靠近，核膜消失，互相融合，即形成二倍体的受精卵（图2-162）。

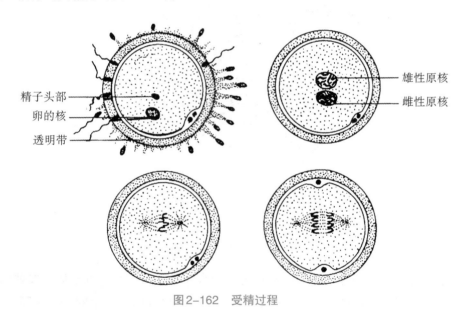

图2-162　受精过程

（2）受精的意义：受精标志着新生命的开始，受精卵经生长发育，逐渐形成一个新个体；染色体数目恢复为23对，一半来自父方，一半来自母方，因此，受精卵具有双亲的遗传物质，同时具有与亲代不同的性状；决定新个体的遗传性别，如果核型为23，X的精子与卵子受精，受精卵的核型即为46，XX，由此发育成的新个体的遗传性别就是女性；如果核型为23，Y的精子与卵子结合，受精卵的核型便为46，XY，新个体的遗传性别就是男性。

💡重点提示　受精的部位、时间、过程及意义。

3.受精卵的发育

（1）卵裂和胚泡的形成：受精卵一旦形成，便开始一边向子宫腔方向运行，一边进行细胞分裂。由于子细胞被透明带包裹，在分裂间期无生长过程，仅原受精卵的胞质被不断分到子细胞中，因而随着细胞数目增加，细胞体积逐渐变小。受精卵的这种特殊的有丝分裂，称为卵裂。卵裂产生的子细胞，称为卵裂球。在受精后72小时，受精卵分裂成12~16个细胞，形似桑椹，称为桑椹胚（图2-163）。在卵裂的同时，受精卵逐渐向子宫腔方向移动，桑椹胚继续分裂，并由输卵管进入子宫腔。进入子宫腔的桑椹胚细胞继续分裂，数目逐渐增多，当卵裂球数达到100个左右时，细胞间出现若干小的腔隙，它们逐渐汇合成一个大腔，腔内充满液体。此时透明带开始溶解，胚呈现为囊泡状，故称胚泡。胚泡由胚泡腔、滋养层和内细胞群3部分组成（图2-164）。胚泡腔内含液体；滋养层由单层细胞构成，可吸收营养，故称滋养层，其中与内细胞群相邻的部分又称极端滋养层，将来发育成胎盘；内细胞群将来发育成胎儿。胚泡于受精后的第4天形成并进入子宫腔。

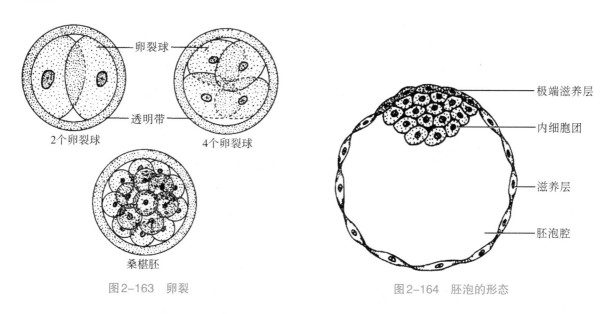

图2-163 卵裂

图2-164 胚泡的形态

（2）植入：胚泡埋入子宫内膜的过程，称为植入。植入开始于受精后的第6~8天，至第11~12天完成。

植入的过程：胚泡植入时，其内细胞群侧的滋养层首先与子宫内膜接触，并分泌蛋白水解酶将之接触的子宫内膜溶解，形成缺口，胚泡由此陷入子宫内膜，随着胚泡的逐渐陷入，缺口周围的上皮细胞增生，将缺口修复，至此胚泡即完全植入子宫内膜（图2-165）。

植入的部位：胚泡通常植入在子宫底或子宫体部，多见于后壁。若植入位于近宫颈处，在此形成的胎盘，称为前置胎盘，在妊娠后期或分娩时，易发生胎盘早期剥离而引起严重出血。若植入在子宫以外部位，称为异位妊娠或宫外孕，常发生在输卵管，偶见于子宫阔韧带、肠系膜、子宫直肠陷窝，甚者卵巢表面。宫外孕胚胎多因营养供应不足，早期死亡；少数植入输卵管的胚胎发育到较大后，引起输卵管破裂和大出血。

💡**重点提示** 植入的定义、条件及部位。

（3）蜕膜：胚泡植入后的子宫内膜正处于分泌期，植入后血液供应更丰富，腺体分泌更旺盛，基质细胞变得十分肥大，富含糖原和脂滴，内膜进一步增厚，子宫内膜的这些变化称为蜕膜反应，此时的子宫内膜功能层称为蜕膜。

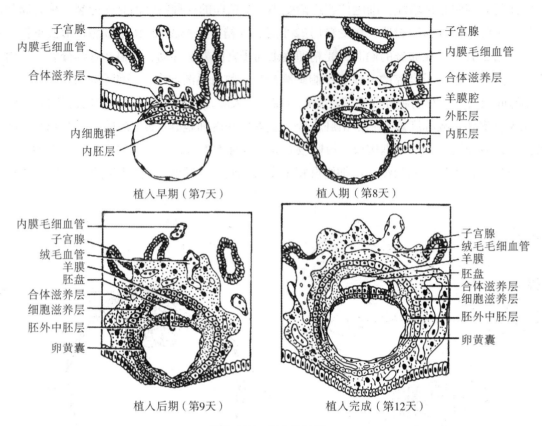

子宫腺
内膜毛细血管
合体滋养层
内细胞群
内胚层

植入早期（第7天）

子宫腺
内膜毛细血管
合体滋养层
羊膜腔
外胚层
内胚层

植入期（第8天）

内膜毛细血管
子宫腺
绒毛血管
羊膜
胚盘
合体滋养层
细胞滋养层
胚外中胚层
卵黄囊

植入后期（第9天）

子宫腺
绒毛毛细血管
羊膜
胚盘
合体滋养层
细胞滋养层
胚外中胚层
卵黄囊

植入完成（第12天）

图2-165　植入的过程

　　根据蜕膜与胚胎的关系，蜕膜可分为3部分：即位于胚泡深面的部分，称为基蜕膜；包被于胚泡表面的部分，称为包蜕膜；其他的部分称为壁蜕膜。而壁蜕膜与包蜕膜之间的部分为子宫腔。随着胚胎的逐渐生长发育，包蜕膜与壁蜕膜之间的子宫腔逐渐变窄，最后壁蜕膜与包蜕膜融合，子宫腔消失（图2-166）。

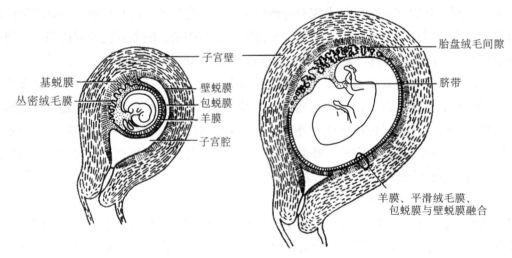

子宫壁
基蜕膜
丛密绒毛膜
壁蜕膜
包蜕膜
羊膜
子宫腔

胎盘绒毛间隙
脐带
羊膜、平滑绒毛膜、包蜕膜与壁蜕膜融合

图2-166　胚胎与子宫蜕膜的关系

（二）三胚层的形成和分化

1.三胚层的形成

（1）内胚层和外胚层的形成：胚胎发育至第2周初，胚泡的内细胞群朝向胚泡腔一侧的细胞增殖分化，形成一层立方形细胞，即为内胚层。

内胚层与极端滋养层之间出现的一层柱状细胞称为外胚层，内、外胚层紧密相贴，形成一个圆盘状结构称为胚盘（图2-165至图2-168）。胚盘的外胚层一侧为背侧，内胚层一侧为腹侧，胚盘是人体发生的原基。在胚盘形成的同时，外胚层背侧由羊膜上皮围成一腔，称为羊膜腔，内有羊水。内胚层腹侧形成一小囊，称为卵黄囊。

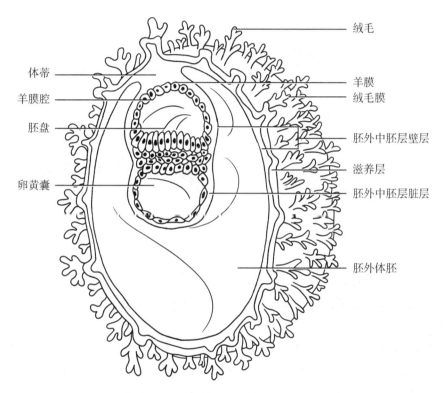

图2-167　第3周初胚的剖面

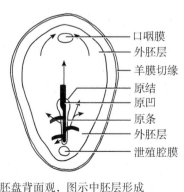

胚盘背面观，图示中胚层形成
过程中细胞迁移方向

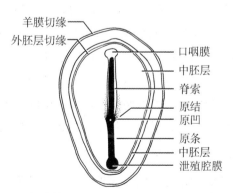

切除外胚层，图示已形成的中胚层及脊索、
原条、口咽膜和泄殖腔膜

图2-168　第18天的胚盘

143

（2）中胚层的形成：第3周初，在外胚层正中线的一侧，细胞增殖形成一条细胞索，称为原条。在原条形成的同时，原条的细胞向深部迁移，进入内、外胚层之间，并在此形成新的细胞层，称为中胚层。出现原条的一端为胚盘的尾端，另一端为胚盘头端。原条的头端膨大，为原结。从原结向头端增生迁移的细胞，在内、外胚层之间形成一条单独的细胞索，称为脊索。原条和脊索是胚胎早期的中轴结构。随着胚体的发育，原条缩短消失，脊索则退变成椎间盘内的髓核（图2-169）。

2.三胚层的分化 在胚胎发育过程中，结构与功能相同的细胞，分裂、增殖，形成结构和功能不同的细胞，称为分化。从第4~8周，三胚层的细胞经分化和增殖形成人体的各种细胞、组织及器官原基（图2-169）。

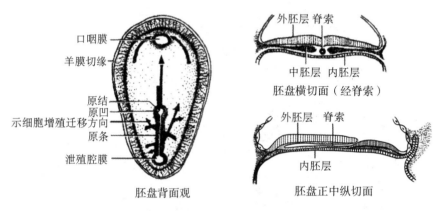

口咽膜
羊膜切缘
原结
原凹
示细胞增殖迁移方向
原条
泄殖腔膜
胚盘背面观

外胚层 脊索
中胚层 内胚层
胚盘横切面（经脊索）

外胚层 脊索
内胚层
胚盘正中纵切面

图2-169 三胚层胚盘

（1）内胚层的早期分化：胚盘的两侧缘向腹侧面卷曲，使平膜状的胚盘变成圆桶状的胚体。内胚层被包入胚体形成原始消化管，即原肠。原肠将分化为消化管、消化腺、呼吸道、肺和膀胱等器官的上皮。

（2）中胚层的早期分化：中胚层在脊索两旁从内向外依次分化为轴旁中胚层、间介中胚层和侧中胚层（图2-170）。轴旁中胚层为脊索两侧的纵行细胞索，断裂为块状的体节。体节主要分化为背侧的皮肤真皮、骨骼肌和椎骨。间介中胚层指体节外侧的中胚层，分化为泌尿生殖系统的主要器官。侧中胚层指间介中胚层外侧的中胚层，内部出现胚内体腔后便分为体壁中胚层和脏壁中胚层两部分。胚内体腔将分化为心包腔、胸膜腔和腹膜腔。

（3）外胚层的早期分化：外胚层受脊索诱导使其正中部分增厚，形成神经板。神经板中央沿长轴下陷形成神经沟，沟两侧边缘隆起称为神经褶。神经褶在神经沟中段愈合，向头尾两端进展，愈合后神经沟完全封闭为神经管（图2-170）。神经管是中枢神经系统的原基，将分化为脑和脊髓及松果体、神经垂体和视网膜等。外胚层的其他部分主要分化为皮肤的表皮及其附属器等。至第8周末，胚体外表可见眼、耳和鼻及四肢，已具人形。

（三）胎膜与胎盘

胎膜和胎盘是对胚胎起保护、营养、呼吸、排泄等作用的附属结构，不参与胚胎本体的形成。有的结构还有内分泌功能。胎儿娩出后，胎膜、胎盘即与子宫分离并被排出体外，总称胞衣。

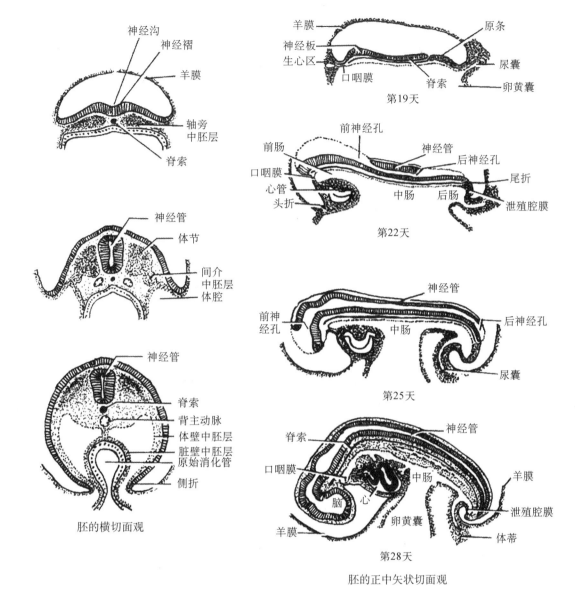

图2-170　胚盘横切，图示胚层的早期分化

1.胎膜　包括绒毛膜、羊膜、卵黄囊、尿囊和脐带（图2-171）。

（1）绒毛膜：由滋养层和衬于其内面的胚外中胚层发育而成。胚胎发育到第2周，植入完成后，滋养层和胚外中胚层的细胞共同向周围生长，形成许多细小的突起，称为绒毛。此时胚泡的滋养层就称为绒毛膜。在绒毛膜内的胚外中胚层形成血管，血管内含有胎儿的血液。

胚胎早期，绒毛均匀分布于绒毛膜表面，后来与包蜕膜相接的绒毛由于供血不足而逐渐退化消失，故称平滑绒毛膜；而与基蜕膜相邻接的绒毛供血充足，发育旺盛，反复分支，呈树枝状，称为丛密绒毛膜。绒毛膜的主要功能是从母体子宫吸收氧气和营养物质供胎儿生长发育，并排出胎儿的代谢产物。

（2）羊膜：为半透明的薄膜。最初附于胚盘的周缘，羊膜腔位于胎盘的背侧，随着胚盘向腹侧卷曲，羊膜的附着缘移向胚体的腹侧面，羊膜腔也逐渐向腹侧扩展。最后，羊膜的附着线移到胎儿脐带根部，此时胎儿完全游离于羊膜腔内。由于羊膜腔的逐渐扩大，使羊膜和平滑绒毛膜逐渐接近，最终融合，胚外体腔消失。

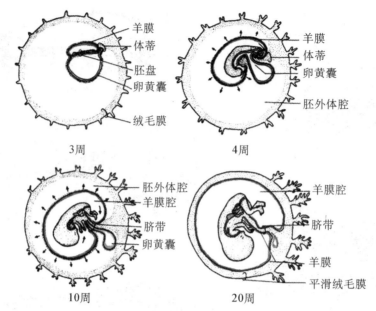

图2-171 胎膜的形成

羊膜腔内的淡黄色液体，称为羊水。主要由羊膜不断分泌产生，其中也含有胎儿的排泌物。羊水不断产生又不断被羊膜吸收和被胎儿吞饮，所以羊水是不断更新的。

羊水能保护胎儿，免受外力的振动及挤压；防止胎儿肢体与羊膜发生粘连；分娩时扩张宫颈或冲洗、润滑产道。

（3）卵黄囊：人类胚胎卵黄囊位于原始消化管腹侧，无卵黄，卵黄囊被包入脐带后，与原始消化管相连的卵黄蒂闭锁，卵黄囊也退化消失。

（4）尿囊：是卵黄囊的尾端向体蒂内伸出的一个盲管，将分化为尿囊动脉和尿囊静脉，两者将进一步演化为脐动脉和脐静脉。

（5）脐带：是连于胎儿脐部与胎盘之间的条索状结构。由羊膜包绕体蒂、尿囊及卵黄囊等结构构成，内含有1对脐动脉和1条脐静脉。脐带是胎儿与胎盘的血管通道，也是胎儿与母体间物质交换的通道。

2.胎盘

（1）胎盘的形态结构：足月胎儿的胎盘呈圆盘状，由胎儿的丛密绒毛膜和母体子宫的基蜕膜构成。胚盘的胎儿面覆盖着羊膜而平滑，其中央与脐带相连。胎盘的母体面粗糙。胎盘被不规则的浅沟分为15~20个稍为突起的胎盘小叶。小叶之间有基蜕膜形成的胎盘隔。胎盘隔之间的腔隙，称为绒毛间隙，其内充满母体血液，绒毛浸于血液之中（图2-172）。

胎儿血与母体血在胎盘内进行物质交换所经过的结构，称为胎盘屏障。胎盘屏障由合体滋养层、细胞滋养层、基膜、绒毛膜内结缔组织、毛细血管基膜及内皮细胞构成。胎盘屏障能阻止母体血液内的大分子物质进入胎儿体内，对胎儿有保护作用，但对抗体，大多数药物、激素、部分病毒（如风疹病毒、麻疹病毒、水痘-带状疱疹病毒及人类免疫缺陷病毒）和螺旋体等无屏障作用，故孕妇用药需慎重，并应预防感染。

（2）胎盘的功能

1）物质交换：当胎儿血液流经胎盘时，胎儿生长发育所需的营养物质和氧气通过胎盘屏障从母体血液中获得，同时又将自身的代谢产物和二氧化碳排泄到母体血液内，然后再由母体排出体外。

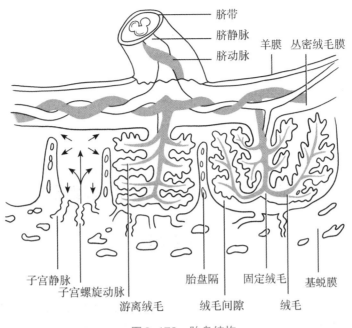

图 2-172 胎盘结构

2）内分泌功能：胎盘的合体滋养层能分泌多种激素，如人绒毛膜促性腺激素（HCG）、雌激素、孕激素和绒毛膜促乳腺生长激素（HCS）等，对维持妊娠、保证胎儿正常发育起着重要作用。

💡重点提示　胎盘的形态结构和功能。

🏛思政课堂

吸烟与胎儿畸形

每天吸烟不足10支的孕妇，其胎儿出现畸形的危险性比不吸烟者增加10%；每天吸烟超过30支的孕妇，其胎儿出现畸形的危险性增加90%。吸烟引起胎儿畸形主要是由于尼古丁使胎盘血管收缩，胎儿缺血，一氧化碳进入胎儿血液并使胎儿缺氧。另外，吸烟所产生的其他有害物质，如氰酸盐，也可影响胎儿的正常发育。吸烟不仅引起胎儿先天畸形，严重者可导致胎儿死亡和流产。

讨论

1.胎儿畸形的分类有哪些？

2.除吸烟外，还有哪些因素可导致胎儿畸形？

本节小结

PPT课件

课后练习

（王士珍　傅玉峰）

第三章　生理学

第一节　生命活动的基本特征和调节

学习目标

知识目标：

1.掌握内环境、稳态的概念及生理意义，人体生理功能调节的方式、特点。

2.熟悉生命活动的基本特征，正反馈、负反馈的概念及意义。

3.了解生理学的研究内容、研究方法及在医学课程中的地位。

技能目标：

1.能科学地认识生命的基本特征。

2.能根据生理学学科的特点，掌握生理学的学习方法。

素质目标：

1.具备尊重生命、爱护环境的道德行为。

2.养成运用辩证唯物主义的观点认识生命活动。

生理学是生物学的一个分支，是研究机体功能活动及其规律的科学，属于实验科学。生理学一般可以分为植物生理学、动物生理学和人体生理学等。

人体生理学的研究对象是具有生命活动的正常人体及其各系统、器官和细胞。人体生理学研究人体生命活动发生的具体过程，产生条件和机制，以及人体内外环境变化对生命活动的影响，为人类的防病治病和健康等提供科学的理论依据。它是医学教育中一门十分重要的基础学科。

一、生命活动的基本特征

生物体具有生命活动。生物学家通过观察和研究，发现生命活动至少包括3种基本表现，即新陈代谢、兴奋性和生殖。这些都是生物体所特有的，是生命活动的基本特征。

（一）新陈代谢

新陈代谢（metabolism）指机体与周围环境之间不断地进行物质交换和能量交换，实现自我更新的过程。它包括合成代谢（同化作用）和分解代谢（异化作用）两个方面。机体不断从外界摄取营养物质，并将其合成、转化为自身物质，同时储存能量的过程称为合成代谢；机体不断分解自身物质，同时释放能量供生命活动所需，并将其分解产物排出体外的过程称为分解代谢。新陈代谢过程中物质的合成与分解称为物质代谢，在物质的合成与分解过程中伴随能量的释放、转移、储存和利用的过程称为能量代谢。因此，新陈代谢又包含物质代谢和能量代谢两个密不可分的过程。新陈代谢是生命活动的最基本特征，新陈代谢一旦停止，生命也随之终结。

（二）兴奋性

兴奋性（excitability）指机体或组织感受刺激发生反应的能力或特性。

1.刺激与反应 能被机体或组织感受到的环境变化，称为刺激。刺激的种类很多，按其性质可分为物理性刺激（如声、光、电、温度、机械、射线等），化学性刺激（如酸、碱、盐、药物等），生物性刺激（如细菌、病毒等）和社会心理性刺激等。

机体或组织接受刺激后所发生的一切变化，称为反应。反应有两种基本表现形式，即兴奋和抑制。兴奋指机体或组织接受刺激后，由相对静止变为活动状态或活动由弱变强。抑制指机体或组织接受刺激后，由活动变为相对静止状态或活动由强变弱。

2.衡量兴奋性的指标——阈值 任何刺激要引起机体或组织发生反应必须具备3个条件，即足够的刺激强度、足够的刺激持续时间和一定的强度–时间变化率（单位时间内强度变化的幅度）。在生理学实验和医疗实践中，电刺激是常用的刺激方法，因为电刺激的刺激强度、持续时间和强度–时间变化率均容易控制，而且对组织损伤较小。如果将刺激持续时间、强度–时间变化率固定不变，刺激必须达到一定的强度，才能引起组织发生反应。把引起组织发生反应的最小刺激强度，称为阈强度，简称阈值。阈值可反映组织兴奋性的高低，它与兴奋性呈反变关系，即阈值越大说明组织的兴奋性越低，阈值越小说明组织的兴奋性越高。因此，阈值是衡量组织兴奋性高低的指标。神经、肌肉和腺体的兴奋性较高，反应迅速而明显，并伴有动作电位的产生（参见细胞的生物电现象），因此称它们为可兴奋组织。相当于阈强度的刺激称为阈刺激，高于阈强度的刺激称为阈上刺激，低于阈强度的刺激称为阈下刺激。

💡重点提示 *兴奋性的概念。*

（三）生殖

生物体发育成熟后，产生与自己相似的子代个体的功能称为生殖。生物个体只有通过生殖活动产生新个体才能使生命、种族得以延续。所以，生殖是生命活动的基本特征之一。

二、人体与环境

机体的一切生命活动都是在一定的环境中进行的。脱离环境，机体或细胞将无法生存。

（一）人体与外环境

自然界是人体赖以生存的环境，称为外环境，包括自然环境和社会环境。自然环境指自然界中气候、气压、温度、湿度、光照、水和地理环境等各种因素的总和，是人体生存的基本条件。社会环境包括政治、经济、文化、人际关系和心理变化等。

（二）内环境与稳态

机体的绝大多数细胞并不直接与外环境相接触，而是生活在体内的液体环境中。机体内的液体总称为体液，成人体液总量约占体重的60%，其中约2/3存在于细胞内，称为细胞内液；约1/3存在于细胞外，称为细胞外液，包括血浆、组织液、淋巴液、房水和脑脊液等。细胞外液就是细胞直接生活的液体环境，细胞代谢所需的营养直接由细胞外液提供，细胞的代谢产物也首先排到细胞外液中。生理学中把体内细胞直接生存的环境称为机体的内环境（internal environment）。内环境是细胞直接进行新陈代谢的场所，对细胞的生存及维持细胞的生理功能十分重要。

外环境的各种因素经常变化，而内环境的各种理化因素（如温度、酸碱度、渗透压及各种离子的浓度等）经常保持相对恒定。这种内环境中各种理化因素保持相对稳定的状态称为内环境稳态（homeostasis）。在高等动物中，内环境稳态是机体维持正常生命活动的必要条件。稳态包括两方面含义：一方面指细胞外液理化特性总在一定水平上保持相对恒定，不随外环境的变动而明显变化。另一方面指这个恒定状态并不是完全固定不变的，而是一种动态平衡。因此，稳态是一个相对稳定的状态。

在机体的生存过程中，内环境稳态既受外环境多种因素变化的影响，又受体内细胞代谢活动的影响。内环境稳态是一种动态平衡，机体的正常生命活动正是在稳态的不断破坏和不断恢复过程中得以维持和进行的。从广泛意义上讲，稳态的概念已不是专指内环境理化特性的动态平衡，也可泛指机体各个水平功能状态的相对稳定。如果内环境稳态不能维持，疾病就会随之发生，甚至危及生命。

三、人体功能活动的调节

人体生理功能的调节指机体对内、外环境变化所做出的适应性反应。在生理情况下，通过体内各细胞、器官和系统功能活动的相互协调与配合，构成一个统一的整体，以适应各种内、外环境的变化，维持机体内环境的稳态。

（一）人体功能调节的方式

人体对各种功能活动进行调节的方式主要有3种，即神经调节、体液调节和自身调节。

1. 神经调节　通过神经系统的活动对机体功能进行的调节称为神经调节，它在整个调节中起主导作用。神经调节的基本方式是反射（reflex）。反射指在中枢神经系统的参与下，机体对刺激产生的规律性反应。反射活动的结构基础是反射弧。反射弧由5个基本部分组成，即感受器、传入神经、神经中枢、传出神经和效应器（图3-1）。每一种反射的完成，都有赖于反射弧结构和功能的完整。反射弧的5个组成部分中，任何一个部分被破坏或出现功能障碍，都将导致这一反射不能完成。神经调节是机体最主要的调节方式，具有迅速、准确、作用时间短暂等特点。

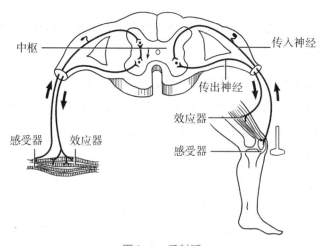

图3-1　反射弧

反射的种类很多，按其形成过程，可分为非条件反射和条件反射两类。非条件反射和条件反射的形成条件、特点及意义见表3-1。

表3-1 非条件反射和条件反射的比较

	非条件反射	条件反射
特点	先天性，终生性，同种类共有	后天性，可以建立，也能消退
神经联系	恒定、稳固的反射弧	暂时、易变的反射弧
中枢	建立在大脑皮质以下各中枢的反射	必须经过大脑皮质的反射
意义	数量有限，可初步适应生存环境	数量可以不断增加，可适应复杂多变的生存环境
举例	吮吸反射、膝跳反射	望梅止渴、画饼充饥

2.体液调节 体液中某些特殊的化学物质通过体液运输对机体功能进行调节的方式称为体液调节。参与体液调节的化学物质主要指内分泌腺和内分泌细胞分泌的激素。激素通过血液运送到全身的组织细胞，对其功能活动进行调节，称为全身性体液调节，是体液调节的主要方式。接受某激素调节的细胞，称为某激素的靶细胞。此外，由组织细胞产生的代谢产物，如CO_2、H^+、乳酸等，可经局部组织液扩散调节邻近细胞的活动，这种调节称为局部性体液调节，也称旁分泌调节，它是体液调节的辅助方式。体液调节的特点是缓慢、作用广泛、持续时间较长。

3.自身调节 体内某些组织细胞不依赖于神经和体液因素的作用，自身对刺激产生的一种适应性反应称为自身调节。自身调节是一种局部调节，其特点是调节范围局限，幅度较小，灵敏度较低，但对维持某些组织细胞功能的相对稳定具有一定作用。

（二）生理功能调节的反馈控制

机体功能活动的3种调节方式中都具有自动化的特点，自动控制系统的基本特点是控制部分与受控部分之间存在双向的信息联系，形成一个"闭环"回路。在机体内，通常将反射中枢或内分泌腺等看作控制部分，而将效应器或靶细胞看作受控部分。控制部分发出的指令作为控制信息到达受控部分改变其活动状态，而受控部分也能够将其活动的状况作为反馈信息送回到控制部分，使控制部分能不断地根据反馈信息来纠正和调整自己的活动，从而实现自动精确的调节（图3-2）。这种由受控部分发出的反馈信息反过来影响控制部分活动的过程称为反馈（feedback）。机体经过指令控制与反馈不断往返的相互调节，使反应更及时、更准确、更完善。反馈主要分为两类，即负反馈和正反馈。

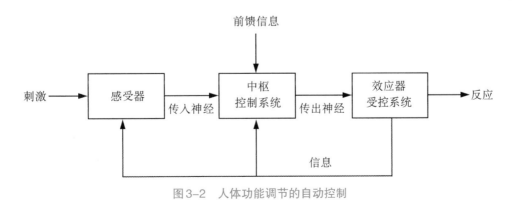

图3-2 人体功能调节的自动控制

1.负反馈 反馈信息与控制信息作用相反的反馈称为负反馈。当某种生理活动过强时，通过这种反馈控制可使该生理活动减弱；而当某种生理活动过弱时，又可反过来引起该生理活动增强。负反馈的意义在于维持机体各种生理功能的相对稳定。

2.正反馈 反馈信息与控制信息作用相同的反馈称为正反馈。正反馈的意义在于促使某些生理活动一旦发动，就迅速加强，直至完成为止。正反馈在体内为数不多，除排尿反射外，还有排便、分娩与血液凝固等过程。

💡**重点提示** 正反馈、负反馈的概念。

🏛 **思政课堂**

最早提出经典条件反射的诺贝尔奖获得者——巴甫洛夫

诺贝尔奖获得者、俄国生理学家伊万·彼得罗维奇·巴甫洛夫（Ivan Petrovich Pavlov，1849—1936）是最早提出经典性条件反射的人。他在研究消化现象时，用一副套具将犬固定，用导管一端从犬腭外侧的唾液腺口收集唾液，导管另一端与记录唾液分泌总量和记录分泌滴数的装置相连。实验开始时，先让铃声响起，此时犬并未分泌唾液，这时的铃声仅是无关刺激。之后，让铃声先于投喂食物数秒响起。将铃声与食物配对多次后，当只让铃声响起而不投喂食物时，也会引起犬分泌唾液。无关刺激铃声因与食物多次配对而成为食物的信号，即条件刺激，从而引起犬分泌唾液这一条件反应。巴甫洛夫将铃声与唾液分泌之间的联系建立称为条件反射。在这类实验基础上，他提出条件反射学说，并以条件反射为指标探讨了高级神经活动规律，提出两种信号系统、高级神经活动类型等学说。心理学以经典条件反射理论为基础推导出厌恶疗法和系统脱敏疗法等行为疗法。

讨论

善于观察、勤于思考对学习生理学的重要性。

本节小结

PPT课件

课后练习

（蒋孝东）

第二节 细胞的基本功能

学习目标

知识目标：

1.掌握细胞膜的跨膜物质转运方式，静息电位和动作电位相关概念、机制。

2.熟悉神经肌肉接头的兴奋传递过程及特点。

3.了解细胞的跨膜信号转导功能，局部电位，兴奋在神经纤维上的传导机制。

技能目标：

1.能运用本节所学基本知识，解释相关临床应用及机制（如心电图、脑电图、细胞水肿）。

2.能根据所学基本知识针对群众和患者进行相关的健康教育及健康指导。

素质目标：

1.具备缜密的逻辑思维能力，充分理解生理学科揭示的生命活动规律。

2.养成严谨、勇于探究的学习精神。

细胞是人体的基本结构和功能单位，细胞的活动是人体一切生命活动的基础。本节主要介绍细胞共性的基本功能，包括细胞膜的物质转运功能、细胞的跨膜信号转导功能、细胞的生物电活动和肌细胞的收缩功能。

一、细胞膜的基本功能

（一）细胞膜的物质转运功能

细胞与周围环境之间的物质交换，是通过细胞膜的转运功能实现的，其转运方式有以下4种。

1.单纯扩散 指脂溶性小分子物质从细胞膜的高浓度一侧向低浓度一侧转运的过程。由于细胞膜的基架是脂质双分子层，脂溶性小分子物质能迅速溶解于脂质双分子层中，可以通过脂质双分子之间的间隙进行扩散。以此方式转运的有O_2、CO_2、N_2、乙醇、尿素等物质，水分子小且不带电也可以此方式转运。影响单纯扩散的主要因素是膜两侧物质的浓度差和膜对该物质的通透性。

2.易化扩散 是非脂溶性或脂溶性很小的小分子物质在膜蛋白的帮助下，由膜的高浓度一侧向低浓度一侧转运的过程，称为易化扩散。根据参与的膜蛋白不同，将易化扩散分为经载体易化扩散和经通道易化扩散。

经载体易化扩散是载体蛋白能在细胞膜的高浓度一侧与被转运物质相结合，通过载体蛋白构型改变而将物质转运至膜的低浓度一侧，如葡萄糖、氨基酸等（图3-3）。经载体易化扩散有3个特点。①特异性：一种载体只能选择性地与具有特定化学结构的物质结合。②饱和性：由于膜上载体及载体结合位点的数目都是有限的，当被转运物质与全部载体的结合位点结合时，无论被转运物质的浓度如何增加，单位时间内载体转运该物质的量也不再增加，即达到饱和。③竞争性抑制：化学结构相似的两种物质经同一载体转运时出现的相互竞争现象，表现为一种物质的转运增多时，另一种物质的转运量就会减少。这种竞争性抑制也是由于载体或结合位点的数量有限造成的。

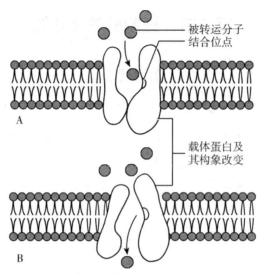

图3-3　经载体易化扩散示意图

经通道易化扩散是各种带电离子借助于通道蛋白顺浓度差进行跨膜转运的方式。因转运的几乎都是离子，也称离子通道。通道蛋白中央有亲水性孔道，贯穿脂质双分子层。通道开放时，离子可以快速地经孔道在浓度梯度或电位梯度的推动下，由膜的高浓度一侧移向低浓度一侧；关闭时，即使膜两侧存在浓度差，离子也不能通过（图3-4）。如Na^+、K^+、Ca^{2+}、Cl^-等离子都是经通道易化扩散顺浓度差转运的。

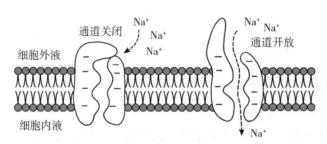

图3-4　经通道易化扩散示意图

经通道易化扩散的特点如下。①离子选择性：每种通道只对一种或几种离子有较高的通透性，而对其他离子的通透性极小或不通透。根据通道对离子的选择性，可将通道分为钠通道、钾通道、钙通道等。②门控性：通道蛋白分子内有一些可移动的结构或化学基团，在通道内起"闸门"作用，故通道又被称为门控通道。门控通道可分成不同的类型：由细胞膜两侧的电位差变化引起开闭的通道称为电压门控通道，受环境中某些化学物质的影响而开闭的通道称为化学门控通道，由机械刺激引起开闭的通道称为机械门控通道。

3. 主动转运　是细胞膜通过本身的耗能过程，在膜蛋白的帮助下，将小分子物质或离子逆浓度差或电位差进行跨膜转运的方式称为主动转运。主动转运又可根据膜蛋白转运物质时是否直接消耗能量，分为原发性主动转运和继发性主动转运。

原发性主动转运是细胞直接利用代谢产生的能量进行主动转运的过程。介导这一过程的膜蛋白称为离子泵，目前已知的离子泵有Na^+-K^+泵、Ca^{2+}泵、氢泵、碘泵、负离子泵。离子泵实质是镶嵌在细胞膜上的一种特殊蛋白质，可将细胞内ATP水解为ADP，随之释放能量供主动转运利用，也把离子泵称为ATP酶。其中细胞膜上普遍存在的离子泵是Na^+–K^+泵，简称钠泵（图3–5）。当细胞外K^+浓度升高或细胞内Na^+浓度升高时，细胞膜上的钠泵被激活，分解ATP产生能量，用于逆浓度差将细胞内的Na^+移至细胞外的同时将细胞外K^+移入细胞内，从而形成并维持细胞外高Na^+、细胞内高K^+的生理状态。钠泵每分解1分子ATP，可将3个Na^+移出胞外，同时将2个K^+移入胞内。

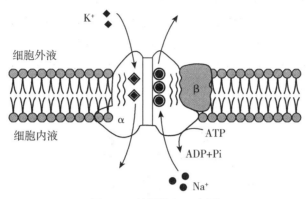

图3–5　钠泵转运示意图

细胞代谢产生的能量的20%~30%用于维持钠泵的转运活动，因此钠泵活动具有重要的生理意义，主要有以下4点：①由钠泵活动造成的细胞内高K^+，是细胞内许多代谢反应的必要条件，如蛋白质、糖原等物质的合成就需要细胞内高K^+的环境。②钠泵活动造成的膜内外K^+、Na^+的浓度差，是神经、肌肉等可兴奋细胞产生电活动，维持细胞兴奋性的基础。③钠泵活动形成的细胞外高Na^+势能储备，是其他物质继发性主动转运的动力。④维持胞内渗透压和细胞容积。

继发性主动转运是有些物质在进行主动转运时，所需的能量不是直接由ATP分解供能，而是来自钠泵利用分解ATP释放的能量建立起来的Na^+在膜两侧的浓度梯度势能储备。这种间接利用ATP能量的主动转运过程称为继发性主动转运（图3–6）。发生继发性主动转运的转运体，必须与Na^+和被转运的物质同时结合，才能利用Na^+在膜两侧存在的浓度势能，将被转运物质的分子逆浓度差或电位差转运。继发性主动转运分为同向转运和反向转运。被转运的物质与Na^+向同一方向转运称为同向转运，被转运的物质与Na^+转运方向相反则称为反向转运。

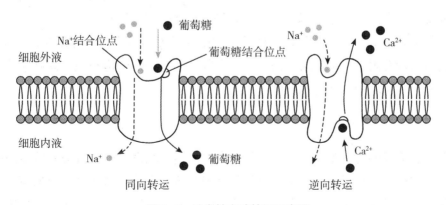

图3–6　继发性主动转运示意图

4.入胞作用和出胞作用　入胞作用是大分子或团块物质从细胞外进入细胞内的过程，包括吞噬和吞饮两种形式（图3–7）。固体物质的入胞过程称为吞噬，如中性粒细胞吞噬细菌的过程；液态物质的入胞过程称为吞饮，如小肠上皮对营养物质的吸收。入胞开始时，大分子或团块物质首先与细胞膜表面存在的特殊受体相互辨别、接触，然后引起接触处的细胞膜内陷或周围的膜形成伪足将该物质包裹，然后经膜的融合和断裂，进入细胞内。在胞质内，吞噬物与溶酶体接触融合为一体，溶酶体内的水解酶即可将进入的物质进行消化。

出胞作用是大分子或团块物质从细胞内排至细胞外的过程（图3-7）。在细胞内粗面内质网的核糖体上合成的物质，转移到高尔基复合体被加工成分泌囊泡。囊泡逐渐移向细胞膜并与细胞膜接触，并与细胞膜发生融合、破裂，最后将囊泡内的物质排出细胞，囊泡膜则与细胞膜融合，成为其一部分。出胞作用是细胞将代谢产物或腺细胞的分泌物排到细胞外的主要方式。入胞和出胞作用也都是耗能的主动转运过程。

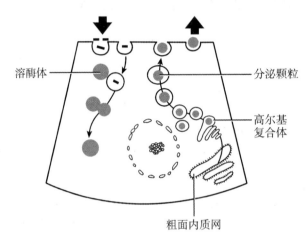

溶酶体

分泌颗粒

高尔基复合体

粗面内质网

图3-7　入胞作用和出胞作用示意图

（二）细胞膜的受体功能

细胞膜或细胞内有能与某些化学物质（统称配体）特异结合，并引起特定生理效应的特殊蛋白质，称为受体。按照受体存在的部位不同，可分为细胞膜受体、细胞质受体和细胞核受体。完整的膜受体包括分辨部、效应部、跨膜部3部分。膜受体能够识别配体并与之相结合，结合和激活后能引起细胞内产生一系列生化反应和生理效应。根据受体分子结构、信号传递方式和效应性质等特点，可将膜受体分为G蛋白偶联受体、离子通道受体、酶联型受体。

细胞膜受体的特征如下。①特异性：即特定的受体只能与特定的配体结合，产生特定效应。②饱和性：受体数量有限，与配体结合的能力也有限，具有一定的饱和性。③可逆性：受体与配体以非共价键形式结合，其结合是可逆的。

二、细胞的跨膜信号转导功能

人体是多细胞构成的有机整体。细胞之间有完善的信息联系，即具有信号转导功能。能在细胞间传递信息的物质称为信号分子，信号分子与细胞受体结合后发挥作用。根据膜受体类型的不同，细胞跨膜信号转导途径可分为G蛋白偶联受体介导的信号转导、离子通道型受体介导的信号转导和酶联型受体介导的信号转导。

（一）G蛋白偶联受体介导的信号转导

G蛋白偶联受体与信号分子结合后，可激活细胞膜上的G蛋白（鸟苷酸结合蛋白），进而激活G蛋白效应器酶（如腺苷酸环化酶），G蛋白效应器酶再催化某些物质产生第二信使，第二信使在细胞内可以激活相应的蛋白激酶（如蛋白激酶A），激活的蛋白激酶再使其底物功能蛋白（如离子通道、受体等）发生磷酸化，从而调节细胞功能，实现信号转导作用。

（二）离子通道型受体介导的信号转导

有些细胞膜上的化学门控离子通道具有受体的作用，这类离子通道也称离子通道型受体，神经递质这种信号分子是主要配体。当神经递质与这类受体结合后，可使离子通道打开或关闭，从而改变细胞膜的通透性，实现化学信号的跨膜转导，这种途径称为离子通道型受体介导的信号转导。

（三）酶联型受体介导的信号转导

酶联型受体是细胞膜上一些既有受体作用又有酶活性的蛋白质，受体的膜外侧与配体发生特异性结合，可激活膜内侧的催化酶，通过双重作用来完成信号转导功能。

三、细胞的生物电活动

细胞的生命活动过程都伴有电现象，称为生物电。由于生物电发生在细胞膜的两侧，故称跨膜电位，简称膜电位。其主要表现形式为安静状态时的静息电位和兴奋状态时的动作电位。

（一）静息电位

静息电位（resting potential，RP）指安静状态时存在于细胞膜两侧的电位差。静息电位的记录方法见图3-8。如规定膜外电位为0，则膜内电位为负值，即"内负外正"。人体细胞的静息电位一般在-100~-10mV。静息电位数值只表示膜内的电位比膜外低。膜内电位的负值增大，称为静息电位增大，如从-70mV变化到-90mV，反之，则称为静息电位减小。生理学中把细胞在安静状态下所保持的膜外带正电、膜内带负电的状态称为极化，是细胞处于静息状态的标志。静息电位增大的过程或状态称为超极化，超极化的作用是使细胞的兴奋性降低；静息电位减小的过程或状态称为去极化；膜内电位去极化至零电位后若进一步变为正值，呈现膜外带负电，膜内带正电的状态，则称为反极化，膜内电位发生去极化或反极化后再向静息电位方向恢复的过程，称为复极化。

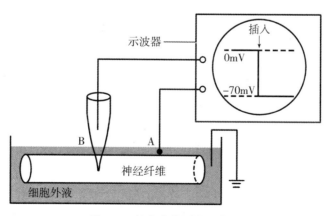

图3-8　静息电位测定示意图

静息电位产生的基本原因是带电离子跨膜扩散形成的。离子扩散的前提条件是：一是细胞膜内外的离子分布不均衡，存在浓度差；二是细胞膜在不同状态下，对离子的通透性不同。正常情况下，细胞内K^+浓度高于细胞外，细胞外Na^+浓度高于细胞内。当细胞处于静息状态时细胞膜对K^+的通透性较大，对Na^+的通透性很小，对有机负离子（A^-）则无通透性。K^+顺着浓度差向细胞外扩散，由于正负电荷的相互吸引，膜内的A^-随K^+一同向膜外移动，但因膜对A^-不通透而被阻隔在膜内。随着K^+不断向膜外扩散，膜外正电荷增多而电位上升，膜内因负电荷相对增多而电位下降，膜的两侧出现内负外正的电位差，此时的电场力会阻碍K^+的继续外流。当阻止K^+外流的电场力与K^+外流的动力（细胞膜两侧K^+浓度差）相等时，K^+的净外流停止，膜内外电位差保持一个相对稳定的水平，即静息电位。故静息电位主要是由K^+外流所形成的电-化学平衡电位，也被称为K^+平衡电位。通常静息电位接近或略低于K^+平衡电位，这是因为静息状态时细胞膜对Na^+也有一定的通透性，Na^+内流抵消了一部分K^+外流所形成的膜内负电位。

（二）动作电位

1.动作电位的概念 动作电位（action potential，AP）是细胞受到有效刺激后，在静息电位基础上发生的一次快速的可扩布的电位变化。动作电位是膜电位的一个连续变化过程，一旦在细胞膜某一部位产生，就会迅速传遍整个细胞膜。动作电位是可兴奋细胞兴奋的标志。膜电位首先从$-70mV$迅速去极化至$+30mV$，形成动作电位的上升支，时间大约0.5毫秒；随后膜电位迅速复极化至接近静息电位水平，形成动作电位的下降支。动作电位的上升支和下降支共同形成尖峰状的电位变化，称为锋电位。锋电位之后膜电位并不是立即下降到静息电位水平，而是经历了一个微小而缓慢的波动过程，称为后电位。只有在后电位结束后，膜电位才能完全恢复到静息电位水平。

2.动作电位的产生机制 动作电位也是由带电离子跨膜流动形成的。细胞外液Na^+浓度比细胞内液高，因此，Na^+有从细胞外向细胞内扩散的趋势。当可兴奋细胞受到刺激时，首先是受刺激局部细胞膜的Na^+通道少量开放，Na^+顺浓度差和电位差开始少量内流，使膜内负电位逐渐减小，即产生去极化。当膜内电位负值减小到一定程度时，便引起膜上大量电压门控Na^+通道开放，在浓度差和电位差的驱动下，细胞外大量Na^+快速内流，使细胞内正电荷迅速增加，造成膜内负电位迅速消失，直至继续内流的Na^+使膜电位发生逆转，形成了内正外负的反极化状态，从而形成了动作电位的上升支。随着Na^+内流，阻止Na^+内流的电场力逐步增大，当其增大到与促使Na^+内流的浓度差相等时，膜电位达到一个新的平衡点，这就是Na^+的电-化学平衡电位。在此过程中，Na^+通道开放的时间仅万分之几秒，随后Na^+通道关闭，Na^+内流停止。因此，动作电位的上升支是Na^+内流所形成的电-化学平衡电位，也称Na^+平衡电位。与此同时，电压门控K^+通道开放，K^+迅速外流，膜内电位快速下降，直至膜电位基本恢复到静息电位水平，形成动作电位的下降支。在动作电位之后，膜电位虽然恢复到静息电位水平，但细胞内Na^+浓度升高、细胞外K^+浓度升高，这种细胞内、外离子浓度的改变激活钠泵，将动作电位期间流入细胞内的Na^+泵出，将流出细胞外的K^+泵入，恢复静息状态时细胞膜内、外离子的正常浓度和分布，为下一次兴奋做好准备。

3.动作电位的特点 动作电位具有以下特点。①"全或无"现象：动作电位要么不产生（无），一旦产生即达最大幅度（全），即使再增加刺激的强度，动作电位幅度也不会随之增大。②脉冲式：相邻的两个动作电位之间有一定的时间间隔，连续的多个动作电位不发生融合。③不衰减性传导：动作电位在细胞膜上某处产生后，可沿细胞膜向周围传导，其幅度和波形不会因传导距离的增加而减小。

4.动作电位产生的条件与传导 刺激作用于细胞可引起动作电位，但不是任何刺激都可引发动作电位。只有当细胞受到的刺激，可使膜电位去极化达到某一临界值时，细胞膜上 Na^+ 通道大量开放，Na^+ 大量内流，从而爆发动作电位。这个能使膜上 Na^+ 通道大量开放，触发动作电位的临界膜电位值称为阈电位（threshold potential，TP）。静息电位去极化达到阈电位是产生动作电位的必要条件。

细胞某一部分产生的动作电位，可沿细胞膜不衰减地传播到整个细胞。动作电位在同一细胞上的传播称为传导。动作电位传导的机制可用"局部电流学说"来解释。当无髓神经纤维某一处的细胞膜受刺激而兴奋时，可形成局部电流。这一局部电流可使邻近膜发生动作电位，使它转变为新的兴奋点，如此沿着细胞膜连续进行，就表现为动作电位在整个神经纤维上的传导，称为神经冲动。动作电位在无髓神经纤维的传导速度较慢。但在有髓神经纤维能在郎飞结之间呈跳跃式传导，传导速度比无髓神经纤维快得多。

💡**重点提示** 动作电位的产生机制及特点。

（三）局部电位

阈下刺激可导致少量的 Na^+ 内流，产生局部去极化。这种受刺激后局部膜出现的微小去极化称为局部电位。局部电位的特点：①电位幅度小，呈衰减性传导。②没有"全或无"现象。③可以总和：一次阈下刺激只能引起一个局部电位，不能产生动作电位。但如果多个局部电位在时间上或空间上叠加起来，就可能使膜去极化达到阈电位水平，从而引发动作电位。因此，动作电位可由一次阈刺激或阈上刺激引起，也可由多个阈下刺激的局部电位总和达阈电位水平引发。

四、肌细胞的收缩功能

（一）神经肌肉接头处兴奋的传递

肌细胞的收缩和舒张活动可实现机体各种形式的运动。人体肌细胞有骨骼肌、心肌和平滑肌。3种肌细胞虽有不同，但其收缩的机制基本相似。支配骨骼肌的神经是躯体运动神经，躯体运动神经纤维与骨骼肌细胞之间相接触的部位，称为神经肌肉接头。骨骼肌只有在神经冲动传来时才能发生兴奋和收缩。

（1）神经肌肉接头处的基本结构：躯体运动神经纤维在接近骨骼肌细胞时失去髓鞘，轴突末梢部位形成膨大并嵌入到肌膜形成的凹陷中，形成神经肌肉接头（图3-9）。神经肌肉接头是由接头前膜、接头后膜和接头间隙3部分组成。接头前膜是神经轴突末梢的细胞膜，轴突末梢内含有许多囊泡，称为突触小泡，内含乙酰胆碱分子。接头后膜又称运动终板或终板膜，是与接头前膜相对应的肌细胞膜，后膜上有与乙酰胆碱特异性结合的烟碱型（N_2 型）乙酰胆碱受体，它的本质是一种化学门控通道蛋白。

（2）神经肌肉接头处的兴奋传递过程：兴奋传递是动作电位由一个细胞传给另一个细胞的过程。神经肌肉接头是将运动神经纤维上的兴奋（动作电位）传给肌细胞的结构。

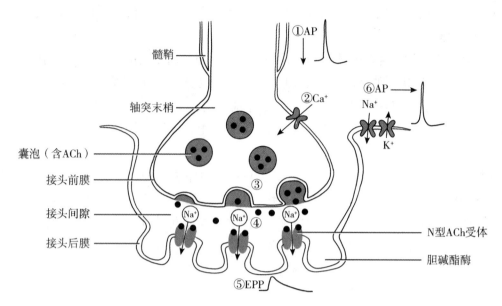

图3-9 神经肌肉接头处的结构及其传递过程示意图

注：①神经纤维动作单位；②电压门控钙通道开放，Ca^{2+}进入神经末梢；③突触囊泡与接头前膜融合，Ach释放；④终板膜对Na^+通透性增高；⑤终板电位；⑥肌膜动作电位。

当运动神经兴奋（动作电位）时，产生的神经冲动传至轴突末梢，使接头前膜去极化，引起前膜电压门控性Ca^{2+}通道开放，Ca^{2+}顺浓度差由细胞外进入轴突末梢，进而触发突触小泡向接头前膜移动，与接头前膜发生融合并破裂，通过出胞作用将乙酰胆碱释放到接头间隙，乙酰胆碱通过接头间隙扩散至终板膜，与终板膜上的N_2型乙酰胆碱受体结合，主要引起接头后膜Na^+通道开放和Na^+内流，导致终板膜去极化，这一电位改变称为终板电位。终板电位属于局部电位，可以总和。当终板电位总和足以引起邻近肌膜去极化达到阈电位水平时，邻近肌细胞膜爆发动作电位引起肌细胞兴奋，从而完成运动神经纤维与肌细胞之间的信息传递（图3-9）。接头前膜释放到接头间隙中的乙酰胆碱很快被存在于接头间隙和终板膜上的胆碱酯酶清除。这样就保证一次神经冲动仅引起一次肌细胞兴奋，表现为一对一的关系。

（3）神经肌肉接头处兴奋传递的特点：神经肌肉接头处的兴奋传递与动作电位在神经纤维上的传导不同，它具有以下特点：单向传递，即兴奋只能由接头前膜传给接头后膜，不能反传；时间延搁，即兴奋通过神经肌肉接头需要0.5~1.0毫秒，比神经冲动通过同样距离的神经纤维要慢得多；易受内环境变化的影响，即细胞外液的成分、pH、药物等容易影响神经肌肉接头的传递。

（二）骨骼肌的收缩机制

1.骨骼肌的微细结构　骨骼肌细胞含大量的肌原纤维和丰富的肌管系统，排列有序。在显微镜下，每条肌原纤维的长轴都呈现规则的明、暗相间的节段，分别称为明带和暗带。暗带的中央有一段相对透明的区域，称为H带；在H带的中央有一条横向的暗线，称为M线。明带中央也有一条横向的暗线，称为Z线。肌节是相邻两条Z线之间的肌原纤维，是肌肉收缩和舒张的最基本单位。它包含一个位于中间部分的暗带和两侧各1/2的明带（图3-10）。电镜下观察，肌节由排列规则的粗肌丝和细肌丝组成。暗带中的粗肌丝中间固定于M线；明带的细肌丝一端固定于Z线，另一端游离插入暗带的粗肌丝之间。

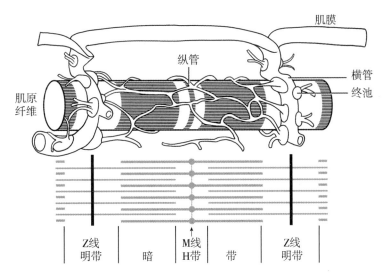

图3-10 骨骼肌细胞的肌原纤维和肌管系统模式图

粗肌丝主要由肌球蛋白组成。肌球蛋白又分为头部和杆状部（图3-11）。杆状部相互聚合形成粗肌丝的主干；头部则有规律地突出主干表面，形成横桥（图3-11）。横桥在肌丝滑行过程中有重要作用：一是在一定条件下，横桥可与细肌丝上相应的结合位点进行可逆性结合，并连续摆动，牵引细肌丝向暗带中央滑行；二是具有ATP酶的活性，激活后可分解ATP获得能量，供肌肉收缩使用。

细肌丝主要由肌动蛋白、原肌球蛋白和肌钙蛋白组成。肌动蛋白呈双螺旋状排列构成细肌丝的主干，其上有与横桥结合的位点。原肌球蛋白也呈双螺旋状，缠绕在肌动蛋白上，当肌肉舒张时原肌球蛋白正好覆盖肌动蛋白上的结合位点；每个原肌球蛋白还结合一个肌钙蛋白。肌钙蛋白呈球形，有C、T、I3个亚单位。C亚单位具有Ca^{2+}结合位点，T亚单位把肌钙蛋白连接在原肌球蛋白上，I亚单位把C亚单位与Ca^{2+}结合的信息传给原肌球蛋白，使后者的构型和位置发生变化（图3-11）。由此可见，原肌球蛋白和肌钙蛋白并不直接参与肌丝的滑行，但它们对肌肉收缩起重要的调控作用，称为调节蛋白；肌球蛋白和肌动蛋白是直接参加肌丝滑行的蛋白，称为收缩蛋白。

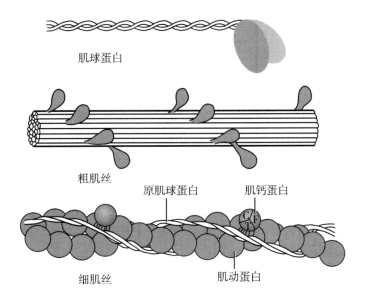

图3-11 肌丝分子组成示意图

肌管系统是包绕在每一条肌原纤维周围的膜性囊管状结构（图3-10）。走行方向与肌原纤维垂直的管道，称为横管或T管，是肌膜在Z线附近向内凹陷形成的，横管腔内的液体与细胞外液相通。走行方向与肌原纤维平行的管道，称为纵管，也称肌质网。纵管是肌细胞内的滑面内质网，在接近横管附近形成膨大的终池，内存有大量Ca^{2+}。肌质网膜上的钙泵可将胞质中的Ca^{2+}转运至终池储存；终池膜上也有Ca^{2+}通道，开放时可释放Ca^{2+}。纵管和横管凭借终池扩大了相邻面积，但两者并不接触。每一横管和它两侧的终池组成三联管。三联管是骨骼肌细胞特有的结构。

2.骨骼肌的收缩机制 肌丝滑行学说认为，肌细胞收缩时，肌原纤维的缩短是细肌丝向粗肌丝之间滑行的结果。证据是：肌肉收缩时暗带长度不变，明带缩短，H带变窄，暗带中粗肌丝与细肌丝的重叠部分增加，相邻的Z线互相靠近，肌节缩短。

肌丝滑行过程：肌细胞兴奋，动作电位沿肌细胞膜传至横管系统使两侧终池释放出Ca^{2+}，肌细胞胞质中Ca^{2+}浓度增加，Ca^{2+}与肌钙蛋白C亚单位结合，通过I亚单位将信息传给原肌球蛋白，使原肌球蛋白发生构型改变并移动位置，暴露出肌动蛋白与横桥结合的位点，接着横桥和肌动蛋白相结合，横桥的ATP酶被激活，横桥分解ATP获得能量，横桥发生摆动，拖动细肌丝向M线方向滑行，肌节缩短，肌细胞收缩（图3-12）。当胞质中Ca^{2+}浓度降低时，Ca^{2+}与肌钙蛋白分离，原肌球蛋白复位重新遮盖与横桥的结合位点，细肌丝滑出，肌节恢复长度，肌细胞舒张。

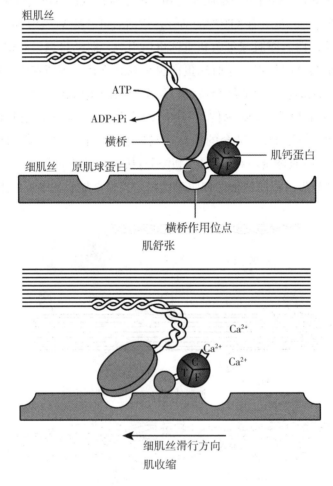

图3-12 肌丝滑行示意图

3.骨骼肌的兴奋-收缩耦联 当肌细胞兴奋时，首先肌细胞膜产生动作电位，然后才能触发肌细胞的机械收缩过程。将肌细胞的动作电位与机械性收缩联系起来的中介过程称为兴奋-收缩耦联。其过程包括4个基本步骤：①肌细胞膜的动作电位经横管系统传到三联管。②终池释放Ca^{2+}。③Ca^{2+}触发肌丝滑行。④终池回收Ca^{2+}。

（三）骨骼肌的收缩形式

肌肉收缩时主要产生长度的缩短和张力的增加。

1.等长收缩和等张收缩 在有后负荷的情况下，骨骼肌开始收缩时，只表现为张力增加而无长度的缩短，这种收缩形式称为等长收缩。其主要意义是产生肌张力克服后负荷，维持人体的位置和姿势。肌肉收缩时只是长度缩短而张力保持不变，称为等张收缩，人体骨骼肌大多数情况下是混合式的收缩。

2.单收缩和强直收缩 肌组织受到一个阈上刺激，发生一次快速的收缩和舒张，称为单收缩。当肌肉受到连续有效刺激时，可引起肌肉收缩的融合称为强直收缩。强直收缩又可分为不完全强直收缩和完全强直收缩。不完全强直收缩指肌肉受到连续有效刺激时，如果每个新刺激落在前一次收缩的舒张期，那么在第一次收缩的舒张还没有完结时就会发生第二次收缩，称为不完全强直收缩。完全强直收缩指刺激频率继续增加，使每个新刺激落在前一次收缩的收缩期内，此时记录的收缩曲线完全融合，形成一条平滑的收缩曲线，这种收缩称为完全强直收缩。完全强直收缩产生的肌张力可达单收缩的3~4倍。

3.影响骨骼肌收缩的主要因素 影响骨骼肌收缩的主要因素有前负荷、后负荷和肌肉收缩能力。前负荷和后负荷是外部作用于骨骼肌的力，而肌肉的收缩能力则是骨骼肌自身内在的功能状态。

肌肉收缩前所承受的负荷，称为前负荷。前负荷使肌肉在收缩前处于某种被拉长的状态，此时肌肉的长度称为初长度。其他条件不变时，一定限度内，肌肉的前负荷增加，肌肉初长度随之增加，肌肉收缩产生的张力也随之增大。但当前负荷增加超过一定限度时，再增加前负荷，反而使肌张力变小。这个产生最大张力的肌肉初长度称为最适初长度，此时的前负荷称为最适前负荷。肌肉在最适初长度时产生的收缩张力最大、速度最快、缩短的程度也最大，收缩效果最佳。

肌肉开始收缩后所遇到的负荷或阻力，称为后负荷。肌肉在有后负荷的情况下进行收缩，开始只表现为张力增加，当张力增大到超过后负荷时才开始出现长度缩短，后负荷也随之发生位移。后负荷越大，肌肉在缩短前产生的张力越大，肌肉长度缩短出现得越晚，缩短的程度越小。

肌肉收缩能力主要取决于兴奋-收缩耦联过程中细胞质中Ca^{2+}浓度、横桥ATP酶的活性等因素。因此，凡能影响上述因素的体内、外条件变化均能影响肌肉收缩的效果。如缺氧、酸中毒、能量缺乏等可降低肌肉的收缩能力，而Ca^{2+}、咖啡因、肾上腺素和类固醇激素等可提高肌肉的收缩能力。

📖 **思政课堂**

细胞的囊泡运输调控机制

为什么吃饭后胰岛素分泌会上升？为什么饥饿时胰岛素分泌会下降？我们呼吸、说话时，神经细胞又是如何控制肌细胞去执行的……这些在人体中看似毫无关联的现象，都有共同的途径，即细胞通过囊泡释放包括胰岛素、神经递质等物质，完成上述司空见惯的生理现象。

细胞内外的物质交换有多种形式。运输钾、钠等离子有专属的离子通道，至于多肽、蛋白质及神经递质等大分子物质，则是通过"囊泡机制"分泌释放到细胞外的。囊泡（vesicles）也称脂质体（liposome），是由某些亲水性和亲油性分子，分散于水中形成封闭双层结构的分子有序组合体。囊泡运输既是生命活动的基本过程，又是一个极其复杂的动态过程，涉及许多种类的蛋白质和调控因子。囊泡运输一般包括出芽、锚定和融合等过程，需要货物分子、运输复合体、动力蛋白和微管等的参与及多种分子的调节。而调节和控制这一细胞分泌过程的基本机制，便由3位诺贝尔奖得主揭示。詹姆斯·罗思曼（James E. Rothman）教授发现可使囊泡融合到细胞膜上的一个蛋白复合物，由此解决了囊泡"释放"问题；兰迪·谢克曼（Randy W. Schekman）教授发现了编码调节囊泡运输关键蛋白的基因，解决了"运输"问题；托马斯·祖德霍夫（Thomas C. Südhof）教授解决了神经信号如何精确控制囊泡释放的问题。

讨论

由3位科学家揭示细胞的囊泡运输调控机制，你受到什么启发？

本节小结　　　　PPT课件　　　　课后练习

（蒋孝东）

第三节　血液的组成和功能

学习目标

知识目标：

1.掌握血液的组成，血浆渗透压的分类、形成和生理作用；各类血细胞的正常值及功能。

2.熟悉血液凝固的基本过程，ABO血型的分型依据和输血原则。

3.了解促凝和抗凝的方法，Rh血型系统，交叉配血试验。

技能目标：

1.能采集血液进行ABO血型鉴定。

2.能解释输液时各类不同渗透压溶液对血细胞形态的影响。

3.能运用本章知识解释贫血和血小板减少性紫癜等疾病的原因。

素质目标：

1.增强临床用血安全意识，培养严谨、细致和一丝不苟的工作作风。

2.具备尊重、关心和爱护患者的职业道德。

血液的基本功能是运输，还具有防御和保护功能、缓冲作用、参与机体的生理性止血和体温调节等功能。因此，血液在维持机体内环境稳态中起非常重要的作用。

一、血液的组成和理化性质

（一）血液的组成

血液由血浆和血细胞组成。采集一定量的血液置于比容管中与抗凝剂混匀，离心后血液分为3层（图3-13）。上层淡黄色透明液体为血浆，占总容积的50%~60%；下层为深红色的红细胞，占总容积的40%~50%；两者之间有一薄层灰白色不透明的白细胞和血小板，占总容积的0.15%~1.0%。

1.血细胞　可分为红细胞（red blood cell，RBC）、白细胞（white blood cell，WBC）和血小板（platelet，PLT）3类。血细胞在血液中所占的容积百分比称为血细胞比容。正常成年男性的血细胞比容为40%~50%，女性为37%~48%，新生儿约为55%。

2.血浆　血浆不仅与组织液进行物质交换，还通过肺、肾、胃肠道、皮肤等器官与外环境进行物质交换。血浆理化性质反映人体相关系统、器官或组织的代谢情况，检验血浆成分的变化可辅助诊断某些疾病或判断病情变化。

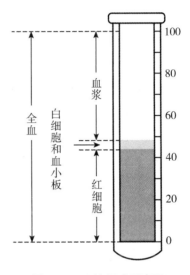

图3-13　血液组成示意图

血浆的主要成分是水，占血浆总量的91%~92%，溶质主要有血浆蛋白、无机盐、非蛋白含氮化合物、脂类、乳酸、葡萄糖、酶、激素、维生素、O_2、CO_2等。

血浆蛋白是血浆中多种蛋白质的总称。用盐析法可分为白蛋白、球蛋白、纤维蛋白原3类，用电泳法又进一步将球蛋白分为α_1、α_2、β、γ球蛋白。正常成人的血浆蛋白含量为60~80g/L，其中白蛋白为40~50g/L，球蛋白为20~30g/L，纤维蛋白原为2~4g/L，白蛋白／球蛋白（A/G）的比值为（1.5~2.5）∶1。γ球蛋白来自浆细胞，白蛋白、大多数球蛋白和纤维蛋白原主要由肝脏产生。测定A/G值可判断肝功能是否正常。

血浆蛋白的主要功能：运输功能；形成血浆胶体渗透压，维持血管内外水的平衡和正常的血容量；参与血液凝固、抗凝和纤溶功能；免疫功能，抵御病原微生物的入侵；营养功能；缓冲功能。

血浆中的无机盐主要以离子形式存在，正离子有Na^+、K^+、Ca^{2+}、Mg^{2+}等，负离子有Cl^-、HCO_3^-、HPO_4^{2-}、SO_4^{2-}等。主要功能是形成血浆晶体渗透压，维持水、电解质及酸碱平衡，维持神经、肌肉的正常兴奋性等。

非蛋白含氮化合物主要是尿素、尿酸、肌酸、肌酐、氨基酸、氨、肽、胆红素等，它们是蛋白质和核酸的代谢产物，经血液运输到肾随尿排出体外。

（二）血液的理化特性

1.血液的颜色　主要取决于红细胞内血红蛋白（hemoglobin，Hb）的颜色。动脉血中红细胞含氧合血红蛋白较多，呈鲜红色；静脉血中红细胞含去氧血红蛋白较多，呈暗红色；血浆因含有微量的胆红素而呈淡黄色。临床做血液检测时，一般要求空腹采血，以避免食物成分影响测定结果的准确性。

2. 血液的比重　正常人全血比重为1.050~1.060，血液中红细胞数量越多，血浆中蛋白质含量越多，血浆比重越大。测定血液或血浆比重可间接估算红细胞数量或血浆蛋白含量。

3. 黏滞性　液体的黏滞性是由其内部分子或颗粒间的摩擦产生。血液的黏滞性主要取决于红细胞的数量，血浆的黏滞性主要取决于血浆蛋白的含量。红细胞发生叠连，红细胞数增多或血浆大量渗出，血液的黏滞性都会增高。

4. 血浆渗透压　被半透膜隔开的两种不同浓度的溶液，水分子从低浓度溶液通过半透膜向高浓度溶液扩散的现象称为渗透现象。发生的动力是溶液所固有的渗透压。渗透压指溶液所具有的吸引和保留水分子的能力，其高低取决于溶液中溶质颗粒（分子或离子）数目的多少，而与溶质的种类和颗粒大小无关。

正常人的血浆渗透压约为5790mmHg。血浆渗透压由血浆晶体渗透压和血浆胶体渗透压两部分组成。血浆晶体渗透压由血浆中NaCl、葡萄糖、尿素等小分子晶体物质形成，晶体物质分子量小，溶质颗粒数目多，渗透压大，约占血浆总渗透压的99.6%。其中，NaCl是形成血浆晶体渗透压的主要成分。血浆胶体渗透压由血浆蛋白等大分子物质形成，相当于25mmHg，其数值约占血浆总渗透压的0.4%。白蛋白是形成血浆胶体渗透压的主要成分。渗透压与血浆渗透压相等的溶液称为等渗溶液，如0.9%NaCl溶液（又称生理盐水）和5%葡萄糖溶液。渗透压高于血浆渗透压的溶液称为高渗溶液，如10%葡萄糖溶液、3%NaCl溶液。渗透压低于血浆渗透压的溶液称为低渗溶液，如0.45%NaCl溶液。

血浆晶体渗透压对调节细胞内外水的平衡、维持血细胞的正常形态起着重要作用。细胞膜允许水分子自由通过，正常时红细胞内、外的渗透压基本相等，如果血浆晶体渗透压降低，红细胞内渗透压相对增大，水分进入红细胞，致使红细胞膨胀，甚至破裂。红细胞膜破裂血红蛋白逸出的现象称为溶血。反之，当血浆晶体渗透压升高时，红细胞发生脱水、皱缩。

血浆胶体渗透压在调节血管内、外水的平衡和维持正常血浆容量中起重要作用。由于水和晶体物质可以自由通过毛细血管壁，血浆和组织液的晶体渗透压基本相等。血浆蛋白不易通过毛细血管壁，血浆胶体渗透压高于组织液胶体渗透压，组织液中的水进入毛细血管。

如果肝、肾等疾病引起血浆蛋白（主要是白蛋白）含量减少，血浆胶体渗透压降低，使组织液回流减少而滞留于组织间隙，会引起组织水肿和血浆容量减少。

💡**重点提示**　血浆渗透压。

5. 血浆酸碱度　正常人血浆pH为7.35~7.45。血浆pH低于7.35为酸中毒，高于7.45为碱中毒。如果血浆pH低于6.9，或高于7.8，将危及生命。血浆pH的相对恒定有赖于血液内的缓冲物质，以及肺和肾的正常功能。血浆中的缓冲物质主要包括$NaHCO_3/H_2CO_3$、蛋白质钠盐／蛋白质、Na_2HPO_4/NaH_2PO_4等缓冲对，其中以$NaHCO_3/H_2CO_3$最为重要。红细胞内还有血红蛋白钾盐／血红蛋白、氧合血红蛋白钾盐／氧合血红蛋白、K_2HPO_4/KH_2PO_4、$KHCO_3/H_2CO_3$等缓冲对，参与维持血浆pH的相对恒定。

二、血细胞

（一）红细胞

1.红细胞的数量和功能 正常的成熟红细胞无核，呈双凹圆碟形，直径为7~8μm。我国成年男性红细胞的数量为（4.0~5.5）×10^{12}/L，女性为（3.5~5.0）×10^{12}/L，新生儿可达（6.0~7.0）×10^{12}/L。红细胞内的蛋白质主要是血红蛋白。我国成年男性Hb浓度为120~160g/L，成年女性为110~150g/L，新生儿可达170~200g/L。细胞中的血红蛋白运输O_2和CO_2，并对血液酸碱度的变化起缓冲作用。

2.红细胞的生理特性 红细胞具有可塑变形性、悬浮稳定性和渗透脆性，这些特性都与红细胞的双凹圆碟形有关。

正常红细胞在外力作用下具有变形的能力或特性称为可塑变形性。可塑变形性降低时，会使红细胞的变形能力降低。

红细胞能相对稳定地悬浮于血浆中而不易下沉的特性称为悬浮稳定性。将盛有抗凝血的血沉管垂直静置，用第1小时末红细胞下沉的距离表示红细胞下沉的速度，称为红细胞沉降率，简称血沉。用魏氏法检测，正常成年男性为0~15mm/h，成年女性为0~20mm/h。红细胞的悬浮稳定性与红细胞的形态有关，双凹圆碟形使红细胞具有较大的表面积与体积比，与血浆之间产生较大摩擦力。患活动性肺结核、风湿热、肿瘤等疾病时，红细胞彼此能较快地以凹面相贴，称为红细胞叠连（图3-14）。发生叠连后，红细胞的总表面积与总体积之比减小，摩擦力相对减小而使红细胞沉降率加快。通常血浆中纤维蛋白原、球蛋白和胆固醇的含量增高时，可加快红细胞叠连和沉降率；血浆中白蛋白、卵磷脂的含量增多时则可抑制叠连发生，使沉降率减慢。

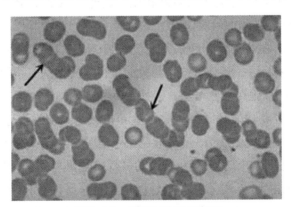

图3-14 红细胞叠连示意图

注：箭头指处为红细胞叠连。

红细胞在低渗盐溶液中发生膨胀破裂的特性称为渗透脆性。红细胞在等渗的0.9%NaCl溶液中可保持正常形态和大小。红细胞对低渗盐溶液具有一定的抵抗力。

3.红细胞的生成与破坏 在成人中，红骨髓是生成红细胞的唯一场所。红骨髓内的造血干细胞在特定条件下分化为红系定向祖细胞，再经过原红细胞、早幼红细胞、中幼红细胞、晚幼红细胞和网织红细胞的阶段，最后成为成熟的红细胞。骨髓的造血功能受到抑制，全血细胞减少，称为再生障碍性贫血。

血红蛋白的主要原料是铁和蛋白质。当铁的摄入不足或吸收障碍，或长期慢性失血以致机体缺铁时，可使血红蛋白合成减少，红细胞体积减小，颜色变淡，引起小细胞低色素性贫血，即缺铁性贫血。

叶酸和维生素B_{12}是合成DNA所需的重要辅酶。缺乏叶酸或维生素B_{12}时，DNA的合成减少，幼红细胞分裂增殖减慢，红细胞体积增大，导致巨幼细胞贫血。维生素B_{12}需要与胃壁细胞分泌的内因子结合成复合物，才能在回肠被吸收，胃大部分切除或胃壁细胞损伤时，可因内因子减少引起维生素B_{12}缺乏，而导致巨幼细胞贫血。

4.红细胞生成的调节　红细胞的生成主要受促红细胞生成素和雄激素的调节。

促红细胞生成素是一种由肾合成的糖蛋白，主要作用是促进晚期红系祖细胞增殖、分化及骨髓释放网织红细胞。组织缺氧是促进促红细胞生成素分泌的生理性刺激因素。如果双肾实质受到严重破坏的肾病患者常因缺乏促红细胞生成素而发生肾性贫血。

雄激素既可通过刺激促红细胞生成素的产生而间接促进红细胞生成，也可直接刺激骨髓造血。此外，糖皮质激素、甲状腺激素和生长激素等也可促进红细胞生成。

红细胞的平均寿命为120天，每天约有0.8%的衰老红细胞被破坏。脾功能亢进时，红细胞破坏增加，可引起脾性贫血。血管内的红细胞被大量破坏，可产生"血红蛋白尿"。

（二）白细胞

1.白细胞的分类和正常值　白细胞为有核，呈球形。正常成人白细胞计数为（4.0~10.0）×10^9/L，新生儿白细胞计数可达（12.0~20.0）×10^9/L，白细胞计数可随机体处于不同功能状态而变动。依据白细胞胞质中有无特殊的嗜色颗粒，将其分为有粒白细胞和无粒白细胞两大类。有粒白细胞又依据所含嗜色颗粒特性的不同，分为中性粒细胞、嗜酸性粒细胞和嗜碱性粒细胞。无粒白细胞分为单核细胞和淋巴细胞。

2.白细胞的功能　白细胞参与机体的防御和免疫功能。白细胞所具有的变形、游走、趋化、吞噬和分泌等特性是执行防御功能的生理基础。

（1）中性粒细胞：主要功能是吞噬和杀灭入侵的细菌，还可吞噬和清除衰老红细胞和抗原－抗体复合物等。吞噬多个细菌后，细胞解体，释放的各种溶酶体酶又可溶解周围组织而形成脓液。临床上白细胞计数及中性粒细胞百分比增高，常提示有细菌感染。

（2）嗜酸性粒细胞：主要功能是限制肥大细胞和嗜碱性粒细胞在速发型过敏反应中的作用，参与对蠕虫的免疫反应。在机体发生过敏反应或蠕虫感染时，常伴有嗜酸性粒细胞数量增多。

（3）嗜碱性粒细胞：细胞的胞质中存在较大的碱性染色颗粒，内含肝素、组胺、过敏性慢反应物质和嗜酸性粒细胞趋化因子。肝素具有很强的抗凝血作用，有利于保持血管的通畅；组胺和过敏性慢反应物质能使毛细血管壁通透性增加，引起局部充血水肿，并可使支气管平滑肌收缩，从而引起荨麻疹、哮喘等过敏反应。

（4）单核细胞：在血液中吞噬能力较弱，当它穿出毛细血管壁进入组织后，发育成巨噬细胞，可吞噬更多的细菌、更大的细菌和颗粒。主要功能有：①吞噬并杀灭侵入机体的微生物。②清除衰老的红细胞、血小板和坏死组织及变性的血浆蛋白。③参与特异性免疫应答的诱导和调节。④识别和杀伤肿瘤细胞。⑤合成和释放多种细胞因子，参与对其他细胞活动的调控。

（5）淋巴细胞：在免疫应答反应过程中起核心作用。淋巴细胞可分为T淋巴细胞、B淋巴细胞和自然杀伤细胞三大类。T淋巴细胞在胸腺内发育成熟，主要参与细胞免疫；B淋巴细胞在骨髓内分化成熟，主要参与体液免疫；自然杀伤细胞可以直接杀伤肿瘤细胞、被病毒及胞内病原体感染的细胞，构成机体天然免疫的重要防线。

（三）血小板

血小板是骨髓中成熟的巨核细胞裂解脱落下来的具有生物活性的小块胞质，体积小，无细胞核，呈双面微凸的圆盘状，直径为 $2\sim3\mu m$。正常成人的血小板数量为（$100\sim300$）$\times10^9$/L。血小板数量超过 1000×10^9/L，称为血小板过多，易发生血栓；血小板数量低于 50×10^9/L，毛细血管壁脆性增加，皮肤和黏膜下出现瘀点，甚至大块紫癜，称为血小板减少性紫癜。

1.血小板的生理特性 血小板具有黏附、聚集、吸附、收缩和释放 ADP、ATP、5-羟色胺、Ca^{2+}、纤维蛋白原等特性。

2.血小板的生理功能

（1）参与生理性止血：生理性止血主要包括血管收缩、血小板止血栓形成和血液凝固3个过程：①血管收缩，使局部血流减少。若损伤不大，可使血管破口封闭，从而制止出血。②血小板止血栓形成，血小板黏附、聚集于血管破损处，形成血小板止血栓堵塞破口，实现初步止血。③血液凝固，血管受损启动凝血系统，在受损局部迅速发生血液凝固，使血浆中可溶性的纤维蛋白原转变为不溶性的纤维蛋白，并交织成网，最后，局部纤维组织增生，并长入血凝块，达到永久性止血。

（2）促进血液凝固：血小板含有许多与凝血过程有关的因子，统称为血小板因子（PF），它们大多数具有较强的促进血液凝固的作用。血小板还可以吸附多种凝血因子，如凝血因子 I、XI等，促进凝血过程的发生。

（3）维持血管壁的完整性：血小板对毛细血管内皮具有营养、支持、修复内皮细胞脱落的缝隙的作用，从而维持血管内皮的完整性。

三、血液凝固和纤维蛋白溶解

（一）血液凝固

血液由流动的液体状态变成不能流动的凝胶状态的过程，称为血液凝固，简称凝血。实质是血浆中可溶性纤维蛋白原转变成不溶性纤维蛋白的过程。血液凝固过程，需要多种凝血因子的参与。血液凝固后，析出的淡黄色液体称为血清。

1.凝血因子 血浆与组织中直接参与血液凝固的物质，称为凝血因子。已知的凝血因子主要有14种，根据国际命名法按照发现的先后顺序用罗马数字进行编号的有12种（表3-2）。此外，还有前激肽释放酶、高分子激肽原等。

表3-2　根据国际命名法编号的凝血因子

因子编号	同义名	因子编号	同义名
I	纤维蛋白原	VIII	抗血友病因子
II	凝血酶原	IX	血浆凝血活酶
III	组织因子	X	斯图亚特因子
IV	Ca^{2+}	XI	血浆凝血活酶前质
V	前加速素	XII	接触因子
VII	前转变素	XIII	纤维蛋白稳定因子

这些凝血因子中：①只有 F Ⅲ（组织因子）来源于组织，其他凝血因子均在血液中。②除因子Ⅳ是Ca^{2+}外，其他凝血因子均为蛋白质，且大多数为无活性的酶原形式。③凝血因子的代号右下角标"a"，表示其"活化型"。④多数凝血因子在肝内生成，因子Ⅱ、Ⅶ、Ⅸ、Ⅹ在肝内合成时还需维生素K，故肝受损或维生素K缺乏时，将导致凝血障碍。

2.血液凝固的过程 血液凝固过程分为3个基本步骤：①凝血酶原激活物的形成。②凝血酶的形成。③纤维蛋白的形成（图3-15）。

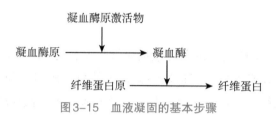

图3-15　血液凝固的基本步骤

（1）凝血酶原激活物的形成：凝血酶原激活物由 F Ⅹ a、F Ⅴ、Ca^{2+}和PF_3组成。根据 F Ⅹ 的激活过程不同，可分为内源性凝血途径和外源性凝血途径（图3-16）。两条途径密切联系，并不完全独立。内源性凝血途径：该途径的凝血因子全部来源于血浆，由 F Ⅻ 启动。外源性凝血途径：该途径是由血管外的组织因子（F Ⅲ）与血液接触而启动的凝血过程。

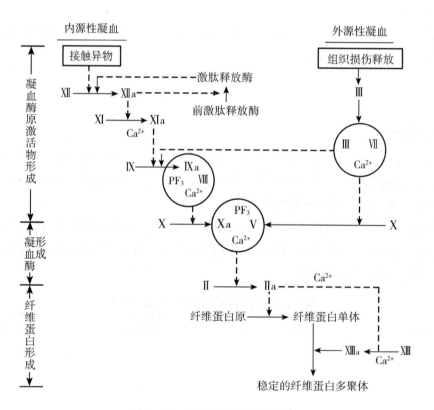

图3-16　血液凝固过程示意图

（2）凝血酶的形成：内源性或外源性凝血途径产生的凝血酶原激活物可迅速激活血浆中的凝血酶原（因子Ⅱ）为具有活性的凝血酶（Ⅱa）。

（3）纤维蛋白的形成：凝血酶的主要作用是使纤维蛋白原转变成纤维蛋白单体。在纤维蛋白稳定因子和Ca^{2+}作用下,纤维蛋白单体变为不溶性的纤维蛋白多聚体,即纤维蛋白,纤维蛋白交织成网并网罗血细胞形成血凝块(图3-16)。

💡重点提示 血液凝固基本过程。

3.生理性抗凝物质 血液中的抗凝物质主要有抗凝血酶和肝素。抗凝血酶主要由肝细胞和血管内皮细胞合成,其能与凝血酶等结合而使后者失活。肝素主要由嗜碱性粒细胞和肥大细胞产生,与抗凝血酶结合后,两者的抗凝作用都得以增强。此外,肝素还能阻止血小板黏附、聚集和释放反应。

(1)抗凝血酶:是一种丝氨酸蛋白酶抑制物,由肝细胞和血管内皮细胞合成,能与凝血酶、FⅦa、FⅨa、FⅩa、FⅪa、FⅫa等活性中心的丝氨酸残基结合而抑制其活性。与肝素结合后,其抗凝作用显著增强。

(2)蛋白质C系统:主要包括蛋白质C、凝血酶调节蛋白、蛋白质S和血栓调节蛋白和活化蛋白质C抑制物。肝细胞依赖维生素K的参与合成蛋白质C。在血浆中以酶原形式存在,激活后的蛋白质C,可水解灭活FⅤa和FⅧa,抑制FⅩ和凝血酶原的激活,促进纤维蛋白溶解,从而具有抗凝血作用。

(3)组织因子途径抑制物:是一种糖蛋白,由血管内皮细胞产生,可直接抑制FⅩa的活性,在Ca^{2+}存在时,灭活FⅦ与组织因子的复合物,从而发挥抑制外源性凝血途径的作用。

(4)肝素:是一种酸性黏多糖,主要由肥大细胞和嗜碱性粒细胞产生。肝素通过增强抗凝血酶的活性而发挥间接抗凝作用,还可刺激血管内皮细胞释放凝血抑制物和纤溶酶原激活物。

4.促凝与抗凝的方法 血液凝固受某些理化因素的影响。血液与异物表面接触、增温提高酶的活性、补充维生素K促进凝血因子合成等都能加速凝血过程。低温可降低酶的活性,延缓凝血过程;去除血中Ca^{2+}可产生抗凝血作用;肝素具有体内、体外抗凝作用。

(二)纤维蛋白溶解

正常情况下,组织损伤后形成的止血栓完成止血作用后,将逐步溶解,使堵塞的血管重新畅通,有利于损伤组织的供血与修复。纤维蛋白在纤维蛋白溶解酶的作用下,被分解液化的过程称为纤维蛋白溶解,简称纤溶。纤溶系统主要包括纤维蛋白溶解酶原(简称纤溶酶原)、纤溶酶、纤溶酶原激活物与纤溶抑制物。纤溶过程可分为纤溶酶原的激活与纤维蛋白的降解两个基本阶段(图3-17)。

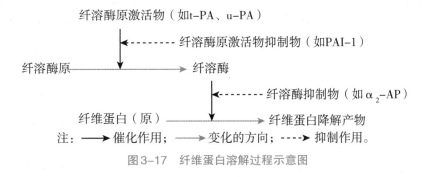

图3-17 纤维蛋白溶解过程示意图

1.纤溶酶原的激活 纤溶酶原主要由肝产生并释放入血,嗜酸性粒细胞也可合成少量纤溶酶原。能使纤溶酶原激活为活性很强的纤溶酶的物质,统称纤溶酶原激活物。纤溶酶原激活物主要有由血管内皮细胞合成、释放的组织型纤溶酶原激活物和由肾小管、集合管上皮细胞合成尿激酶型纤溶酶原激活物。组织型纤溶酶原激活物在子宫、前列腺、甲状腺、淋巴结、卵巢和肺等组织中含量高，这些部位手术后伤口易渗血。

2.纤维蛋白（原）的降解　纤溶酶可将纤维蛋白和纤维蛋白原分解为许多可溶性的小肽，统称纤维蛋白降解产物。纤维蛋白降解产物通常不再发生凝固，且具有抗凝作用。纤溶酶还能水解$FⅡ$、$FⅤ$、$FⅧ$、$FⅩ$、$FⅫ$等凝血因子。

3.纤溶抑制物及其作用　血浆中存在许多对抗纤维蛋白溶解的物质，统称纤溶抑制物，主要有血管内皮细胞产生的纤溶酶原激活物抑制物-1和肝产生的α_2-抗纤溶酶。α_2-抗纤溶酶能与纤溶酶结合成复合物并使其失活，纤溶酶原激活物抑制物-1能抑制纤溶酶原的激活。

四、血量、血型与输血

（一）血量

体内血液的总量为血量。正常人总血量占体重的7%~8%，每千克体重70~80ml血液。人体内血液约90%在心血管内循环流动，称为循环血量。另外，约10%的血量储存在肝、肺、肠系膜和皮下静脉等处，称为储存血量。在运动或大出血等情况下，储存血量可被动员出来，以补充循环血量。若一次失血量<全身血量的10%，机体会迅速调节代偿并加速造血，使循环血量和血细胞恢复正常，而不出现明显症状。故一次献血量为200~400ml，机体不会受到损伤。一次失血达正常血量的20%时，人体功能将难以代偿，出现血压下降、脉搏细速、四肢冰冷、口渴、恶心、乏力、眩晕甚至昏倒。一次失血量达正常血量的30%以上时，就将危及生命，应立即输血和补液抢救。

（二）血型

通常所说的血型指红细胞膜上特异性抗原的类型。与临床关系密切的是ABO血型系统和Rh血型系统。

1.ABO血型系统　依据红细胞膜上A抗原和B抗原的有无及种类，将ABO血型系统分为4种，即A型、B型、AB型、O型。凡红细胞膜上只含有A抗原者为A型，只含B抗原者为B型，同时含A抗原和B抗原者为AB型，A抗原和B抗原均无者为O型。不同血型人的血清中含有不同的抗体，但不含有与自身红细胞膜上抗原相应的抗体（表3-3）。

表3-3　ABO血型系统的分型

血型	红细胞膜上的抗原	血清中的抗体
A型	A	抗B
B型	B	抗A
AB型	A和B	无
O型	无	抗A和抗B

血型抗体有天然抗体和免疫性抗体两类。天然抗体分子量大，不能通过胎盘。免疫性抗体是机体受外来抗原刺激而产生的，分子量小，能通过胎盘进入胎儿体内。母婴血型不合时，母体内免疫性血型抗体进入胎儿体内引起新生儿溶血。

当红细胞膜上的抗原与其相应的抗体相遇时，会使红细胞彼此聚集在一起，形成一簇簇不规则的红细胞团，称为红细胞凝集反应。红细胞凝集反应的本质是抗原-抗体反应。凝集反应可引起红细胞破裂，发生溶血。

2.Rh血型系统 Rh抗原是人类红细胞膜上存在的另一类抗原，最先发现于恒河猴的红细胞膜上。Rh血型系统中红细胞膜上D抗原的抗原性最强，故临床意义最重要。医学上通常将红细胞上含D抗原者称为Rh阳性，而红细胞上缺乏D抗原者称为Rh阴性。

我国汉族和其他大多数民族的人群中，Rh阳性者约占99%，Rh阴性者仅约1%。但有些少数民族人群中，Rh阴性者比例较高。在人类血清中不存在抗Rh的天然抗体，只有当Rh阴性者接受Rh阳性血液后，才会通过体液免疫产生抗Rh的免疫性抗体，主要是抗D抗体。Rh血型系统的抗体，分子量较小，能通过胎盘进入胎儿体内。

Rh血型系统主要在输血和母婴血型不合方面具有重要的临床意义。Rh阴性者在第一次接受Rh阳性血液后2~4个月，其血液中的抗Rh抗体水平才达到高峰，故Rh阴性者在第一次输入Rh阳性血液后一般不产生明显的凝集反应，当其再次输入Rh阳性血液时，即可发生抗原–抗体反应，输入的Rh阳性红细胞将被破坏而发生溶血。

当Rh阴性的孕妇怀有Rh阳性胎儿时，Rh阳性胎儿的少量红细胞或D抗原进入母体，使母体产生免疫性的抗D抗体，抗体透过胎盘进入胎儿的血液，使胎儿的红细胞发生溶血，轻者造成新生儿溶血性贫血，严重时可致胎儿死亡。若在Rh阴性母亲生育第一胎Rh阳性胎儿后及时输注特异性抗D免疫球蛋白，可中和进入母体的D抗原，预防新生儿溶血。

（三）输血原则

为保证输血安全和提高输血效果，必须遵守输血原则，即输血前必须首先鉴定血型，保证供血者与受血者的ABO血型和Rh血型相合；即使血型相合，输血前也必须进行交叉配血试验（图3-18）。

将供血者的红细胞与受血者的血清相混合，称为交叉配血试验的主侧；将受血者的红细胞与供血者的血清相混合，称为交叉配血试验的次侧。根据交叉配血试验的结果，判断能否输血。如果主侧、次侧均没有发生凝集反应，为配血相合，可以进行输血；如果主侧发生凝集反应，无论次侧是否发生凝集反应，均为配血不合，严禁输血；如果主侧不发生凝集反应，而次侧发生凝集反应，一般不宜输血，只在紧急情况下必须进行时，应按临床输血原则慎重处理。

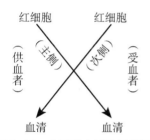

图3-18 交叉配血试验示意图

📖 **思政课堂**

输血的历史

对人类疾病治疗的输血探索早在1667年就已经开始了。当时一位名叫让·巴蒂斯特·丹尼斯（Jean-Baptiste Denis，1635—1704）进行了第一次有记载的人类输血。他将12盎司（约355ml）的羊血输给了一名因水蛭而流血过多的15岁男孩。这个男孩在输血后幸存下来。

1900年，奥地利医生卡尔·兰德斯坦纳（Karl Landsteiner，1868—1943）做了一个巧妙的试验，他将自己和助手等22人的血液分离血细胞和血清之后，相互进行反应，按结果分成A组和B组，提出了A型、B型和C型（后来改为O型）的血型学说，并于1901年在《维也纳医学杂志》发表文章。由于AB血型人数较少，仅占3%~5%，因此他的两位学生在将参与实验人数提高到155人时才发现AB血型，到1906年才明确AB血型的存在。卡尔·兰德斯坦纳是第一位研究输血免疫过程的科学家。他因发现了人类的ABO血型于1930年获得诺贝尔生理学或医学奖。

在卡尔·兰德斯坦纳发表文章后一百多年的2001年，世界卫生组织、红十字会与红新月会国际联合会、国际献血者组织联合会和国际输血协会，发出联合倡导将他的生日6月14日，定为世界献血者日。2004年6月14日成为第1个世界献血者日。在血型系统被发现后，1908年鲁本·奥腾贝格首次实施交叉配血进行输血前检测，这是安全输血新时期到来的标志。虽然时间已经过去一百多年，交叉配血试验的方法被不断完善，但是保证安全输血的试验基本原理一直被沿用至今。

讨论

你对无数科学家们历经数百年进行输血的科学方法研究有何感想？

本节小结　　　　PPT课件　　　　课后练习

（蒋孝东）

第四节　循环系统功能

学习目标

知识目标：

1.掌握心脏的泵血过程，心排血量及其影响因素，动脉血压的形成及影响因素，微循环的血流通路及其意义，中心静脉压和影响静脉回流的因素；心肌细胞的生理特性，心音的形成及意义，组织液的生成及影响因素。

2.熟悉压力感受器反射，肾上腺髓质激素及肾素－血管张素－醛固酮系统对心血管活动的调节。

3.了解心力储备，心电图基本波形所代表的意义，动脉脉搏和淋巴循环的意义。

技能目标：

1.学会间接测量人体动脉血压和心音听诊。

2.能运用心脏泵血机制理解心肺复苏的急救机制。

3.具有观察记录血压、心率、脉搏的能力。

素质目标：

1.具备尊重、关心和爱护患者的职业道德。

2.增强对心血管疾病的防护意识。

心脏推动血液在封闭的心血管系统内周而复始地定向流动，称为血液循环（blood circulation）。其主要功能是将营养物质和O_2运输到全身各器官、组织及细胞，同时将代谢产物和CO_2运输至排泄器官而排出体外，维持人体内环境的相对稳定，以保证机体新陈代谢正常进行。

一、心脏生理

心脏是具有瓣膜结构的空腔器官，始终进行节律性收缩和舒张以实现泵血的主要功能。心肌细胞的生理特性又与心肌的生物电现象密切相关。

（一）心脏的生物电现象

根据心肌的组织学和电生理学特点，心肌细胞分为工作细胞和自律细胞。工作细胞包括心房肌细胞与心室肌细胞，主要执行收缩功能。自律细胞是构成心内特殊传导系统的心肌细胞，主要包括窦房结细胞和浦肯野细胞，主要功能是产生和传导兴奋，控制整个心脏的节律活动。

1.工作细胞的膜电位及其形成机制　心房肌细胞和心室肌细胞的膜电位及形成机制基本相同，现以心室肌细胞为例说明。

（1）静息电位：心室肌细胞的静息电位约为 $-90mV$，其产生机制主要是 K^+ 外流产生的电-化学平衡电位。

（2）动作电位：心室肌细胞动作电位持续时间长，全程可分为 0、1、2、3、4 共 5 个时期（图3-19）。

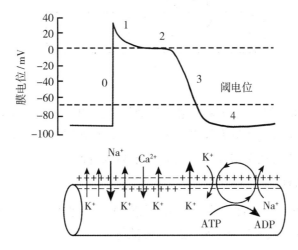

图3-19　心室肌细胞动作电位和主要离子流示意图

1）0期：又称去极化期。心室肌细胞受到有效刺激而兴奋，Na^+ 内流，膜电位从 $-90mV$ 时，迅速上升到 $+30mV$，达到 Na^+ 的平衡电位，构成了动作电位的上升支，此期仅持续 1~2 毫秒。此期开放的 Na^+ 通道是一种快通道，可被河豚毒素阻断。

2）1期：又称快速复极初期。心室肌细胞开始复极化，膜内电位迅速由 $+30mV$ 下降到 $0mV$ 左右，历时约 10 毫秒。形成机制主要是 K^+ 外流。

3）2期：又称缓慢复极期或平台期。1期复极结束，膜内电位基本停滞于 $0mV$ 水平，历时 100~150 毫秒。平台期主要是由心肌细胞膜上 Ca^{2+} 通道开放，Ca^{2+} 缓慢持久内流，同时 K^+ 少量外流形成。2期是心室肌细胞动作电位区别于神经和骨骼肌细胞动作电位的主要特征。

4）3期：又称快速复极末期。此期心肌细胞复极速度加快，膜内电位由平台期的0mV左右迅速恢复到–90mV，历时100~150毫秒。3期的Ca^{2+}内向离子流完全停止，而K^+外向离子流进一步增强。

5）4期：又称静息期。3期之后，膜内外离子的分布尚未恢复。此时，细胞膜的离子主动转运作用增强，通过钠泵活动，将动作电位期间进入细胞内的Na^+泵出、将流到细胞外的K^+泵入，同时通过Na^+-Ca^{2+}交换，Ca^{2+}逆浓度梯度被运出细胞，使细胞内外离子分布恢复至安静时的水平，为心肌细胞再次兴奋作好准备。

2.自律细胞的膜电位及其形成机制　自律细胞膜电位的最大特点是：自律细胞在动作电位复极化达到最大复极电位时，膜电位开始自动去极化，达到阈电位就产生一次新的动作电位。4期自动去极化是自律细胞产生自动节律性兴奋的基础。

（1）窦房结P细胞：窦房结P细胞为起搏细胞（图3-20），属于慢反应自律细胞，其主要特点是：0期去极化速度慢、幅度小；无明显的1期和2期；3期最大复极电位（–70mV）和阈电位（–40mV）的绝对值较小；4期自动去极化。窦房结P细胞的自律性最高，是控制心脏活动的正常起搏点。

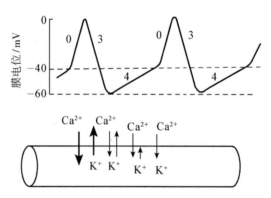

图3-20　窦房结P细胞动作电位和主要离子流

（2）浦肯野细胞：属于快反应自律细胞，其动作电位的形态和产生机制与心室肌细胞相似，但4期膜电位不稳定，即在3期达最大复极电位后，立即开始缓慢地自动去极化。浦肯野细胞4期自动去极化主要是由Na^+内流逐渐增强和K^+外流逐渐衰减所致。

（二）心肌的生理特性

心肌细胞具有兴奋性、自律性、传导性和收缩性4种生理特性。其中兴奋性、自律性、传导性属于心肌的电生理特性，收缩性是心肌细胞的机械特性。

1.兴奋性

（1）兴奋性的周期性变化：心肌细胞每发生一次兴奋，其兴奋性即发生一系列规律、周期性变化，其兴奋性的变化可分为以下几个时期（图3-21）。

1）有效不应期：从0期去极化开始到复极化3期约–55mV这一时期内，无论给予多强的刺激，心肌细胞都不会产生任何去极化，这一时期称为绝对不应期。从复极–55mV到–60mV这段时间内，如给予一个足够强的刺激，可引起局部去极化，但仍不能发生动作电位，这一时期称为局部反应期。从动作电位0期到复极3期–60mV这段时间，任何刺激均不能引起动作电位，这段时间称为有效不应期。

2）相对不应期：从复极–60mV至–80mV的这段时间内，给予阈上刺激才可以使心肌细胞产生动作电位，此期称为相对不应期。

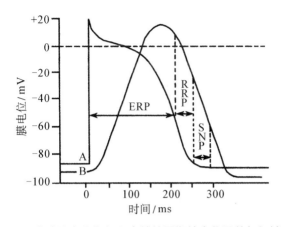

图3-21　心肌细胞动作电位期间兴奋性的周期性变化及其与机械收缩的关系

3）超常期：膜电位从复极 -80mV 到 -90mV 这一段时间内，若给予一个阈下刺激即能引起动作电位，表明兴奋性高于正常，故称为超常期。复极化完毕后，膜电位恢复至静息水平，细胞的兴奋性恢复正常。

（2）影响心肌兴奋性的因素：主要与以下两方面有关。

1）静息电位或最大复极电位与阈电位之间的差距：两者与阈电位间的距离增加，阈值加大，兴奋性降低。反之，兴奋性升高。

2）0期去极化离子通道的性状：只有静息状态的离子通道才能被激活；Na^+ 通道处于失活状态，此时兴奋性为零。

（3）期前收缩和代偿间歇：在正常情况下，心房肌和心室肌是接受窦房结发放的兴奋而进行节律性收缩和舒张。如果在有效不应期之后，下一次窦房结兴奋到达之前，一个人工或病理性的额外刺激作用于心肌，心肌提前出现一次兴奋，即期前兴奋；由期前兴奋引起的收缩称为期前收缩，临床上称为早搏。期前收缩也有有效不应期。如果正常窦房结的兴奋紧接在期前收缩之后到达，正好落在心房或心室期前收缩的有效不应期内，便不能引起心房或心室兴奋和收缩，即出现一次"脱失"，须待下一次窦房结兴奋传来时才能引起兴奋和收缩。这样，在一次期前收缩之后往往出现一段较长时间的心房或心室舒张期，称为代偿间歇（图3-22）。

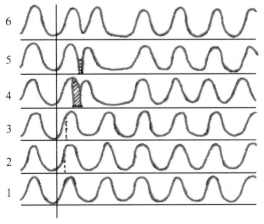

图3-22　期前收缩和代偿间歇

2.自动节律性 心肌组织在没有外来刺激和支配的情况下，具有自动产生节律性兴奋的特性称为自动节律性，简称自律性。心脏的自律性来源于自律细胞的4期自动去极化。自律性高的细胞产生的兴奋可控制自律性低的细胞的活动。在正常情况下，窦房结P细胞的自律性最高，自动兴奋的频率约为100次/分；房室交界区次之，约为50次/分；浦肯野细胞自律性最低，约为25次/分。

（1）心脏的起搏点：由于窦房结的自动节律性最高，控制着整个心脏的节律性搏动，是心脏的正常起搏点。由窦房结控制的心搏节律，称为窦性心律。在正常情况下，窦房结之外的其他自律组织受窦房结兴奋的控制，自身的节律性表现不出来，只起到传导兴奋的作用，故称潜在起搏点。在某些病理情况下，窦房结下传的兴奋可因传导阻滞而不能控制其他自律组织的活动，或窦房结以外的自律组织自律性增高，使心房或心室受当时自律性最高的部位所发出的兴奋节律支配而搏动。这些异常的起搏部位称为异位起搏点。由异位起搏点引起的心脏活动，称为异位心律。

（2）影响心肌自律性的因素：4期自动去极化速率快，单位时间内产生兴奋的次数多，自律性就高；反之，自律性低。最大复极电位与阈电位的距离就越近，自动去极化达阈电位所需的时间就短，自律性增高；反之，自律性降低。阈电位下移，自动去极化达阈电位所需的时间缩短，自律性增高；反之，自律性降低。

3.传导性 心肌细胞具有传导兴奋的能力，称为传导性。在心脏内，窦房结发出的兴奋沿特定的传导途径到达整个心脏。心肌细胞间借闰盘传递兴奋，心肌细胞兴奋和收缩表现为同步性。

（1）心脏内兴奋传导的途径和特点：主要包括以下几个方面。①兴奋传导在心脏内沿特殊传导系统有序进行。在正常情况下，窦房结发出的兴奋通过心房肌传到左、右两心房。②心房内有传导速度较快的优势传导通路，将兴奋传到房室交界区，经房室束，左、右束支，浦肯野纤维网到心室肌，引起左、右心室的兴奋收缩。

不同部位的心肌细胞传导速度不同。普通心房肌的传导速度较慢约为0.4m/s；"优势传导通路"的传导速度为1.0~1.2m/s；心室肌的传导速度约为1m/s；而心室内传导组织的传导速度则快得多，如浦肯野纤维的传导速度可达4m/s，兴奋可沿浦肯野纤维网迅速传到左、右两心室，有助于两心室同步活动。

房室交界区是兴奋由心房传向心室的唯一通道，兴奋由心房经房室交界传至心室所需时间较长，约耗时0.1秒，这种现象称为房室延搁。其生理意义是使心室在心房收缩完毕之后才开始收缩，避免心室和心房同时收缩，利于心室的充盈和射血。

（2）影响传导性的因素：浦肯野细胞的直径最大，兴奋传导速度最快；而房室交界的结区细胞直径最小，传导速度也最慢。

4.收缩性 与骨骼肌相比，心肌细胞的收缩具有以下自身的特点。

（1）同步收缩：当一处心肌细胞兴奋时，兴奋便很快传导到所有心房肌或心室肌，引起所有心房肌或心室肌细胞几乎同步收缩，称为"全或无"式收缩，即心房肌或心室肌要么完全不收缩，要么全部收缩。这种收缩有利于心脏泵血。

（2）不发生强直收缩：心肌细胞有效不应期特别长，无论多强的刺激都不能使心肌细胞马上再次兴奋而产生收缩。因此，心脏不会产生强直收缩，始终是收缩与舒张交替进行，以保证心脏正常的射血与充盈，维持正常心脏泵血功能。

（3）对细胞外Ca^{2+}的依赖性：心肌细胞的终池不发达，Ca^{2+}储备量较少，因此，心肌细胞兴奋-收缩耦联所需的Ca^{2+}除来自终池释放外，还须通过兴奋过程中Ca^{2+}通道开放引起的Ca^{2+}内流。在一定范围内，增加细胞外液Ca^{2+}浓度，可增强心肌收缩力；反之，细胞外液Ca^{2+}浓度降低，则心肌收缩力减弱。

（三）心电图

每一个心动周期中，心房、心室兴奋过程中出现的规律性生物电变化，可通过心脏周围的导电组织和体液传至体表。将心电图机的测量电极放置在体表一定位置，即可记录到这些电变化的波形，称为心电图（electrocardiogram，ECG）。

心电图的基本波形都有1个P波、QRS波群和T波，有时在T波后还出现1个U波（图3-23）。心电图纸上有纵线和横线画出长和宽均为1mm的小方格。纵线上每一小格相当于0.1mV的电位差；横向小格表示时间，每一小格相当于0.04秒（即走纸速度为25mm/s）。因此，根据这些标志可测出心电图各波段的波幅和时程。

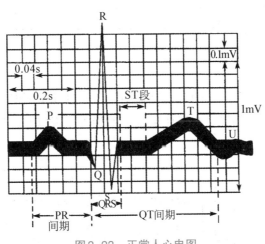

图3-23 正常人心电图

P波反映左、右心房去极化过程中的电位变化。QRS波群反映左、右两心室去极化过程的电位变化。T波反映心室复极化过程的电位变化。PR间期指从P波起点至QRS波起点之间的时间。QT间期反映从心室开始兴奋去极化到完全复极化至静息状态的时间。ST段反映心室肌细胞全部兴奋，各部分之间没有电位差。

（四）心脏的泵血功能

1.心率与心动周期 心率指正常人安静状态下每分钟心跳的次数，一般为60~100次/分，可因年龄、性别或其他生理因素产生个体差异。

心脏的一次收缩和舒张，构成一个机械活动周期，称为心动周期（cardiac cycle）。一个心动周期中，心房和心室的机械活动都可分为收缩期和舒张期，由于心室在心脏泵血活动中起主要作用，故心动周期通常指心室的活动周期。

心动周期与心率成反比。成人心率平均75次/分，每个心动周期持续0.8秒。其中心房先收缩约0.1秒，继而舒张约0.7秒。心房进入舒张期时，两心室开始收缩，约持续0.3秒，随后舒张，约持续0.5秒。从心室舒张开始到下一个心动周期心房开始收缩之间的0.4秒，心房和心室同时处于舒张状态，称为全心舒张期（图3-24）。在一个心动周期中，无论是心房还是心室，其舒张期均长于收缩期，这有利于心脏有足够时间接纳由静脉回流的血液，既保证心室有充分的血液充盈，又能让心肌得到充分休息。

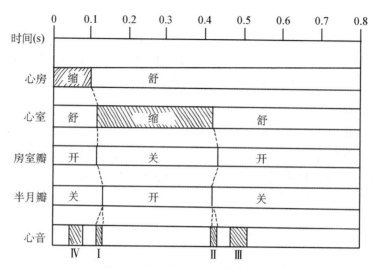

图3-24 心动周期中心房和心室活动的顺序和时间关系

2. 心脏的泵血过程 左、右心室的泵血过程相似，而且几乎同时进行。在同一时期内，左心与右心接受的回流血液量大致相等，心射血量也大致相等。现以左心室为例来说明心脏的泵血过程（图3-25）。

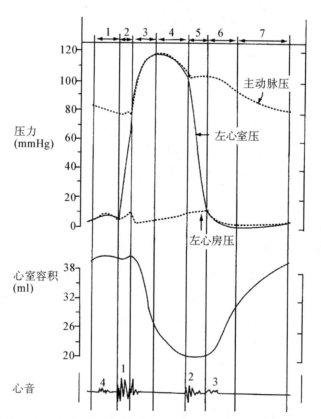

图3-25 心动周期各时相中左心内压力、容积和瓣膜等变化

注：1.心房收缩期；2.等容收缩期；3.快速射血期；4.减慢射血期；5.等容舒张期；6.快速充盈期；7.减慢充盈期。

（1）心室收缩期：心室收缩期可分为等容收缩期和射血期，而射血期又可分为快速射血期和减慢射血期。

1）等容收缩期：心室开始收缩后，心室内压力迅速升高，当超过房内压时，推动房室瓣关闭，阻止血液反流入心房。此时，室内压尚低于主动脉压，主动脉瓣仍处于关闭状态。心室暂时成为一个密闭的腔。心室收缩不能改变心室容积，称为等容收缩期。此期持续约0.05秒。心肌收缩力减弱或动脉血压升高时，开启半月瓣所需时间延长，使等容收缩期延长。

2）射血期：当室内压升高超过主动脉压时，半月瓣被打开，进入射血期。在射血早期，心室肌仍在强烈收缩，由心室射入主动脉的血液量约占总射血量的2/3，流速也很快，此时，心室容积明显缩小，室内压继续上升达峰值，这段时期称为快速射血期，历时约0.1秒。在射血后期，由于心室内血液减少及心室肌收缩强度减弱，射血速度逐渐减慢，心室容积也相应缓慢缩小，这段时期称为减慢射血期，历时约0.15秒。此时，心室内压已略低于主动脉压，但由于心室肌的收缩，心室内血液具有较高动能，在惯性作用下，继续流入动脉。减慢射血期末，心室容积最小。

（2）心室舒张期：可分为等容舒张期和心室充盈期，心室充盈期又可分为快速充盈期、减慢充盈期和心房收缩期（简称房缩期）。

1）等容舒张期：减慢射血期后心室肌开始舒张，室内压迅速下降，低于动脉压时，动脉瓣关闭。此时，室内压仍大于房内压，房室瓣仍处于关闭状态，心室又暂时成为一个封闭的腔。从动脉瓣关闭至房室瓣开启前的这一段时间内，心室肌舒张而心室容积不变，称为等容舒张期，持续0.06~0.08秒。

2）心室充盈期：随着心室舒张，室内压进一步下降，当室内压低于房内压时，房室瓣开放，此时心房和大静脉内血液受到心室内低压的"抽吸"作用而迅速流入心室，心室容积增大，称为快速充盈期，历时约0.11秒。其间进入心室的血液量约占心室总充盈量的2/3，是心室充盈的主要阶段。随着心室内血量的增多，心室与心房、大静脉间的压力梯度逐渐减小，血液流入心室的速度减慢，心室容积缓慢增大，称为减慢充盈期，历时约0.22秒。在心室舒张期的最后0.1秒，心房处于下一心动周期的房缩期。心房收缩使房内压升高，血液顺压力差进入心室，使心室充盈量再增加总量的10%~30%。因此，房缩期是整个心动周期中心室容积最大的时期。此期约占0.1秒。此后，心室进入下一个心动周期，周而复始。

心动周期中心室的收缩与舒张是主要变化，它引起压力、瓣膜、血液和容积的改变，决定了心脏的充盈和射血交替进行。

💡重点提示　心脏泵血的过程。

3.心脏泵血功能的评价　在临床医疗实践中，需要对心脏泵血功能进行客观评价，通常用单位时间内心脏的射血量和做功量作为指标。

（1）搏出量和射血分数：一侧心室每次收缩射入动脉的血液量，称为每搏输出量，又称搏出量。它等于心室舒张末期容积与心室收缩末期容积之差。正常成人安静状态时左心室舒张末期容积为120~130ml，搏出量为60~80ml，平均约70ml。搏出量占心室舒张末期容积的百分比称为射血分数，它反映心室泵血的效率，健康成人射血分数为50%~60%。

（2）心排血量与心指数：一侧心室每分钟射出的血液量，称为心排血量，它等于搏出量和心率的乘积。左、右心室的心排血量基本相等。健康成人在安静状态时心率平均为75次/分，搏出量平均为70ml，则心排血量约为5L/min。

单位体表面积的心排血量，称为心指数。它是评价不同个体之间心功能的常用指标。

（3）心脏做功量：心室收缩一次所作的功称为每搏功，每搏功乘以心率即为每分功。

左、右心室搏出量基本相等，但平均肺动脉压仅为平均主动脉压的1/6，故右心室做功量只有左心室做功量的1/6。

4. 影响心排血量的因素 心排血量等于搏出量和心率的乘积。凡能影响搏出量和心率的因素都可以影响心排血量。在心率不变时，搏出量受前负荷、后负荷和心肌收缩能力影响。

（1）前负荷：指心室收缩之前所承受的负荷，即心室舒张末期容积。它决定心肌的初长度。在一定范围内，前负荷越大，心肌的初长度越长，心肌收缩力就越强，从而搏出量增多。心室前负荷主要由心室舒张末期的充盈量决定，心室舒张末期充盈量是静脉回心血量和射血后心室内剩余血量之和。这种不需要神经和体液因素参与，只通过心肌细胞本身初长度变化而引起心肌细胞收缩强度变化的过程，称为心肌细胞的异长自身调节。生理意义是对搏出量进行精细调节，使心室射血量和静脉回心血量相平衡。

（2）后负荷：指心室收缩后所遇到的负荷，即为大动脉血压。在不变的情况下，动脉血压升高导致等容收缩期延长，射血期缩短，射血速度减慢，搏出量减少，此时可通过异长自身调节加强心肌收缩力，使搏出量回升，从而使心室舒张末期容积逐渐恢复到原有水平。如果动脉血压长期增高，将导致心肌出现代偿性增厚等相应组织结构和功能的病理性改变，最终可能导致泵血功能减退，严重者可出现心力衰竭。

（3）心肌收缩能力：指不依赖于前负荷和后负荷而能改变收缩的强度和速度的内在特性。心肌的这种调节方式与心肌初长度无关，故称等长自身调节。如心交感神经兴奋、儿茶酚胺（包括肾上腺素、去甲肾上腺素）增多和Ca^{2+}浓度增加等均可使心肌收缩力增强。

（4）心率：在一定范围内，心率与心排血量呈正变关系。当心率增快但尚未超过一定限度时，尽管此时心室充盈时间有所缩短，但由于静脉回心血量的大部分在快速充盈期内进入心室，因此，心室充盈量和搏出量不会明显减少，故心率增加可使心排血量明显增加。但如果心率超过160~180次/分时，心室舒张期明显缩短，心舒期心室充盈量明显减少，因此搏出量明显减少，心排血量下降。如果心率低于40次/分时，心室舒张期过长，心室充盈早已接近最大限度，心舒期的延长不能进一步增加心室充盈量和搏出量，心排血量也减少。由此可见，心率过快过慢，心排血量都会减少。

5. 心音 在心动周期中，心肌舒缩、瓣膜启闭、血液流速改变形成的涡流和血液撞击心室壁及大动脉壁引起的振动，可通过周围组织传递到胸壁，用听诊器在胸部某些部位听到相应的声音，即心音。用听诊器主要能听到第一心音和第二心音。

（1）第一心音：发生在心室收缩期，是心室开始收缩的标志。特点是音调低、持续时间较长。其产生主要与心室肌收缩、房室瓣关闭及心室射出的血液冲击动脉壁引起的振动有关。

（2）第二心音：发生在心室舒张期，是心室开始舒张的标志，特点是音调高、持续时间较短。其形成原因是心室舒张、动脉瓣关闭、血液返回冲击动脉根部引起振动而产生的声音，主要与动脉瓣关闭有关。

二、血管生理

血管可分为动脉、毛细血管和静脉三大类。血液由心脏射入动脉是间断的，但在血管内流动是持续不断的。血液经毛细血管与组织细胞进行物质交换，再经静脉流回心脏。因此，血管不仅运输血液，在维持血压、调节血流及实现与组织细胞的物质交换等方面也有重要作用。

（一）各类血管的功能特点

按组织学结构，血管可分为大动脉、中动脉、小动脉、微动脉、毛细血管、微静脉、小静脉、中静脉和大静脉。按功能可将血管分为弹性储器血管（主动脉、肺动脉干等），毛细血管前阻力血管（小动脉和微动脉），真毛细血管（物质交换），容量血管（静脉），短路血管。

（二）血流动力学的基本原理

1.血流量和血流速度　单位时间内流过血管某一截面的血量称为血流量，也称容积速度，其单位通常以ml/min或L/min来表示。根据血流动力学，血流量（Q）与血管两端的压力差（ΔP）成正比，与血流阻力（R）成反比。可用下式表示：$Q = \Delta P/R$。器官血流阻力的变化是调节器官血流量的重要因素。

血液中的一个质点在血管内移动的线速度，称为血流速度（V），通常用mm/s表示。血流速度与血流量（Q）成正比，与血管的横截面积（A）成反比，可用下式表示：$V = Q/A$。由于心排血量是稳定的，血流速度主要取决于血管的横截面积。主动脉的总横截面积最小；毛细血管数量极大，其总横截面积最大。因此主动脉内血流速度最快，毛细血管内血流速度最慢。

2.血流阻力　血液在血管内流动时所遇到的阻力，称为血流阻力。它是由血液内部各种成分之间的摩擦和血液与血管壁之间的摩擦形成的。血流阻力的大小与血管半径（r）、血液黏滞度（η）和血管长度（l）有关，可用下式表示：$R = 8\eta l/\pi r^4$。

血管阻力主要受血管管径的影响。血管半径只发生微小变化，即可引起血流阻力发生非常显著的变化。小动脉及微动脉是形成血流阻力的主要部位，故此处的血流阻力被称为外周阻力。

3.血压　指血管内流动的血液对单位面积血管壁的侧压力。按照国际标准计量单位规定，压强的单位为帕（Pa）或千帕（kPa），而在临床工作中又多采用mmHg作为血压计量单位（1mmHg≈0.133kPa，1kPa≈7.5mmHg）。血管各段的血压都不相同，通常所说的血压指动脉血压。

（三）动脉血压

动脉血压一般指主动脉血压，即主动脉内流动的血液对单位面积血管壁的侧压力。

1.动脉血压　心室收缩时，主动脉压升高所达到的最高值，称为收缩压。心室舒张时，主动脉压下降达到的最低值称为舒张压。收缩压与舒张压的差值称为脉搏压，简称脉压。一个心动周期中，动脉血压的平均值称为平均动脉压。由于心动周期中，舒张期较收缩期长，故平均动脉压更接近于舒张压，约等于舒张压加1/3脉压。

由于动脉血压在大动脉处落差很小，为便于测量，通常将上臂测得的肱动脉血压代表主动脉血压。我国健康青年人安静状态下收缩压为100~120mmHg，舒张压为60~80mmHg，脉压为30~40mmHg，平均动脉压为100mmHg左右。

2.动脉血压的形成　与血液对血管的充盈、心脏射血、外周阻力和大动脉血管壁的弹性有关。

（1）血液对血管的充盈：血压形成的前提是心血管系统内有足够的血液充盈。血液的充盈程度用体循环平均充盈压表示。若循环血量增多或血管容积减小，则体循环平均充盈压增高；反之，循环血量减少或血管容积增大，平均充盈压下降。人体内的血管总是处于一定程度的收缩状态，血管内保持一定的充盈压。人体循环系统的平均充盈压约为7mmHg。

（2）心脏射血：心室收缩所释放的能量分为两部分，一部分用于推动血液向前流动，是血液的动能；另一部分形成对血管壁的侧压力，使动脉血管扩张，储存血液，是血液的势能，即压强能，表现为血压。血液流动过程中不断克服阻力消耗能量，从动脉到毛细血管，再到静脉，血压逐渐降低。小动脉及微动脉阻力最大，血压降低的幅度也最大（图3-26）。

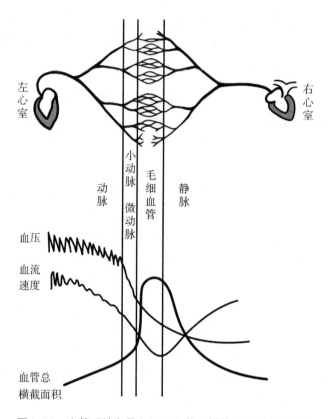

图3-26 血管系统各段血压、血管总横截面积及血流速度

（3）外周阻力：主要指小动脉和微动脉对血流的阻力。由于外周阻力的存在，每次左心室射出的血量仅1/3流向外周，其余的仍存留于主动脉维持对动脉管壁的侧压。

（4）大动脉血管壁的弹性：心室收缩射血时，动脉扩张，将心脏做功所释放的一部分能量以势能的形式储存于扩张的血管中。当心室舒张时，扩张的血管壁发生弹性回缩，将收缩期储存的势能释放出来，推动动脉中的血液继续流向外周，并使动脉血压在舒张期仍能维持在一定水平（图3-27）。

3.影响动脉血压的因素 凡能影响动脉血压形成的因素，均能影响动脉血压。

（1）搏出量：其他因素不变，如果搏出量增大，则收缩期内射入主动脉的血量增多，收缩压明显升高，血流速度就加快，收缩期内大动脉增多的血量仍可在舒张期流至外周。至舒张期末，大动脉内存留的血量增加并不多，舒张压升高不明显，故脉压增大。反之，搏出量减少时，主要是收缩压降低，脉压减小。因此，收缩压

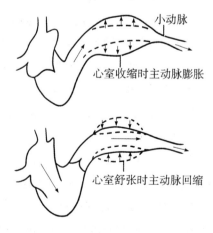

图3-27 主动脉壁弹性对血流和血压的作用

的高低主要反映心脏搏出量的多少。

（2）心率：其他因素不变，如果心率加快，使舒张期缩短，舒张期内流至外周的血量就减少，故舒张期末主动脉内存留的血量增多，舒张压就升高，收缩压升高不如舒张压升高显著，脉压减小。反之，心率减慢时，舒张压降低的幅度比收缩压降低的幅度大，故脉压增大。

（3）外周阻力：其他因素不变，如果外周阻力增大，舒张期末存留在主动脉中的血量增多，舒张压增高。动脉血压升高使血流速度加快，故收缩压的升高不如舒张压升高明显，故脉压减小。因此，舒张压的高低主要反映外周阻力的大小。原发性高血压多由小动脉、微动脉弹性降低、管腔变窄，使外周阻力增大，故以舒张压增高为主。

（4）大动脉管壁的弹性储器作用：它有两个作用，一是靠弹性回缩力，使心室停止射血的舒张期内仍然有血液持续地向外周流动，二是能缓冲血压的波动，使收缩压不致过高，舒张压不致过低，脉压减小。老年人大动脉管壁弹性降低，导致收缩压升高；若老年人伴有小动脉、微动脉硬化，则外周阻力增加，舒张压也升高，但幅度不如收缩压明显。故老年人的脉压较大。

（5）循环血量和血管容积：循环血量与血管容积相适应，才能使血管足够充盈，维持体循环平均充盈压。如失血导致循环血量减少，体循环平均充盈压降低，动脉血压降低。反之，高盐饮食后大量饮水，导致循环血量增加，动脉血压升高。

（四）静脉血压和静脉回心血量

静脉是血液回流心脏的通道，起着血液储存库的作用。静脉的收缩或舒张可使其容积发生较大变化，从而有效调节回心血量和心排血量，以适应机体在各种生理状态时的需要。

1.静脉血压 通常将各器官或肢体的静脉血压称为外周静脉压，为15~20mmHg。而将腔静脉或右心房内的血压称为中心静脉压。中心静脉压较低，常以cmH_2O为计量单位，其正常值为4~12cmH_2O。

中心静脉压的高低取决于心脏射血能力和静脉回心血量之间的相互关系。如果心脏射血能力较强，能及时地将回流入心脏的血液射入动脉，中心静脉压就低。反之，心脏射血能力较弱，则中心静脉压较高。如果静脉回流速度加快，回心血量增多，中心静脉压也会升高。由此可见，中心静脉压是反映心血管功能的指标。

2.静脉回心血量及其影响因素 静脉回心血量指单位时间内由静脉回流入心脏的血量，取决于外周静脉压与中心静脉压之差，以及静脉对血流的阻力。因此，凡能影响外周静脉压、中心静脉压及静脉阻力的因素，均影响静脉回心血量。

（1）体循环平均充盈压：是由循环血量和血管容积决定的。当循环血量增加或血管容积减小时，体循环平均充盈压升高，静脉回心血量增多；反之，当循环血量减少或血管容积增大时，体循环平均充盈压降低，静脉回心血量则减少。

（2）心肌收缩力：心肌收缩力强，射血量多，心室内剩余血量少，使心舒期室内压低，对静脉血的抽吸力量强，静脉回心血量增加；反之，心肌收缩力弱，静脉回心血量少。

（3）骨骼肌的挤压作用：肌肉收缩时，挤压肌肉内和肌肉间静脉，近心端静脉瓣开放，使静脉血向心流动加快；肌肉舒张时，静脉内压力下降，远心端静脉瓣开放，毛细血管和微静脉内血液流入静脉，使静脉充盈。

（4）呼吸运动：对体循环而言，吸气时，胸腔容积加大，胸膜腔负压增大，对胸腔内大静脉和右心房扩张作用增加，中心静脉压降低，静脉血回流入右心房加快，回心血量增加。呼气时，胸膜腔负压减小，中心静脉压升高，由静脉回流入右心房的血量也相应减少。

对肺循环而言，吸气时，胸膜腔负压增大，肺部扩张，肺血管容积显著增大，潴留的血液增多，故由肺静脉回流至左心房的血量减少，左心室输出量也相应减少。呼气时则相反。

（5）重力与体位：静脉血流受体位的影响明显。当人体由卧位变为站立位的最初阶段，因重力作用，心脏以下静脉血管扩张，容量增大，回心血量减少。人从蹲位突然起立时回心血量减少，心排血量和动脉血压下降，这种低血压称为直立性低血压。长期卧床的患者因其静脉管壁紧张性较低，静脉扩张，大量血液淤滞于下肢，回心血量过少，突然站起时易发生昏厥。

（五）微循环

微动脉和微静脉之间的血液循环称为微循环。微循环的最基本功能是实现血液与组织液间的物质交换，其次是调节器官血流量、维持循环血量和稳定动脉血压，并参与体温调节。

1.微循环的组成　典型的微循环一般由微动脉、后微动脉、毛细血管前括约肌、真毛细血管、通血毛细血管、动静脉吻合支和微静脉等部分组成（图3-28）。微动脉、后微动脉、毛细血管前括约肌称为前阻力血管。微动脉口径改变可控制进入整个微循环的血流量，相当于"总闸门"；后微动脉和毛细血管前括约肌控制所属毛细血管的血流量，相当于微循环的"分闸门"。微静脉为后阻力血管，相当于微循环的"后闸门"。

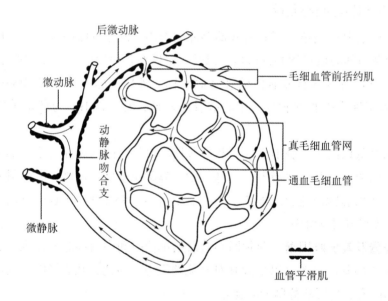

图3-28　微循环

2.微循环的血流通路和功能　血液从微动脉流向微静脉有3条通路。

（1）迂回通路：血液经微动脉、后微动脉、毛细血管前括约肌和真毛细血管网汇集到微静脉，称为迂回通路。它是物质交换的主要场所，故又称"营养通路"。

（2）直捷通路：血液经微动脉、后微动脉和通血毛细血管流到微静脉，称为直捷通路。主要功能是使部分血液迅速通过微循环回流到心脏，以保证静脉回心血量。

（3）动静脉短路：血液从微动脉经动静脉吻合支直接流入微静脉，称为动静脉短路。多分布于皮肤和皮下组织，特别是手指、足趾、耳郭等处，其主要功能是调节体温。

3.微循环血流的调节　交感神经兴奋时，微动脉和微静脉血管紧张性增加，血流阻力增大，血流量减少，毛细血管血压降低，有利于组织液的重吸收和血容量增加。

缩血管活性物质和舒血管活性物质可使毛细血管前阻力血管收缩或舒张。当组织代谢旺盛、局部代谢产物增多时，舒血管活性物质可使后微动脉和毛细血管前括约肌舒张，导致真毛细血管开放。局部组织中积聚的代谢产物被血流带走清除，后微动脉和毛细血管前括约肌的紧张性又增加，真毛细血管血流量减少甚至毛细血管网关闭。如此反复，通过代谢产物调节微循环的血流量。

（六）组织液和淋巴液

存在于组织细胞间隙中的细胞外液称为组织液。组织液绝大部分呈胶冻状，不能自由流动。组织液中除蛋白质浓度明显低于血浆外，其他各种离子成分与血浆相同。组织液进入毛细淋巴管即成为淋巴液，经淋巴循环回流入静脉。

1.组织液的生成与回流　组织液是血浆经过毛细血管壁滤过生成的，同时组织液又通过重吸收回流入毛细血管。组织液通过毛细血管壁的滤过和重吸收取决于4种力量：毛细血管血压和组织液胶体渗透压是促进滤过的力量，血浆胶体渗透压和组织液静水压是促进重吸收的力量。促进滤过的力量与促进重吸收的力量之差称为有效滤过压，可用下式表示。

有效滤过压＝（毛细血管血压＋组织液胶体渗透压）－（血浆胶体渗透压＋组织液静水压）

可见，当有效滤过压为正值时，液体从毛细血管内滤出生成组织液；有效滤过压为负值时，液体被重吸收入毛细血管生成血浆，即组织液回流。正常情况下，人体毛细血管动脉端的血压平均为30mmHg，组织液静水压为10mmHg，血浆胶体渗透压为25mmHg，组织液胶体渗透压为15mmHg。毛细血管动脉端的有效滤过压为（30+15）–（25+10）＝10mmHg。血液流经毛细血管静脉端时血压下降，约为12mmHg，其他基本不变，毛细血管静脉端的有效滤过压为（12+15）–（25+10）＝–8mmHg。上述结果表示，在毛细血管动脉端，有效滤过压为正值，组织液不断生成；而在毛细血管静脉端，有效滤过压为负值，组织液不断回流（图4–21）。由于毛细血管动脉端的滤过力量大于静脉端的重吸收力量，生成的组织液大约只有90%被重吸收回血液，约10%进入毛细淋巴管生成淋巴液，经淋巴系统回流入血。

2.影响组织液生成与回流的因素　影响因素主要有以下几个方面。

（1）毛细血管血压：当其他因素不变时，毛细血管血压升高，有效滤过压增大可使组织液生成增加。毛细血管血压的高低与毛细血管前、后阻力变化有关。

（2）血浆胶体渗透压：血浆胶体渗透压是促进组织液回流的因素。当血浆胶体渗透压下降时，组织液生成会增多。

（3）淋巴回流：从毛细血管滤出的组织液约有10%经淋巴系统回流入血，如果淋巴回流受阻，组织液可在组织间隙积聚而形成水肿。

（4）毛细血管壁的通透性：在正常情况下，血浆蛋白不易通过毛细血管壁，当毛细血管壁通透性增高如过敏或烧伤时，一部分血浆蛋白透过血管壁进入组织液，使病变部位的组织液胶体渗透压升高，有效滤过压增大，形成组织水肿。

3.淋巴循环　淋巴液在淋巴系统内向心流动称为淋巴循环。淋巴循环是血液循环的辅助系统。人体每天有75~100g的蛋白质和肠道吸收的部分脂肪都由淋巴液带回血液，使组织液中的蛋白质保持较低水平，利于组织液的生成与回流。淋巴循环可调节血浆和组织液之间的液体平衡。淋巴结内的巨噬细胞可清除淋巴液中的细菌及其他异物，还可参与免疫反应，具有防御屏障功能。

三、心血管活动的调节

心血管活动的调节包括神经调节、体液调节和自身调节，主要以神经调节和体液调节为主。

（一）神经调节

机体对心血管活动的神经调节是通过各种心血管反射实现的。

1.心脏和血管的神经支配

（1）心脏的神经支配：心脏活动受心交感神经和心迷走神经双重支配。

1）心交感神经及其作用：心交感神经的节后纤维组成心脏神经丛，左侧心交感神经主要支配房室结和心室肌，兴奋时的主要作用是加快房室传导和加强心肌收缩力。右侧心交感神经主要支配窦房结，兴奋时的主要作用是加快心率。

心交感神经节后纤维末梢释放去甲肾上腺素，其与心肌细胞膜上的 β_1 肾上腺素能受体结合后引起 Ca^{2+} 内流，而使心率加快、房室传导加快、心房肌和心室肌收缩力加强。这些作用分别称为正性变时、正性变传导和正性变力作用。β 受体阻断药普萘洛尔可阻断心交感神经对心脏的兴奋作用。

2）心迷走神经及其作用：心迷走神经属于副交感神经，和心交感神经一起组成心脏神经丛。心迷走神经节后纤维，支配窦房结、心房肌、房室交界、房室束及其分支，有较少的纤维分布到心室肌。心迷走神经节后纤维末梢释放的递质是乙酰胆碱（ACh），其与心肌细胞膜上M受体结合，使心肌细胞 K^+ 外流增多，Ca^{2+} 内流减少，引起心率减慢、房室传导减慢和心房肌收缩力减弱，即具有负性变时、负性变传导和负性变力作用。M受体阻断药阿托品可阻断心迷走神经对心脏的抑制作用。

心交感神经和心迷走神经对心脏的作用相互拮抗。两者平时都具有紧张性活动，安静时，心迷走神经的紧张性占优势。

（2）血管的神经支配：绝大多数血管只接受交感缩血管神经的单一支配，仅有一小部分血管可接受缩血管神经和某些舒血管神经的双重支配。

1）交感缩血管神经纤维：其节后纤维分布到血管平滑肌，皮肤血管中缩血管纤维分布最高，骨骼肌血管和内脏血管次之，冠状血管和脑血管中分布较少。在同一器官中，动脉中缩血管纤维的密度高于静脉，而动脉中又以微动脉中最高，毛细血管前括约肌中神经纤维分布很少。交感缩血管神经节后纤维末梢释放去甲肾上腺素，其与血管平滑肌细胞膜上 α 受体结合，产生缩血管效应，该效应可被 α 受体阻断药酚妥拉明阻断。在安静状态下，交感缩血管纤维持续发放低频神经冲动，称为交感缩血管紧张，使血管平滑肌保持一定程度的收缩状态。交感缩血管神经通过改变血管口径来调节器官的血流阻力和血流量。

2）舒血管神经纤维：交感舒血管神经纤维平时没有紧张性活动，只有在动物情绪激动、恐慌或肌肉运动时才发放冲动，其节后神经纤维末梢释放乙酰胆碱，与血管平滑肌的M受体结合，引起血管舒张，血流量增多。

副交感舒血管神经纤维支配脑膜、唾液腺、胃肠道外分泌腺和外生殖器等少数器官的血管平滑肌，作用范围局限，主要起调节局部血流量的作用。

2.心血管中枢 中枢神经系统内与调节心血管活动有关的神经元相对集中的部位称为心血管中枢。

（1）延髓心血管中枢：在延髓腹外侧部存在心交感中枢和交感缩血管中枢。心迷走中枢位于延髓的迷走神经背核和疑核，这些中枢在平时都有紧张性活动。在整体情况下，各种心血管反射是在延髓以上各相关中枢的参与下共同完成的。

（2）延髓以上心血管中枢：在延髓以上的脑干、下丘脑、小脑和大脑中都存在与心血管活动有关的神经元。这些高位中枢的调节作用主要表现为协调心血管与其他生理功能活动之间的整合功能。中枢部位越高，整合功能越强。

3.心血管反射 机体内、外环境变化时，可引起各种心血管反射，使循环功能适应机体所处的状态或环境的变化，以维持机体内环境的相对稳定。

（1）颈动脉窦和主动脉弓压力感受器反射：在颈动脉窦和主动脉弓血管壁外膜下有颈动脉窦压力感受器和主动脉弓压力感受器。它们感受血管壁的机械牵张刺激（图3-29）。

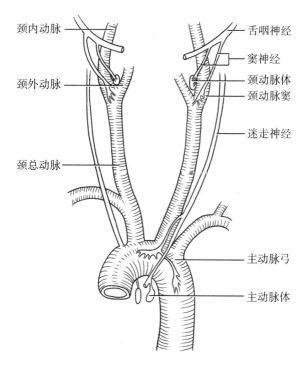

图3-29 颈动脉窦区与主动脉弓区的压力感受器与化学感受器

当动脉血压升高，动脉血管扩张，压力感受器兴奋，窦神经和主动脉神经传入延髓心血管中枢的冲动增多，使心迷走中枢紧张性增强，心交感中枢和交感缩血管中枢的紧张性减弱；传出冲动经心迷走神经、心交感神经和交感缩血管神经传至心脏和血管，使心率减慢、心肌收缩力减弱，心排血量减少；血管舒张，外周阻力下降；静脉血管舒张，回心血量减少，最后导致血压下降。因此，颈动脉窦和主动脉弓压力感受器反射又称降压反射。相反，动脉血压突然降低时，通过反射而使动脉血压升高。

降压反射是一种负反馈调节，可使动脉血压维持相对稳定，不至于发生剧烈波动。原发性高血压患者的压力感受器产生适应现象，不会通过压力感受器反射使血压下降到正常水平。

（2）颈动脉体和主动脉体化学感受性反射：在颈总动脉的分叉处和主动脉弓下方分别有颈动脉体化学感受器和主动脉体化学感受器（图3-29）。它们对血液中PaO_2、$PaCO_2$和H^+浓度的变化非常敏感，其传入神经纤维经舌咽神经和迷走神经进入延髓。

血液中PaO_2降低、$PaCO_2$增高和H^+浓度过高时，都可刺激这些化学感受器产生冲动，冲动传入延髓主要兴奋呼吸中枢，使呼吸加深、加快；同时，引起除脑和心脏以外的其他部位血管收缩，外周阻力增大，回心血量增多。此外，呼吸增强还可反射性引起心率加快，心排血量增加，血压升高。在正常生理情况下，颈动脉体和主动脉体化学感受性反射对心血管活动的调节作用不明显。只有在低氧、窒息、失血、动脉血压过低和酸中毒等紧急情况下才发挥作用。因此，对维持动脉血压和重新分配血量，保证心、脑等重要生命器官的血液供应有重要意义。

（3）心肺感受器引起的心血管反射：在心房、心室和肺循环大血管壁存在许多感受器，总称心肺感受器，适宜刺激主要是血管壁的机械牵张，一些化学物质（前列腺素、缓激肽等）也能刺激心肺感受器。大多数心肺感受器受刺激时引起的反射效应是交感神经紧张性降低，心迷走神经紧张性加强，导致心率减慢，心排血量减少，外周阻力降低，血压下降。心肺感受器兴奋后，抑制肾交感神经活动，使肾血流量增加，肾排水和排钠量增多。

（二）体液调节

体液调节指血液和组织液中一些化学物质对心血管活动的调节作用。有些是通过血液循环广泛作用于心血管系统，有些则对局部组织的血流量起调节作用。

1. 肾上腺素和去甲肾上腺素　血液中的肾上腺素和去甲肾上腺素主要由肾上腺髓质分泌，其中前者约占80%，后都约占20%。仅有少量去甲肾上腺素由肾上腺素能神经末梢释放进入血液循环。

肾上腺素和去甲肾上腺素同属儿茶酚胺类物质，两者生物活性有许多共同之处，不相同之处是对不同肾上腺素能受体的结合能力不同。肾上腺素可与α受体和β受体（包括$β_1$和$β_2$）两类受体结合。在心脏，肾上腺素与心肌细胞上的$β_1$受体结合，表现为心率加快，心肌收缩力加强，心排血量增多。临床上常用肾上腺素作为"强心"的急救药。去甲肾上腺素主要与α受体结合，引起机体绝大多数血管收缩，外周阻力增大，使动脉血压升高；与$β_1$受体结合能力较弱，与$β_2$受体结合的能力更弱。临床上常用去甲肾上腺素作为缩血管的升压药。

2. 肾素–血管紧张素–醛固酮系统　肾素是由肾球旁细胞合成和分泌的一种酸性蛋白水解酶。肾素进入血液后，可使血浆中的血管紧张素原水解成血管紧张素Ⅰ，血管紧张素Ⅰ经过一系列酶促作用下生成血管紧张素Ⅱ和血管紧张素Ⅲ。

血管紧张素中最重要的是血管紧张素Ⅱ。其主要生理作用如下。

血管紧张素Ⅱ可直接促进全身微动脉收缩，使外周阻力增大；也可使静脉收缩，回心血量增多，心排血量增加，两方面共同使血压升高。血管紧张素Ⅱ与血管紧张素Ⅲ共同刺激肾上腺皮质球状带细胞合成和释放醛固酮，后者可促进肾小管对Na^+、水的重吸收，使循环血量增加，血压升高。血管紧张素Ⅱ还作用于中枢神经系统，使交感缩血管紧张性加强；引起或增强渴觉而导致饮水行为。血管紧张素Ⅲ的缩血管效应比血管紧张素Ⅱ弱得多，但其刺激肾上腺皮质合成和释放醛固酮的作用较强。

在正常情况下，肾素分泌少，对血压的调节作用不大。但在大失血情况下，血压显著下降，肾血流量明显减少，肾素会大量分泌，从而促进血压回升。因此，肾素–血管紧张素系统是人体抵抗血压下降的一种应急措施。

3.血管升压素 血管升压素在下丘脑的视上核和室旁核合成，经下丘脑–垂体束运输到神经垂体储存，在适宜刺激下释放入血。在一般情况下，主要作用是促进肾远曲小管和集合管对水的重吸收，使尿量减少，故又称抗利尿激素。血管升压素浓度明显升高时，能强烈收缩血管平滑肌，因而能引起血压升高。当人体大量失血、严重失水等情况下，血管升压素大量释放，才发挥其升压效应。

4.心房钠尿肽 由心房肌细胞合成和释放的一种多肽激素。它具有强烈的利尿排钠作用，能使血管平滑肌舒张，外周阻力降低，也可使心排血量减少，血压降低。

🏛 思政课堂

认识高血压

高血压指以体循环动脉血压（收缩压和/或舒张压）增高为主要特征（收缩压 ≥140mmHg，舒张压 ≥90mmHg），可伴有心、脑、肾等器官的功能或器质性损害的临床综合征。高血压是最常见的慢性病，也是心脑血管疾病最主要的危险因素。近年来，随着人们对心血管病多重危险因素的作用，以及对心、脑、肾靶器官保护的不断深入研究，针对高血压的诊断标准也在不断调整，现阶段认为同一血压水平的患者发生心血管病的危险不同，产生了血压分层的概念，即发生心血管病危险度不同的患者，适宜血压水平应有不同。血压值和危险因素评估是诊断和制订高血压治疗方案的主要依据，不同患者高血压管理的目标不同。面对患者时在参考标准的基础上，医生根据其具体情况判断该患者最合适的血压范围，采用针对性的治疗措施，除评估诊室血压外，患者还应注意家庭清晨血压的监测和管理，以控制血压，降低心脑血管事件的发生率。

讨论

作为志愿者为社区群众宣讲高血压危害和预防，结合所学知识你会如何准备？

本节小结

PPT课件

课后练习

（蒋孝东）

第五节　呼吸系统功能

学习目标

知识目标：

1.掌握呼吸的概念和基本环节，肺通气的动力，胸膜腔内负压的意义。

2.熟悉O_2和CO_2的主要运输形式，CO_2、O_2、H^+对呼吸运动的调节作用。

3.了解肺换气和组织换气过程及影响因素，呼吸中枢的概念和作用，防御性呼吸反射。

技能目标：

1.能运用本章知识，理解呼吸骤停的施救原理。

2.能运用本章知识，判断气胸、慢性阻塞性肺疾病（COPD）等呼吸系统疾病中出现的呼吸异常变化，并解释其产生原因。

3.能分辨呼吸形式和皮肤黏膜颜色。

素质目标：

1.具有理论联系实际的观念和能力。

2.养成勤于观察的习惯，提高观察能力。

机体在新陈代谢过程中需不断从外界环境中获取O_2，并排出CO_2，才能维持内环境中O_2和CO_2含量的相对稳定。机体与外界环境之间的气体交换过程，称为呼吸（respiration）。呼吸由3个环节组成：①外呼吸，包括肺通气和肺换气。②气体在血液中的运输。③内呼吸，即组织换气。呼吸过程的任一环节障碍，均导致机体缺O_2和CO_2潴留，影响机体新陈代谢和各种生理活动的正常进行。

一、肺通气

肺通气（pulmonary ventilation）指肺与外界环境之间的气体交换过程。呼吸道是气体进出肺的通道，肺泡是吸入气与血液进行气体交换的场所。肺通气受两方面因素相互作用：一是推动气体流动的动力，二是阻碍气体流动的阻力。

（一）肺通气的动力

肺通气的直接动力是肺内压与大气压之间的压力差，这种压力差源于呼吸运动。肺通气的原动力是呼吸肌收缩和舒张产生的节律性呼吸运动。

1.呼吸运动　是呼吸肌的收缩和舒张引起胸廓节律性地扩大和缩小的活动。呼吸频率是每分钟呼吸的次数，正常成人安静状态下的呼吸频率为12~18次/分。参与呼吸的吸气肌主要有膈肌和肋间外肌，呼气肌主要是肋间内肌和腹壁肌，辅助呼吸肌有胸锁乳突肌、斜角肌等。

（1）呼吸运动的过程：呼吸运动包括吸气运动和呼气运动。平静吸气时，膈肌和肋间外肌收缩，使膈穹隆下降，肋骨和胸骨上举，使胸腔上下径和前后径均增大，肺容积也随之增大，肺内压降低，当肺内压小于大气压时，大气入肺产生吸气。吸气肌收缩时消耗能量，故吸气运动是主动过程。平静呼气时，膈肌和肋间外肌舒张，膈肌上移，肋骨和胸骨下降回位，肺容积随之缩小，肺内压升高，当肺内压大于大气压时，肺泡内气体外流产生呼气。

（2）呼吸运动的形式：人体在安静状态下均匀而平稳地自然呼吸，称为平静呼吸。膈肌收缩、舒张引起的肺通气量约占总量的80%。因此，膈肌是主要的呼吸肌。此时吸气是主动过程，呼气是被动过程。机体活动时，呼吸加深加快，称为用力呼吸。用力吸气时，胸锁乳突肌、斜角肌等辅助吸气肌也参与，使胸腔容积和肺容积进一步增大，肺内压大幅下降，吸入更多气体；用力呼气时，肋间内肌和腹壁肌等呼气肌也参与收缩，呼出更多气体。用力呼吸时，吸气和呼气都是主动过程。

呼吸运动还可按参与呼吸运动的肌群和胸腹壁的外观表现不同，分为腹式呼吸和胸式呼吸。以膈肌舒缩为主，伴有腹壁起伏明显的呼吸运动，称为腹式呼吸；以肋间外肌舒缩为主，伴有胸廓起伏明显的呼吸运动，称为胸式呼吸。正常成人的呼吸运动大多是胸式和腹式同时存在的混合式呼吸。

💡**重点提示** 肺通气的动力。

2.肺内压 肺泡内的压力称为肺内压。在呼吸过程中，肺内压随胸腔容积的变化呈周期性变化。平静吸气初，肺容积扩大，肺内压下降，气体顺压力差经呼吸道进入肺泡，至平静吸气末，肺内压与大气压相等，气体停止流入，吸气结束。平静呼气初，肺容积减小，肺内压高于大气压，肺内气体经呼吸道呼出体外，至平静呼气末，肺内压与大气压相等，气体停止流动（图3-30），呼气完成。

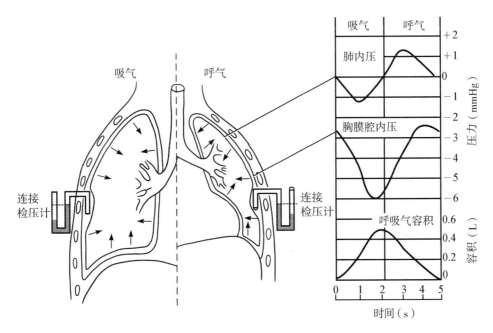

图3-30 呼吸时肺内压、胸膜腔内压和呼吸气容积的变化过程

3.胸膜腔内压 在正常情况下，胸膜腔内没有气体，只有少量浆液，浆液具有润滑作用，并使脏、壁两层胸膜紧紧相贴，保证肺能随胸廓的运动而运动。胸膜腔内的压力称为胸膜腔内压（intrapleural pressure）。由于胸膜腔内压通常低于大气压，因此习惯上称为胸内负压。胸膜腔负压平静吸气末为–10~–5mmHg，呼气末为–5~–3mmHg。

（1）胸膜腔负压的形成：胸膜腔负压是在出生后形成的。在人体生长和发育过程中，胸廓的生长速度比肺快，使肺被牵拉而出现弹性回缩力，胸膜腔负压也因此形成并逐渐加大。

胸膜腔受到两种力的作用：一种是使肺泡扩张的肺内压，另一种是使肺泡缩小的肺回缩力。即胸膜腔内压＝肺内压－肺回缩力。在平静吸气末或呼气末，肺内压等于大气压，因而，胸膜腔内压＝大气压－肺回缩力。若以大气压为0来计算，则胸膜腔内压＝－肺回缩力。由此可见，胸膜腔内压是负压，由肺回缩力决定。吸气时，肺扩张，回缩力增大，胸膜腔内压负值增大；呼气时，肺缩小，回缩力减小，胸膜腔内压负值减小。

（2）胸膜腔负压的生理意义：①维持肺泡的扩张状态，使肺能随胸廓的扩大而扩张，有利于肺通气。②使胸腔内大静脉和胸导管扩张，降低中心静脉压和胸导管内压，有利于静脉血和淋巴液的回流。

（二）肺通气的阻力

肺通气的阻力包括弹性阻力和非弹性阻力。在正常情况下，弹性阻力约占通气阻力的70%。肺通气阻力增大是临床上肺通气障碍的最常见原因。

1.弹性阻力 弹性物体对抗变形的力即为弹性阻力。肺和胸廓均为弹性组织，呼吸的弹性阻力由肺弹性阻力和胸廓弹性阻力组成。

（1）肺弹性阻力：肺弹性阻力来自两个方面：一是肺泡表面液体层所形成的表面张力，约占肺弹性阻力的2/3；二是肺的弹性回缩力，约占肺弹性阻力的1/3。

肺泡内表面覆有一薄层液体，肺泡表面液体层所形成的肺泡表面张力使液体层表面积尽量缩小，它是使肺泡缩小的力，也是肺泡扩张的阻力。肺泡Ⅱ型细胞分泌表面活性物质，主要成分是二棕榈酰卵磷脂，可降低肺泡表面张力，其生理作用：①降低吸气阻力，有利于肺扩张。②减少肺泡内液体积聚，防止肺水肿。③稳定大小肺泡容积。

（2）胸廓弹性阻力：当胸廓处于自然位置（平静吸气末，肺容量约为肺总量的67%）时，胸廓无变形，弹性阻力为零；当胸廓小于自然位置（平静呼气或深呼气时，肺容量小于肺总量的67%）时，胸廓弹性阻力向外，是吸气的动力、呼气的阻力；当胸廓大于自然位置（深吸气状态，肺容量大于肺总量的67%）时，胸廓弹性阻力向内，是吸气的阻力、呼气的动力。

（3）肺和胸廓的顺应性：顺应性指在外力作用下，弹性组织扩张的难易程度。容易扩张即顺应性大，不易扩张则顺应性小。因此，顺应性与弹性阻力成反比。通常用顺应性来表示肺和胸廓弹性阻力的大小。

2.非弹性阻力 主要是气道阻力，还包括惯性阻力和黏滞阻力。气道阻力指气体通过呼吸道时，气体分子间及气体分子与气道壁之间的摩擦力。惯性阻力指气流在发动、变速、换向时，因气流和组织的惯性所遇到的阻力。黏滞阻力来自呼吸时胸廓、肺等组织相对位移所发生的摩擦。平静呼吸时，惯性阻力和黏滞阻力较小，可忽略不计。

影响气道阻力的因素主要有气道口径、气流速度和气流形式。气道阻力与气道半径的4次方成反比，故当气道口径减小时，气道阻力可显著增大，引起呼吸困难。

气道平滑肌的舒缩受神经和体液因素的调节。迷走神经兴奋、组胺、5-羟色胺、缓激肽可使气道平滑肌收缩，气道口径缩小，气道阻力增大；交感神经兴奋、儿茶酚胺则引起气道平滑肌舒张，气道口径扩大，气道阻力减小。

（三）肺通气功能的评价

肺通气是呼吸的重要环节，通过测定肺容量和肺通气量，可客观评价肺通气功能。

1.肺容量 指肺容纳气体的量，在肺通气过程中可随出入肺的气体量而变化，可用肺量计测量（图3-31）。

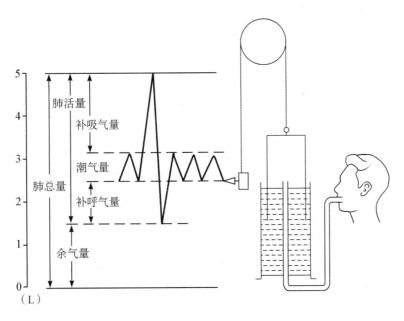

图3-31 肺容量

（1）潮气量：每次吸入或呼出的气量称为潮气量（tidal volume）。潮气量可随呼吸强弱而变化，正常成人平静呼吸时平均约为0.5L。

（2）补吸气量：平静吸气末再尽力吸气，所能吸入的气量，称为补吸气量。正常成人为1.5~2.0L。补吸气量与潮气量之和，称为深吸气量。

（3）补呼气量：平静呼气末再尽力呼气，所能呼出的气量，称为补呼气量。正常成人为0.9~1.2L。

（4）余气量和功能余气量：最大呼气末，肺内仍残留不能呼出的气量，称为余气，又称残气量。正常成人为1.0~1.5L。平静呼气末，肺内残留的气量，称为功能余气量，它是补呼气量与余气量之和，正常成人约为2.5L。肺气肿时，肺弹性阻力下降，功能余气量增加；肺纤维化时，肺弹性阻力增大，功能余气量减小。

（5）肺活量和用力呼气量：尽力吸气后再做尽力呼气所能呼出的最大气体量，称为肺活量（vital capacity）。它是潮气量、补吸气量和补呼气量三者之和，正常成年男性平均约为3.5L，女性约为2.5L。肺活量可反映一次呼吸的最大通气能力，是评价肺通气功能的静态指标。用力呼气量（forced expiratory volume）指在尽力吸气后，再尽力尽快呼气，计算第1、2、3秒末呼出的气量占肺活量的百分比，正常成人分别为83%、96%和99%左右，其中以第1秒末的数值最有判断意义。用力呼气量不仅反映肺活量的大小，还反映通气阻力的变化，是评价肺通气功能较理想的动态指标。慢性阻塞性肺疾病患者呼气阻力增大，往往需要5~6秒或更长时间才能呼出全部肺活量气体。

（6）肺总量：肺可容纳的最大气体量，称为肺总量。它是肺活量与余气量之和。成年男性平均约为5.0L，女性约为3.5L。

2.肺通气量 单位时间内吸入或呼出肺的气体总量，称为肺通气量，包括每分通气量和肺泡通气量。

（1）每分通气量：每分钟吸入或呼出肺的气体量称为每分通气量。每分通气量等于潮气量与呼吸频率的乘积，即每分通气量＝潮气量×呼吸频率。正常成人安静状态下，呼吸频率为12~18次/分，潮气量为0.5L，则每分通气量为6~9L。每分通气量因人而异。

尽力做深快呼吸时，每分钟吸入或呼出的气量称为最大随意通气量。它反映肺通气功能的储备能力，是评价个体能进行最大运动量的重要指标。一般只测10秒或15秒，然后换算成每分钟最大随意通气量，健康成人一般可达150L/min。

（2）肺泡通气量：每分钟吸入肺泡的新鲜空气量称为肺泡通气量。在正常情况下，这部分气体能与血液进行气体交换，是真正有效的通气量。肺泡通气量＝（潮气量－无效腔气量）×呼吸频率。

无效腔指整个呼吸道中未发生气体交换的管腔，解剖无效腔指从鼻到终末细支气管的腔道，正常成人较恒定，约为0.15L。肺泡无效腔指未发生气体交换的肺泡容积。健康成人平卧位时，生理无效腔等于或接近解剖无效腔。

潮气量和呼吸频率的变化对每分通气量和肺泡通气量有不同影响。当潮气量减半而呼吸频率加倍（浅而快的呼吸），或者是潮气量加倍而呼吸频率减半时（深而慢的呼吸），尽管每分通气量不变，但肺泡通气量则因无效腔的存在而使前者明显低于后者。因此，在一定范围内，深而慢的呼吸比浅而快的呼吸通气效率高（表3-4）。

表3-4　不同呼吸形式时通气量
单位：L/min

呼吸形式	每分通气量	肺泡通气量
平静呼吸	0.5×12＝6.0	（0.5-0.15）×12＝4.2
浅快呼吸	0.25×24＝6.0	（0.25-0.15）×24＝2.4
深慢呼吸	1.0×6＝6.0	（1.0-0.15）×6＝5.1

二、气体的交换

体内气体的交换包括肺泡与血液之间及血液与组织细胞之间 O_2 和 CO_2 的交换，前者为肺换气，后者为组织换气。肺换气和组织换气都是以单纯扩散的方式进行的。

（一）肺换气

1.肺换气过程　由于肺泡内的氧分压（ $PaPO_2$ ）高于静脉血的 $PaPO_2$ ，而肺泡内的二氧化碳分压（ $PaCO_2$ ）低于静脉血的 $PaCO_2$ ，故 O_2 由肺泡扩散入血液， CO_2 则由静脉血扩散入肺泡，完成肺换气过程，结果使静脉血变成含 O_2 较多、 CO_2 较少的动脉血。肺泡处 O_2 和 CO_2 的气体扩散仅需0.3秒即可平衡，而血液流经肺毛细血管的时间通常约0.7秒。因此，当静脉血流经肺泡周围毛细血管时，有足够的时间进行气体交换。

2.影响肺换气的因素　凡影响气体扩散速率的因素都可影响肺换气。

（1）气体的分压差：在混合气体的总压力中，某种气体所占的压力，称为该气体的分压。它不受其他气体的影响，其数值与该气体在混合气体中所占的体积分数成正比。不同区域间的分压差是气体扩散的动力，分压差越大，气体扩散速率越大。肺泡气、动脉血、静脉血和组织中的 PaO_2 和 $PaCO_2$ 不同，存在压力梯度，为气体交换提供动力（表3-5）。

表3-5　肺泡气、血液及组织中PaO_2和$PaCO_2$ 　　　　　　　　单位：kPa（mmHg）

项目	肺泡气	动脉血	组织	静脉血
PaO_2	13.6（102）	13.3（100）	4.00（30）	5.33（40）
$PaCO_2$	5.33（40）	5.33（40）	6.67（50）	6.13（46）

（2）气体的分子量和溶解度：气体扩散速率与该气体分子量的平方根成反比，而与气体在液体中的溶解度成正比。分子量越小，溶解度越大，则扩散速率越快。综合分压差、分子量和溶解度3个因素，CO_2的扩散速率约为O_2的2倍，CO_2比O_2更易扩散，故临床上缺O_2比CO_2潴留更为常见，呼吸困难的患者常先出现缺氧情况。

（3）呼吸膜的面积和厚度：呼吸膜是肺泡腔与肺毛细血管腔之间的膜，它由6层结构组成，即含有表面活性物质的液体层、肺泡上皮细胞层、肺泡上皮基膜层、肺泡与毛细血管之间的间质、毛细血管基膜层和毛细血管内皮细胞层（图3-32）。呼吸膜通透性极大，气体分子很容易扩散通过。正常成人呼吸膜的总扩散面积约为70m^2，平静呼吸时扩散面积约为40m^2，用力呼吸时扩散面积可增大至60~70m^2。病理情况下呼吸膜面积减小（如肺不张、肺气肿、肺毛细血管阻塞等）或呼吸膜厚度增加（如肺水肿、肺纤维化等），都将导致气体扩散量减少，肺换气效率降低。

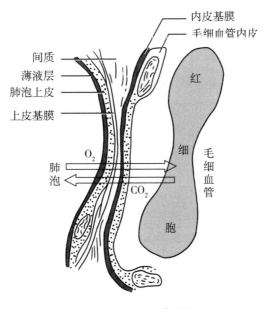

图3-32　呼吸膜结构

（4）通气-血流比值：指每分钟肺泡通气量与每分钟肺血流量之间的比值，简称V-Q比值。正常成人安静状态下的每分钟肺泡通气量约为4.2L，每分钟肺血流量即心排血量约为5L，V/Q＝4.2/5＝0.84。只要V-Q比值偏离0.84，肺换气效率均降低。

（二）组织换气

在组织内，细胞代谢不断消耗O_2产生CO_2，故组织内PaO_2较动脉血PaO_2低，而$PaCO_2$较动脉血$PaCO_2$高。当动脉血流经组织毛细血管时，在分压差推动下，O_2由血液扩散入组织细胞，CO_2则从组织细胞扩散入血液，完成组织换气，使动脉血变成静脉血。

影响组织换气的主要因素有：细胞和毛细血管间的距离越小，换气就越充分；组织代谢水平与组织换气量呈正相关，代谢水平高，气体交换多；毛细血管内血流速度过快或过慢都会减少组织换气量。

三、气体在血液中的运输

O_2和CO_2在血液中的运输有两种方式，即物理溶解和化学结合，以化学结合为主。

（一）O_2的运输

O_2在血液中物理溶解度较低，溶解量仅占血液O_2总含量的1.5%，化学结合是O_2的主要运输形式，绝大部分（98.5%）O_2进入红细胞，通过与血红蛋白（Hb）结合，以氧合血红蛋白（HbO_2）的形式运输。

1.O_2与Hb的结合 O_2与红细胞中Hb结合的反应快、可逆、不需酶催化。反应方向和多少取决于PaO_2的高低。当血液流经PaO_2高的肺时，O_2与Hb氧合形成HbO_2；当血液流经组织时，组织处PaO_2低，HbO_2释放O_2而成为去氧血红蛋白。Hb与O_2结合后不改变Fe^{2+}价态，如Fe^{2+}被氧化成Fe^{3+}形成高铁血红素，则丧失结合氧的能力。

当血液中去氧血红蛋白含量达到50g/L以上时，口唇、黏膜、甲床等毛细血管丰富的表浅部位可出现青紫色，称为发绀。CO与Hb的亲和力是O_2的210倍，当吸入气含较多CO时，可形成大量一氧化碳血红蛋白（HbCO），使血红蛋白失去与O_2结合的能力，造成缺O_2，但患者并不发绀，而是出现HbCO特有的樱桃红色。

通常将100ml血液中Hb所能结合的最大O_2量，称为Hb的氧容量（oxygen capacity）。100ml血液中Hb实际结合的O_2量称为Hb氧含量（oxygen content）。Hb的氧含量占氧容量的百分数称为Hb氧饱和度（oxygen saturation），正常动脉血氧饱和度为98%，静脉血氧饱和度为75%。

2.氧解离曲线 表示血氧分压与Hb氧饱和度关系的曲线，称为氧解离曲线，呈近似"S"形的曲线（图3-33）。该曲线反映了不同PaO_2条件下，O_2与Hb的结合或解离情况。该曲线具有以下特点。

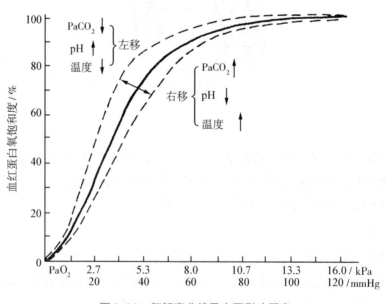

图3-33 氧解离曲线及主要影响因素

（1）曲线上段：血液中PaO_2在100mmHg时，血氧饱和度约为98%，而当血PaO_2降至60mmHg时，血氧饱和度仍保持90%左右。这说明当血PaO_2在60~100mmHg时，Hb与O_2亲和力较大，虽然血PaO_2的变化较大，但血氧饱和度改变不大。

（2）曲线中段：这段曲线相当于PaO_2在40~60mmHg，是HbO_2释放O_2的部分。在此段范围内，血氧饱和度随PaO_2的下降而迅速降低，说明Hb与O_2的亲和力较低，有利于HbO_2释放O_2，供组织利用。

（3）曲线下段：该段曲线相当于PaO_2在15~40mmHg时，也是HbO_2释放O_2的部分。表明PaO_2稍有下降，HbO_2就释放大量的O_2，血氧饱和度就明显降低。该段曲线还提示，当动脉血PaO_2较低时，只要吸入少量O_2，就可明显提高血氧饱和度和血氧含量。

血液中$PaCO_2$升高、pH下降、温度升高和2,3-DPG增多时，氧离曲线右移，即血红蛋白与O_2的亲和力降低，血氧饱和度下降，有利于O_2的释放；反之，氧解离曲线左移，血红蛋白与O_2的亲和力增加，HbO_2形成增多。

（二）CO_2的运输

物理溶解的CO_2约占血液中CO_2总运输量的5%，其余95%是以化学结合形式运输。CO_2在血液中的化学结合形式有碳酸氢盐和氨基甲酰血红蛋白两种形式。

1.碳酸氢盐形式　血液中CO_2运输的最主要形式是碳酸氢盐，占运输总量的88%。扩散入血液的大部分CO_2先扩散入红细胞，在红细胞内碳酸酐酶的催化下与H_2O结合形成H_2CO_3，H_2CO_3又迅速解离成H^+和HCO_3^-。生成的HCO_3^-除一小部分与细胞内的K^+结合成$KHCO_3$外，大部分扩散入血浆，与Na^+结合生成$NaHCO_3$进行运输（图3-34）。在肺部，该反应向相反方向进行。

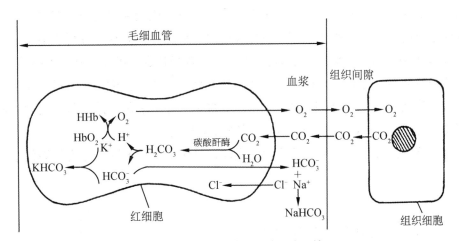

图3-34　CO_2以碳酸氢盐形式运输

2.氨基甲酰血红蛋白　进入红细胞中的CO_2无须酶的参与直接与血红蛋白的氨基结合，形成氨基甲酰血红蛋白，占总运输量的7%。

四、呼吸运动的调节

呼吸运动具有随意性和自主性。呼吸的深度和频率随机体内、外环境的改变而变化以适应机体的代谢水平，主要通过神经调节实现。

（一）呼吸中枢

呼吸中枢（respiratory center）指中枢神经系统内与呼吸运动产生和调节有关的神经细胞群。实验结果表明，脊髓是高位中枢控制呼吸肌的中继站和整合部分呼吸反射的初级中枢，不能产生呼吸节律；延髓是产生呼吸节律的基本中枢，产生的呼吸节律不规整；脑桥有调整延髓呼吸神经元的中枢，其主要作用是抑制吸气，促使吸气向呼气转化，称为呼吸调整中枢。正常的呼吸节律依赖延髓与脑桥的共同作用。

呼吸还受脑桥以上高位中枢的调控，如大脑皮质、边缘系统和下丘脑等。大脑皮质可在一定限度内随意控制呼吸，以保证其他与呼吸相关活动的完成，而不随意的、自主节律性呼吸受低位脑干控制。

（二）呼吸的反射性调节

中枢神经系统接受各种感受器传入冲动，实现对呼吸运动的调节，称为呼吸的反射性调节，主要包括机械感受性反射和化学感受性反射。

1.机械感受性反射

（1）肺牵张反射：肺扩张或缩小引起呼吸运动的反射性变化，称为肺牵张反射。该反射包括肺扩张反射和肺缩小反射，其感受器位于从气管到细支气管的平滑肌中，阈值低，适应慢，对牵拉刺激敏感。当吸气时，肺扩张牵拉支气管和细支气管，感受器兴奋，冲动经迷走神经传入延髓，抑制吸气，使吸气停止，转为呼气。肺牵张反射的意义是阻止吸气过深过长，促使吸气及时转为呼气。平静呼吸时，肺牵张反射几乎不参与人的呼吸调节。

（2）呼吸肌本体感受性反射：由呼吸肌本体感受器传入冲动引起的反射性呼吸变化，称为呼吸肌本体感受性反射，此反射的感受器是肌梭。当呼吸肌肌梭受牵张刺激兴奋时，冲动传至脊髓中枢，反射性地引起受牵张的肌肉收缩，使呼吸增强。平静呼吸时这一反射不明显，当运动或呼吸阻力增大时，肌梭受到较强刺激，反射性引起呼吸肌收缩加强，维持正常呼吸运动。

2.化学感受器反射　化学因素对呼吸运动的反射性调节活动，称为化学感受性反射。化学因素指动脉血或脑脊液中的 O_2、CO_2 和 H^+，这些物质的变化可刺激化学感受器，反射性地调节呼吸运动，从而维持内环境中 PaO_2、$PaCO_2$ 和 H^+ 浓度的相对稳定。

（1）化学感受器：参与呼吸调节的化学感受器按其所在部位不同，分为外周化学感受器和中枢化学感受器（图3-35）。

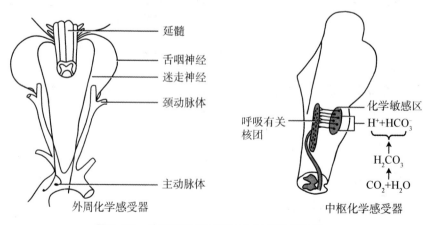

图3-35　外周化学感受器和中枢化学感受器

外周化学感受器指颈动脉体和主动脉体。动脉血中PaO_2降低、$PaCO_2$升高或H^+浓度升高时，颈动脉体和主动脉体化学感受器受到刺激而产生兴奋，冲动经窦神经（后并入舌咽神经）和主动脉神经（后并入迷走神经）传入延髓，反射性地引起呼吸加深加快和血液循环的变化。其中颈动脉体对呼吸调节的作用较主动脉体强。

中枢化学感受器位于延髓腹外侧浅表部位。它的适宜刺激是脑脊液和局部细胞外液中的H^+浓度变化。脑脊液中H^+浓度升高，刺激中枢化学感受器，引起呼吸中枢兴奋。

（2）CO_2、H^+和O_2对呼吸的调节

1）CO_2对呼吸的调节：CO_2是调节呼吸最重要的生理刺激物。血液中一定浓度的CO_2是维持正常呼吸的必要条件。如过度通气排出CO_2过多，血中$PaCO_2$过低，可引起呼吸减弱，甚至暂停。适当增加吸入气中CO_2含量，血液中$PaCO_2$升高，可加强对呼吸中枢的刺激作用，使呼吸加深加快。但吸入气CO_2含量超过7%时，血液中$PaCO_2$直线上升，可抑制呼吸中枢活动，引起呼吸困难、头痛、头晕，甚至昏迷，出现CO_2麻醉。CO_2通过刺激中枢化学感受器和外周化学感受器两条途径兴奋呼吸中枢，但以前者为主。

2）H^+对呼吸的调节：血液中H^+对呼吸的影响主要通过刺激外周化学感受器而实现的。动脉血H^+浓度增高，可导致呼吸加深加快，肺通气量增加，如代谢性酸中毒的患者可表现为呼吸加快加强；动脉血H^+浓度降低时，呼吸受到抑制，如碱中毒的患者呼吸缓慢。

3）O_2对呼吸的调节：一般正常情况下，动脉血PaO_2对呼吸的调节作用不大，当动脉血PaO_2降低至60mmHg以下时，才表现出明显的效应，使呼吸增强，通气量增加。低氧对呼吸的兴奋作用完全是通过外周化学感受器实现的，其中颈动脉体起主要作用。低氧可直接抑制呼吸中枢，且抑制作用随着低氧程度的加重而加强。在轻、中度低氧的情况下，可通过刺激外周化学感受器反射性使呼吸中枢兴奋，在一定程度上抵消了低氧对中枢的直接抑制作用。但在严重低氧（动脉血PaO_2降低到40mmHg以下）时，外周化学感受性反射兴奋呼吸中枢的作用不足以抵消低氧对中枢的直接抑制作用，则出现呼吸抑制。

综上所述，当血液$PaCO_2$升高、PaO_2降低、H^+浓度升高时，均都有兴奋呼吸的作用，尤以$PaCO_2$的作用显著。

🏛 思政课堂

慢性阻塞性肺疾病

慢性阻塞性肺疾病（chronic obstructive pulmonary disease，COPD）是一种常见的以持续气流受限为特征的慢性支气管炎和/或肺气肿，可进一步发展为肺心病和呼吸衰竭的常见慢性疾病。与气道和肺脏对有毒颗粒或气体的慢性炎性反应增强有关，致残率和病死率很高，全球40岁以上人群发病率已高达9%~10%。

慢性阻塞性肺病的确切病因尚不清楚，一般认为与慢性支气管炎和阻塞性肺气肿发生有关的因素都可能参与慢性阻塞性肺疾病的发病。已经发现的危险因素大致可以分为外因（即环境因素）与内因（即个体易患因素）两类。外因包括吸烟、粉尘和化学物质的吸入、室内外空气污染、呼吸道感染及居室拥挤、营养较差等因素。内因包括遗传因素、气道反应性增高，以及在妊娠期、新生儿期、婴儿期或儿童期由各种原因导致肺发育或生长不良

的个体。慢性阻塞性肺疾病是可以预防和治疗的疾病，预防的主要措施有：由于吸烟是导致COPD的主要危险因素，阻止COPD发生和进展的关键措施是戒烟，对于接触职业粉尘的人群应做好劳动保护，减少室内空气污染，防治呼吸道感染，加强锻炼增强呼吸功能，增加耐寒能力锻炼。

讨论

根据所学知识，如何向周围群众宣传预防慢性阻塞性肺疾病的发生？

本节小结　　　　PPT课件　　　　课后练习

（蒋孝东）

第六节　消化系统功能

学习目标

知识目标：

1.掌握消化和吸收的概念及消化的方式；胃内的消化、小肠内的消化。

2.熟悉吸收和消化器官的神经调节和体液调节。

3.了解口腔内的消化。

技能目标：

1.能说出胃液的成分及其作用。

2.能解释消化性溃疡和胰腺炎的基本发病机制。

3.能说出神经系统和体液因素对消化功能的调节作用。

素质目标：

1.具备关爱生命、珍惜粮食的道德观念。

2.培育营养合理、健康饮食的健康观念。

食物在消化管内被分解为可被吸收的小分子物质的过程称为消化（digestion）。消化的方式有机械性消化和化学性消化。机械性消化主要指通过消化管肌肉的运动，将食物磨碎，使之与消化液充分混合，并将其向消化管远端推送的过程。化学性消化主要是依赖消化液中消化酶的作用，将食物中的大分子物质分解为可被吸收的小分子物质的过程。这两种消化方式相互促进，紧密联系。消化后的小分子物质及维生素、水、无机盐等透过消化管黏膜进入血液或淋巴的过程，称为吸收（absorption）。此外，消化器官还能分泌多种胃肠激素，具有内分泌功能。

一、消化

（一）口腔内消化

消化过程从口腔开始。在口腔内进行的唾液分泌、咀嚼和吞咽等活动，为食物在胃肠内进一步消化提供了有利条件，而食物对口腔的刺激可反射性地促进胃肠平滑肌的运动和消化腺的分泌。因此，虽然食物在口腔内停留的时间短，却改变了整个消化系统的功能状态，为接纳、消化食物和吸收营养物质做好准备。

1.咀嚼与吞咽 咀嚼是受大脑意识控制的反射活动。通过咀嚼肌复杂的节律性舒缩活动使牙切割、磨碎食物，舌的搅拌使食物与唾液充分混合形成食团以便于吞咽。

吞咽是食团由口腔经咽、食管入胃的过程，是复杂的神经反射活动。吞咽反射的基本中枢位于延髓。食团由口腔到咽的过程，是受大脑意识控制的随意运动，主要依靠舌的运动。食团由咽到食管上端的过程，主要是食团刺激咽部感受器，反射性使软腭上抬，咽后壁向前突出封闭鼻咽通路；声带内收，喉头升高并向前紧贴会厌封闭喉咽，呼吸暂停；喉头前移，食管上括约肌舒张，食团被推入食管。食团沿食管下行入胃的过程，主要由食管的蠕动完成。

蠕动是由平滑肌顺序收缩形成的一种向前推进的波形运动，是消化管平滑肌共有的运动形式。

2.唾液及其作用 唾液是由腮腺、下颌下腺、舌下腺和散在分布于口腔内的小唾液腺分泌的混合液体。正常成人每天的分泌量为1.0~1.5L。唾液为无色、无味、近中性（pH 6.6~7.1）的低渗液体，其中水分约占99%，有机物主要有黏蛋白、球蛋白、唾液淀粉酶和溶菌酶等，无机物主要有Na^+、K^+、Ca^{2+}、HCO_3^-、Cl^-等。此外，唾液中还有少量气体。

唾液的主要作用有：①湿润和溶解食物，便于咀嚼、吞咽及引起味觉。②唾液淀粉酶可分解淀粉为麦芽糖。③清洁和保护口腔。唾液可清除口腔内的残余食物或异物，溶菌酶具有杀菌作用。④唾液还具有排泄功能，排出体内的重金属（如铅、汞）、致病微生物（如狂犬病毒）等。

（二）胃内消化

胃是消化管最膨大的部分，主要功能是暂时储存食物，也可对食物进行初步消化。食团在胃的运动和胃液的共同作用下形成食糜，再被逐批、少量地排入十二指肠。

1.胃的运动

（1）胃的运动形式

1）容受性舒张：是胃特有的运动形式。食物刺激口腔、咽和食管等处的感受器，通过迷走-迷走反射引起胃底和胃体的平滑肌舒张，称为胃的容受性舒张。这一反射活动使正常成人胃容积增大，与入胃的食物体积相适应，而胃内压变化不大，利于实现胃容纳和暂时贮存食物的功能。

2）紧张性收缩：胃壁平滑肌经常处于一种缓慢、微弱而持久的收缩状态，称为紧张性收缩。紧张性收缩空腹时即存在，进食后加强，这对保持胃的正常位置和形态、维持一定的胃内压非常重要。

3）蠕动：食物入胃5分钟后开始蠕动，胃蠕动（图3-36）起于胃的中部并有节律地向幽门方向进行。人胃蠕动的频率约为3次/分，而蠕动波到达幽门约需1分钟。胃蠕动通常是"一波未平，一波又起"。蠕动波开始时较弱，在传播过程中逐步加强、加快，一直传到幽门，若幽门括约肌舒张，蠕动波可将1~2ml的食糜排入十二指肠；若幽门括约肌收缩，蠕动波则将食糜反向推回，可粉碎块状食物并利于食物与胃液充分混合。胃蠕动利于胃内消化，并推送胃内容物进入十二指肠。

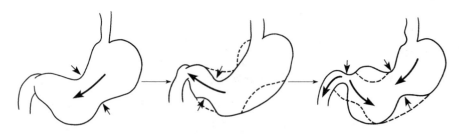

图3-36 胃的蠕动

（2）胃排空及其控制

1）胃排空：食物由胃排入十二指肠的过程，称为胃排空。一般食物入胃5分钟后即有部分胃内容物排入十二指肠。胃排空的速度主要与食物的物理性状和化学成分有关。在一般情况下，稀的、流质或小块食物比黏稠、固体或大块食物排空快；等渗液体比非等渗液体排空快；三大营养物质中，糖类排空最快，蛋白质类次之，脂肪类最慢；混合性食物完全胃排空一般需4~6小时。

2）胃排空的控制：胃排空的动力来源于胃的运动。当胃的运动增强使胃内压大于十二指肠内压时，幽门开放，发生胃排空，将酸性食糜排入十二指肠。食糜中的酸、脂肪、高渗液及对管壁的扩张可刺激十二指肠壁上相应感受器，通过肠-胃反射抑制胃的运动；食糜中的酸或脂肪还可刺激小肠黏膜释放肠抑胃素，如促胰液素、缩胆囊素和抑胃肽等抑制胃的运动。胃的运动减弱使胃内压小于十二指肠内压，胃排空暂停。随着肠内胃酸被中和及消化产物被吸收，十二指肠对胃的运动抑制作用逐渐减弱，胃的运动又逐渐增强，新一轮的胃排空过程开始。由此可见，胃排空是间断进行的。一般来说，胃内因素促进胃排空，十二指肠内因素抑制胃排空。这两种因素此消彼长，相互更替，自动控制胃排空，使胃内容物逐次分批排入十二指肠，以适应小肠内的消化和吸收。

（3）呕吐：是将胃内容物甚至部分肠内容物经口腔强力驱出的一种反射活动。呕吐中枢位于延髓。呕吐可由物理或化学性刺激作用于消化系统、泌尿生殖器官、视觉器官和内耳前庭等处的感受器引起，也可由颅内压增高、某些药物作用于中枢感受器或直接作用于呕吐中枢而引起。呕吐是具有保护意义的防御反射，可排出胃内的有害物质，但剧烈、长期的呕吐会影响机体正常进食和消化活动，使大量消化液丢失，导致体内水、电解质与酸碱平衡紊乱。

2.胃液及其作用 纯净胃液是由胃腺细胞和胃黏膜上皮细胞分泌的一种无色酸性（pH 0.9~1.5）液体。正常成人每日分泌量为1.5~2.5L。胃液中除大量水外，主要的成分有盐酸、胃蛋白酶原、内因子和黏液。

（1）盐酸：又称胃酸，由胃腺壁细胞分泌。正常人盐酸的排出量空腹时为0~5mmol/h，进食后明显增多，可高达20~25mmol/h。

盐酸的主要生理作用：①激活胃蛋白酶原为胃蛋白酶，并为胃蛋白酶提供适宜的酸性环境。②使食物中的蛋白质变性而易于消化。③杀死随食物入胃的细菌。④盐酸进入小肠后，可促进胰液、胆汁和小肠液的分泌。⑤盐酸在小肠内造成的酸性环境可促进钙和铁的吸收。

💡**重点提示** 临床上盐酸分泌过多是消化性溃疡的致病因素之一。

（2）胃蛋白酶原：由胃腺主细胞合成，以无活性的酶原形式释放。胃蛋白酶原在盐酸的作用下转变为有活性作用的胃蛋白酶。已激活的胃蛋白酶对胃蛋白酶原也有一定的激活作用。胃蛋白酶的作用主要是水解蛋白质生成䏡和胨。胃蛋白酶作用的最适pH为1.8~3.5，当pH＞5.0时，胃蛋白酶即失活。

（3）内因子：是壁细胞分泌的一种糖蛋白，它能与维生素B_{12}结合成复合物，既保护维生素B_{12}免受肠内消化酶的破坏，又促使维生素B_{12}在回肠被吸收。若内因子分泌不足，将引起维生素B_{12}吸收障碍，导致巨幼细胞贫血。

（4）黏液：由胃黏膜上皮细胞和胃腺黏液细胞分泌，其主要成分是糖蛋白。上皮细胞分泌的黏液呈胶冻状，覆盖于胃黏膜表面，形成凝胶层，可减少粗糙食物对胃黏膜的机械损伤，其高黏滞度还可降低H^+的扩散速度，减弱H^+对胃黏膜的侵蚀。此外，黏液与胃黏膜非泌酸细胞分泌的HCO_3^-共同形成黏液–碳酸氢盐屏障（图3–37）。HCO_3^-可中和黏液层中的H^+，有效阻挡H^+向胃黏膜扩散，并使胃蛋白酶失活。因此，黏液–碳酸氢盐屏障可有效防止盐酸和胃蛋白酶侵蚀胃黏膜。

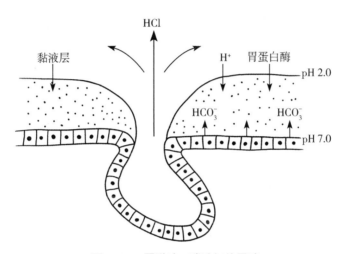

图3–37　胃黏液–碳酸氢盐屏障

胃黏膜的自身保护作用除了黏液–碳酸氢盐屏障外，还有胃黏膜上皮细胞顶端膜与相邻细胞间的紧密连接所形成的胃黏膜屏障。胃黏膜屏障能防止H^+通透而具有保护作用。另外，胃黏膜可合成、释放前列腺素等具有细胞保护作用的物质，增强胃黏膜的防御能力。

（三）小肠内消化

食物消化和吸收过程中最重要的部位在小肠。食糜在小肠内胰液、胆汁和小肠液的化学性消化和小肠运动的作用下，转变为可被吸收的小分子物质。

1.小肠的运动

（1）小肠运动的形式

1）紧张性收缩：紧张性收缩能使小肠保持一定的位置、形态和肠腔内压力，是小肠各种运动的基础。

2）分节运动：是以小肠环形肌为主的收缩和舒张交替进行的节律性运动，是小肠特有的运动形式。空腹时几乎无分节运动，进食后分节运动逐渐加强。食糜所在的一段肠管，按一定距离间隔的许多环形肌同时收缩或舒张，将该段小肠分成若干节段，之后，原来收缩的环行肌舒张、原来舒张的环行肌收缩，使原来的节段分为两半，而邻近的两半则重新合拢成一个新的节段，如此反复进行（图3–38）。分节运动能促进食糜与消化液充分混合，利于化学性消化，使食糜与肠壁紧密接触，并促进血液和淋巴液的回流，有助于营养物质的吸收，对食糜有弱的推进作用。

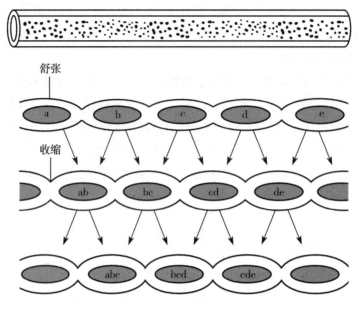

图3-38 小肠的分节运动

3）蠕动：小肠的蠕动可起始于任何部位，推进速度缓慢，运行数厘米后即消失，但可反复发生，主要是将分节运动作用后的食糜推送到新的肠段再开始分节运动。小肠还有一种进行速度快、传播距离较远的蠕动，称为蠕动冲。它可把食糜从小肠始端推送至末端，甚至达结肠。

（2）回盲括约肌的功能：回盲括约肌是回肠末端与盲肠交界处明显增厚的环行肌，在静息时即保持轻度收缩。回盲括约肌的主要功能：一是防止小肠内容物过快排入大肠，延长食糜在小肠内停留时间，有利于食物的充分消化和吸收；二是阻止大肠内容物反流入回肠。

2.胰液及其作用 胰液是由胰腺外分泌部分泌的无色碱性（pH 7.8~8.4）液体。正常成人每日分泌量为1~2L。胰液中的无机物主要由小导管细胞分泌，包括大量水、碳酸氢盐和Cl^-等；有机物主要由腺泡细胞分泌的各种消化酶，如胰淀粉酶、胰脂肪酶、胰蛋白酶原和糜蛋白酶原等。

（1）碳酸氢盐：主要作用是中和进入十二指肠的胃酸，保护肠黏膜免受胃酸的侵蚀；同时为肠内多种消化酶提供最适宜的碱性环境（pH 7~8）。

（2）胰淀粉酶：可将淀粉水解为糊精、麦芽糖等。胰腺炎时，胰淀粉酶进入血液的量增加，故监测血浆淀粉酶水平是早期诊断胰腺炎的依据之一。

（3）胰脂肪酶：可分解三酰甘油为甘油、一酰甘油和脂肪酸。

（4）胰蛋白酶原和糜蛋白酶原：两者是以无活性的酶原形式存在胰液中的。胰液进入十二指肠后，胰蛋白酶原被小肠液中的肠激酶激活为胰蛋白酶。胰蛋白酶可激活胰蛋白酶原，也可激活糜蛋白酶原为糜蛋白酶。胰蛋白酶和糜蛋白酶均可将蛋白质分解为胨和胨，两者共同作用，可将蛋白质分解成小分子的多肽和氨基酸。

胰液含有分解三大营养物质的消化酶，是消化能力最强、最全面和最重要的消化液。若胰液分泌减少，将造成食物消化不良，尤其是脂肪和蛋白质不能被完全消化和吸收，产生胰性腹泻，但糖的消化和吸收一般不受影响。

3.胆汁及其作用 肝细胞分泌胆汁。肝细胞直接分泌的胆汁称为肝胆汁。肝胆汁在消化期可直接排入十二指肠。在非消化期，肝胆汁流入胆囊贮存，其中的部分水和碳酸氢盐被胆囊壁吸收而形成胆囊胆汁。进食时，胆囊收缩，胆囊胆汁经胆总管排入十二指肠。

（1）胆汁的性质和成分：胆汁是味苦浓稠有色的液体。肝胆汁（pH 7.4）呈金黄色，胆囊胆汁（pH 6.8）为深棕色。正常成人每日分泌0.8~1.0L。胆汁的成分除水和无机盐外，主要有胆盐、胆色素、胆固醇和卵磷脂等，无消化酶。在生理情况下，胆汁中的胆盐、胆固醇和卵磷脂按适当比例存在，使胆固醇处于溶解状态。如果胆盐、卵磷脂含量减少，或胆固醇过多，胆固醇会沉积而形成结石。

💡**重点提示** 胆结石是诱发胰腺炎的重要原因。

（2）胆汁的作用：胆汁是一种不含消化酶的消化液，其参与脂肪消化和吸收的主要成分是胆盐。胆汁的主要作用：①乳化脂肪，胆汁中的胆盐、胆固醇和卵磷脂等可作为乳化剂，降低脂肪的表面张力，乳化脂肪成微滴，增加脂肪与胰脂肪酶的接触面积，促进脂肪分解。②促进脂肪吸收，胆盐可与脂肪分解产物形成水溶性混合微胶粒，从而促进脂肪分解产物的吸收。③促进脂溶性维生素吸收，胆盐通过促进脂肪分解产物的吸收，促进对脂溶性维生素（维生素A、维生素D、维生素E、维生素K）的吸收。④利胆作用，胆盐通过肠肝循环回到肝，可刺激肝细胞合成和分泌胆汁，称为胆盐的利胆作用。

4.小肠液及其作用 小肠液是由十二指肠腺和小肠腺分泌的弱碱性（pH 7.6）等渗液体。正常成人每日分泌1.5~3.0L，其中除水分外，还含有无机盐、黏蛋白和肠激酶等。小肠液的主要生理作用：①保护十二指肠黏膜免受胃酸的侵蚀。②肠激酶激活胰蛋白酶原，利于蛋白质的消化。③稀释消化产物，降低渗透压，有利于小肠黏膜的吸收。此外，小肠上皮细胞内还含有多种消化酶，如肽酶、麦芽糖酶等，能够对进入小肠上皮细胞的寡肽、麦芽糖等进一步分解，若小肠上皮细胞脱落至肠腔，这些酶对小肠内消化不起作用。

（四）大肠内消化

食物在小肠内被消化和吸收后，剩余的残渣进入大肠。人类的大肠没有重要的消化功能，主要是吸收水和电解质，暂时储存食物残渣，最终形成粪便并排出体外。

1.大肠的运动形式 大肠的运动少而慢且反应迟钝，这些特点都与大肠暂时储存粪便的功能相适应。

（1）袋状往返运动：常见于空腹时，由环形肌的不规律收缩所引起，可使结肠袋中的内容物向前后两个方向做短距离移动，而不向前推进。这利于其内容物与肠黏膜充分接触，促进水和无机盐的吸收。

（2）分节推进运动和多袋推进运动：常见于进食后或副交感神经兴奋时，是环行肌的规律性收缩引起，使一个结肠袋或一段结肠多个结肠袋同时收缩，将内容物推送至邻近肠段或下一肠段。

（3）蠕动：大肠的蠕动是由一些稳定向前的收缩波组成，推送大肠内容物向远端移动。大肠还有一种收缩力强、行进速度快、传播距离远的蠕动，称为集团蠕动。集团蠕动通常起于横结肠，可将大肠内容物快速推送至降结肠、乙状结肠甚至直肠。集团蠕动常发生在进食后，尤其是早餐后1小时内，可能是由十二指肠–结肠反射引起。

2.大肠液及大肠内细菌的作用 大肠液由大肠黏膜上的柱状细胞和杯状细胞分泌。大肠液（pH 8.3~8.4）中富含黏液和碳酸氢盐，具有保护肠黏膜和润滑粪便的作用。

大肠内的pH和温度极适宜细菌的繁殖。细菌对糖和脂肪的分解称为发酵，对蛋白质的分解称为腐败。大肠内细菌还可利用肠内的简单物质合成B族维生素和维生素K，并被机体吸收利用。

3.排便 食物残渣在大肠内一般停留10小时以上，部分水和无机盐被大肠黏膜吸收，剩下的食物残渣和未被吸收的营养物质经大肠内细菌的发酵和腐败作用，形成粪便。粪便中除上述物质外，还包括脱落的肠上皮细胞、大量的细菌（占粪便固体重量的20%~30%）、某些重金属（如铅、汞等）、肝排出的胆色素衍生物等。

正常人直肠内通常没有粪便。当肠蠕动将粪便推入直肠，即可刺激直肠壁内的感受器，传入冲动沿盆神经和腹下神经传至位于脊髓腰骶段的初级排便中枢，使其兴奋，同时感觉信息上传至大脑皮质，产生便意。如果条件允许，大脑皮质将促进初级排便中枢的活动，于是盆神经传出冲动增加，使降结肠、乙状结肠和直肠平滑肌收缩，肛门内括约肌舒张；同时，阴部神经传出冲动减少，肛门外括约肌舒张，将粪便被排出体外。在此过程中，膈肌和腹肌也收缩，增加腹内压以促进粪便排出。

二、吸收

（一）吸收的部位

消化管不同部位的吸收能力相差很大。口腔和食管基本没有吸收能力；胃只能吸收少量水、乙醇及某些药物；小肠吸收的物质种类多、量大，是吸收的主要部位（图3-39）；大肠能吸收水分和无机盐。小肠是吸收的主要部位，原因：①小肠的吸收面积大。人的小肠长5~7m，其肠腔黏膜突入肠腔形成许多环状皱襞，其上有大量绒毛，绒毛表面的柱状上皮细胞顶端又有许多微绒毛，这些结构使小肠黏膜的吸收总面积高达200m²。②小肠绒毛内有丰富的毛细血管、毛细淋巴管、平滑肌和神经纤维网等结构，小肠绒毛在消化期间的节律性伸缩与摆动可促进血液和淋巴的回流，促进吸收。③在小肠内，大分子物质已被消化为可被吸收的小分子物质。④食物在小肠内停留时间较长（3~8小时），有充足的时间被吸收。

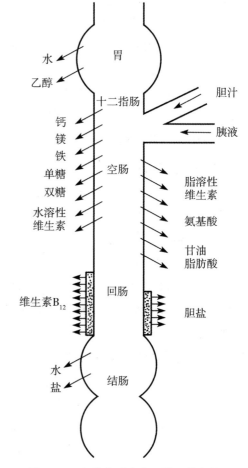

图3-39 各种物质在小肠的吸收部位

（二）主要物质在小肠内的吸收

1.糖的吸收 食物中的糖类（主要是淀粉）只有被分解为单糖才能被小肠黏膜上皮细胞吸收。单糖中主要是葡萄糖，半乳糖和果糖较少。葡萄糖的吸收方式属于继发性主动转运，是依赖小肠黏膜上皮细胞膜上的钠-葡萄糖转运体逆浓度转运的，所需的能量由钠泵间接提供。吸收入上皮细胞内的葡萄糖被吸收进入血液。

2.蛋白质的吸收 食物中的蛋白质经分解变为氨基酸后才能被吸收。氨基酸的吸收方式和途径与葡萄糖类似，经钠-氨基酸转运体的继发性主动转运进入小肠黏膜上皮细胞，再被吸收入血。

3.脂肪的吸收 食物中的脂肪（三酰甘油）在小肠内被分解为甘油、一酰甘油和脂肪酸。一酰甘油和长链脂肪酸须与胆盐形成水溶性微胶粒，才能顺利进入小肠黏膜上皮细胞；在上皮细胞内，长链脂肪酸和一酰甘油重新合成三酰甘油，再与细胞中的载脂蛋白形成乳糜微粒；乳糜微粒通过出胞作用被释放入组织间隙，再进入毛细淋巴管。而中、短链脂肪酸和甘油是水溶性的，可直接经小肠黏膜上皮细胞扩散入血液循环。由于人类膳食中脂肪的分解产物以长链脂肪酸为多，所以脂肪的吸收有淋巴和血液两条途径，以淋巴为主。

4.水、无机盐和维生素的吸收 一般来说，水、无机盐和维生素无须消化可被直接吸收利用。小肠吸收水的能力很强，是通过渗透作用实现的。这些水来源于食物、饮水及自身消化腺分泌的消化液。

无机盐在溶解状态下才能被吸收。小肠对单价碱性盐类如钠盐、钾盐、铵盐的吸收速率快，可溶性多价碱性盐则吸收缓慢。食物中的三价铁只有被还原为亚铁后才可被吸收，成人每日吸收铁约为1mg。维生素C能还原铁而促进铁的吸收。铁在酸性环境中易于溶解而利于吸收，故胃酸可促进铁的吸收。钙盐在酸性环境中溶解度大，易被吸收，维生素D可促进钙吸收。硫酸钙、硫酸镁等因不溶于水而不被吸收。

维生素B_1、维生素B_2、维生素B_6、维生素PP、维生素C及生物素和叶酸等水溶性维生素主要以易化扩散的方式在小肠上段被吸收。维生素B_{12}须先与内因子结合形成复合物才能在回肠被吸收。脂溶性维生素A、维生素D、维生素E、维生素K的吸收机制与脂类消化产物相似，在胆盐的帮助下被吸收。

三、消化器官活动的调节

（一）神经调节

消化器官中除口腔、咽、食管上段和肛门外括约肌为骨骼肌，受躯体运动神经支配外，其余大部分消化器官主要受交感神经和副交感神经的双重支配。一般来说，交感神经兴奋对消化活动起抑制作用，表现为胃肠道运动减弱，消化腺分泌减少，括约肌收缩，唾液腺分泌少量黏稠唾液；副交感神经兴奋对消化活动起兴奋作用，表现为胃肠道运动增强，消化腺分泌增加，括约肌舒张，唾液腺分泌大量稀薄唾液。

自食管中段至肛门的消化管壁内，还存在壁内神经丛，包括肌间神经丛和黏膜下神经丛。它们由许多相互形成突触联系的神经节细胞和神经纤维组成，可构成一个完整而相对独立的整合系统，完成局部反射。如食物对消化管管壁的机械或化学性刺激，可不通过自主神经系统而仅通过局部的壁内神经丛，反射性引起消化管运动和腺体分泌，称为局部反射。在完整机体内，壁内神经丛也接受外来自主神经系统的调节。

（二）体液调节

胃肠道不仅是消化器官，还是体内重要的内分泌器官。在胃肠道黏膜内，散在分布着数十种数量庞大的内分泌细胞，它们能合成和分泌多种有生物活性的化学物质，统称胃肠激素。主要的胃肠激素有促胃液素、促胰液素、缩胆囊素和抑胃肽等。这些胃肠激素主要的作用：①调节消化腺的分泌和消化管的运动。②调节其他激素的释放，如抑胃肽能刺激胰岛素的分泌。③营养作用，某些激素具有刺激消化管组织细胞代谢和促生长作用。4种主要胃肠激素的作用见表3-6。

表3-6 几种主要胃肠激素的分布及生理作用

激素名称	分泌部位	主要生理作用
促胃液素	胃窦、十二指肠G细胞分泌	促进胃酸、胃蛋白酶、胰液、胆汁、小肠液分泌；促进胃肠运动，括约肌收缩，延缓胃排空；促进胃肠黏膜生长
抑胃肽	小肠上段K细胞分泌	抑制胃酸、胃蛋白酶分泌，抑制胃排空；促进胰岛素分泌
缩胆囊素	小肠上段的I细胞分泌	促进胆囊收缩，促进胰液（消化酶）分泌，促进小肠运动，抑制胃排空，促进胰腺外分泌部组织生长
促胰液素	小肠上段的S细胞分泌	促进胰液中H_2O和HCO_3^-、胆汁和小肠液分泌，胆囊收缩，抑制胃液分泌和胃肠运动

胃肠激素在化学结构上均属于肽类物质，其中一些在中枢神经里也有分布，这些双重分布的肽类称为"脑-肠肽"。已知的脑-肠肽有促胃液素、缩胆囊素、P物质、生长抑素等20余种。

🏛 思政课堂

世有良医，天下之福——张孝骞

张孝骞（1897—1987）是我国著名的临床医学家、中国科学院院士，也是中国消化病学的奠基人，创建了我国第一个消化专业组，对胃的分泌功能进行了多方面研究。

22岁的他在文章中写道："医者，外治肌骨，内驯五脏，祛疾患，消病痛，以精专之术救死扶伤，此为妙手仁心。医者，上循天道，下探良方，扬善义，慰人情，以公共立场济世安民，此为杏林之侠。世有良医，天下之福，幸甚至哉，幸甚至哉！"他也是如此践行，治病救人的。他甚至在89岁时，还拄着拐棍艰难地爬上8楼的病房为患者诊治。

讨论

1.我们从张孝骞身上学到医者的什么精神？

2.大家学医的目的是什么？

本节小结

PPT课件

课后练习

（杨黎辉）

第七节 泌尿系统功能

学习目标

知识目标：

1.掌握尿生成的基本过程，肾小球的滤过功能，肾小管和集合管的重吸收功能；渗透性利尿，抗利尿激素和醛固酮对尿生成的调节作用。

2.熟悉肾小管和集合管的分泌功能，影响肾小球滤过的因素。

3.了解尿液的浓缩和稀释。

技能目标：

1.能说出肾生成尿的过程及影响因素。

2.能判断多尿、少尿和无尿及对机体造成的后果。

素质目标：

1.培育爱惜生命、关爱健康的健康意识。

2.培育关爱患者、救死扶伤的职业使命。

体内代谢终产物、过剩的及进入机体的异物、药物等，经过血液循环，再通过呼吸道、消化管、皮肤和肾等器官排出体外的过程，称为排泄（excretion）。其中，肾是最重要的排泄器官，能通过尿的生成和排出，去除体内大部分的排泄物，以维持机体内环境的稳态。此外，肾还具有内分泌功能，分泌促红细胞生成素、肾素等物质调节其他生理活动。

一、肾单位、肾血液循环的特点及调节

肾单位是肾的基本结构和功能单位。肾单位可分为皮质肾单位和近髓肾单位。皮质肾单位主要分布于皮质浅部，肾小球较小，数量多，约占总肾单位的85%，其入球小动脉管径大于出球小动脉，髓袢较短，利于肾小球的滤过。近髓肾单位位于皮质深部，肾小球较大，数量少，约占总肾单位的15%，出球小动脉管径大于或等于入球小动脉，髓袢长，利于尿的浓缩；其出球小动脉可分出一种直小血管对维持肾髓质渗透梯度具有重要意义。集合管不属于肾单位，与远曲小管功能相似，特别是在尿液浓缩过程中起着重要作用。

肾的血液供应丰富，安静时肾血流量1.2L/min，相当于心排血量的1/5~1/4，其中约94%分布在肾皮质，约6%在髓质。通常所说的肾血流量主要指肾皮质血流量。肾有双重毛细血管网：一是肾小球毛细血管网，血管内压力高，利于肾小球的滤过；二是肾小管周围毛细血管网，血管内压力低，利于肾小管的重吸收。

肾血流量有明显的自身调节机制，并受神经和体液因素调节。在没有外来神经支配和体液因素作用下，肾血流量在动脉血压80~180mmHg的变动范围内能保持相对稳定的现象，称为肾血流量的自身调节。肾交感神经兴奋可引起肾血管强烈收缩，肾血流量减少。血中肾上腺素、去甲肾上腺素、血管升压素、血管紧张素Ⅱ等可使肾血管收缩，肾血流量减少。

二、尿的生成过程

尿是在肾单位和集合管中生成的。尿生成的基本过程包括3个环节：①肾小球的滤过。②肾小管和集合管的重吸收。③肾小管和集合管的分泌。

（一）肾小球的滤过

肾小球的滤过是血液流经肾小球毛细血管时，血浆中的水和小分子溶质透过滤过膜进入肾小囊腔生成原尿的过程。原尿中除蛋白质以外，其余成分及浓度与血浆基本相同（表3-7）。

表3-7　血浆、原尿和终尿成分比较

成分	血浆/（g/L）	原尿/（g/L）	终尿/（g/L）	重吸收率/%
Na⁺	3.3	3.3	3.5	99
K⁺	0.2	0.2	1.5	94
Cl⁻	3.7	3.7	6.0	99
碳酸根	1.5	1.5	0.07	99
磷酸根	0.03	0.03	1.2	67
尿素	0.3	0.3	20.0	45
尿酸	0.02	0.02	0.5	79
肌酐	0.01	0.01	1.5	0
氨	0.001	0.001	0.4	0
葡萄糖	1.0	1.0	0	近100
蛋白质	80.0	0	0	近100
水	900	980	960	99

每分钟两肾生成的原尿量称为肾小球滤过率（glomerular filtration rate，GFR），是衡量肾小球滤过功能的指标，其正常值约为125ml/min。肾小球滤过率与肾血浆流量的比值称为滤过分数（filtration fraction，FF）。正常成人安静时的肾血浆流量约为660ml/min，则滤过分数＝125/660×100%＝19%，这表明血液流经肾小球时，约有19%的血浆透过滤过膜进入肾小囊腔形成原尿。肾小球的滤过作用与滤过膜、有效滤过压和肾血浆流量密切相关。

1.滤过膜及其通透性　在正常情况下，两肾的滤过膜面积可达1.5m²。滤过膜由内向外依次由血管内皮细胞、基膜和肾小囊的脏层上皮细胞3层结构构成，3层结构上大小不同的孔道构成了滤过膜的机械屏障。除此之外，在各层结构上均覆盖有一层带负电荷的物质，主要为糖蛋白，起电学屏障作用，可阻碍带负电荷的蛋白质通过。

这两种屏障决定了滤过膜的通透性。一般来说，分子量≥70 000Da的物质完全不能通过滤过膜，带负电荷的物质不易通过滤过膜。白蛋白的分子量为69 000Da，是血浆蛋白中分子量最小的，但其表面携带有负电荷，故不能通过电学屏障，所以原尿中几乎没有蛋白质。

2.有效滤过压　肾小球的有效滤过压是肾小球滤过的动力（图3-40）。肾小球有效滤过压＝肾小球毛细血管血压－（血浆胶体渗透压＋肾小囊内静水压）。

微课：
肾小球滤过
的动力——
有效滤过压

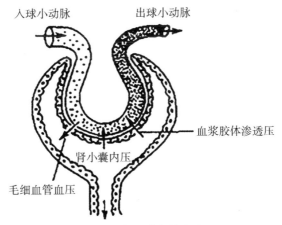

图3-40 肾小球有效滤过压

（1）肾小球毛细血管血压：肾小球毛细血管血压是肾小球滤过中唯一的动力成分。当动脉血压在80~180mmHg波动时，由于肾的自身调节，肾小球毛细血管血压保持相对稳定。在正常情况下，肾小球毛细血管血压比其他组织的毛细血管血压高，且入球小动脉端管径较粗、出球小动脉端管径略细，故肾小球毛细血管入球端和出球端的血压几乎相等，约为45mmHg。

（2）血浆胶体渗透压：血浆胶体渗透压是肾小球滤过的阻力，约为25mmHg。在血液由入球小动脉流向出球小动脉的过程中，水和小分子物质不断滤出，血浆蛋白被浓缩，血浆胶体渗透压逐渐升高，由入球小动脉端的25mmHg升至出球小动脉端的35mmHg。

（3）肾小囊内静水压：简称囊内压，是原尿对肾小囊囊壁产生的压力，在正常情况下比较稳定，约为10mmHg。

入球小动脉端有效滤过压＝45-（25+10）＝10（mmHg），出球小动脉端有效滤过压＝45-（35+10）＝0（mmHg）。所以肾小球的滤过作用是从入球小动脉端开始的，至出球小动脉端结束。而实际上，血液在到达出球小动脉之前血浆胶体渗透压可升高至35mmHg，使有效滤过压为0，此时肾小球滤过的阻力和动力相等，滤过停止，出现滤过平衡。因此，并非肾小球毛细血管的全长都有滤过作用，滤过只发生在有效滤过压为0之前的毛细血管。各种原因使滤过平衡提前，具有滤过作用的毛细血管长度短，有效滤过面积小，原尿生成减少。

3.肾血浆流量 正常人安静时肾血流量约为1.2L/min，肾血浆流量约占肾血流量的55%，约为660ml/min。肾血浆流量是肾小球滤过的前提条件。在正常情况下，肾的自身调节使肾血流量维持相对稳定，肾血浆流量也相对稳定。

（二）肾小管和集合管的重吸收

正常成人每昼夜生成的原尿量约为180L，排出体外的终尿量一般仅为1.5L左右，且终尿中某些物质的量相对要多于原尿（表3-7），故肾小球滤过后还有肾小管和集合管的重吸收及分泌作用。原尿进入肾小管后改称为小管液。小管液中的物质全部或部分经肾小管和集合管上皮细胞进入肾小管周围毛细血管的过程，称为肾小管和集合管的重吸收。各种物质的重吸收比例和方式不同。

1.重吸收的部位、特点及方式 肾小管各段和集合管对物质重吸收的能力和机制不同。其中近端小管重吸收物质的种类多、数量大，是物质重吸收的主要部位。

肾小管和集合管对物质的重吸收具有两个特点：①选择性，终尿在数量上和质量上都与原尿有明显差别，各种物质被重吸收的比例不同。在一般情况下，葡萄糖和氨基酸被全部重吸收，水和电解质（Na^+、K^+、Cl^-、HCO_3^-等）被大部分重吸收，尿素被小部分重吸收，肌酐则完全不被重吸收。这既能避免营养物质流失，又能有效清除代谢终产物，实现内环境的相对稳定。②有限性，如小管液中葡萄糖的量过多，超过了肾小管和集合管上皮细胞对葡萄糖重吸收的极限量，那么终尿中就会出现葡萄糖，即糖尿。

肾小管和集合管对物质的重吸收的方式有主动转运和被动转运。一般来说，葡萄糖、氨基酸、Na^+、K^+等多为主动转运，Cl^-、HCO_3^-等多为被动转运。

2.几种重要物质的重吸收

（1）Na^+和Cl^-的重吸收：Na^+和Cl^-重吸收率约为99%。其中，在近端小管被重吸收65%~70%，在远曲小管被重吸收约10%，其余在髓袢和集合管被重吸收。

在近端小管，Na^+主要通过Na^+-H^+交换体、Na^+-葡萄糖和Na^+-氨基酸同向转运体顺浓度差被转运入上皮细胞，再被钠泵逆浓度差泵出细胞，经组织间隙入血。近端小管前半段不重吸收Cl^-。在近端小管后半段，Cl^-可通过Cl^--HCO_3^-交换体转入上皮细胞，再由上皮细胞基底膜中的K^+-Cl^-同向转运体转运至细胞间隙，再进入血液；Cl^-也可通过细胞间的紧密连接顺浓度差进入细胞间隙，而后入血。随着Na^+和Cl^-等的重吸收，小管液渗透压降低，组织液渗透压升高，小管液中的水在渗透作用下进入细胞间隙，而后入血。因此，近端小管中物质的重吸收为等渗性重吸收，小管液为等渗液（图3-41）。

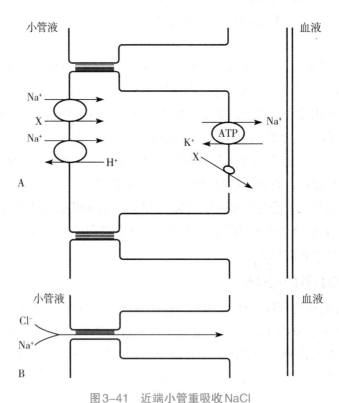

图3-41　近端小管重吸收NaCl

注：X代表葡萄糖、氨基酸、磷酸盐和Cl^-等。

髓袢降支细段对Na^+不通透而不重吸收，但对水的通透性较高，小管液渗透压逐渐升高。髓袢升支细段对Na^+和Cl^-通透性大，以扩散方式重吸收，但对水不通透，小管液渗透压逐渐降低。

髓袢升支粗段是Na^+和Cl^-在髓袢被重吸收的主要部位，方式是主动重吸收。髓袢升支粗段的管腔膜上有$Na^+-K^+-2Cl^-$同向转运体，可将小管液中1个Na^+、1个K^+和2个Cl^-同向转运入细胞内，进入细胞内的Na^+由基底侧膜中的钠泵泵至组织间隙，Cl^-经基底侧膜的氯通道进入组织间隙入血，K^+经顶端膜返回小管液。髓袢升支粗段对水不通透，小管液渗透压逐渐降低，而管外渗透压逐渐升高，这有利于尿液的浓缩和稀释。$Na^+-K^+-2Cl^-$同向转运体对呋塞米等利尿药敏感。远曲小管和集合管也可主动重吸收NaCl，部分Na^+的重吸收与K^+和H^+的分泌有关。远曲小管和集合管对Na^+的重吸收主要受醛固酮调节。

💡**重点提示**　呋塞米等可抑制Na^+、K^+、Cl^-的同向转运，升高小管液渗透压而利尿。

（2）葡萄糖和氨基酸的重吸收：葡萄糖在近端小管被重吸收，重吸收率接近100%。近端小管重吸收葡萄糖是通过上皮细胞顶端膜中Na^+-葡萄糖同向转运体以继发性主动转运方式转入细胞的。近端小管对葡萄糖的重吸收是有限度的，这可用肾糖阈来衡量。肾糖阈指尿中刚开始出现葡萄糖时的最低血糖浓度，正常值为8.88~9.99mmol/L（相当于1.6~1.8g/L）。如果血糖浓度超过肾糖阈，小管液中的葡萄糖过多而不能全部被重吸收，尿中就会出现葡萄糖，即糖尿。与葡萄糖一样，小管液中的氨基酸也在近端小管以继发性主动转运的方式被重吸收，但氨基酸转运体有多种类型。

💡**重点提示**　血糖浓度超过肾糖阈，即可出现糖尿。

（3）水的重吸收：水的重吸收率为99%，其中65%~70%在近端小管被重吸收，20%~30%在远曲小管和集合管被重吸收。水的重吸收是被动的，通过渗透方式进行。

在近端小管，小管液中的水是借Na^+、Cl^-、葡萄糖等溶质重吸收所形成的渗透梯度而被动重吸收的，属于必需重吸收。近端小管对水的重吸收量不会因机体是否缺水而改变，正常情况下对终尿量没有明显影响。远曲小管和集合管对水的重吸收量可根据机体是否缺水而主要受抗利尿激素的调节，属于调节重吸收，是影响终尿量的关键。

（三）肾小管和集合管的分泌

肾小管和集合管上皮细胞将自身代谢产物或血浆中的某些物质转运至小管液的过程，称为肾小管和集合管的分泌，分泌的物质主要有H^+、NH_3和K^+等。

1.H^+的分泌　近端小管、远曲小管和集合管的上皮细胞都能分泌H^+，以近端小管为主。远曲小管和集合管的闰细胞可主动分泌H^+，近端小管分泌H^+是通过Na^+-H^+交换实现的。在近端小管，上皮细胞代谢产生或由小管液进入细胞的CO_2，在碳酸酐酶的催化下与H_2O结合生成H_2CO_3，进而解离成HCO_3^-和H^+；H^+通过顶端膜的Na^+-H^+交换体转运到小管液；H^+再与小管液中的HCO_3^-结合形成H_2CO_3；H_2CO_3解离出CO_2再进入上皮细胞内，重复上述过程。上皮细胞内解离出的HCO_3^-与进入上皮细胞的Na^+被转移入血。这样，上皮细胞每分泌1个H^+，就会重吸收1个$NaHCO_3$入血。$NaHCO_3$是体内重要的"碱储备"，因此，H^+的分泌具有排酸保碱、维持体内酸碱平衡的作用。

2.NH_3的分泌　在正常情况下，NH_3主要是由远曲小管和集合管上皮细胞分泌的。细胞内的NH_3主要由谷氨酰胺脱氨生成。NH_3是脂溶性物质，易通过细胞膜向pH低的方向扩散。H^+的分泌使小管液pH降低，可促进NH_3向小管液分泌。分泌到小管液的NH_3可与H^+结合生成NH_4^+，NH_4^+进一步与小管液中的Cl^-结合，生成NH_4Cl随尿排出。NH_3的分泌降低了小管液中H^+的浓度，又促进

H^+的分泌。由此可见，肾小管和集合管分泌H^+和分泌NH_3可以互相促进。故NH_3的分泌具有间接排酸保碱、维持酸碱平衡的作用。

3.K^+的分泌　终尿中的K^+主要由远曲小管和集合管分泌。K^+的分泌是被动过程，与Na^+的主动重吸收密切相关。远曲小管和集合管上皮细胞对Na^+的主动重吸收，使小管腔内呈负电位，负电位可驱动上皮细胞分泌K^+。这种K^+的分泌与Na^+的重吸收耦联的过程，称为Na^+–K^+交换。

💡**重点提示**　保钾利尿药可减少Na^+的重吸收而减少K^+的分泌。

由于分泌K^+和分泌H^+都与Na^+的主动重吸收耦联，故Na^+–K^+交换和Na^+–H^+交换具有竞争性抑制作用，即当Na^+–H^+交换增多时，Na^+–K^+交换减少；而Na^+–K^+交换增多时，Na^+–H^+交换减少。机体在酸中毒时，Na^+–H^+交换增多，Na^+–K^+交换减少，机体排K^+减少，可导致高血钾；相反，碱中毒时，Na^+–H^+交换减少，Na^+–K^+交换增多，机体排K^+增多，导致低血钾。

💡**重点提示**　机体酸中毒时可伴有高血钾，碱中毒时伴有低血钾。

三、尿的浓缩和稀释

当体内缺水时，机体将排出渗透压明显高于血浆渗透压的高渗尿，表明尿液被浓缩；而体内水过剩时，将排出渗透压低于血浆渗透压的低渗尿，表明尿液被稀释；若肾实质严重损伤，无论机体是否缺水，将排出渗透压与血浆渗透压相等的等渗尿。因此，尿渗透压是判断肾浓缩和稀释尿液功能的指标。尿的浓缩和稀释是在髓袢、远端小管和集合管内完成的。

（一）尿浓缩和稀释的基本过程

尿液的浓缩和稀释是由于髓袢、远曲小管和集合管对水和溶质的重吸收能力不同造成的（表3-8）。髓袢升支粗段能重吸收$NaCl$但不重吸收水，使小管液为低渗液。当低渗的小管液流经远曲小管和集合管时，由于管外组织液的高渗透压（肾髓质渗透压梯度），小管液中的水被"抽吸"而重吸收入血。但水被重吸收的量取决于管壁对水的通透性。远曲小管和集合管对水的通透性受抗利尿激素的调节。当机体缺水时，抗利尿激素释放较多，使远曲小管和集合管对水的通透性增大，小管液中的水大量渗入肾小管周围而被重吸收入血，小管液渗透压升高，尿液被浓缩；反之，当机体内水过剩时，抗利尿激素释放减少，远曲小管和集合管对水的通透性降低，水的重吸收减少，小管液渗透压降低，尿液被稀释。由此可见，尿液的浓缩和稀释，关键取决于肾髓质渗透压梯度和血液中的抗利尿激素。

表3-8　肾小管和集合管对不同物质的通透性

部位	水	NaCl	尿素
髓袢降支细段	易通透	不易通透	不易通透
髓袢升支细段	不易通透	易通透	中等通透
髓袢升支粗段	不易通透	主动重吸收	不易通透
远曲小管	有抗利尿激素时易通透	Na^+主动重吸收	不易通透
集合管	有抗利尿激素时易通透	Na^+主动重吸收	内髓部易通透

（二）肾髓质渗透压梯度的形成机制

肾髓质渗透压梯度的形成基础是近髓肾单位长髓袢的结构和功能。近髓肾单位的肾小体位于靠近髓质的内皮质层，其出球小动脉的分支可形成细而长的"U"形直小血管；其髓袢长，可深达内髓质层，甚至可达肾乳头部。在髓袢的降支与升支段，小管液是逆向流动的，且髓袢各段及远曲小管和集合管对物质的通透性不一致，使小管液与组织液的溶质浓度和渗透压由外髓质到内髓质成倍升高，这是肾髓质渗透压梯度形成的基础。

1.外髓质渗透压梯度的形成 髓袢升支粗段主动重吸收 Na^+ 和 Cl^-，而对水不通透，故髓袢升支粗段内小管液渗透压逐渐下降，而升支粗段的组织液渗透压则升高。于是从皮质到近内髓质形成了一个组织液逐渐升高的渗透压梯度。

2.内髓质渗透压梯度的形成 内髓质渗透压梯度的形成与尿素的再循环和NaCl重吸收有密切关系。远曲小管、皮质和外髓质的集合管对尿素不通透，但对水的通透性高，由于水被重吸收，小管液中的尿素浓度逐渐升高；内髓质集合管对尿素易通透，小管液流经此处时，其中的尿素就顺浓度梯度扩散入内髓质组织间隙，使内髓质组织液渗透压升高；髓袢升支细段对尿素的通透性也大，内髓质组织液中的尿素可继续顺浓度差扩散入升支细段的小管液。如此，小管液流经远曲小管、皮质和外髓质的集合管，尿素浓度又不断升高，至内髓质集合管时再依次扩散入组织间隙及升支细段，于是形成了尿素的再循环。尿素的再循环使尿素滞留在髓质内，有利于内髓质渗透压梯度的形成和加强。

NaCl的扩散发生于内髓质的髓袢升支细段。由于髓袢降支细段对 Na^+ 不通透，但对水易通透，在内髓质渗透压的作用下，小管液中的水不断进入内髓质组织间隙，使降支细段小管液的NaCl浓度和渗透压逐渐增高，并在髓袢折返处达到最高。而髓袢升支细段对 Na^+ 易通透而对水不通透，NaCl则顺浓度差扩散入组织间隙，与尿素一起参与内髓质渗透压梯度的形成（图3-42）。

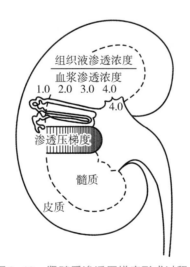

图3-42 肾髓质渗透压梯度形成过程

注：1.0~4.0为组织渗透压与血浆渗透压的比值。

（三）肾髓质渗透压梯度的保持

在正常人体内，尿生成过程中不断有溶质（NaCl和尿素）进入髓质组织间隙形成渗透梯度，也不断有水被肾小管和集合管转运到组织间隙。因此，必须把组织液中多余的溶质和水去除才能保持髓质渗透梯度。直小血管与髓袢平行，细而长，通过直小血管的逆流交换将髓质中多余的水分和溶质带回血液，使一定的NaCl和尿素能持续滞留于小管外的组织间隙，从而维持肾髓质的渗透梯度。

四、尿生成的调节

尿生成的调节是通过影响尿生成的基本环节和尿的浓缩与稀释实现。下面仅讨论影响肾小球滤过、肾小管和集合管的重吸收及分泌过程的因素。

（一）影响肾小球滤过的因素

1.滤过膜的面积和通透性　在正常情况下，肾小球毛细血管滤过面积及通透性都较稳定。病理情况如急性肾小球肾炎时，由于肾小球毛细血管上皮细胞增生、肿胀，使毛细血管腔狭窄甚至被阻塞，有效滤过面积减小，肾小球滤过减少，导致少尿甚至无尿。若中毒、缺氧等损伤可使滤过膜的电学屏障或机械屏障受到破坏，滤过膜的通透性增大，使蛋白质甚至红细胞滤出而在终尿中出现，称为蛋白尿或血尿。

2.有效滤过压的改变　有效滤过压是肾小球滤过的动力，构成有效滤过压的任何一个因素发生变化，都会影响肾小球的滤过。

（1）肾小球毛细血管血压：在正常情况下，肾的自身调节使肾血流量保持相对稳定，肾小球毛细血管血压变化不大，肾小球滤过也相对稳定。若发生大失血使动脉血压下降＜80mmHg时，超出肾的自身调节范围，肾小球毛细血管血压下降，有效滤过压降低，肾小球滤过率下降，出现少尿；若动脉血压下降＜40mmHg时，可使入球小动脉处有效滤过压为0，出现无尿。

（2）血浆胶体渗透压：在正常情况下，血浆胶体渗透压较稳定。当大量输入生理盐水、严重的营养不良及肝、肾疾病均可使血浆蛋白浓度下降，血浆胶体渗透压降低，有效滤过压增大，肾小球滤过率增加。

（3）囊内压：在正常情况下，囊内压比较恒定。若肾盂或输尿管结石、肿瘤压迫等原因使尿路发生梗阻时，囊内压升高，有效滤过压降低，肾小球滤过率减少。

3.肾血浆流量的改变　在正常情况下，肾血浆流量也恒定。肾血浆流量变化时主要影响滤过平衡的位置。如果肾血浆流量加大，肾小球毛细血管内血浆胶体渗透压的上升速度和有效滤过压的下降速度减慢，滤过平衡就靠近出球小动脉，具有滤过作用的毛细血管长度增加，滤过面积增多，肾小球滤过率增加。反之，交感神经兴奋（如剧烈运动、缺氧、大失血休克等）时，肾血管收缩，肾血浆流量减少，滤过平衡向入球小动脉端移动，具有滤过作用的毛细血管长度缩短，肾小球滤过率降低。

（二）影响肾小管、集合管的重吸收和分泌的因素

1.肾内自身调节

（1）小管液溶质浓度：小管液溶质形成的渗透压是肾小管和集合管上皮细胞重吸收水的阻力。若小管液溶质浓度升高，渗透压随之升高，阻碍肾小管和集合管对水的重吸收，尿量将会增加，称为渗透性利尿。糖尿病患者的多尿，就是由于血糖浓度超过肾糖阈，小管液中葡萄糖不能全部被重吸收，引起小管液渗透压升高，导致水的重吸收减少，尿量增加。此外，临床上常用甘露醇等来提高小管液中的溶质浓度，使水的重吸收减少，达到利尿消肿的目的。

💡**重点提示**　临床上脑水肿时常快速输20%甘露醇溶液利水消肿。

（2）球－管平衡：无论肾小球滤过率增多或减少，近端小管对小管液的重吸收率始终占肾小球滤过率的65%~70%，这种现象称为球－管平衡。其生理意义是使尿量不因肾小球滤过率的增减而出现大幅度的变动。渗透性利尿时可破坏球－管平衡。

2.神经调节　正常机体安静状态下，尿生成的神经调节作用较小。当失血、呕吐、腹泻等使血压降低时，可使肾交感神经兴奋，影响尿的生成：①通过血管平滑肌上的α受体，使入球小动脉收缩较出球小动脉更明显，肾小球血浆流量减少、毛细血管血压下降，肾小球有效滤过压下降，肾小球滤过率减少。②通过激活β受体，使球旁细胞释放肾素，导致循环血液中血管紧张素和醛固酮浓度增加，影响肾小管和集合管的重吸收和分泌。③可直接促进近端小管和髓祥上皮细胞对NaCl和水的重吸收。总之，肾交感神经兴奋时，会使NaCl的排出减少，尿量减少。

3.体液调节

（1）抗利尿激素（ADH）：是下丘脑视上核和室旁核的神经元胞体合成的，经下丘脑垂体束运送至神经垂体储存，当机体需要时，再由神经垂体释放入血。抗利尿激素的主要生理作用是增加远曲小管和集合管上皮细胞对水的通透性，促进水的重吸收，使尿量减少。大剂量的抗利尿激素还能收缩全身小动脉（包括冠状动脉），使外周阻力增大，动脉血压升高，又称血管升压素（VP）。促进抗利尿激素释放的主要因素是血浆晶体渗透压升高和循环血量减少。

1）血浆晶体渗透压：是调节抗利尿激素合成和释放最重要的生理因素。在下丘脑视上核和室旁核及其附近有渗透压感受器，对血浆晶体渗透压的变化非常敏感。当机体大量出汗、严重呕吐或腹泻时，水分丢失过多使血浆晶体渗透压增高，引起渗透压感受器兴奋，反射性使抗利尿激素合成和释放增多，远曲小管和集合管对水的重吸收增加，尿量减少。相反，在短时间内大量饮用清水后，血浆晶体渗透压降低，引起渗透压感受器抑制，抗利尿激素合成和释放减少，远曲小管和集合管对水的重吸收减少，尿量增多，排出多余水（图3-43）。这种大量饮入清水引起尿量明显增多的现象称为水利尿。

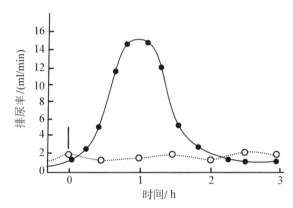

图3-43　一次饮用1L清水和饮用1L生理盐水后的排尿量变化

注：实线为清水，虚线为生理盐水。

2）循环血量：循环血量减少（如大失血）时，静脉回心血量减少，对左心房和胸腔大静脉管壁上容量感受器的刺激减弱，反射性使抗利尿激素的合成和释放增多，远曲小管和集合管对水的重吸收增加，尿量减少。相反，当循环血量增加（如大量输液）时，静脉回心血量增加，对容量感受器的刺激增强，抗利尿激素的合成和释放减少，水的重吸收减少，尿量增加。

（2）醛固酮：是由肾上腺皮质球状带细胞分泌的一种盐皮质激素。其主要生理作用是促进远曲小管和集合管对K⁺的分泌和Na⁺的重吸收，在Na⁺重吸收的同时，还伴有对水的重吸收，使血K⁺降低、血Na⁺增高、尿量减少和血压升高。

醛固酮的分泌主要受肾素–血管紧张素–醛固酮系统和血K⁺、血Na⁺浓度的调节。

1）肾素–血管紧张素–醛固酮系统：肾缺血时，肾球旁细胞分泌肾素。肾素将血浆中无活性的血管紧张素原水解为有活性的血管紧张素Ⅰ，血管紧张素Ⅰ在转化酶的作用下转变为血管紧张素Ⅱ，血管紧张素Ⅱ在氨基肽酶的作用下分解为血管紧张素Ⅲ。血管紧张素Ⅱ和血管紧张素Ⅲ均可刺激醛固酮的分泌。故肾素、血管紧张素和醛固酮之间构成了一个彼此联系的功能系统，称为肾素–血管紧张素–醛固酮系统。

2）血K⁺、血Na⁺浓度：血K⁺浓度升高或血Na⁺浓度降低可直接刺激肾上腺皮质球状带分泌醛固酮，促进保Na⁺排K⁺。其中，血K⁺浓度升高的刺激作用更强。

五、尿液及尿的排放

（一）尿量

正常成人尿量为1.0~2.0L/d，平均为1.5L/d。若尿量长期保持在2.5L/d以上，为多尿；尿量在0.1~0.5L/d，为少尿；尿量少于0.1L/d，为无尿，这些异常将干扰机体内环境的相对稳定。

（二）尿液的理化性质

尿液的成分中95%~97%是水，其余是溶解于水中的各种溶质，以Na⁺、K⁺、Cl⁻等电解质和尿素、肌酐、氨等非蛋白含氮化合物为主，以及少量尿胆素、硫酸盐等。

正常尿为淡黄色，比重为1.015~1.025，pH为5.0~7.0。尿的颜色与尿量、食物颜色和药物等有关。在病理情况下，胆红素尿呈黄色，乳糜尿呈乳白色，血尿呈洗肉水色。若尿比重长期在1.010以下，表示尿浓缩功能障碍，是肾功能不全的表现。正常尿液的酸碱度主要取决于食物的成分，蛋白质食物摄入较多时呈酸性，而蔬菜、水果等素食摄入较多时呈弱碱性。

（三）尿的排放

尿的生成是连续过程，而膀胱排尿是间歇的。正常人膀胱储存的尿量达100~150ml时，可有膀胱充盈感；尿量达200ml及以上时，则可产生尿意；当膀胱内尿量达400~500ml时，膀胱内压明显上升，引起排尿活动。

1.排尿反射 当膀胱内尿量达400~500ml时，膀胱壁上的牵张感受器兴奋，冲动沿盆神经传入纤维到达脊髓骶段的初级排尿中枢，同时信息上传至大脑皮质高级排尿中枢，产生尿意。若条件许可，大脑皮质高级排尿中枢则发出兴奋性冲动到达脊髓，加强初级排尿中枢的活动，冲动沿盆神经传出，引起膀胱逼尿肌收缩、尿道内括约肌舒张；阴部神经抑制，尿道外括约肌舒张，排出尿液。尿液流经尿道时，可刺激后尿道壁上的感受器，使脊髓初级排尿中枢的活动不断加强，直至膀胱内尿液排完。

2.排尿异常

（1）尿频：尿意频繁、排尿次数多称为尿频。多为膀胱内炎症或结石刺激膀胱壁引起。上述病因在引起尿频的同时，还伴有尿急和尿痛，称为尿路刺激征。

（2）尿潴留：膀胱内充满尿液但不能自行排出，称为尿潴留。多为脊髓初级排尿中枢功能障碍所致。

（3）尿失禁：排尿失去意识控制称为尿失禁。多见于脊髓损伤，使排尿反射的初级中枢与高级中枢联系中断。

思政课堂

新中国泌尿外科奠基人之一——吴阶平院士

吴阶平（1917—2011），名泰然，号阶平，江苏常州人。他是我国泌尿外科奠基人之一，为我国的卫生事业做出了许多贡献。

20世纪40~50年代，泌尿外科最常见的疾病是肾结核。如果被诊断为双侧肾结核，即意味着肾功能受损，但他根据大量资料和临床实例，发现在诊断为双侧肾结核的患者中，约有15%实际只是单侧肾结核，其对侧肾为肾积水而丧失功能。他提出了"肾结核对侧肾积水"这一新概念，并制定出相应的诊疗措施和方案，使全国数以千计的此类肾结核患者绝处逢生。

吴阶平重视临床实践，不放过临床中的偶然发现。1960年他遇到一个诊断为"嗜铬细胞瘤"的病例，手术中却只发现髓质增生而无肿瘤。他查遍内分泌学专著无果，最终在文献资料中查到4篇报道，其中提到6例与他所见的病例类似。他执着地认为此症虽罕见，但不容忽视。在经历3个这种髓质增生病例之后，他已能做到在术前进行诊断。直到1976年，他收集了17例病例。1978年《中华医学杂志》（英文版）发表了他的专题报道，1979年美国《泌尿外科年鉴》选入了这篇英文报道。1983年，他在联邦德国举行的国际外科学会上作了"肾上腺髓质增生15例长期随诊"报道。此项随诊复查工作一直延续到1985年，无一例演变为嗜铬细胞瘤。

讨论

在吴阶平的临床工作中，你学到了哪些精神和工作态度？

本节小结　　　　PPT课件　　　　课后练习

（杨黎辉）

第八节　神经系统功能

学习目标

知识目标：

1.掌握神经纤维传导的兴奋的特征，神经元间的信息传递；丘脑感觉投射系统，内脏痛特征与牵涉痛；牵张反射、脊休克，小脑的功能；自主神经系统的功能及意义。

2. 熟悉脑干对肌紧张的调节。

3. 了解脑的高级功能。

技能目标：

1. 能说出神经纤维传导兴奋与中枢传递之间的异同点。

2. 能说出丘脑感觉投射系统的功能和机制。

3. 能说出自主神经系统在人体适应环境过程中产生的作用。

素质目标：

1. 培育科学严谨、深入探究的科学精神。

2. 培育劳逸结合、良好作息习惯的健康观念。

神经系统是机体内占主导地位的调节系统，调控全身其他各系统的活动，使机体成为一个协调有序的整体，适应各种内外环境的变化。

一、神经元活动的基本规律

（一）神经元和神经纤维

1. 神经元 是神经系统结构和功能的基本单位。神经元由胞体和突起两部分组成，突起包括树突和轴突（图3-44）。胞体是神经元营养和代谢中心，主要功能是合成蛋白质、酶类和递质等物质，接受、整合信息并发出指令。树突主要是感受刺激信息并传至胞体；轴突一般只有一个，其主要功能是传导神经冲动。

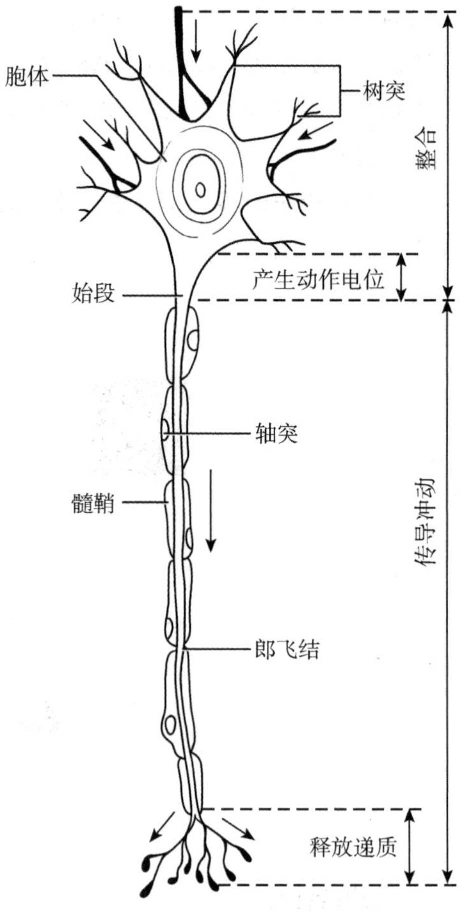

2. 神经纤维 轴突外面包裹髓鞘或神经膜，称为神经纤维。根据髓鞘的有无，神经纤维分为有髓神经纤维和无髓神经纤维。神经纤维具有传导兴奋和轴浆运输等功能。在神经纤维上传导的动作电位称为神经冲动。

（1）神经纤维传导兴奋的特征

1）生理完整性：神经纤维在结构完整和功能正常时才能实现兴奋的传导。

2）绝缘性：一根神经干内含有许多神经纤维，但神经纤维传导兴奋时可互不干扰，保证传递信息的精确性。

3）双向性：在神经纤维任一点施加足够强的刺激，引起的兴奋可沿神经纤维向两侧传导。

4）相对不疲劳性：连续电刺激神经十几小时，神经纤维始终能传导兴奋，而表现为不易疲劳。

（2）神经纤维的轴浆运输：借助轴突内胞浆的流动

图3-44 运动神经元结构与功能示意图

而运输物质的现象，称为轴浆运输，分为顺向运输和逆向运输。顺向运输主要由胞体向轴突末梢运输运送线粒体、突触囊泡、分泌颗粒和一些可溶性成分；逆向运输主要是一些被轴突末梢摄取的物质（如神经营养因子、狂犬病病毒、破伤风毒素等）入胞后被逆向运输至胞体，对神经元的活动和存活产生影响。

（3）神经的作用：包括功能性作用和营养性作用。功能性作用指神经兴奋时可改变所支配组织的功能活动，如肌肉舒缩、腺体分泌等。营养性作用指神经纤维末梢经常性释放某些营养性因子，持续调整所支配组织的代谢、结构等作用。此作用与神经冲动关系不大。

（二）神经元间的信息传递

突触是神经元与神经元，或神经元与非神经元之间相互接触并传递信息的特殊结构。根据突触传递的媒介不同，突触可分为化学性突触和电突触。根据接触部位不同，可将突触分为轴－树突触、轴－体突触和轴－轴突触等。

1.突触的基本结构　经典的化学性突触由突触前膜、突触间隙和突触后膜构成。

突触前神经元轴突末端细长，可发出侧支，侧支末端又分成许多分支，每个分支的末梢膨大呈球形，称为突触小体，突触小体内有大量突触囊泡，其内储存有高浓度的神经递质。突触小体面对突触后神经元的膜，称为突触前膜；突触后神经元面对突触小体的膜，称为突触后膜。突触前膜和突触后膜之间的间隙称为突触间隙。突触前膜可释放神经递质，在突触后膜上密集分布着与相应递质结合的受体。

2.突触传递　突触传递是突触前神经元的信息传至突触后神经元的过程。突触传递引起突触后膜上的电位变化称为突触后电位。

（1）突触传递过程：经典的化学性突触传递过程是电－化学－电的过程。突触前神经元兴奋，动作电位传至突触小体，突触前膜去极化，突触前膜上钙通道开放，Ca^{2+}内流，突触囊泡向突触前膜方向移动并与之接触、融合、破裂，突触囊泡内的神经递质被释放到突触间隙。神经递质经突触间隙扩散至突触后膜，与后膜上特异性受体或化学门控通道结合，改变突触后膜对某些离子的通透性，产生突触后电位。

💡**重点提示**　引起突触前膜释放神经递质的关键物质是Ca^{2+}。

（2）突触后电位：可分为兴奋性突触后电位和抑制性突触后电位。

1）兴奋性突触后电位：突触后膜在神经递质作用下产生的局部去极化电位变化，称为兴奋性突触后电位（excitatory postsynaptic potential，EPSP）。主要是由于突触前膜释放兴奋性递质，与突触后膜上相应受体结合后，主要增加了突触后膜对Na^+和K^+的通透性，由于Na^+内流大于K^+外流，突触后膜出现局部去极化，使突触后神经元兴奋性增高易于兴奋（图3-45）。

2）抑制性突触后电位：突触后膜在神经递质作用下产生的局部超极化电位变化，称为抑制性突触后电位（inhibitory post- synaptic potential，IPSP）。它主要由于突触前膜释放抑制性递质，与突触后膜上相应受体结合后，增加了突触后膜对Cl^-和K^+的通透性，Cl^-内流、K^+外流，突触后膜发生超极化，使突触后神经元兴奋性降低呈抑制状态（图3-46）。

（3）突触传递特征：兴奋在中枢部分的传递过程中往往经过一次以上的突触接替，由于突触类型的不同和神经元之间不同的联系方式，兴奋在中枢的突触传递比在神经纤维上的传递复杂，具有以下特征。

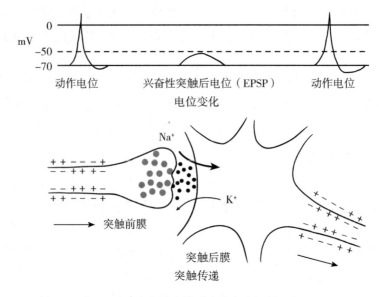

图 3-45　兴奋性突触后电位产生机制示意

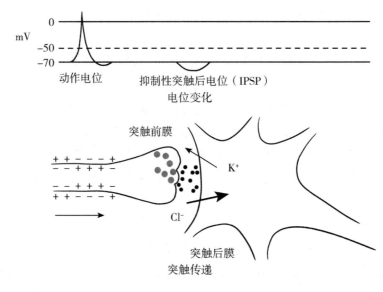

图 3-46　抑制性突触后电位产生机制示意

1）单向传递：兴奋一般从突触前神经元传向突触后神经元。这主要因为突触前膜释放神经递质，而突触后膜上存在与神经递质结合的受体。

2）中枢延搁：在反射通路上接替的突触数量越多，兴奋传递所需的时间越长。化学性突触传递经历神经递质的释放、扩散、与受体结合等过程，耗时长。故兴奋在中枢部位传递速度较慢，所需时间长的现象称为中枢延搁。

💡重点提示　反射活动中，神经中枢是最易发生阻滞的部位。

3）总和：单根神经纤维的单一冲动只能使突触后神经元产生较小的突触后电位（属于局部电位），不能使突触后神经元产生兴奋。通过空间总和和时间总和，突触后电位叠加，若总和达阈电位水平，突触后神经元爆发动作电位；若总和未达阈电位水平，突触后神经元兴奋性升高。

4）兴奋节律的改变：指突触前神经元与突触后神经元的发放的神经冲动频率不同。这是因为突触后神经元常与多个突触前神经元形成突触联系，且突触后神经元的功能状态不同；此外，反射中枢常经多个中间神经元接替，故突触后神经元发出传出冲动的频率是各种因素的综合效应。

5）后发放：刺激停止后，传出通路上仍有冲动发放称为后发放，其结构基础是神经元间的环式联系。

6）对内环境变化敏感和易疲劳：突触间隙与细胞外液相通，故内环境中各种理化因素的变化如缺氧、CO_2潴留、药物等可影响化学性突触的信息传递。化学性突触传递较易疲劳，可能与神经递质的耗竭有关。

3.神经递质和受体

（1）神经递质：是由突触前神经元胞体合成并由其纤维末梢释放，特异性作用于突触后神经元或效应细胞膜上受体，引起突触后神经元或效应细胞产生一定效应的信息传递物质。

根据化学结构，可将神经递质分为胆碱类（如乙酰胆碱等），单胺类（如肾上腺素、去甲肾上腺素、多巴胺等），氨基酸类（如谷氨酸、甘氨酸等）等。根据分布部位，神经递质可分为中枢神经递质和外周神经递质。上述胆碱类、单胺类、氨基酸类等神经递质均可分布于中枢神经系统内。而外周神经递质包括自主神经递质和躯体运动神经纤维末梢释放的递质，主要有乙酰胆碱（acetylcholine，ACh）和去甲肾上腺素（norepinephrine，NE）。

神经递质主要在神经元胞质中合成，被储存在突触囊泡内，经出胞作用释放到突触间隙，与相应受体结合而产生效应。神经递质在产生效应后很快被消除。消除的方式主要有酶促降解、被突触前末梢和突触囊泡重摄取等。如乙酰胆碱发挥作用后被突触间隙中的乙酰胆碱酯酶水解为胆碱和乙酸，而去甲肾上腺素发挥作用后主要被纤维末梢重摄取而重新利用。

1）乙酰胆碱：以ACh为递质的神经元为胆碱能神经元，在中枢分布广泛，几乎参与了神经系统所有的功能活动，包括学习与记忆、睡眠与觉醒、感觉和运动和内脏运动等。凡是末梢释放ACh的神经纤维称为胆碱能纤维。在周围神经系统中，胆碱能纤维包括：躯体运动神经纤维；全部交感和副交感神经的节前纤维；大多数副交感神经节后纤维（除少数肽能或嘌呤能纤维外）；少数交感神经节后纤维（支配温热性汗腺和骨骼肌血管的交感舒血管纤维）。

2）去甲肾上腺素：以NE为递质的神经元为肾上腺素能神经元，其胞体主要位于低位脑干，参与心血管活动、情绪、体温、觉醒和摄食等活动的调节。凡是末梢释放NE的神经纤维称为肾上腺素能纤维。在周围神经系统中，肾上腺素能纤维包括大多数交感神经节后纤维（除支配温热性汗腺和骨骼肌血管的交感舒血管纤维外）。

（2）受体：指位于细胞膜上或细胞内能与某些化学物质（如神经递质等）特异性结合并引起生物学效应的特殊蛋白质。其中，能与ACh特异性结合的受体称为胆碱能受体，能与去甲肾上腺素或肾上腺素（两者均属于儿茶酚胺类）结合的受体称为肾上腺素能受体。

1）胆碱能受体：可分为毒蕈碱受体（M受体）和烟碱受体（N受体）。

在周围神经系统，M受体分布于大多数副交感节后纤维和少数交感节后纤维支配的效应器细胞膜上，与ACh结合后可产生心脏活动抑制，支气管平滑肌、胃肠平滑肌、膀胱逼尿肌和瞳孔括约肌收缩，消化腺、汗腺分泌增加和骨骼肌血管舒张等毒蕈碱样作用，此作用可被M受体阻断药阿托品阻断。

N受体又分为N_1受体和N_2受体。在周围神经系统，N_1受体分布在自主神经节后神经元细胞膜上，N_2受体分布在骨骼肌细胞膜上，两者与ACh结合后可使节后神经元兴奋和骨骼肌收缩的烟碱样作用，此作用可被N受体阻断药筒箭毒碱阻断。

💡**重点提示**　M受体阻断药阿托品不能阻断N样作用中的骨骼肌收缩。

2）肾上腺素能受体：可分为α受体和β受体，β受体又有$β_1$、$β_2$等亚型。

在周围神经系统中，α受体主要分布于多数交感节后纤维支配的效应器细胞膜上，与儿茶酚胺结合后主要产生兴奋性效应，如血管平滑肌、膀胱内括约肌、瞳孔开大肌等收缩，但小肠平滑肌舒张，此作用可被α受体阻断药酚妥拉明阻断。

$β_1$受体主要分布于心肌组织中，与儿茶酚胺结合后产生兴奋效应，表现为心肌收缩力增加，心率加快，心内兴奋传导加速。$β_2$受体主要分布于支气管平滑肌、胃平滑肌、未孕子宫平滑肌和冠脉血管平滑肌等细胞膜上，与儿茶酚胺结合后产生抑制效应，使相应平滑肌舒张。β受体阻断药普萘洛尔对$β_1$和$β_2$受体均有阻断作用。

（三）中枢神经元的联系方式

反射是神经系统调节机体功能活动的基本方式，其结构基础是反射弧，反射弧的中心环节是神经中枢。中枢神经系统内的神经元包括感觉神经元、运动神经元和中间神经元，数量庞大的神经元间借多种联系方式形成复杂的网络系统，这些联系方式主要有以下几种（图3-47）。

1.单线式联系　指一个突触前神经元仅与另一个突触后神经元发生的突触联系，如视网膜视锥细胞与双极细胞之间的联系，能保证视锥细胞具有较高的分辨力。

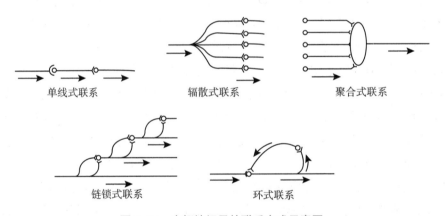

单线式联系　　辐散式联系　　聚合式联系

链锁式联系　　环式联系

图3-47　中枢神经元的联系方式示意图

2.辐散式联系　指一个神经元通过其多个轴突末梢的分支与多个神经元形成突触联系，多见于感觉传入通路，使一个神经元的兴奋引起多个神经元活动，扩大影响范围。

3.聚合式联系　指多个神经元的轴突末梢与同一个神经元发生突触联系，多见于运动传出通路，使来源于多个神经元的兴奋或抑制在一个神经元上发生整合。

4.链锁式联系　指一个神经元通过轴突侧支与另一个神经元联系，后者再通过其轴突侧支与其他的神经元联系，如此重复，形成辐散与聚合同时存在的突触联系。这利于扩大神经冲动作用的空间范围。

5.环式联系　是一个神经元通过轴突侧支与若干个不同的神经元联系后，又返回作用于该神经元。这种突触联系是后发放和反馈作用产生的结构基础。

（四）中枢抑制

在反射活动中，中枢既有兴奋，也有抑制，两者相辅相成，可使反射活动协调有序进行。中枢抑制的机制比中枢兴奋更复杂。根据发生的部位不同，中枢抑制可分为突触后抑制和突触前抑制。

1.突触后抑制　属于超极化抑制。突触后抑制指由抑制性中间神经元释放抑制性神经递质，引起突触后神经元产生IPSP而发生的抑制，包括传入侧支抑制和回返性抑制两种形式。

（1）传入侧支抑制：传入神经纤维进入中枢后，在兴奋一个中枢神经元的同时，发出侧支兴奋一个抑制性中间神经元，继而抑制另一个中枢神经元，这种抑制被称为传入侧支抑制，又称交互抑制（图3-48），有利于不同中枢之间的活动协调。如引起屈肌收缩的传入纤维进入脊髓后，在引起屈肌运动神经元兴奋的同时，通过侧支兴奋一个抑制性中间神经元，继而抑制伸肌运动神经元，引起屈肌收缩和伸肌舒张，实现屈肌反射。

（2）回返性抑制：中枢神经元兴奋，在神经冲动沿轴突外传的同时，经轴突侧支兴奋一个抑制性中间神经元，由后者的轴突及轴突侧支末梢释放抑制性递质，抑制原先兴奋的中枢神经元及同一中枢的其他神经元，这种抑制称为回返性抑制（图3-48）。如脊髓前角运动神经元的神经纤维支配骨骼肌运动时，其轴突侧支兴奋脊髓内的闰绍细胞，闰绍细胞释放抑制性递质，反过来抑制原来兴奋的前角运动神经元及其他的神经元，这有利于机体及时终止运动神经元的活动，并使同一中枢内的神经元活动同步化。破伤风病毒可破坏闰绍细胞而使患者出现强烈的肌痉挛。

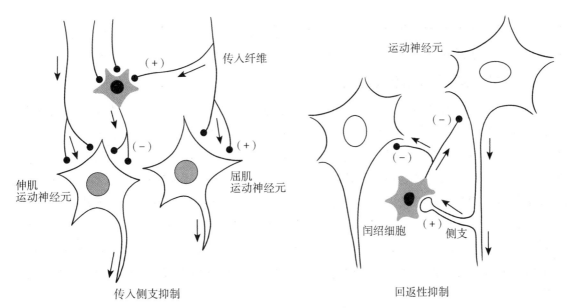

传入侧支抑制　　　　　　　回返性抑制

图3-48　突触后抑制示意图

注：黑色星形细胞为抑制性神经元；（+）为兴奋，（-）为抑制。

2.突触前抑制　属于去极化抑制。突触前抑制指由于突触前神经元纤维末梢释放的递质减少，导致突触后神经元产生的EPSP幅值减小的抑制（图3-49）。其结构基础是轴-轴突触。如某轴突A与轴突B形成轴-轴突触，轴突A与运动神经元C形成轴-体突触，轴突B与运动神经元C无直接突触联系。仅轴突A兴奋时，其末梢释放兴奋性递质，使运动神经元C产生约10mV的兴奋性突触后电位；若在轴突A兴奋前先刺激轴突B，则使运动神经元C产生约5mV的兴奋性突触后电位。

这说明轴突B兴奋可减弱轴突A的作用，使轴突A末梢释放的兴奋性递质减少，运动神经元C产生幅值较小的EPSP，即产生突触前抑制。突触前抑制广泛存在于中枢，尤其在感觉传导通路中多见，对感觉信息的传入具有重要作用。

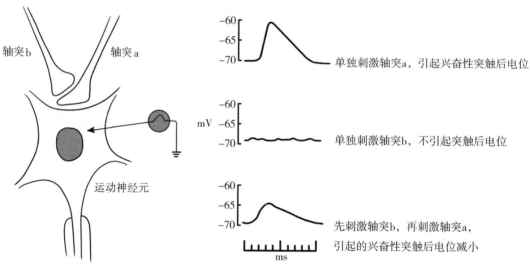

图3-49　突触前抑制示意图

二、神经系统的感觉功能

内、外环境中的各种变化可刺激机体相应的感受器，由感受器将这些刺激转换为神经冲动，沿各感觉传导通路到达中枢，经中枢的分析整合后，产生主观意识中的相应感觉。

（一）脊髓和脑干的感觉传导功能

传导躯干、四肢的浅感觉（痛觉、温度觉和轻触觉）的神经纤维经相应脊神经后根进入脊髓后角，换元后发出神经纤维交叉到对侧，形成脊髓丘脑束上行至对侧丘脑。传导头面部浅感觉的神经纤维经三叉神经根进入脑桥并终止于三叉神经感觉核群，换元后发出神经纤维交叉到对侧，形成三叉丘系，上行至对侧丘脑。传导躯干、四肢的本体感觉（肌肉与关节的本体感觉和深部压觉）和精细触觉的神经纤维经相应的脊神经后根进入脊髓同侧后索，形成薄束和楔束，沿脊髓上行至同侧延髓薄束核和楔束核，换元后发出神经纤维交叉到对侧，形成内侧丘系，上行至对侧丘脑。若上述脊髓束受损，可出现相应躯干或四肢部位的感觉丧失，但由于损伤的部位和程度不同，临床上可有复杂的感觉损害症状。当脊髓半离断时，离断的同侧出现深感觉障碍，对侧发生浅感觉障碍。

（二）丘脑及其感觉投射系统

在人类，丘脑是除嗅觉外的各种躯体感觉传导通路的中继站，换元后发出神经纤维投射到大脑皮质，除此之外，丘脑也能对感觉传入信息进行粗略的分析与综合。

1.丘脑的核团　　根据功能不同，丘脑内的核团可有特异感觉中继核、联络核和非特异投射核3类。特异感觉中继核主要有腹后核、外侧膝状体和内侧膝状体等，分别接受躯体、头面感觉，视觉和听觉等信息，经换元后发出神经纤维投射到大脑皮质特定感觉区。联络核主要有丘脑前核、腹外侧核和丘脑枕等，接受特异感觉中继核和其他皮质下中枢传来的纤维，换元后发出神经纤维投射到大脑皮质特定区域。非特异投射核主要为髓板内核群（如中央中核、束旁核、中央外侧核等），它们通过多突触的换元后，发现神经纤维弥散地投射到整个大脑皮质。

2.丘脑感觉投射系统　根据丘脑向大脑皮质的投射及引起的功能不同，丘脑感觉投射系统分为特异性投射系统和非特异性投射系统（图3-50）两个系统。

（1）特异性投射系统：丘脑特异性投射系统指由丘脑的特异感觉中继核及其投射到大脑皮质特定区域的神经传导束。其传导特点是各种感觉（除嗅觉外）投射的路径具有专一性，即外周感受区域与大脑皮质感觉区之间具有点对点的投射关系，使机体产生特定感觉，并激发大脑皮质发放传出冲动。

（2）非特异性投射系统：丘脑非特异性投射系统指由丘脑的非特异投射核及其投射到大脑皮质的传导束。其传导特点是投射路径不专一。各种感觉传导通路的神经纤维上行经过脑干时，发出许多侧支，与脑干网状结构发生多突触联系，经多次换元抵达丘脑，再由此发出纤维，弥散投射到大脑皮质的广泛区域，即外周感受区域与大脑皮质间不具有点对点的投射关系，以维持和改变大脑皮质的兴奋状态，使机体处于觉醒状态。

综上所述，脑干网状结构中具有上行唤醒作用的功能系统，称为脑干网状上行激活系统，此系统受损可导致动物出现昏睡不醒。由于上行激活系统是多突触传递系统，故易受药物影响而发生传导阻滞。巴比妥类药物可能是阻断了上行激活系统的多突触传递而产生镇静、催眠作用。

💡**重点提示**　巴比妥类药物镇静、催眠作用与抑制脑干网状上行激活系统有关。

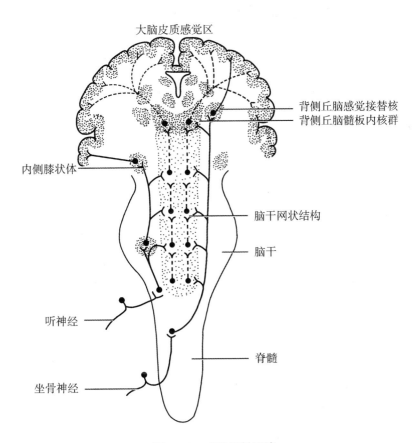

图3-50　感觉投射系统

注：实线代表特异性投射系统，虚线代表非特异性投射系统。

微课：丘脑感觉投射系统

特异性投射系统是在非特异性投射系统维持机体清醒状态下才发挥作用，产生清晰的特定感觉。特异投射系统与非特异投射系统的区别见表3-9。

表3-9　丘脑特异性投射系统与非特异性投射系统的区别

项目	传入神经元接替	传导路径	投射关系	生理功能
特异性投射系统	较少神经元接替，一般为3级神经元	专一性	点对点地投射到大脑皮质的特定感觉区	引起特定感觉，并激发大脑皮质发放传出神经冲动
非特异性投射系统	多个神经元接替	无专一性	弥散性投射到大脑皮质的广泛区域	维持与改变大脑皮质的兴奋状态，保持机体的觉醒

（三）大脑皮质的感觉分析功能

大脑皮质对来自身体各部位不同性质的感觉信息进行精细的分析、综合而产生相应的感觉。因此，大脑皮质是人类感觉的最高级中枢，不同性质的感觉投射到大脑皮质的不同区域，故大脑皮质具有不同的感觉功能定位。

1.躯体感觉区　包括体表感觉区和本体感觉区。

（1）体表感觉区：全身体表感觉的主要投射区在中央后回，简称第一体感区，其投射规律一是躯干、四肢的感觉为左右交叉性投射，但头面部的感觉投射是双侧性的；二是投射区的空间定位总体上是倒置排列的，但头面部内部的排列是正立的；三是投射区的大小与感觉的灵敏度有关，感觉灵敏度高的部位在大脑皮质的代表区较大（图3-51）。

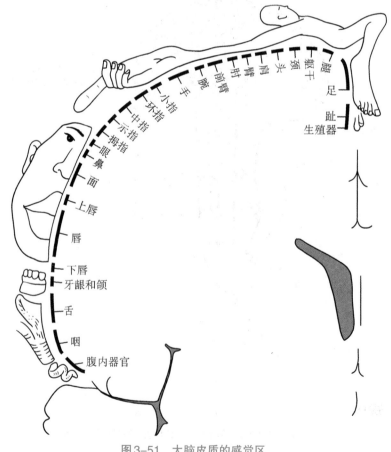

图3-51　大脑皮质的感觉区

在人脑中央前回和岛叶之间还存在有第二体感区，它能对感觉做粗糙的分析，与痛觉有较密切的关系。其感觉投射为双侧性，呈正立排列，感觉定位和性质不明确。

（2）本体感觉区：本体感觉的投射区主要在中央前回，小部分在中央后回。

2.内脏感觉区　内脏的感觉主要是痛觉。内脏感觉在大脑皮质没有专一的代表区，而是混杂在第一体感区中。此外，人脑的第二体感区、运动辅助区和边缘系统等皮质也与内脏感觉有关。

3.视觉区　视觉区在枕叶距状沟上、下缘。一侧视觉区接受同侧颞侧和对侧鼻侧视网膜的传入纤维投射。

4.听觉区　听觉区在颞叶的颞横回与颞上回。一侧听觉区接受双侧的传入纤维投射。

5.嗅觉区和味觉区　嗅觉区位于边缘叶的前底部，味觉区位于体表感觉区头面部的下部。

（四）痛觉

痛觉是机体受到伤害性刺激时产生的一种复杂的主观感觉，常伴有不愉快的情绪反应、内脏活动和躯体防御反射。一般认为，急性疼痛是机体受损时的报警系统，对机体具有防御保护作用。但疼痛往往是疾病的一种症状，慢性疼痛给人带来极大痛苦，剧烈疼痛甚至引起休克。

1.痛觉感受器　是游离的神经纤维末梢。任何刺激达一定强度即为伤害性刺激，损伤的组织细胞释放K^+、H^+、组胺、5-羟色胺、缓激肽等致痛性化学物质，这些物质可使痛觉感受器兴奋，产生神经冲动传入中枢而引起痛觉和各种反应。

2.皮肤痛　当伤害性刺激作用于皮肤时可出现皮肤痛。首先出现快痛，随后出现慢痛。快痛是一种产生和消失迅速，感觉清晰，定位明确的尖锐"刺痛"。慢痛为一种定位不明确、持续时间较长的烧灼样疼痛，并伴有情绪反应及心血管和呼吸等活动的变化。

3.内脏痛与牵涉痛　内脏痛是内脏器官受伤害性刺激时产生的疼痛感觉。与皮肤痛相比，内脏痛有以下显著特点：疼痛缓慢、持久；定位不精确，对刺激的分辨能力差；对机械性牵拉、痉挛、炎症、缺血、缺氧等刺激敏感，而对切割、烧灼等刺激不敏感；常伴有不愉快的情绪反应、内脏活动和牵涉痛。

牵涉痛指某些内脏疾病引起体表一定部位发生疼痛或痛觉过敏的现象。常见内脏疾病牵涉痛的部位见表3-10。正确认识牵涉痛在临床上对诊断某些内脏疾病具有一定价值。

表3-10　常见内脏疾病牵涉痛的部位

病变内脏	体表疼痛部位
心	心前区、左肩、左上臂内侧
胃、胰	左上腹、肩胛间
肝、胆	右上腹、右肩
肾、输尿管	腰部、腹股沟
小肠、阑尾	上腹部或脐周围

三、神经系统对躯体运动的调节

躯体运动是在神经系统控制下，骨骼肌产生的收缩和舒张活动。躯体运动的高级中枢在大脑皮质，基本中枢位于脊髓，基底核、小脑和脑干等也参与对躯体运动的调节。

（一）脊髓对躯体运动的调节

1.脊髓的运动神经元和运动单位　脊髓前角有支配骨骼肌的α运动神经元和γ运动神经元，它们的纤维末梢都释放ACh。α运动神经元胞体较大，纤维较粗，其轴突末梢有许多分支，每一分支支配1根肌纤维，兴奋时引起所支配的肌纤维收缩。由1个α运动神经元及其所支配的全部肌纤维组成的功能单位，称为运动单位。α运动神经元既接受来自皮肤、肌肉等外周感受器的传入信息，也接受来自大脑皮质、脑干等高级中枢的下传信息。躯体运动反射的传出信息最终由α运动神经元传给骨骼肌，故α运动神经元是躯体运动反射的最后公路。γ运动神经元的胞体较小，轴突较细，支配骨骼肌的梭内肌纤维，调节肌梭对牵张刺激的敏感性（图3-52）。

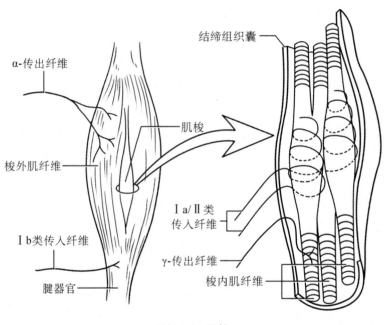

图3-52　肌梭

2.牵张反射　有神经支配的骨骼肌受外力牵拉而伸长时，可反射性引起受牵拉的同一肌肉收缩，称为牵张反射。脊髓对躯体运动的调节是通过牵张反射实现的。

（1）牵张反射的类型：有腱反射和肌紧张两种类型。

1）腱反射（tendon reflex）：指快速牵拉肌腱引起的牵张反射，表现为被牵拉的肌肉快速而明显地缩短。如叩击髌骨下方的股四头肌肌腱，可使受牵拉的股四头肌发生快速的反射性收缩，称为膝跳反射。临床上常通过腱反射检查来了解神经系统的功能状态。若腱反射减弱或消失，常提示反射弧的某个环节损伤；若腱反射亢进，则提示高位中枢损伤。

💡**重点提示**　检查腱反射可了解神经系统的功能状态。

2）肌紧张（muscle tonus）：是由缓慢而持续地牵拉肌腱引起的牵张反射，表现为被牵拉的肌肉轻度地持续收缩，而无明显动作。肌紧张是一种多突触反射，由骨骼肌纤维轮流交替收缩引起，故肌肉收缩力量不大且不易疲劳。肌紧张是维持躯体姿势最基本的反射活动。若肌紧张减弱或消失，说明反射弧某一环节损伤；若肌紧张亢进，提示高位中枢受损。

（2）牵张反射的反射弧：牵张反射的反射弧特点是感受器和效应器在同一块肌肉中。一般的肌纤维称为梭外肌，肌梭内含有的特殊肌纤维称为梭内肌。牵张反射的感受器是肌肉中的肌梭，传入、传出神经均包含于支配该肌肉的神经中，初级中枢是脊髓α运动神经元胞体，效应器是该肌肉的梭外肌。

肌梭是长度感受器，附着于肌腱或梭外肌纤维上，与梭外肌平行排列。梭内肌的收缩成分在肌纤维两端，中间部分无收缩功能，是感受装置。当肌肉受到牵拉刺激，梭内肌被动拉长，传入冲动增加，使支配同一肌肉的α运动神经元兴奋，梭外肌收缩，完成牵张反射。γ运动神经元兴奋时，其支配的梭内肌两端收缩，中间部位的感受装置被牵拉而提高肌梭的敏感性（图3-53）。

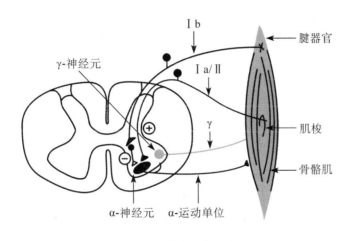

图3-53 牵张反射示意图

3.屈肌反射与对侧伸肌反射 当肢体皮肤受到伤害性刺激时，受刺激侧肢体的屈肌收缩、伸肌舒张，肢体屈曲的反射，称为屈肌反射。屈肌反射可使肢体离开伤害性刺激，具有保护意义。若受到的伤害性刺激较强，在肢体屈曲的同时伴有对侧肢体伸直的反射活动，称为对侧伸肌反射，以维持姿势和身体平衡。

4.脊髓休克 当脊髓与高位脑中枢突然离断后，断面以下的脊髓会暂时丧失反射活动能力而进入无反应的状态，称为脊髓休克。脊髓休克时主要表现为断面以下躯体运动和内脏反射减弱或消失，如骨骼肌紧张性下降、外周血管扩张、发汗反射消失、尿粪潴留等。脊髓休克是暂时现象，一些以脊髓为基本中枢的反射活动可逐渐恢复，恢复所需的时间与进化水平有关，人类需数周至数月。最先恢复的是比较原始、简单的反射如屈肌反射等，而后是较复杂的反射活动如对侧伸肌反射等，血压也逐渐回升到一定水平，具有一定的排尿、排便能力等。恢复的这些功能并不完善，不能很好地适应机体生理功能的需要，如排尿不受意识控制且不易排净，汗腺过度分泌等。但离断水平以下的感觉和随意运动功能永久丧失。

脊髓休克不是因脊髓损伤引起，而是离断面以下的脊髓突然失去高位中枢的控制，使脊髓神经元的兴奋性极度降低而呈现无反应的休克状态。这说明人体在正常的整体生理状态下，脊髓的一切功能都是在高级中枢的调控下进行的，脊髓自身完成某些简单反射活动的中枢功能不易表现出来。

💡**重点提示**　脊髓休克由脊髓突然失去高位中枢控制引起。

（二）脑干对躯体运动的调节

脑干在调节肌紧张中发挥重要作用。脑干对肌紧张的调节，主要是通过脑干网状结构易化区和抑制区的活动实现。

1.脑干网状结构易化区　脑干网状结构易化区范围较大，分布于脑干中央区域的背外侧部。易化区的主要作用是加强肌紧张和肌运动，加强作用既有自发的，也受高位中枢控制（图3-54）。

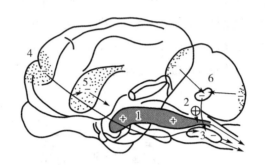

图3-54　猫脑干网状结构易化和抑制系统示意

注：+表示易化区；-表示抑制区；1.网状结构易化区；2.延髓前庭核；
3.网状结构抑制区；4.大脑皮质；5.尾状核；6.小脑。

2.脑干网状结构抑制区　脑干网状结构抑制区范围较小，分布于延髓网状结构的腹内侧部。抑制区的作用是抑制肌紧张及肌运动，抑制作用不能自主发放，主要受高位中枢控制。高位中枢如大脑皮质运动区、纹状体、小脑前叶蚓部等抑制肌紧张的作用，可能是通过加强脑干网状结构抑制区的活动实现。

在正常情况下，易化区的活动略占优势，从而维持正常水平的肌紧张。

3.去大脑僵直　动物实验中发现，如果在中脑上、下丘之间离断脑干，动物会出现四肢伸直、头尾昂起、脊柱挺硬等伸肌过度紧张的表现，称为去大脑僵直。这是因为切断了大脑皮质和纹状体等部位与脑干网状结构的功能联系，使抑制区和易化区的作用失衡，造成易化区活动相对增强，而出现伸肌过度亢进的僵直现象。临床上可见肿瘤压迫中脑的患者可出现类似动物去大脑僵直的表现。

（三）小脑对躯体运动的调节

根据小脑的传入和传出纤维情况，将小脑分前庭小脑、脊髓小脑和皮质小脑3个主要部分（图3-55），各部分对躯体运动的调节作用不同。

1.前庭小脑　主要由绒球小结叶构成，其主要功能是维持身体平衡。第四脑室肿瘤压迫小脑绒球小结叶的患者可出现身体倾斜、站立不稳、步态蹒跚、容易跌倒等身体平衡失调的症状。

2.脊髓小脑　包括小脑的前叶和后叶中间带，其功能主要是调节肌紧张和协调随意运动。

小脑前叶蚓部可抑制肌紧张，前叶两侧部和后叶中间带区可易化肌紧张。在进化过程中，小脑对肌紧张的抑制作用逐渐减弱，易化作用逐渐增强。人类小脑损伤后，主要表现为肌张力降低、肌无力等。

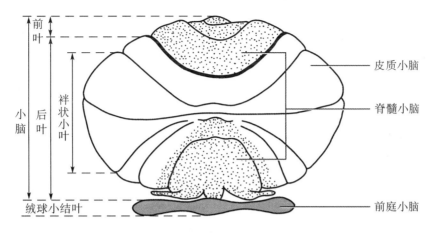

图3-55 小脑的功能分部

脊髓小脑主要接受脊髓的躯体感觉信息，也接受视觉、听觉等信息传入，并与脊髓和脑干有大量纤维联系，可参与随意运动的执行，并协助大脑皮质对进行中的随意运动进行调节、控制。脊髓小脑损伤的患者不能有效利用来自大脑皮质和外周感觉的反馈信息来协调随意运动，动作变得笨拙而不准确，表现为随意动作的力量、方向及准确度发生变化。如不能完成精巧动作，肌肉在动作进行中抖动，方向不准，往往在精细动作终末出现震颤，称为意向性震颤；行走摇晃、易倾倒；指物不准，动作越快协调障碍越明显等。上述因小脑损伤出现的各种随意运动协调障碍，称为小脑性共济失调。

3.皮质小脑 指小脑半球，由后叶外侧部构成。它接受大脑皮质感觉区、运动区和联络区的纤维投射，并发出纤维与大脑皮质和皮质小脑形成回路。皮质小脑的主要功能是参与随意运动的设计和运动程序的编制。

人类在学习某种精巧动作的过程中，大脑皮质与小脑之间不断进行联合活动。脊髓小脑根据感觉传入信息，不断纠正偏差；当精巧动作逐渐协调完善后，皮质小脑就储存整套运动程序；当大脑发动该精巧动作时，首先从皮质小脑提取程序，再由皮质脊髓束发动运动，精巧动作可快速、熟练、协调地完成。

（四）基底核对躯体运动的调节

基底核包括尾状核、壳核、苍白球和杏仁体。丘脑底核、中脑的黑质和红核与基底核紧密联系，故归入其中。尾状核、壳核和苍白球统称纹状体，其中苍白球为旧纹状体；尾状核、壳核称为新纹状体。基底核接受来自大脑皮质的纤维，并发出纤维经丘脑换元后又回到大脑皮质，构成基底核与大脑皮质间的环路。黑质和纹状体之间也有密切联系。

基底核与肌紧张的控制、随意运动的稳定及本体感觉传入信息的处理等密切相关。基底核损伤的临床表现可有两类：一类是运动过少伴肌紧张增强，如帕金森病；一类是运动过多伴肌紧张降低，如亨廷顿病等。

帕金森病是中、老年人常见的神经系统变性疾病，患者可出现全身肌紧张增高、肌肉强直，随意运动减少，动作迟缓，面部表情呆板，常伴有静止性震颤等症状。其发病机制与黑质病变有关。黑质病变时，黑质-纹状体多巴胺系统功能受损，多巴胺量减少，使纹状体中胆碱能神经元的活动增强而有上述表现。临床应用左旋多巴或M型受体阻断药阿托品，可缓解肌肉强直、动作迟缓等症状,但对静止性震颤无显著疗效。

亨廷顿病主要表现为头面部和上肢不自主、无目的的舞蹈样动作,伴肌张力降低。其病变部位主要在新纹状体,其中的γ-氨基丁酸能神经元功能减退,使黑质内多巴胺能神经元的活动增强,纹状体内胆碱能神经元活动减弱,而出现上述表现。临床应用利血平消耗大量多巴胺类递质来缓解其症状。

(五)大脑皮质对躯体运动的调节

大脑皮质是调节躯体运动的最高级中枢,大脑皮质运动区发出神经冲动,经运动传导通路到达脑干和脊髓前角的运动神经元,产生躯体的随意运动。

1.大脑皮质运动区 人类的大脑皮质运动区主要在中央前回和运动前区。它们对躯体运动的调控有以下特点:一是交叉性支配,即一侧皮质运动区支配对侧躯体的骨骼肌,但一些与联合运动有关的肌肉,如上部面肌、眼球外肌、咀嚼肌、咽喉肌、呼吸肌、躯干肌等是双侧性支配;二是整体呈倒置安排,但头面部内部是正立的;三是功能定位精细,运动代表区的大小与各部位运动的精细和复杂程度有关,运动越精细、越复杂的部位在皮质运动区所占的范围越大(图3-56)。

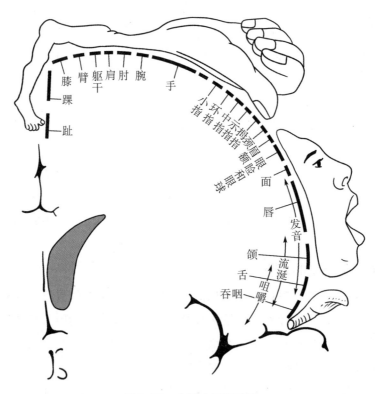

图3-56 大脑皮质运动区

2.运动传导通路 由皮质发出,经内囊下行到达脑干运动神经核的传导束,称为皮质脑干束。脑干运动神经核发出脑神经支配头面部的肌肉运动。由皮质发出,经内囊、脑干下行到达脊髓前角运动神经元的传导束,称为皮质脊髓束,其中约80%纤维交叉到对侧下行,形成皮质脊髓侧束,控制四肢远端的肌肉,与精细的技巧性运动有关;其余20%不交叉的纤维在同侧脊髓前索内下行,形成皮质脊髓前束,支配躯干及近端的肌肉,与姿势维持和粗略运动有关。

　　除此之外，基底核、小脑、脑干等部位的神经元也可发出纤维束下传到脊髓，控制骨骼肌的活动、调节肌紧张和协调随意运动，使运动协调、适度、准确。

　　当运动传导通路损伤后，临床上常出现随意运动的丧失。若伴肌张力减弱或消失，肌肉松弛并逐渐出现肌萎缩等症状者为柔软性麻痹（软瘫），常见于脊髓运动神经元损伤；若伴牵张反射亢进，肌肉萎缩不明显等症状者为痉挛性麻痹（硬瘫），常提示高位中枢损伤。

四、神经系统对内脏活动的调节

　　支配和调节内脏活动的神经系统称为自主神经系统（autonomic nervous system），可分为交感神经系统和副交感神经系统，其神经纤维广泛分布，支配的效应器为平滑肌、心肌和腺体。

　　人体绝大多数器官同时接受交感和副交感神经的双重支配，故在一般情况下，两者的作用往往相互拮抗。自主神经经常发放低频冲动，使内脏器官维持一定的活动状态，称为紧张性作用。一般情况下，交感神经紧张性增强时，副交感神经的紧张性相对减弱，反之亦然。此外，自主神经的作用效果与效应器本身的功能状态有关。

（一）自主神经系统的主要功能及其生理意义

　　1.自主神经系统的功能　自主神经支配广泛，包括循环、呼吸、消化、泌尿等器官（见前面各节），对代谢也有作用。自主神经的主要功能总结见表3-11。

表3-11　自主神经的主要功能

器官系统	交感神经	副交感神经
循环器官	心率加快，心肌收缩力增强，腹腔内脏、皮肤、唾液腺、外生殖器的血管舒张，骨骼肌血管收缩（肾上腺素能受体）或舒张（胆碱受体）	心率减慢，心房肌收缩力减弱，部分血管（如软脑膜动脉、外生殖器的血管）舒张
呼吸器官	支气管平滑肌舒张	支气管平滑肌收缩，促进黏膜腺体分泌
消化器官	抑制胃肠运动和胆囊收缩，促进括约肌收缩；促进唾液腺分泌黏稠唾液	促进胃肠运动和胆囊收缩、括约肌舒张，促进胃液、胰液、胆汁分泌，促进唾液腺分泌稀薄唾液
泌尿生殖器官	膀胱逼尿肌舒张，尿道内括约肌收缩；已孕子宫收缩，未孕子宫舒张	膀胱逼尿肌收缩，尿道内括约肌舒张
眼	瞳孔开大肌收缩，瞳孔扩大；睫状肌舒张	瞳孔括约肌收缩，瞳孔缩小；睫状肌收缩；泪腺分泌
皮肤	竖毛肌收缩，汗腺分泌	
代谢	促进糖原分解，促进肾上腺髓质分泌激素	促进胰岛素的分泌

　　2.自主神经活动的生理意义　交感神经分布广泛，几乎遍布所有内脏器官，在环境急剧变化的情况下可动员机体许多器官的潜在能力和能量储备，以适应环境的急剧变化。如机体遭遇剧烈运动、剧痛、失血、窒息、恐惧、寒冷等紧急情况时，交感神经系统活动增强，同时伴肾上腺髓质激素分泌增多，即交感-肾上腺髓质系统作为整体参与反应，称为应急反应（emergency reaction）。机体动员各器官潜能，表现为心脏活动加强加快，血压升高；呼吸加深加快，肺通气量增多；内脏血管收缩，骨骼肌血管舒张，血流量重新分配；代谢活动加强，为肌肉活动提供充分能量等，以提高应变能力，适应环境的急剧变化。

237

副交感神经的分布较交感神经范围小，故其作用也较局限，往往在安静时活动较强，常伴有胰岛素分泌，故称迷走-胰岛素系统。其主要作用和生理意义是促进消化、吸收，积蓄能量，加强排泄和生殖等，利于休整恢复，保护机体。

交感神经系统和副交感神经系统既相互制约，又互相联系，协调机体各器官活动，适应不同环境下整体活动的需要。

（二）内脏活动的中枢调节

1.脊髓 全部交感神经和部分副交感神经起源于脊髓，故脊髓是某些内脏活动如排便、排尿、发汗和血管张力等反射活动的初级中枢。在正常情况下，这些反射受高位中枢的控制才能更好地适应生理功能的需要。

2.脑干 延髓有心血管、呼吸的基本中枢，也是吞咽、呕吐、咳嗽、喷嚏等反射活动的中枢。若损伤延髓，呼吸、心搏等生命体征消失，立即导致死亡，故延髓有"生命中枢"之称。此外，中脑有瞳孔对光反射中枢，脑桥有呼吸调整中枢和角膜反射中枢等。

3.下丘脑 是调节内脏活动的较高级中枢。它与边缘系统、脑干网状结构及脑垂体之间保持密切联系，可把内脏活动、躯体运动和内分泌活动联系起来，实现对体温、摄食、水平衡、内分泌、情绪反应和生物节律等生理过程的调节。

4.大脑皮质 大脑边缘叶及与其有密切关系的皮质和皮质下结构统称为边缘系统。边缘系统是调节内脏活动的高级中枢，可调节呼吸、胃肠、瞳孔、膀胱等活动。此外，边缘系统还与情绪、学习和记忆、食欲、生殖和防御等活动有密切关系。大脑皮质的某些区域也与内脏活动相关。如电刺激新皮质的某些区域，在引起不同部位躯体运动的同时，还可分别引起呼吸、血管活动，直肠和膀胱等活动的改变。这说明新皮质是调控内脏活动的高级中枢。

🏛 **思政课堂**

神经肌肉研究的先驱者——冯德培

冯德培（1907—1995），浙江临海人，神经生理学家，神经肌肉接头研究领域国际公认的先驱者之一，中国生理学、神经生物学的主要推动者之一。

冯德培的主要学术成就集中在神经和肌肉的能力学、神经肌肉接头和神经肌肉的营养性关系等研究领域。冯德培发现静息肌肉被拉长时产热增加，这被称为"冯氏效应"；1936—1941年，他在神经肌肉接头生理学方面进行了大量的开创性研究，成为这一领域国际公认的先驱者；在神经肌肉的营养性关系方面，带领合作者发现鸡的慢肌纤维去神经后肥大的现象，并对阐明神经如何决定肌纤维类型的机制做出重要贡献；晚年，他带领学生开展中枢突触可塑性研究。

在漫长的科学生涯中，他保持青年人的活力，不断探索和进取；他是一个以科学为生命的人，点燃其生命火焰的是科学，使其生命不息燃烧的是科学，甚至当病情危急，延续其生命之火的还是科学。

讨论

冯德培院士把自己的一生奉献给科学，你有何感想和启发？

本节小结

PPT课件

课后练习

（杨黎辉）

第九节　内分泌系统功能

学习目标

知识目标：

1.掌握内分泌系统、激素的概念，生长激素、甲状腺激素、糖皮质激素、胰岛素的生理作用及调节。

2.熟悉激素作用的一般特征。

3.了解下丘脑及其释放的激素。

技能目标：

1.能解释侏儒症、呆小病的表现和发生机制。

2.能根据甲状腺激素的功能解释甲状腺功能亢进（甲亢）和甲状腺功能减退（甲减）患者的临床表现。

3.能解释长期大量使用糖皮质激素治疗的患者停药时须缓慢停药的原因。

4.能根据胰岛素的生理作用并结合尿生成的影响因素分析糖尿病患者的临床表现。

素质目标：

1.培育严谨、缜密的科学思维和推理判断能力。

2.培育科学饮食、正确运动的健康观念。

一、概述

内分泌系统（endocrine system）由内分泌腺和内分泌细胞所构成。人体的内分泌腺主要有垂体、甲状腺、肾上腺、胰岛、甲状旁腺、性腺、胸腺和松果体等（图3-57）。内分泌细胞分布广泛、散在分布于各组织器官，如下丘脑、心、肺、消化道黏膜、肾、胎盘、皮肤等处。内分泌系统与神经系统密切联系，相互配合，共同调节机体的各种功能活动，维持内环境稳态，并使机体适应内外环境的各种变化。

（一）激素

1.激素的概念及运输途径　激素（hormone）是由内分泌腺或内分泌细胞分泌的高效能生物活性物质，能作为"信使"传递信息，对组织细胞发挥调节作用而影响机体的生理功能。被激素作用的器官、组织和细胞，分别称为靶器官、靶组织和靶细胞。

激素作为细胞间传递信息的化学信号物质，可经多种方式发挥其调节功能。大多数激素经血液运输至远距离的靶组织或靶细胞发挥作用，称为远距分泌；某些激素由组织液扩散到邻近组织细胞发挥作用，称为旁分泌；若内分泌细胞分泌的激素经局部扩散又返回作用于自身，称为自分泌；此外，下丘脑有许多神经内分泌细胞，这类细胞既能产生、传导神经冲动，又能合成和释放激素，由它们分泌的激素作用于相应的靶器官或靶细胞，称为神经内分泌。

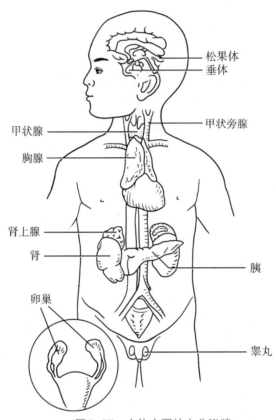

图3-57 人体主要的内分泌腺

2.激素的分类 激素按照来源、作用和化学性质可分为两大类：含氮激素和类固醇激素。

（1）含氮激素：包括蛋白质激素、肽类激素和胺类激素。蛋白质激素主要有胰岛素、甲状旁腺激素和腺垂体分泌的激素；肽类激素主要有下丘脑调节肽、神经垂体释放的激素、降钙素和胃肠激素等；胺类激素主要有肾上腺素、去甲肾上腺素、甲状腺激素等。

含氮激素中除甲状腺激素外，均易被胃肠道中的消化酶分解而破坏，用药时不宜口服，一般需注射给药。

（2）类固醇激素：主要包括由肾上腺皮质和性腺分泌的激素，如皮质醇、醛固酮、雌激素、孕激素和雄激素等。这类激素可以口服。

此外，1,25-二羟维生素 D_3 属于类固醇激素，前列腺素属于脂肪酸衍生物。

（二）激素作用的一般特征

激素种类多且作用复杂，但具有某些共同特征。

1.特异性作用 激素具有选择性地作用于靶器官、靶组织和靶细胞的特性，称为激素作用的特异性。这是因为靶细胞表面或胞质、胞核内存有与相应激素发生特异性结合的受体。

2.信使作用 激素携带并传递调节信息给靶细胞，激素在此过程中，既不增添新成分和功能，也不提供能量，仅起"信使"作用，调节靶细胞固有的生理生化反应。

3.高效作用 激素在血液中的含量极微，一般单位在nmol/L，甚至是pmol/L的数量级，但却能产生巨大的生理作用。这是由于激素与受体结合后，在细胞内发生一系列逐级放大的酶促反应，形成高效能的生物放大系统。如$0.1\mu g$促肾上腺皮质激素释放激素可引起腺垂体释放$1\mu g$促肾上腺皮质激素，再引起肾上腺皮质分泌$40\mu g$糖皮质激素，最终产生约$6000\mu g$的糖原储备。故体内激素微小的变化会对机体产生巨大的影响。

4.相互作用 体内多种激素共同调节某一生理活动时，这些激素间往往互相影响，表现为竞争、协同、拮抗和允许作用。这对维持机体功能活动的相对稳定有重要作用。

（1）竞争作用：化学结构相似的激素可竞争同一受体，这取决于激素的浓度及激素与受体的亲和性。如孕酮与醛固酮受体的亲和性很小，但当孕酮浓度升高时可与醛固酮竞争同一受体而减弱醛固酮的作用。

（2）协同作用：多种激素在调节同一生理过程时，可产生大于各激素单独作用时所产生效应的总和，如生长激素与肾上腺素等具有协同升高血糖的作用。

（3）拮抗作用：两种激素在调节同一生理过程中产生相反的生理效应。如胰岛素能降低血糖，与胰高血糖素、肾上腺素、糖皮质激素等升高血糖的作用相拮抗，共同维持血糖浓度的相对稳定。

（4）允许作用：某激素本身并不能直接对某些器官、组织、细胞产生生理效应，但它的存在可使另一种激素的作用明显增强，这种现象称为允许作用。如糖皮质激素对去甲肾上腺素具有允许作用。糖皮质激素本身并不能收缩血管，但若缺乏，去甲肾上腺素就难以发挥缩血管效应。

（三）激素作用的机制

1.第二信使学说 含氮激素为第一信使，因其为水溶性或分子量大，其到达靶细胞后不易透过靶细胞膜，只能与膜上特异性受体结合，形成激素–受体复合物后使受体构象变化，激活G蛋白，继而再激活G蛋白效应器如腺苷酸环化酶（AC）系统；在Mg^{2+}存在的条件下，AC使胞质内ATP转变成环磷酸腺苷（cAMP）；cAMP作为第二信使再激活蛋白激酶等，使蛋白质磷酸化，最终引起靶细胞产生生理效应（图3-58）。

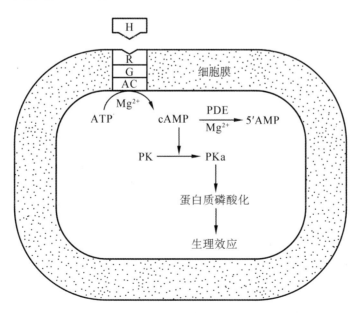

图3-58 含氮激素的作用机制

第二信使除cAMP外，还有Ca^{2+}、环磷酸鸟苷（cGMP）、三磷酸肌醇（IP_3）、二酰甘油（DG）和前列腺素等。信息传递过程中，在细胞内起关键作用的蛋白激酶有蛋白激酶A（PKA）、蛋白激酶C（PKC）和蛋白激酶G（PKG）等。

2.基因表达学说 类固醇激素分子较小，脂溶性高，到达靶细胞后可扩散进入靶细胞，在细胞内影响基因表达而发挥作用。

进入细胞后，激素先与胞质受体结合成复合物，在Ca^{2+}参与下，此复合物发生变构，穿过核膜进入细胞核内，再与核受体形成复合物，调节靶基因表达，诱导或减少某种蛋白质（主要是酶）合成，从而引起生物效应（图3-59）。

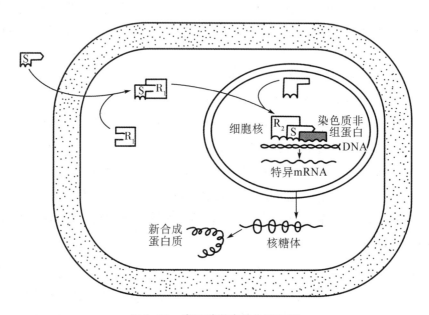

图3-59 类固醇激素的作用机制

注：S.激素；R_1.胞质受体；R_2.核受体。

以上含氮激素和类固醇激素的作用机制并非绝对，如甲状腺激素虽属含氮激素，却易透过细胞膜直接进入核内，通过影响基因表达发挥作用。

二、下丘脑和垂体释放激素功能

（一）下丘脑

下丘脑与垂体位于大脑底部，两者在结构和功能上密切联系。下丘脑的神经内分泌细胞具有神经元和内分泌细胞的双重功能，可汇集和整合各种信息，合成并分泌激素，将神经活动的电信号转变为激素分泌的化学信号，并与垂体联系，将神经调节与体液调节有机结合，广泛参与机体功能的调节。

下丘脑前部的视上核、室旁核神经元能合成和分泌血管升压素和缩宫素。

下丘脑内侧基底部主要包括正中隆起、弓状核、腹内侧核、室周核、室旁核内侧和视交叉上核等结构，称为促垂体区，此区内的小细胞神经元胞体较小，发出的轴突多终止于下丘脑基底部的正中隆起，与垂体门脉的初级毛细血管丛密切接触。由小细胞神经元合成和分泌的，能调节腺垂体分泌活动的多肽，统称为下丘脑调节肽，7种主要的下丘脑调节肽名称和作用等见表3-12。

表3-12 下丘脑调节肽的名称、缩写和主要作用

名称	缩写	主要作用
促甲状腺激素释放激素	TRH	促进腺垂体分泌促甲状腺激素
促性腺激素释放激素	GnRH	促进腺垂体分泌黄体生成素、卵泡刺激素
促肾上腺皮质激素释放激素	CRH	促进腺垂体分泌促肾上腺皮质激素
生长激素释放激素	GHRH	促进腺垂体分泌生长激素
生长激素释放抑制激素 （又称生长抑素）	GHIH （SS）	抑制腺垂体分泌生长激素
催乳素释放因子	PRF	促进腺垂体分泌催乳素
催乳素释放抑制因子	PIF	抑制腺垂体分泌催乳素

（二）垂体

垂体由腺垂体和神经垂体两部分组成，均与下丘脑密切联系，可分别形成下丘脑-腺垂体系统和下丘脑-神经垂体系统（图3-60）。

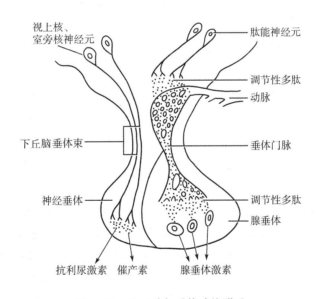

图3-60 下丘脑与垂体功能联系

1.下丘脑-腺垂体系统 腺垂体是体内最重要的内分泌腺，受下丘脑的调控。腺垂体远侧部是腺垂体的主要部分，其细胞包括嗜色细胞和嫌色细胞，嗜色细胞有嗜酸性细胞和嗜碱性细胞。生长激素细胞和催乳素细胞是嗜酸性细胞，分别分泌生长激素（GH）和催乳素（PRL）；促肾上腺皮质激素细胞、促甲状腺激素细胞和促性腺激素细胞是嗜碱性细胞，分别分泌促肾上腺皮质激素（ACTH）、促甲状腺激素（TSH）、黄体生成素（LH）和卵泡刺激素（FSH）。其中，TSH、ACTH、FSH和LH统称为"促激素"，均可作用于各自的靶腺，与下丘脑一起形成下丘脑-垂体-靶腺轴，即下丘脑-垂体-肾上腺皮质轴、下丘脑-垂体-甲状腺轴和下丘脑-垂体-性腺轴。GH和PRL则直接作用于靶细胞发挥作用。

（1）生长激素：GH有显著的种属差异，人GH是由191个氨基酸残基组成的蛋白质激素。人GH分泌率在青年期最高，随着年龄增长而逐渐减少。血清GH的基础水平通常是儿童高于成人，女性高于男性。此外，血清GH水平还受血糖、性激素水平、体育锻炼和睡眠等因素影响。

1）生长激素的作用：GH几乎能促进所有组织和器官的生长，尤其对骨骼、肌肉和内脏器官的作用最明显，是促进个体生长和发育的关键激素。人若幼年时GH分泌不足，患儿将出现生长停滞，身材矮小，但智力正常，称为侏儒症；若幼年时GH分泌过多，患者则出现生长发育过度，身材高大，称为巨人症。若成年后生长激素分泌过多，则使肢端短骨、颌面扁骨等增生，形成手足粗大、鼻大、唇厚、下颌突出和内脏器官肥大等，称为肢端肥大症。

GH能促进氨基酸从细胞外转入细胞内，加速DNA和RNA的合成，促进蛋白质合成，利于组织生长与修复；GH能促进脂肪分解，加速脂肪酸氧化，为机体提供能量；GH能抑制糖的氧化和利用，使血糖升高。故GH分泌过多，可出现糖尿，称为垂体性糖尿。此外，血中脂肪酸和酮体也增多。

2）生长激素分泌的调节：GH的分泌受下丘脑GHRH与GHIH的双重调节。一般认为，GHRH起经常性的调节作用，而GHIH主要在各种因素使GH分泌过多时才抑制GH分泌。此外，慢波睡眠、饥饿、运动、低血糖和应激等能量供应缺乏或耗能增加时可引起GH分泌增多，以急性低血糖的刺激作用最明显；甲状腺激素、睾酮和雌激素等也能促进GH分泌。

💡**重点提示**　幼年时生长激素分泌过多可致巨人症，同时伴垂体性糖尿。

（2）催乳素：人PRL是含有199个氨基酸残基的蛋白质激素，成人血浆PRL浓度低于$20\mu g/L$，妊娠期和哺乳期则显著增高。

1）催乳素的作用：PRL能促进乳腺生长发育，启动并维持乳腺泌乳。在女性青春期，乳腺的发育主要受雌激素、孕激素、生长激素、甲状腺激素及PRL的协同刺激作用；在妊娠期，PRL、雌激素和孕激素使乳腺进一步发育，但此时高水平的雌激素、孕激素则抑制PRL的泌乳作用，故乳腺具备泌乳能力，但不泌乳；分娩后，血中雌激素、孕激素明显降低，PRL才开始发动和维持泌乳作用。

PRL对性腺的作用较复杂。小剂量PRL能促进卵巢合成雌激素、孕激素，但大剂量PRL则抑制孕激素的合成。在男性，PRL能维持并增加睾丸间质细胞LH受体的数量，提高间质细胞对LH的敏感性，增加睾酮的合成，并促进前列腺和精囊腺的生长，促进雄性性成熟。

PRL还参与应激反应和免疫调节。在应激状态下，血中PRL浓度升高，与ACTH和GH的增加一同出现。PRL可与一些细胞因子共同促进淋巴细胞增殖，并促进B淋巴细胞分泌IgM和IgG。PRL与GH的结构相似，也可参与机体的生长发育和物质代谢。

2）PRL分泌的调节：PRL分泌受下丘脑PRF和PIF的双重调节。哺乳期妇女在婴儿吸吮乳头时可反射性引起PRL大量分泌。应激反应可促进PRL分泌。

（3）促激素：促激素包括TSH、ACTH、FSH和LH，其主要功能：一是促进靶腺组织增生、发育；二是促进其靶腺合成和分泌相应的激素。

2.下丘脑–神经垂体系统　神经垂体不含腺细胞，本身不能合成激素。下丘脑视上核和室旁核等处的大细胞神经元轴突终止于神经垂体，形成下丘脑垂体束。下丘脑视上核和室旁核等处合成的血管升压素和缩宫素经下丘脑垂体束轴浆运输至神经垂体贮存，在机体需要时，再由神经垂体释放入血。

（1）血管升压素：生理剂量的血管升压素仅有抗利尿作用，故血管升压素常称为抗利尿激素（ADH），但在严重脱水或大失血的情况下，血中血管升压素浓度明显升高时，可使皮肤、肌肉、内脏等的血管收缩，对维持体液量和血压有一定意义。

血管升压素的分泌主要受血浆晶体渗透压、循环血量和血压变化的调节，其中血浆晶体渗透压的调节作用发生最早且最强。

（2）缩宫素：主要具有促进乳汁排出和子宫收缩的作用。缩宫素是促进乳汁排出的关键激素，其可使乳腺周围肌上皮细胞收缩，使哺乳期妇女的乳腺排乳，并营养乳腺而不致萎缩。缩宫素对非妊娠子宫的作用较弱，对妊娠子宫的作用较强。雌激素能增加子宫平滑肌对缩宫素的敏感性，而孕激素则相反。

缩宫素分泌受下丘脑的调控。在临产或分娩时，胎儿对宫颈的机械扩张是促进缩宫素分泌释放的最强刺激，子宫和阴道受到压迫和牵拉可反射性引起缩宫素的分泌与释放。婴儿吸吮乳头反射性引起缩宫素的分泌和释放，使乳汁排出，称为射乳反射。射乳反射很容易建立条件反射。焦虑、烦恼、恐惧不安等可抑制乳母排乳。

三、甲状腺激素功能

（一）甲状腺激素的合成和释放

甲状腺是人体内最大的内分泌腺。甲状腺滤泡上皮细胞合成和分泌的甲状腺激素（TH），包括甲状腺素（又称四碘甲腺原氨酸，T_4）和三碘甲腺原氨酸（T_3）。其中 T_4 含量较 T_3 多，约占总量的90%；但 T_3 的活性约为 T_4 的5倍，是甲状腺激素发挥作用的主要形式。

合成甲状腺激素的主要原料是碘和酪氨酸。碘主要来源于食物。我国居民每天从食物中摄取碘 $100\sim200\mu g$，其中约 $1/3$ 的碘被甲状腺摄取。甲状腺滤泡上皮细胞能主动摄取血清中的碘；碘在滤泡上皮细胞内甲状腺过氧化物酶（TPO）的作用下迅速氧化成具有活性的碘，再碘化酪氨酸生成一碘酪氨酸（MIT）和二碘酪氨酸（DIT）；MIT 和 DIT 缩合生成 T_3，2个 DIT 缩合生成 T_4。合成的 T_3 和 T_4 以甲状腺球蛋白的形式储存于腺泡腔中，其储存量很大，可供人体利用 $2\sim3$ 个月。

💡**重点提示** 硫尿嘧啶能够抑制 TPO，用于治疗甲状腺功能亢进症。

在适宜刺激下，甲状腺滤泡释放出来 T_3、T_4 进入血液。血中的 T_3、T_4 约99%与血浆蛋白结合，仅1%以游离形式存在。游离的甲状腺激素以 T_3 为多，只有游离型的甲状腺激素才能进入组织发挥生理效应。血中游离的和结合的甲状腺激素保持动态平衡，既可在血液中形成甲状腺激素的流动库，及时缓冲甲状腺分泌的急剧变化，也可避免甲状腺激素被肾小球滤过而从尿中丢失。

（二）甲状腺激素的生理作用

甲状腺激素几乎对各组织细胞均有影响，其主要作用是促进人体代谢、生长和发育。

1.对代谢的影响 包括能量代谢和物质代谢。

（1）能量代谢：TH 能增加体内绝大多数组织细胞的耗氧量而增加产热量，使基础代谢率增高，对维持体温具有重要意义。故甲亢患者可有产热增多、食欲增加和怕热多汗等表现；反之，甲减患者产热减少、肤凉、喜热恶寒和食欲缺乏等表现。

（2）物质代谢：生理浓度的 TH 可促进蛋白质合成，但剂量过大则促使蛋白质分解。故甲亢患者骨骼肌中蛋白质大量分解而出现疲乏、无力伴消瘦；甲减患者因蛋白质合成减少而使皮下组织中的黏蛋白增多，引起黏液性水肿。

TH能促进糖的吸收，增加糖原分解和糖异生，升高血糖；同时，其又加速周围组织对糖的利用分解，降低血糖。故甲亢患者常可表现为餐后血糖迅速升高，甚至出现糖尿，随后又能很快降低。

TH既能促进脂肪合成，又加速脂肪的动员分解，但分解作用大于合成作用。TH能增加胆固醇的合成，并将胆固醇转变为胆酸从胆汁排出，使血胆固醇水平降低。故甲减患者血胆固醇高于正常。

2.对生长和发育的影响　TH可促进机体的生长和发育，尤其是骨和脑的发育。胚胎期TH不足或出生后甲状腺功能减退的患者，可表现为身材矮小，智力低下的呆小病（克汀病）。

3.对神经系统的作用　TH可提高中枢神经系统的兴奋性。故甲亢患者多有烦躁不安、喜怒无常、多言多动和失眠多梦等症状；而甲减患者则有表情淡漠、言行迟钝、记忆力减退和少动嗜睡等表现。

4.对心血管系统的作用　TH能加快心率、加强心肌收缩力，心排血量增大，外周血管扩张，脉压加大。甲亢患者可因心脏做功量增多而出现心肌肥大，最后导致充血性心力衰竭。

（三）甲状腺激素分泌的调节

TH的分泌主要受下丘脑-垂体-甲状腺轴的调节，还具有自身调节和神经调节。

1.下丘脑-垂体-甲状腺轴的调节

（1）下丘脑促甲状腺激素释放激素的作用：下丘脑分泌的TRH经垂体门脉系统到达腺垂体，促进腺垂体合成和释放TSH。某些环境因素可改变TRH的分泌量而影响甲状腺的分泌活动。例如，寒冷刺激可使TRH分泌增多，继而通过TSH的作用促进T_3、T_4的分泌。

（2）腺垂体促甲状腺激素的作用：TSH能刺激甲状腺滤泡细胞增生，腺体增大。同时，TSH对甲状腺激素合成、释放的每个环节均有促进作用。

（3）甲状腺激素的反馈作用：T_3、T_4能负反馈调节下丘脑TRH和腺垂体TSH的合成与分泌。当血中T_3、T_4浓度升高时，既可直接抑制TRH的合成，又可降低腺垂体对TRH的敏感性，使TSH的合成与分泌减少，减少T_3、T_4的释放，这利于维持甲状腺激素生理水平的相对稳定。若饮食中长期缺碘，使血中TH减少时，TH对腺垂体的负反馈作用减弱，TSH的分泌量增多，不断刺激甲状腺细胞增生肥大，表现为甲状腺肿大，临床上称为单纯性甲状腺肿。

💡**重点提示**　单纯性甲状腺肿的原因是食物中长期缺碘，对腺垂体的负反馈减弱所致。

2.自身调节　甲状腺能根据血碘水平调整自身对碘的摄取利用和TH的合成与释放，这种调节不受TSH影响，称为自身调节。这使甲状腺功能与食物中碘的供应量相适应，在一定范围内保证甲状腺激素水平的相对稳定。

血碘增加可促进TH合成，但当血碘升高到一定水平后，反而使TH合成减少。这种过量碘抑制TH合成的效应称为碘阻滞效应。但碘阻滞效应持续不久，当过量摄入碘持续一定时间后，TH的合成又增加，称为碘阻滞逃逸。

3.自主神经对甲状腺活动的影响　交感神经兴奋可使TH合成和分泌增加，副交感神经兴奋则使TH合成和分泌减少。

四、肾上腺激素功能

肾上腺实质由浅部的皮质和深部的髓质构成。肾上腺皮质由外向内依次为球状带、束状带和网状带。球状带较薄，腺细胞排列成球状，可分泌盐皮质激素，如醛固酮等；束状带较厚，腺细胞排列成索状，分泌糖皮质激素，主要是皮质醇等；网状带腺细胞排列不规则，主要分泌糖皮质激素和少量雄激素。髓质主要由髓质腺细胞构成，腺细胞较大，呈多边形，围绕血窦排列成团或不规则索网状，铬盐染色后胞质可见棕黄色颗粒，又称嗜铬细胞，可分泌肾上腺素和去甲肾上腺素。

（一）肾上腺皮质激素功能及其调节

肾上腺皮质激素有盐皮质激素（醛固酮）、糖皮质激素和少量性激素。本节重点讨论糖皮质激素的功能及其调节。

1.糖皮质激素的生理作用 糖皮质激素的作用广泛而复杂，是维持生命活动所必需的。

（1）对物质代谢的作用

1）糖代谢：糖皮质激素是调节机体糖代谢的重要激素，它能促进肝内糖异生作用，升高血糖。此外，糖皮质激素又有抗胰岛素作用，降低肌肉和脂肪等细胞对胰岛素的反应性，减少周围组织对葡萄糖的利用，血糖升高。若糖皮质激素分泌过多（或服用此类药物过多），可使血糖升高，甚至出现糖尿。因此，糖尿病患者应慎用糖皮质激素。

2）蛋白质代谢：糖皮质激素促进肝外组织，尤其是肌组织蛋白质分解，抑制蛋白质合成，加速氨基酸转移至肝生成肝糖原。体内糖皮质激素过多，如皮质醇增多症患者可出现肌肉消瘦、骨质疏松、皮肤变薄、伤口不易愈合、生长发育迟滞等。

3）脂肪代谢：糖皮质激素促进脂肪分解，增强脂肪酸在肝内的氧化，有利于糖异生。但机体不同部位的脂肪组织对糖皮质激素的敏感性不同，其中，四肢敏感性较高，面部、肩、颈、躯干部位的敏感性较低。因此，皮质醇增多症患者体内脂肪重新分布，面部、肩、颈和躯干脂肪增多而呈现"满月脸""水牛背"和"水桶腰"，四肢脂肪相对减少而消瘦，形成特殊的向心性肥胖体形。

💡**重点提示** 长期大量应用糖皮质激素的患者可伴向心性肥胖、生长迟滞。

4）水盐代谢：糖皮质激素可增加肾血浆流量而使肾小球滤过率增加，水的排出增多。肾上腺皮质功能减退的患者，水排出可发生明显障碍，出现"水中毒"。

（2）参与应激反应：当机体遇到感染、缺氧、饥饿、疼痛、创伤、手术、寒冷及精神紧张等刺激时，引起ACTH分泌增加，血中糖皮质激素浓度升高，并产生一系列非特异性反应，称为应激反应。在应激状态下，下丘脑-垂体-肾上腺皮质系统功能增强，提高机体对刺激的耐受力以提高生存能力，具有"保命作用"。此外，交感肾上腺系统也参与应激反应，生长激素、催乳素和血管升压素等含量也增加。但强烈持久的应激刺激可对机体造成损害。

（3）对其他组织器官的作用

1）血细胞：糖皮质激素使血液中红细胞和血小板的数量增多；动员附着在小血管壁边缘的中性粒细胞进入血液循环，使血中中性粒细胞数量增多。糖皮质激素能抑制淋巴细胞DNA的合成，使淋巴细胞数量减少；增强巨噬细胞系统吞噬和分解嗜酸性粒细胞，使血中嗜酸性粒细胞数量减少。

💡**重点提示** 糖皮质激素能升高血中红细胞、血小板和中性粒细胞的数量，降低淋巴细胞和嗜酸性粒细胞的数量。

2）循环系统：糖皮质激素能增强血管平滑肌对儿茶酚胺的敏感性（允许作用），提高血管张力和维持血压。另外，糖皮质激素可降低毛细血管壁的通透性，减少血浆滤出，有利于维持血容量。

3）消化系统：糖皮质激素能增加胃酸和胃蛋白酶原的分泌，加剧或诱发溃疡病。因此，溃疡病患者应慎用糖皮质激素。

4）神经系统：糖皮质激素有提高中枢神经系统兴奋性的作用，小剂量引起欣快感，大剂量则出现思维不能集中、烦躁不安和失眠等现象。

此外，糖皮质激素还有抗感染、抗过敏、抗中毒、抗休克等药理作用。

💡**重点提示** 高血压、溃疡病和糖尿病患者应慎用糖皮质激素。

2.糖皮质激素分泌的调节 糖皮质激素主要受下丘脑–垂体–肾上腺皮质轴调节，维持血中糖皮质激素的相对稳定和在不同状态下的生理需要。

下丘脑释放的CRH经垂体门脉系统被运送至腺垂体，促使腺垂体合成和分泌ACTH，ACTH促进肾上腺皮质的生长和发育及肾上腺皮质合成和分泌糖皮质激素。下丘脑CRH的分泌具有日节律，清晨觉醒前最高，白天维持在低水平，入睡后逐渐降低，午夜降至最低，然后逐渐升高。ACTH和糖皮质激素的分泌也随之表现出相应的日节律。

当腺垂体分泌的ACTH在血中达到一定水平时可反馈抑制下丘脑CRH的释放，这种反馈称为短反馈。当血中糖皮质激素浓度升高时也可反馈作用于下丘脑和腺垂体，抑制CRH和ACTH的分泌，这种反馈称为长反馈。但在应激状态下，失去上述负反馈控制，ACTH和糖皮质激素分泌量大大增加。

临床长期大量使用糖皮质激素时，由于糖皮质激素对下丘脑和腺垂体的负反馈作用，使腺垂体分泌的ACTH长期减少，致使患者的肾上腺皮质功能减退，甚至萎缩。若突然停药，可使体内糖皮质激素突然减少而引起严重后果，故长期大量使用糖皮质激素治疗的患者，停药时应遵循"逐渐减量，缓慢停药"的原则，或在治疗中补充ACTH以防肾上腺皮质萎缩。

（二）肾上腺髓质激素功能及其调节

1.肾上腺髓质激素的生理作用 肾上腺髓质激素包括肾上腺素和去甲肾上腺素，以肾上腺素为主。肾上腺素和去甲肾上腺素的生理作用广泛而多样，本节主要介绍其在应急反应中的作用和对代谢的影响。

（1）在应急反应中的作用：当机体内外环境急剧变化，如剧烈运动、低血压、寒冷、创伤、恐惧等紧急情况时，交感神经与肾上腺髓质的活动同时加强的反应称为应急反应。应急反应中，交感神经和肾上腺髓质作为一个系统被称为交感肾上腺系统。此系统活动加强时，肾上腺髓质激素大量分泌，提高中枢神经系统的兴奋性，使反应灵敏；心肺功能加强；糖原和脂肪分解增加，为骨骼肌、心肌等活动提供更多能量。这有利于随时调整机体功能以适应环境的急剧变化。引起应急反应的刺激，也可引起应激反应，两者既有区别，又紧密联系，共同使机体的适应和应变能力更加完善。

（2）对代谢的作用：肾上腺髓质激素能加强糖原和脂肪的分解，抑制胰岛素分泌，为机体活动提供能量并维持血糖水平。

2.肾上腺髓质激素分泌的调节 支配肾上腺髓质的神经属于交感神经节前纤维，其末梢释放乙酰胆碱，与N_1受体结合后使嗜铬细胞分泌肾上腺素和去甲肾上腺素。ACTH与糖皮质激素也可促进某些合成酶的活性，促进肾上腺素和去甲肾上腺素的合成和分泌。

肾上腺髓质激素分泌也存在自身反馈性调节，即嗜铬细胞中去甲肾上腺素或多巴胺的多少可以负反馈调节儿茶酚胺的合成，以维持激素合成的相对稳定。

五、胰岛素、胰高血糖素功能

胰岛是散在分布于胰腺腺泡组织间的内分泌组织，其内分泌细胞主要有A细胞、B细胞和D细胞。A细胞约占25%，分泌胰高血糖素；B细胞占60%~70%，分泌胰岛素；D细胞约占10%，分泌生长抑素。本节主要介绍胰岛素和胰高血糖素。

（一）胰岛素

人胰岛素是含51个氨基酸的蛋白质激素。正常成人空腹血清胰岛素浓度为5~20mU/L，进食后约1小时可升高至空腹水平的5~10倍。胰岛素在血液中以游离和与血浆蛋白结合的形式存在，两者处于动态平衡。血中游离的胰岛素具有活性作用，半衰期为5~8分钟。胰岛素主要在肝灭活，肌肉和肾也可灭活。

1.胰岛素的生理作用　胰岛素是促进物质合成代谢、维持血糖水平的主要激素。

（1）对糖代谢的作用：胰岛素可加强组织细胞利用葡萄糖、促进肝糖原和肌糖原的合成、抑制糖异生，降低血糖。故胰岛素缺乏或抵抗时，血糖浓度升高，超过肾糖阈时尿中将出现葡萄糖而引起糖尿病。

💡重点提示　胰岛素是生理状态唯一降血糖的激素。

（2）对脂肪代谢的作用：胰岛素可促进脂肪的合成与储存，促进葡萄糖进入脂肪细胞合成三酰甘油和脂肪酸；抑制脂肪酶的活性，减少脂肪的分解。故胰岛素缺乏或抵抗时，糖利用受阻，脂肪分解增加，产生大量的脂肪酸在肝内氧化生成过量酮体，引起酮血症与酸中毒。

（3）对蛋白质代谢的作用：胰岛素促进氨基酸进入细胞内，促进蛋白质合成，抑制蛋白质分解。胰岛素可促进机体生长和发育，与生长激素同时作用才能发挥明显的促生长效应。

2.胰岛素的分泌调节

（1）血糖的调节：血糖浓度是调节胰岛素分泌的最重要因素。血糖浓度升高，胰岛素分泌增加使血糖降低；血糖浓度降至正常水平时，胰岛素回到基础分泌水平，从而维持血糖浓度相对稳定。此外，血中游离脂肪酸、酮体和氨基酸浓度升高均可促进胰岛素的分泌。

（2）激素的调节：胰高血糖素可直接刺激相邻的B细胞分泌胰岛素。胰高血糖素又可通过升高血糖而间接刺激胰岛素的分泌。抑胃肽促进胰岛素的分泌为生理性调节因素，其他胃肠激素如促胰液素、促胃液素和缩胆囊素等及生长激素、糖皮质激素和甲状腺激素可通过升高血糖而间接促进胰岛素的分泌。肾上腺素则抑制胰岛素的分泌。

（3）神经调节：迷走神经兴奋可促进胰岛素分泌，交感神经兴奋则抑制胰岛素分泌。

（二）胰高血糖素

胰高血糖素是由29个氨基酸组成的多肽，是促进分解代谢的重要激素。

1.胰高血糖素的生理作用　胰高血糖素的主要作用是促进肝糖原分解、加强糖异生，使血糖浓度升高；促进脂肪分解，生成酮体增多；促进蛋白质分解。

2.胰高血糖素的分泌调节

（1）血糖和氨基酸：血糖浓度是调节胰高血糖素分泌的最重要因素。血糖升高抑制胰高血糖素分泌，血糖下降促进胰高血糖素分泌。

（2）激素：缩胆囊素和促胃液素能促进胰高血糖素分泌，促胰液素和生长抑素抑制胰高血糖素分泌。胰岛素可直接抑制邻近A细胞分泌胰高血糖素，也可降低血糖间接刺激胰高血糖素分泌。

（3）神经调节：交感神经兴奋胰高血糖素分泌增加，迷走神经兴奋抑制胰高血糖素分泌。

胰岛素的发现

1923年的诺贝尔生理学或医学奖颁给了班廷和麦克劳德。

1920年10月30日的夜晚，加拿大外科医生班廷在备课时提出一个问题：为什么胰腺跟糖尿病的发生有关？在教科书上找不到答案，他开始在各种医学刊物中寻求答案。很快，一篇相关论文让他确信胰腺中一定含有能控制血糖的物质，而这种物质极有可能存在于胰岛中。班廷反复研读这篇文章，产生一个想法：切除几条犬的胰腺使它们患上糖尿病，然后将从这些摘除的胰腺中提取的物质注射到糖尿病犬的静脉，最后监测糖尿病犬的血糖水平，观察这些提取物是否具有降低血糖的作用。

在生理学家麦克劳德的帮助下，1921年5月，班廷和助手开始实验，第一次实验他们实施手术的19只犬因感染死亡14只。到了8月，实验见到了曙光。他们给10只糖尿病犬一共注射提取液75次，观察到提取物能降低血糖和尿糖。其中有一只活了70天。在维持注射期间，糖尿病犬可以像正常犬一样生活，停止注射，糖尿病犬的症状又很快出现。实验初步成功，但仍然面临很多困难。如提取液的提取程序复杂耗时，用于临床的提取液还需进一步提纯等。生化学家科利普用酸化酒精抑制胰蛋白酶的活性，从动物胰腺中直接获取纯度更高的提取物并保存下来。他们最终用比较古老的"胰岛素"来命名此提取物。

1922年1月，胰岛素第一次被注射到人体——一名14岁的糖尿病男孩。这名男孩当时正在接受饥饿疗法，体重降至不足30kg，不久即将死亡。医生给男孩注射班廷团队提取的胰岛素30分钟，男孩的血糖值就降低了25%，连续注射12天后，血糖值降低了75%，尿糖几近消失，精神、体力明显恢复。

讨论

根据胰岛素的发现过程，你认为应该如何做科学研究？应从哪些方面避免违反动物及医学伦理学？

本节小结

PPT课件

课后练习

（杨黎辉）

第一节　生物大分子

学习目标

知识目标：

1. 掌握蛋白质的元素组成及特点、氨基酸的结构特点及连接方式、蛋白质的各级结构。

2. 熟悉核苷酸的结构、酶的概念、酶的必需基团及活性中心的概念。

3. 了解蛋白质的结构与功能的关系、两类核酸化学组成的异同、影响酶促反应速度的因素。

技能目标：

1. 分析解释蛋白质的理化性质在临床上的应用。

2. 运用酶的相关知识分析解释某些药物的生化机制。

素质目标：

具备运用所学知识为医学各方向基础研究服务的理念。

一、蛋白质化学

蛋白质是构成各种组织细胞的基本组成成分，维持组织更新、生长和修复，参与体内多种重要的生命活动。

（一）蛋白质的分子组成

1. 蛋白质的元素组成　组成蛋白质的元素主要有碳（50%~55%）、氢（6%~7%）、氧（19%~24%）、氮（13%~19%）和硫，有的还含有少量的磷或铁、锌、锰、铜、钴、钼等，个别还含有碘。各种蛋白质的含氮量很接近，平均为16%，即1g氮相当于6.25g蛋白质。因此，测定生物样品的含氮量可按下式计算其蛋白质的大致含量：

$$100g样品中蛋白质含量（g\%）＝每克样品中含氮克数 \times 6.25 \times 100$$

2. 蛋白质的基本组成单位——氨基酸　组成蛋白质分子的基本单位是氨基酸。自然界中的氨基酸有300余种，组成人体蛋白质的氨基酸仅有20种，除甘氨酸外都是L-型，都有相应的遗传密码，故又称编码氨基酸。氨基酸的结构通式见图4-1。

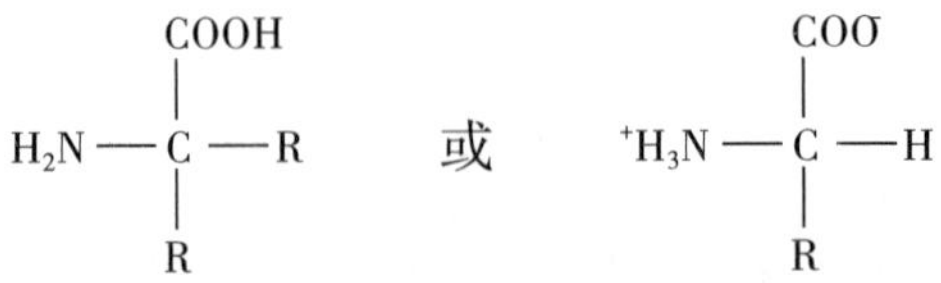

图4-1　α-氨基酸的结构通式

　　根据氨基酸的R侧链不同，可将其分为非极性疏水性氨基酸、极性中性氨基酸、酸性氨基酸和碱性氨基酸（表4-1）。

表4-1　氨基酸的分类

名称	中文缩写	英文缩写		结构式
非极性疏水性氨基酸				
甘氨酸	甘	Gly	G	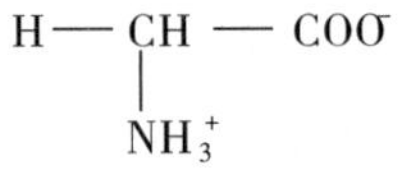 $H-\underset{\underset{NH_3^+}{\vert}}{CH}-COO^-$
丙氨酸	丙	Ala	A	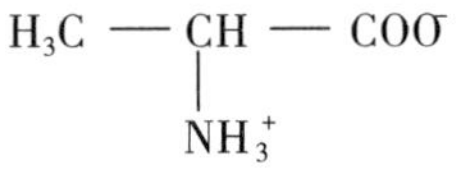 $H_3C-\underset{\underset{NH_3^+}{\vert}}{CH}-COO^-$
亮氨酸	亮	Leu	L	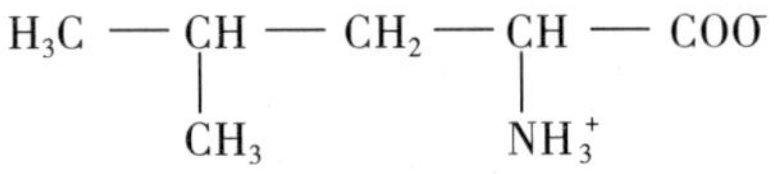 $H_3C-\underset{\underset{CH_3}{\vert}}{CH}-CH_2-\underset{\underset{NH_3^+}{\vert}}{CH}-COO^-$
异亮氨酸	异亮	Ile	I	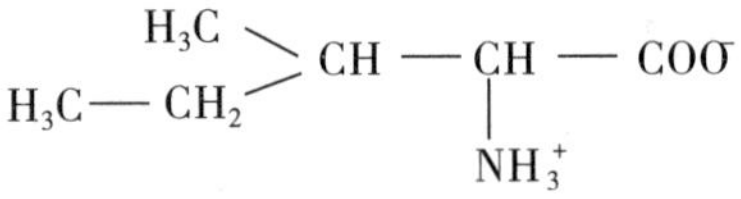 $\underset{H_3C-CH_2}{\overset{H_3C}{>}}CH-\underset{\underset{NH_3^+}{\vert}}{CH}-COO^-$
缬氨酸	缬	Val	V	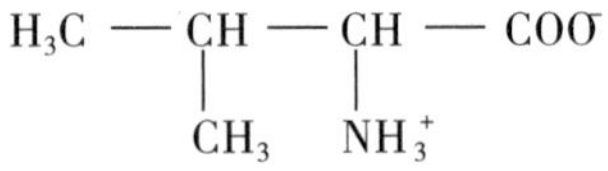 $H_3C-\underset{\underset{CH_3}{\vert}}{CH}-\underset{\underset{NH_3^+}{\vert}}{CH}-COO^-$
脯氨酸	脯	Pro	P	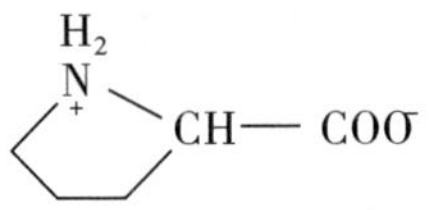 脯氨酸环状结构 $\overset{H_2}{N^+}$...$CH-COO^-$
苯丙氨酸	苯丙	Phe	F	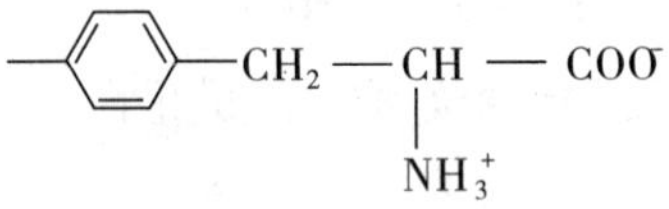 苯环$-CH_2-\underset{\underset{NH_3^+}{\vert}}{CH}-COO^-$
色氨酸	色	Trp	W	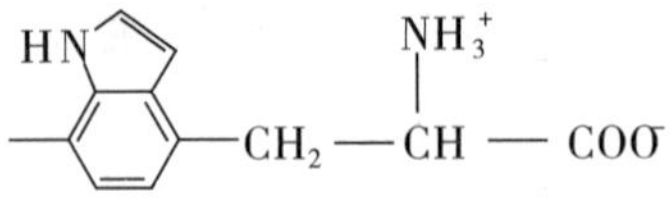 吲哚环$-CH_2-\underset{\underset{NH_3^+}{\vert}}{CH}-COO^-$
极性中性氨基酸				
蛋（甲硫）氨酸	蛋	Met	M	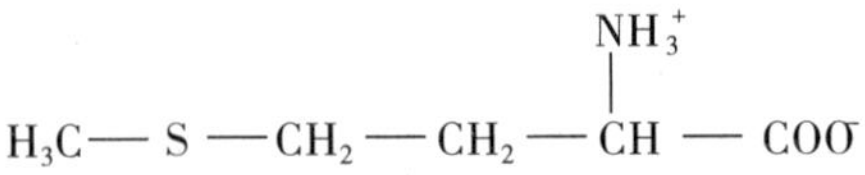 $H_3C-S-CH_2-CH_2-\underset{\overset{\vert}{NH_3^+}}{CH}-COO^-$
丝氨酸	丝	Ser	S	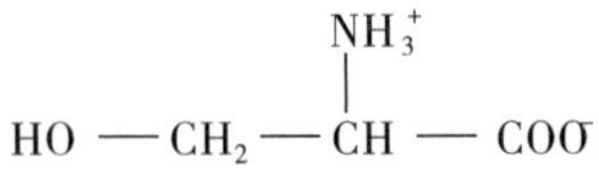 $HO-CH_2-\underset{\overset{\vert}{NH_3^+}}{CH}-COO^-$

续表

名称	中文缩写	英文缩写		结构式
苏氨酸	苏	Thr	T	$H_3C-\overset{\displaystyle |}{CH}-\overset{\overset{\displaystyle NH_3^+}{|}}{CH}-COO^-$ ，OH
半胱氨酸	半胱	Cys	C	$HS-CH_2-\overset{\overset{\displaystyle NH_3^+}{|}}{CH}-COO^-$
酪氨酸	酪	Tyr	Y	$HO-\bigcirc-CH_2-\overset{\overset{\displaystyle NH_3^+}{|}}{CH}-COO^-$
天冬酰胺	天胺	Asn	N	$H_2N-\overset{\overset{\displaystyle O}{||}}{C}-CH_2-\overset{\overset{\displaystyle NH_3^+}{|}}{CH}-COO^-$
谷氨酰胺	谷胺	Gln	Q	$H_2N-\overset{\overset{\displaystyle O}{||}}{C}-CH_2-CH_2-\overset{\overset{\displaystyle NH_3^+}{|}}{CH}-COO^-$
酸性氨基酸				
天冬氨酸	天	Asp	D	$^-OOC-CH_2-\overset{\overset{\displaystyle NH_3^+}{|}}{CH}-COO^-$
谷氨酸	谷	Glu	E	$^-OOC-CH_2-CH_2-\overset{\overset{\displaystyle NH_3^+}{|}}{CH}-COO^-$
碱性氨基酸				
赖氨酸	赖	Lys	K	$^+H_3N-CH_2-CH_2-CH_2-CH_2-\overset{\overset{\displaystyle NH_3^+}{|}}{CH}-COO^-$
精氨酸	精	Arg	R	$^+H_3N-\overset{\overset{\displaystyle NH}{||}}{C}-\overset{\overset{\displaystyle H}{|}}{N}-CH_2-CH_2-CH_2-\overset{\overset{\displaystyle NH_3^+}{|}}{CH}-COO^-$
组氨酸	组	His	H	$\underset{\overset{\displaystyle |}{\underset{H}{N}}}{N}{=}\!\!\diagup-CH_2-\overset{\overset{\displaystyle NH_3^+}{|}}{CH}-COO^-$

（二）蛋白质的结构和功能

蛋白质的分子结构可分为一级、二级、三级和四级。一级结构是蛋白质的基本结构，二级、三级、四级结构称为空间结构或构象。蛋白质的各种生物学功能和性质是由其结构所决定的。

1.蛋白质的基本结构（一级结构）

（1）肽键：一个氨基酸的 α-羧基与另一个氨基酸的 α-氨基脱水缩合形成的酰胺键（—CO—

NH—）。

（2）蛋白质的一级结构：蛋白质分子中氨基酸的排列顺序称为蛋白质的一级结构（图4-2），即基本结构，这种排列顺序是由遗传信息所决定的。维持一级结构的主要化学键是肽键，有些蛋白质还含有二硫键。

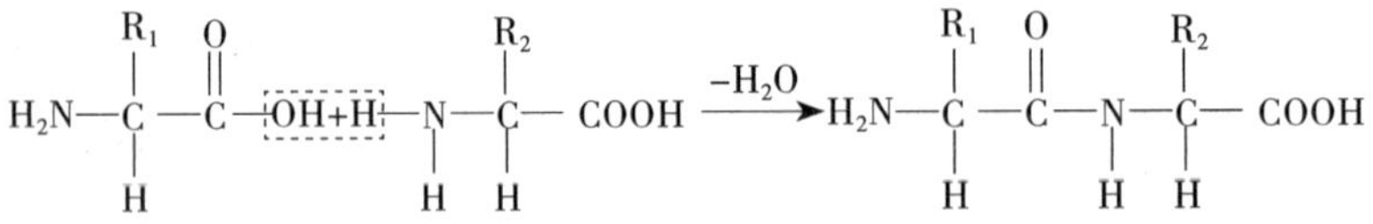

$$H_2N-\underset{\underset{H}{|}}{\overset{\overset{R_1}{|}}{C}}-\underset{}{\overset{O}{\overset{||}{C}}}-\boxed{-OH+H-}N-\underset{\underset{H}{|}}{\overset{\overset{R_2}{|}}{C}}-COOH \xrightarrow{-H_2O} H_2N-\underset{\underset{H}{|}}{\overset{\overset{R_1}{|}}{C}}-\underset{}{\overset{O}{\overset{||}{C}}}-\underset{\underset{H}{|}}{N}-\underset{\underset{H}{|}}{\overset{\overset{R_2}{|}}{C}}-COOH$$

图4-2　蛋白质的一级结构

蛋白质分子的一级结构是决定蛋白质空间结构和特异生物学活性的基础，但不是决定蛋白质空间结构的唯一因素。

2.蛋白质的空间结构

（1）蛋白质的二级结构：指多肽链主链原子间的局部空间排布，不涉及氨基酸残基侧链的构象。二级结构的基本形式主要有α-螺旋、β-折叠、β-转角和无规卷曲等（图4-3）。

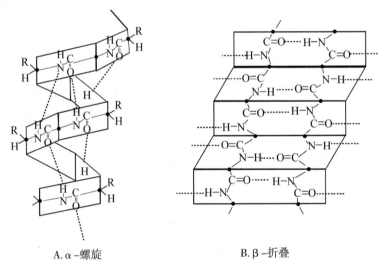

A.α-螺旋　　　　　　　　B.β-折叠

图4-3　蛋白质的二级结构

注：● 表示 α-碳原子。

1）α-螺旋：多肽链的主链围绕中心轴作有规律的盘曲，呈螺旋状上升，螺旋走向为顺时针方向的右手螺旋结构，上下螺旋之间形成氢键，是最稳定的二级结构。

2）β-折叠：空间结构比较伸展，多肽链主链呈折纸状，以α-碳原子为旋转点，依次折叠成锯齿状结构，两条以上的多肽链或一条多肽链中的若干肽段可互相靠拢，顺向或逆向平行排列。氢键是维持β-折叠结构的主要化学键。

3）β-转角：是肽链进行180°回折时的"U"形结构。

4）无规卷曲：指多肽链中除了以上几种比较规则的构象外，没有确定规律性的部分肽链构象。

（2）蛋白质的三级结构：指多肽链在二级结构的基础上进一步盘曲折叠，整条肽链所有原子的空间排布，它包括主链构象和侧链构象。三级结构的形成和稳定因素主要是氢键、离子键、疏水键、范德华力等，其中以疏水键最为重要。由一条多肽链构成的蛋白质，必须具有三级结构才有生物学活性。

（3）蛋白质的四级结构：体内有许多蛋白质分子是由两条或两条以上多肽链构成，每条多肽链都具有独立的三级结构，称为亚基，亚基之间通过非共价键聚合。蛋白质分子中各亚基之间的空间排布和相互接触关系称为蛋白质的四级结构。维持四级结构稳定的非共价键主要为疏水键、氢键、离子键。亚基多无活性，只有构成具有完整四级结构的蛋白质时才表现出生物学活性。

3.蛋白质分子结构与功能的关系

（1）蛋白质一级结构与功能的关系：蛋白质的结构决定其功能。一级结构决定其空间结构，并进一步决定蛋白质的功能。一级结构相似的蛋白质其空间结构和功能也相似。一级结构不同，功能也不同；一级结构改变，功能也随之改变或消失。蛋白质分子中起关键作用的氨基酸残基缺失或被取代，会导致疾病产生。例如，正常人血红蛋白β亚基的第6位是谷氨酸，若变成缬氨酸，则导致红细胞变形成为镰刀状而极易破碎产生贫血。这种蛋白质分子发生改变所导致的疾病，称为"分子病"，起因是基因突变。

（2）蛋白质空间结构与功能的关系：蛋白质的功能与其特定的构象密切相关，空间结构发生改变其生物学功能也随之发生变化。例如，正常成人红细胞中的血红蛋白由两条α链和两条β链构成。血红蛋白有紧张态（T态）和松弛态（R态）两种构象。在组织中，血红蛋白未与氧结合时，其亚基间结合紧密为紧张态，与氧的亲和力小，血红蛋白释放出氧供组织利用。在肺中，血红蛋白各亚基间呈松弛态，与氧的亲和力大，当第1个亚基与氧结合后，会促使第2、3、4个亚基与氧结合，从而完成其运输 O_2 和 CO_2 的功能。

（三）蛋白质的理化性质

1.蛋白质的两性解离和等电点

（1）蛋白质是两性电解质，蛋白质分子两端游离的氨基和羧基可以解离，肽链中氨基酸残基侧链上的某些酸性基团或碱性基团，在一定的溶液pH条件下，也可解离成带负电荷或正电荷的基团。当蛋白质溶液处于某一pH时，蛋白质解离成阳离子和阴离子的趋势相等，成为兼性离子，即净电荷为零，此时溶液的pH称为蛋白质的等电点（isoelectric point，pI）（图4-4）。

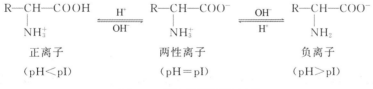

图4-4　蛋白质的两性电离

（2）不同蛋白质的等电点也不同，当蛋白质溶液的pH小于其等电点时，其颗粒表面带正电荷，反之则带负电荷。血浆中大多数蛋白质的等电点在pH 5.0左右，所以在生理pH条件下，血浆蛋白质都带负电荷。

2.蛋白质的胶体性质

（1）蛋白质的分子颗粒大小在胶体颗粒（1~100nm）范围之内。蛋白质颗粒表面大多为亲水基团，可吸引水分子，使颗粒表面形成一层水化膜；此外蛋白质在等电点以外的pH环境中，其颗粒表面带有同种电荷相互排斥。水化膜和表面电荷可阻断蛋白质颗粒相互聚集，防止蛋白质从溶液中沉淀析出，起到使胶粒稳定的作用。如去除蛋白质胶粒水化膜和表面电荷两个稳定因素，蛋白质极易从溶液中析出沉淀。

（2）蛋白质的颗粒很大，不能透过半透膜。利用这一性质可将大分子的蛋白质与小分子的物质分离，如利用半透膜来分离纯化蛋白质，称为透析。人体的细胞膜、毛细血管壁等都是半透膜，使各种蛋白质分布在组织细胞的不同部位，对维持血容量和体液平衡有重要作用。

3.蛋白质的变性、沉淀和凝固

（1）变性：在某些理化因素的作用下，蛋白质特定的空间构象被破坏，导致其理化性质改变和生物活性丧失，称为蛋白质的变性。引起变性的物理因素有高热、高压、紫外线、X射线、超声波等；化学因素有强酸、强碱、有机溶剂、重金属离子、尿素、去污剂等。蛋白质变性的实质是次级键断裂，空间结构被破坏，但一级结构仍然存在，氨基酸序列不改变。蛋白质变性在医学上具有重要的应用价值，如消毒灭菌和低温保存生物制品等。

（2）沉淀：蛋白质自溶液中析出的现象称为沉淀。使蛋白质沉淀的方法有盐析法、重金属盐、有机溶剂及生物碱试剂的沉淀等（图4-5）。

（3）凝固：加热使蛋白质变性并结成凝块，此凝块不再溶于强酸或强碱中，这种现象称为蛋白质的凝固作用。凝固是蛋白质变性后进一步发展的不可逆的结果。

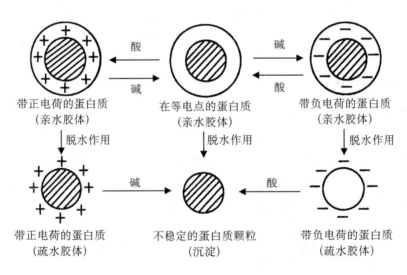

图4-5 溶液中蛋白质的沉淀

4.蛋白质的紫外吸收性质及呈色反应 大多数蛋白质分子含有带共轭双键的酪氨酸、色氨酸和苯丙氨酸，在280nm波长处有最大吸收峰。且蛋白质的吸光度值与其浓度呈正相关，可用于蛋白质定性、定量鉴定。蛋白质分子能与某些试剂作用产生颜色反应，称为呈色反应。如蛋白质与茚三酮水合物加热反应生成蓝紫色化合物；与酚试剂反应生成蓝色化合物；在碱性溶液中与硫酸铜作用生成紫红色络合物。呈色反应常用于蛋白质的定性、定量分析测定。

二、核酸化学

核酸分为脱氧核糖核酸（DNA）和核糖核酸（RNA），其基本组成单位是核苷酸。DNA存在于细胞核和线粒体内，是遗传信息的载体；RNA存在于细胞核和细胞质内，参与细胞内遗传物质的表达。RNA分为3种：信使RNA（mRNA）、转运RNA（tRNA）和核蛋白体RNA（rRNA）。

（一）核酸的组成

1.元素组成 组成核酸的元素有C、H、O、N、P 5种元素，其中P元素的含量较多且较固定，占9%~10%。

2.化学组成 核酸在核酸酶的作用下经水解可得到核苷酸，核酸就是由很多单核苷酸聚合形成的多聚核苷酸。核苷酸可进一步水解产生核苷和磷酸，核苷再进一步水解生成戊糖和含氮碱基（图4-6）。

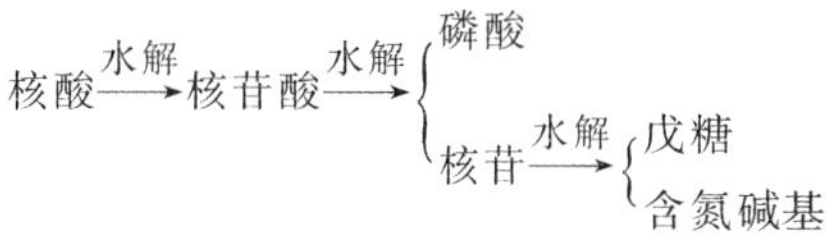

核酸 $\xrightarrow{水解}$ 核苷酸 $\xrightarrow{水解}$ 磷酸 / 核苷 $\xrightarrow{水解}$ 戊糖 / 含氮碱基

图4-6 核酸的分子组成

（1）戊糖：核酸中的戊糖是五碳糖，有两类，即D-核糖和D-2-脱氧核糖。D-核糖存在于RNA中，D-2-脱氧核糖存在于DNA中。

（2）碱基：戊糖的第1位碳原子（C-1'）上的半缩醛羟基与嘧啶碱基上的第1位氮原子（N_1）或嘌呤碱基上的第9位氮原子（N_9）上的氢脱水缩合成糖苷键。碱基和核糖或脱氧核糖通过糖苷键相连而成核苷或脱氧核苷。

碱基主要有5种，分属于嘌呤和嘧啶两类。嘌呤碱主要是腺嘌呤（A）和鸟嘌呤（G），嘧啶碱主要是胞嘧啶（C）、尿嘧啶（U）和胸腺嘧啶（T）。DNA和RNA中都含有腺嘌呤（A）、鸟嘌呤（G）和胞嘧啶（C），胸腺嘧啶（T）多存在于DNA中，尿嘧啶（U）只存在于RNA中。核酸中还有一些含量较少的碱基称为稀有碱基，是常见碱基的衍生物，如黄嘌呤、次黄嘌呤等。

（3）核苷：碱基与戊糖以糖苷键相连接所形成的化合物称为核苷。糖苷键是由戊糖的第1位碳原子上的羟基和嘌呤的第9位氮原子或嘧啶的第1位氮原子的氢脱水缩合而成。根据戊糖的不同分为核苷和脱氧核苷。组成RNA的核苷有腺苷、鸟苷、胞苷和尿苷，组成DNA的脱氧核苷有脱氧腺苷、脱氧胞苷、脱氧鸟苷和脱氧胸苷。

（4）核苷酸：核苷或脱氧核苷中戊糖的羟基和磷酸脱水形成以磷酸酯键连接的核苷酸或脱氧核苷酸。大多数核苷酸是核糖或脱氧核糖的C-5'上羟基被磷酸酯化形成5'核苷酸。组成DNA的脱氧核苷酸有dAMP、dGMP、dUTM、dUVCMP；组成RNA的核苷酸有AMP、GMP、UMP、CMP。

（二）核酸的结构与功能

1.核酸的一级结构 核酸是由核苷酸聚合而成的生物大分子。核酸的一级结构是核酸中核苷酸的排列顺序，由于核苷酸间的差异主要是碱基的不同，因此又称碱基序列。核酸分子中的核糖（脱氧核糖）和磷酸构成其骨架结构，对遗传信息的携带和传递则依靠碱基排列顺序实现（图4-7）。

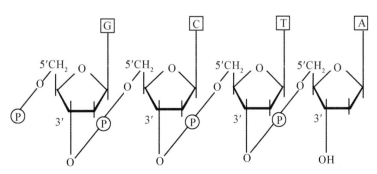

图4-7 核酸的一级结构

2.核酸的空间结构与功能

（1）DNA的双螺旋结构与功能：①DNA分子由2条反向平行的脱氧多核苷酸链以右手螺旋方式围绕同一中心轴盘绕而成的双螺旋结构。②螺旋外侧是由磷酸脱氧核糖组成亲水性骨架，螺旋内侧是疏水的碱基。2条链上的碱基通过氢键按碱基互补规律进行碱基配对（A与T，G与C），2条链互为互补链。两条链之间的碱基处在同一平面构成碱基平面。③双螺旋结构的稳定性靠碱基对之间的氢键及碱基平面之间的碱基堆积力维系。④双螺旋结构的直径为2.37nm，螺距为3.54nm，每一个螺旋含有10.5个对碱基，相邻碱基堆砌的距离为0.34nm。

DNA是遗传信息载体，是复制的模板，通过复制将亲代遗传信息准确地传给子代，是物种性状稳定的分子基础。DNA是基因转录的模板，经过转录和翻译最终合成具有生物活性的蛋白质。

（2）mRNA的结构与功能：真核生物mRNA是单链核酸，其5′末端以7-甲基鸟苷三磷酸（m^{7}GpppN）为起始结构，称为帽子结构；3′末端有数十至数百个腺苷酸连接而成的多聚腺苷酸尾巴结构，称为多聚腺苷酸尾或多聚A尾。mRNA分子中带有遗传密码，为蛋白质的合成提供模板。mRNA分子中每3个相邻核苷酸组成1个三联体，在蛋白质合成中代表一种氨基酸或肽链合成起始、终止的信号，称为遗传密码。

（3）tRNA的结构：tRNA具有较好的稳定性，其分子内一些核苷酸通过碱基互补配对形成多处局部的双螺旋结构，未成双螺旋的区带构成环和袢，呈现所谓的三叶草样二级结构。此结构从5′末端起的第1个环是DHU环；第2个环为反密码子环，其环中部的3个碱基可以与mRNA中的三联体密码子形成碱基互补配对，构成反密码子，在蛋白质合成中解读密码子，把正确的氨基酸引入合成位点；第3个环为TΨC环；在反密码子环与TΨC环之间，往往存在一个袢；所有tRNA 3′末端均有相同的CCA-OH结构，是结合氨基酸的部位。tRNA在三叶草结构的基础上折叠形成三维结构，呈倒L形，即tRNA的三级结构。tRNA的功能是在细胞蛋白质合成过程中作为各种氨基酸的载体并将其转呈给mRNA。

（4）rRNA：是细胞中含量最多的RNA，占总量的80%以上。不同来源的rRNA的碱基组成差别很大。核糖体由大小两个不同的亚基组成。rRNA与蛋白质一起构成核蛋白体，为蛋白质的生物合成提供场所。

三、酶

酶（enzyme，E）是由活细胞合成的具有高效催化功能的蛋白质。酶催化的反应称为酶促反应，被酶催化的物质称为底物（substrate，S），反应生成的物质称为产物（product，P）。

（一）酶的分子组成

酶按其化学组成不同可分为单纯酶和结合酶。

1.单纯酶　仅由氨基酸构成，如蛋白酶、脂肪酶、淀粉酶等水解酶。

2.结合酶　由酶蛋白和辅助因子组成，两者结合形成的复合物称为全酶。全酶才有催化活性，酶蛋白与辅助因子单独存在时均无催化活性。

辅助因子有两种分类方法：①按照组成成分分，一类是Mg^{2+}、Zn^{2+}、Cu^{2+}等金属离子；另一类主要是B族维生素或其衍生物等小分子有机物。②按照辅助因子与酶蛋白结合紧密程度分，辅助因子与酶蛋白结合的紧密程度不同，结合疏松，用透析或超滤的方法能够将其分离的称为辅酶，反之称为辅基。

微课：酶

（二）酶的分子结构

酶分子氨基酸残基侧链的化学基团中，有些与酶的活性密切相关，这些化学基团称作酶的必需基团。必需基团在一级结构上可能相距很远，但在空间结构上彼此靠近形成具有特定空间结构的区域，能与底物特异性结合，并催化底物转化为产物，这一区域称为酶的活性中心。

酶的活性中心的必需基团有两类：结合基团和催化基团，前者结合底物形成底物与酶的复合物；后者催化底物转变成产物。还有一些必需基团虽然位于活性中心以外，但为维持酶活性中心的特定空间构象所必需，称为活性中心外的必需基团。

（三）酶原与酶原的激活

有些酶在细胞内合成或初分泌时无催化活性，这种无活性的酶的前身称为酶原。在一定的条件下，酶原水解掉1个或几个特定的肽段，分子结构发生改变，转变为有活性的酶，这个过程称为酶原的激活。酶原激活的实质是酶的活性中心暴露或形成的过程。如胰蛋白酶原，在胰腺内合成和初分泌时以无活性的酶原形式存在，随胰液进入小肠，在Ca^{2+}存在下受肠激酶的作用从N端水解掉1个六肽片段，酶分子空间构象发生改变形成酶的活性中心，使胰蛋白酶原转变成有催化活性的胰蛋白酶。

酶原及酶原激活的生理意义：可避免细胞产生的蛋白酶对自身进行消化，使酶在特定部位和环境中发挥催化作用。临床上急性胰腺炎就是因为某些原因引起胰蛋白酶原等在胰腺组织被激活所致。酶原还是酶在体内的贮存形式。

（四）同工酶

同工酶指催化相同的化学反应，而酶蛋白的分子结构、理化性质及免疫学性质等不同的一组酶。它们存在于同一个体的不同组织中，甚至同一细胞的不同亚细胞结构中。如乳酸脱氢酶有骨骼肌型（M型）和心肌型（H型）两型亚基，这两种亚基以不同比例组成四聚体，有5种LDH形式，即H_4（LDH_1）、H_3M_1（LDH_2）、H_2M_2（LDH_3）、H_1M_3（LDH_4）和M_4（LDH_5）。LDH在不同组织器官中的种类、含量与分布不同，具有不同的代谢特点。

（五）酶促反应的特点

1.高度的催化效率　酶具有极高的催化效率，比一般催化剂高$10^7 \sim 10^{13}$倍，比无催化剂反应高$10^8 \sim 10^{20}$倍。

2.高度的特异性　一种酶只能作用于一种或一类化合物，或一定的化学键，催化一定的化学反应并产生一定的产物，这种酶对底物严格的选择性称为酶的特异性或酶的专一性。

酶的特异性有3种类型：相对专一性、绝对专一性和立体异构专一性。

3.可调节性　酶的活性和含量受多种因素调节，以适应机体生理功能的需要，其调节方式主要包括抑制调节、共价修饰调节、反馈调节、酶原激活及激素的调节控制等。

4.高度的不稳定性　酶的化学本质是蛋白质，凡能使蛋白质变性的理化因素都能使酶蛋白变性失活。

（六）影响酶促反应速度的因素

影响酶促反应速度的因素主要有酶浓度、底物浓度、温度、pH、激活剂和抑制剂等。

1.酶浓度的影响　在最适条件下，当底物浓度大大超过酶浓度时，酶浓度与反应速度成正比关系（图4-8），即酶浓度越高，反应速度越快。

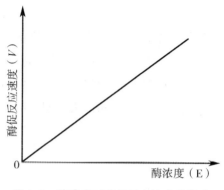

图4-8 酶浓度对酶促反应速度的影响

2.底物浓度的影响 在其他因素不变，酶浓度一定的情况下，底物浓度对酶促反应的影响呈矩形双曲线关系（图4-9）。反应开始时，底物浓度较低，反应速度随底物浓度的增加而快速上升，两者呈正相关；随着底物浓度的增多，反应速度不再成正比例加速，反应速度增加的幅度下降。继续增加底物浓度，反应速度将不再增加，达到最大速度，此时酶的活性中心被底物饱和，称为底物饱和现象。

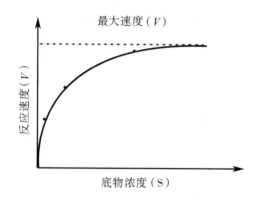

图4-9 底物浓度对酶促反应速度的影响

3.温度的影响 温度对酶促反应速度呈双重影响。温度升高一方面使酶促反应速度加快，另一方面也使酶蛋白稳定性下降，酶蛋白变性加剧，反应速度减慢。酶促反应速度最大时的环境温度称为酶的最适温度。恒温动物体内酶的最适温度为35~40℃（图4-10）。

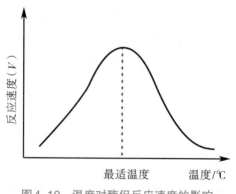

图4-10 温度对酶促反应速度的影响

4. pH的影响　酶促反应速度最大时的pH称为酶的最适pH。溶液的酸碱度偏离最适pH时，酶促反应速度下降（图4-11）。人体内大多数酶的最适pH接近中性。但也有例外，如胃蛋白酶的最适pH约为1.8，胆碱酯酶最适pH为9.8。

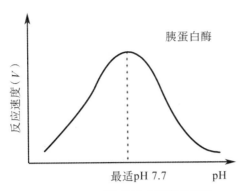

图4-11　pH对酶促反应速度的影响

5. 激活剂的影响　激活剂是能使酶活性增加或使酶从无活性变为有活性的物质。激活剂包括金属离子和小分子有机物。激活剂分为必需激活剂和非必需激活剂。必需激活剂是酶促反应所必需的，如果缺少，酶将没有活性，大多数金属离子属于必需激活剂。非必需激活剂指有些激活剂当它们缺乏时，酶仍有催化活性，但活性较低，加入后酶的催化活性显著提高。

6. 抑制剂的影响　酶的抑制剂指凡能使酶活性降低或丧失而不引起酶蛋白变性的物质，通过与酶的必需基团结合而抑制酶活性。根据抑制剂与酶结合的牢固程度不同，分为不可逆性抑制和可逆性抑制两类。

（1）不可逆性抑制：指抑制剂与酶活性中心必需基团以共价键结合使酶失去活性，不能用透析、超滤等方法去除，酶活性难以恢复。例如，有机磷农药能特异地与胆碱酯酶活性中心丝氨酸的羟基结合使酶失活，造成乙酰胆碱在体内积蓄，引起胆碱能神经过度兴奋，出现恶心、呕吐、多汗、惊厥等中毒症状。低浓度的重金属离子Hg^{2+}、Ag^+等及As^{3+}等能与酶分子的巯基共价结合而使酶活性被抑制。路易士气是一种含砷化合物，能抑制体内巯基酶的活性引起中毒，导致神经系统、皮肤、黏膜、毛细血管等发生病变。

（2）可逆性抑制：指抑制剂与酶或酶-底物复合物以非共价键结合，使酶活性降低或丧失，用透析或超滤等方法能将其去除使酶活性恢复。可逆性抑制可分为两类。

$$E + S \rightleftharpoons ES \longrightarrow P + E$$
$$+$$
$$I$$
$$\updownarrow$$
$$EI$$

1）竞争性抑制：指抑制剂和底物的结构相似，可与底物竞争酶的活性中心，阻碍酶与底物的正常结合，抑制酶的活性。其反应过程如下。

抑制程度的强弱取决于抑制剂与底物浓度的相对比例及与酶的亲和力，可通过增加底物浓度减弱甚至解除抑制作用。竞争性抑制在临床中的典型代表是广谱抗菌药磺胺类药物。

2）非竞争性抑制：指抑制剂与底物的结构不相似，不影响酶与底物结合，而是与酶活性中心外的必需基团结合，底物与抑制剂之间无竞争关系。抑制作用的强弱仅取决于抑制剂的浓度。

🏛 思政课堂

结晶牛胰岛素

我国首次成功合成世界上第一个具有生物活性的蛋白质——结晶牛胰岛素。1958年，以王应睐为首的科学家开始探索用化学方法合成胰岛素。经过研究，他们确立了牛胰岛素的合成程序。第1步，先将天然胰岛素拆成2条链，再将它们重新合成为胰岛素。第2步，用人工合成的B链同天然的A链相连接。第3步，将半合成的A链与B链相结合。1965年完成了结晶牛胰岛素的全合成。经鉴定，它的化学结构、物理化学性质、生物活性都和天然的牛胰岛素完全一样。这项成果获得1982年中国自然科学一等奖。王应睐因此被誉为"中国生物化学的奠基人之一"。

讨论

1.中国科学家克服困难成功合成牛胰岛素的原因有哪些？

2.合成牛胰岛素对我们今后的科学研究有哪些启示？

本节小结　　　　PPT课件　　　　课后练习

（王达菲）

第二节　维生素

学习目标

知识目标：

1.掌握维生素的概念，维生素A、维生素D、维生素B_1、维生素B_2、维生素C的生理功能。

2.熟悉维生素的命名和分类，维生素E、维生素K、维生素PP、维生素B_6、叶酸的生理功能。

3.了解维生素缺乏症和临床应用。

技能目标：

1.培养学生养成科学合理的膳食习惯，防止维生素缺乏症的发生。

2.运用维生素相关知识分析临床维生素缺乏症的生化机制。

素质目标：

培养专注严谨的健康态度和科学精神。

一、维生素的概念

维生素（vitamin）是机体维持正常生理生命活动所必需的，但在人体内不能合成或合成量不足的，必须从食物中摄取的一类低分子有机化合物。维生素的每日需要量很少，常以毫克或微克计，它们既不是构成机体组织的原料，也不是体内供能的能源物质，然而却在调节物质代谢、促进生长和发育及维持人体正常生理功能等方面发挥着重要作用。如果长期缺乏某种维生素，就会导致相应的维生素缺乏症。

二、维生素的命名、分类和维生素缺乏症发生的原因

微课：
维生素

（一）维生素的命名

维生素有3种命名系统。

1.按发现的顺序命名　按其被发现的先后顺序，以A、B、C、D、E等字母命名，如维生素A、B族维生素、维生素C、维生素D等。有些维生素最初发现时以为是一种，后来发现为几种维生素的混合物，命名时便在其原有字母右下方按顺序标注1、2、3等数字加以区别，如维生素B_1、维生素B_2、维生素B_6等。

2.按其化学结构特点命名　如硫胺素（维生素B_1）、核黄素等。

3.按其生理功能命名　如抗干眼病维生素（维生素A）、抗坏血酸维生素（维生素C）等。

（二）维生素的分类

各种维生素的化学结构差异很大，通常按其溶解性质分为脂溶性维生素和水溶性维生素两大类。

1.脂溶性维生素　难溶于水，而易溶于有机溶剂，包括维生素A、维生素D、维生素E、维生素K。脂溶性维生素在食物中与脂类共存，并随脂类物质吸收。吸收后的脂溶性维生素主要储存在肝和脂肪组织中。

2.水溶性维生素　易溶于水，在体内不易储存，易从尿中排出，必须经常从食物中摄取，包括B族维生素和维生素C。B族维生素又包括维生素B_1、维生素B_2、烟酰胺（维生素PP）、维生素B_6、泛酸、生物素、叶酸、维生素B_{12}等。B族维生素主要以辅酶的形式在物质代谢中发挥作用。

（三）维生素缺乏症发生的原因

机体每日对维生素的需要量不多，但维生素在体内一般不能储存或储存量极少，故需要经常从食物中摄取补充，以保证代谢的正常进行。因某种维生素长期供应不足时，会导致机体代谢与功能的紊乱，引起的一系列症状，称为维生素缺乏症。引起维生素缺乏的主要原因如下。

1.维生素摄入不足　食物中维生素量不足，或加工、贮存、烹饪方法不当造成食物中某些维生素大量丢失或被破坏，导致机体摄入不足。如过度淘米、米面加工过细均可使维生素B_1大量被破坏或丢失。

2.机体吸收利用率低　胃酸分泌减少、消化道梗阻、慢性腹泻等，均可引起维生素吸收障碍，引起多种维生素缺乏；肠道胆汁酸减少等肝胆疾病可引起脂溶性维生素吸收障碍。

3.机体需要量增加而没有及时补充　如妊娠期或哺乳期妇女、生长发育期儿童、重体力劳动者、慢性消耗性疾病患者等，对维生素的需要量会增多，若未及时补充，会造成维生素缺乏。

4.药物的作用 长期服用抗生素，可抑制肠道正常细菌的生长，引起维生素K缺乏。服用抗结核药异烟肼，可引起维生素PP、维生素B_6相对缺乏。

三、各种维生素简介

（一）维生素A

1.化学本质及来源 又称抗干眼病维生素。天然维生素A分为维生素A_1和维生素A_2两种形式，维生素A_1又称视黄醇，维生素A_2又称3-脱氢视黄醇，存在于淡水鱼的肝中。维生素A在体内的活性形式有视黄醇、视黄醛和视黄酸，视黄醇可被氧化成视黄醛。

维生素A遇热或碱均稳定，一般烹饪和加工不会使其破坏。但维生素A易被氧化破坏，应避光保存。冷藏食物也可保持维生素A。

维生素A来源自动物性食品，以乳制品、动物肝脏和蛋黄中最多。植物中不含维生素A，但胡萝卜、红辣椒、番茄、菠菜等植物富含β-胡萝卜素，可在小肠黏膜和肝中转化为维生素A。因此，β-胡萝卜素又称维生素A原。

2.生化作用及其缺乏症

（1）构成视网膜的感光物质：维生素A_1的衍生物11-顺视黄醛和视蛋白形成的络合物构成视杆细胞所含的感光物质视紫红质。在弱光下视物时，视紫红质中的11-顺视黄醛感光，发生异构反应变为全反型视黄醛，和视蛋白分离，同时出现神经冲动，引起视觉。

眼睛对弱光的感光性取决于视紫红质的浓度。人从强光进入暗处时，需要一定时间的适应才能看清。因为强光下视紫红质分解多于合成，含量下降；入暗处时，需要一定时间合成视紫红质。维生素A不足时，视紫红质合成减少，视网膜对弱光的敏感度下降，暗适应时间延长，严重时导致夜盲症。因此，可利用维生素A治疗夜盲症。

（2）维持上皮组织结构与功能：维生素A能促进上皮组织中的糖蛋白的合成。糖蛋白是细胞膜的重要组成成分，是维持上皮组织的结构完整和保证分泌功能健全的重要成分。因此，维生素A缺乏可引起皮肤及各器官的上皮组织干燥、增生和角化等。如泪腺上皮组织角化，泪液分泌减少，角膜干燥和角化，引起干眼病，所以维生素A又称抗干眼病维生素。

（3）促进生长和发育：维生素A具有类似于类固醇激素的作用。维生素A参与类固醇激素的合成，可促进生长和发育。维生素A缺乏会导致类固醇激素合成减少，影响生长和发育，表现为生长停滞、发育迟缓、骨骼发育不良等。

（4）其他作用：维生素A具有抗氧化作用，参与维持正常的免疫功能，抑制肿瘤生长。

（二）维生素D

1.化学本质及来源 又称抗佝偻病维生素，含有环戊烷多氢菲结构，是类固醇衍生物。天然维生素D有两种，即维生素D_2（麦角钙化醇）和维生素D_3（胆钙化醇）。酵母中所含的麦角固醇和人皮肤中的7-脱氢胆固醇经紫外光照射后分别生成维生素D_2和维生素D_3。因此，麦角固醇和7-脱氢胆固醇被称为维生素D原。维生素D_3本身都没有生物活性，必须在肝及肾中进行羟化反应，转变成其活性形式1,25-$(OH)_2$-D_3。维生素D化学性质稳定，不易被氧化破坏，在中性和碱性环境中耐热，烹调加工损失少，脂肪酸败会破坏维生素D。

动物性食物中，如鱼肝油、牛奶和蛋黄等均含有丰富的维生素D。适量的晒太阳是预防维生素D缺乏的有效措施。

2.生化作用及其缺乏症

（1）1,25-（OH$)_2$-D$_3$能促进小肠细胞中钙结合蛋白的合成，使小肠对钙、磷的吸收增加，同时可促进肾小管细胞对钙、磷的重吸收，提高血浆钙、磷的含量，有利于骨的生成和钙化。

（2）维生素D可以促进小肠对钙和磷的吸收，促进肾小管细胞对钙、磷的重吸收，提高血浆钙、磷的含量，促进成骨细胞的形成和骨盐的沉淀，有利于骨的生长和钙化。维生素D还参与调控细胞的分化、增殖和生长，抑制肿瘤细胞的增殖和分化，对某些肿瘤有一定的防癌作用。

（3）维生素D缺乏：成人易患软骨病；老年人易患骨质疏松症；儿童易成骨作用出现障碍，引起佝偻病。维生素D缺乏还会出现手足抽搐症，增加心脏病、癌症危险性等。

（三）维生素E

1.化学本质及来源 又称生育酚，是具有α-生育酚生物活性的一类物质，有多种活性形式，其中α-生育酚分布最广、活性最强。维生素E是微带黏性的淡黄色油状物，易溶于脂肪和脂溶剂。维生素E在无氧条件下对热稳定，耐酸怕碱，对氧极为敏感，易于自身氧化，是重要的抗氧化剂，常作为食品添加剂，保护其他易被氧化的物质。维生素E广泛存在于植物油中，以麦胚油、大豆油、玉米油和葵花籽油中含量最多。

2.生化作用及其缺乏症

（1）维生素E有较强的清除自由基的能力，是体内最重要的抗氧化剂，可保护生物膜的结构完整和功能正常。

（2）动物体内缺乏维生素E时会导致其生殖器官发育受损甚至不育。临床上用维生素E治疗先兆流产和习惯性流产。

（3）维生素E能增强血红素合成过程中关键酶的活性，促进血红素的合成。

（4）维生素E可以抑制血小板的聚集，保护血管内皮细胞，防治动脉粥样硬化，还可以改善皮肤弹性，延缓衰老。

（四）维生素K

1.化学本质及来源 又称凝血维生素，有维生素K$_1$、维生素K$_2$、维生素K$_3$和维生素K$_4$4种。其中维生素K$_1$和维生素K$_2$是天然维生素。维生素K$_1$在绿叶植物及动物肝脏中含量丰富，维生素K$_2$是人体肠道细菌的代谢产物。维生素K$_3$和维生素K$_4$由人工合成，可溶于水，可口服及注射。维生素K耐热，但对碱和光敏感，故应避光保存。

2.生化作用及其缺乏症 维生素K的主要生化作用是维持体内第Ⅱ、Ⅶ、Ⅸ、Ⅹ凝血因子的正常水平，促进肝脏合成多种凝血因子，从而促进血液凝固。维生素K缺乏的主要症状是易出血。维生素K缺乏会引起凝血因子合成障碍，凝血时间延长，严重时会造成皮下、肌肉和胃肠道出血。维生素K来源广泛，肠道细菌也可以合成，所以一般不会出现缺乏。

（五）维生素B$_1$

1.化学本质及来源 又称抗脚气病维生素，因其分子中含有硫及氨基，又称硫胺素。主要存在于种子的外皮和胚芽中，米糠、麦麸、酵母、黄豆、瘦肉等食物中含量丰富。维生素B$_1$溶于水，耐酸、怕碱、怕热，在食物清洗过程中易大量流失，在蒸馒头、煮粥时加碱会造成大量损失。

2.生化作用及其缺乏症

（1）硫胺素在体内经磷酸化后形成焦磷酸硫胺素（TPP）：这是维生素B₁的活性形式，TPP在糖代谢和能量代谢中起重要作用。它是体内α-酮酸氧化脱羧酶的辅酶，参与α-酮酸的氧化脱羧反应；也是转酮基酶的辅酶，参与转酮基作用。

（2）维生素B₁缺乏：TPP减少，糖代谢出现障碍，丙酮酸、乳酸在神经组织堆积，导致多发性神经炎、心力衰竭、四肢无力、肌肉萎缩、下肢水肿等症状，即所谓的脚气病，因此维生素B₁又称抗脚气病维生素。

（3）硫胺素可抑制胆碱酯酶活性：硫胺素缺乏时，胆碱酯酶活性增强，乙酰胆碱水解加速，神经传导受阻，导致胃肠蠕动减慢，消化液分泌减少，食欲缺乏，消化不良。

（六）维生素B₂

1.化学本质及来源　又称核黄素，黄色，在体内经磷酸化作用可生成黄素单核苷酸（FMN）和黄素腺嘌呤二核苷酸（FAD）两种活性形式，在生物氧化过程中起着递氢体的作用，能促进糖、脂肪、蛋白质的代谢。核黄素广泛存在于动物性食品中，尤其是动物内脏、乳类、蛋类等。各种绿叶蔬菜和豆类也能提供一定量的维生素B₂。维生素B₂在酸性溶液中对热稳定，在碱性溶液中不耐热；游离型核黄素对紫外线高度敏感，易被破坏，需避光保存。

2.生化作用及其缺乏症

（1）生化作用：FMN及FAD是体内氧化还原酶的辅基，广泛参与体内生物氧化与能量代谢。FAD作为谷胱甘肽还原酶的辅酶具有抗氧化作用，还可以与细胞色素P450结合，参与药物代谢。它对维持皮肤、黏膜和视觉的正常功能均有重要作用。

（2）维生素B₂缺乏：组织细胞呼吸、代谢减弱，表现为皮肤干燥、口角炎、唇炎、阴囊炎、结膜炎、畏光等。幼儿缺乏维生素B₂还会导致生长迟缓。

（七）维生素PP

1.化学本质及来源　又称抗癞皮病维生素，包括烟酸（尼克酸）和烟酰胺（尼克酰胺）两种，在体内可互相转化。维生素PP在体内的活性形式是烟酰胺腺嘌呤二核苷酸（辅酶Ⅰ，NAD^+）和烟酰胺腺嘌呤二核苷酸磷酸（辅酶Ⅱ，$NADP^+$），在生物氧化过程中起着递氢体的作用。维生素PP在体内性质稳定，不易被破坏。维生素PP来源广泛，存在于多种食物中，以酵母、花生、豆类和瘦肉中含量丰富。

2.生化作用及其缺乏症　辅酶Ⅰ（NAD^+）和辅酶Ⅱ（$NADP^+$）是体内多种不需氧脱氢酶的辅酶，可逆地递氢和递电子。维生素PP缺乏时，辅酶Ⅰ和辅酶Ⅱ含量降低，引起代谢障碍，表现为体表暴露部分出现对称性皮炎，称为癞皮病。还有消化不良、精神不安等症状，严重时可出现顽固性腹泻和痴呆。

（八）维生素C

1.化学本质及来源　又称抗坏血酸，它有两种形式：还原型抗坏血酸（抗坏血酸）和氧化型抗坏血酸。维生素C吸收时以氧化型抗坏血酸为主，吸收后迅速还原为还原型抗坏血酸，血浆中以还原型抗坏血酸为主。维生素C是无色晶体，溶于水，不溶于脂溶剂，易解离出H^+，故有酸性，易被氧化成酮基，是很强的还原剂。且耐酸，怕碱，在碱性条件下或遇到铜离子、铁离子时，更易被氧化。维生素C广泛存在于新鲜蔬菜、水果中。

2．生化作用及其缺乏症

（1）参与羟化反应：维生素C能促进胶原蛋白的合成，能促进神经递质合成，促进类固醇羟化，促进胆固醇转变为胆汁酸。

（2）抗氧化作用：维生素C可保护巯基酶的活性和谷胱甘肽的还原状态，保护红细胞膜的完整性；使Fe^{3+}还原为Fe^{2+}，促进铁的吸收；防止不饱和脂肪酸、LDL的氧化；促使叶酸还原为四氢叶酸等。

（3）其他作用：维生素C参与芳香族氨基酸的代谢；能促进抗体的合成，提高免疫力等。

（4）维生素C缺乏：当维生素C缺乏时，胶原蛋白合成减少，影响结缔组织的生成，导致伤口不易愈合，牙齿易松动，骨骼变脆，毛细血管脆性增加，临床上称为坏血病。症状主要表现为疲惫、出血、牙龈炎、骨质疏松等。

（九）叶酸、维生素B_6、维生素B_{12}、泛酸和生物素

1．叶酸　是由对氨基苯甲酸、蝶呤啶及谷氨酸结合而成，鲜黄色粉末状结晶，微溶于水。叶酸在小肠、肝等部位被还原为二氢叶酸（FH_2），进一步被还原为四氢叶酸（FH_4），它是一碳单位转移酶的辅酶。叶酸在植物绿叶中、动物肝脏中含量丰富。叶酸缺乏时可导致DNA合成障碍，骨髓幼红细胞分裂增殖速度降低，细胞体积增大，核内染色质疏松，造成巨幼细胞贫血。它还影响胚胎早期的心血管发育，孕妇摄入不足，胎儿易发生先天性神经管畸形。

2．维生素B_6　包括吡哆醇、吡哆醛和吡哆胺，它们在体内可以相互转变，在米糠、酵母、麦胚芽、蛋黄、动物肝脏中含量丰富。当维生素B_6缺乏时，会引起中枢神经兴奋、呕吐等症状。临床上可用维生素B_6治疗婴儿惊厥、妊娠呕吐和精神焦虑。

3．维生素B_{12}　又称钴胺素，是唯一含金属钴（Co）元素的维生素。维生素B_{12}在体内的活性形式有两种，即甲基钴胺素和$5'$–脱氧腺苷钴胺素。维生素B_{12}广泛存在于动物性食品中，人体对它的需要量甚少，所以临床上维生素B_{12}缺乏者比较少见。如果缺乏维生素B_{12}，叶酸利用率降低，可引起巨幼细胞贫血。因此，临床上可使用维生素B_{12}和叶酸治疗巨幼细胞贫血。

4．泛酸　在体内的活性形式是CoA及ACP。人体肠道细菌能合成泛酸，膳食中富含泛酸，一般不会出现泛酸缺乏症。

5．生物素　本身就具有生理活性。生物素是体内多种羧化酶的辅酶，参与体内二氧化碳的羧化过程；促进尿素的合成与排泄；参与维生素B_{12}、叶酸、泛酸的代谢。生物素来源广泛，很少出现缺乏症。

📖 思政课堂

我国古代维生素缺乏症的发现与治疗

维生素缺乏症的历史源远流长，我国中医古籍即有维生素缺乏的记载。如晋代在岭南、江南地区出现一种当时称之为"脚弱"的疾病，至唐代蔓延至北方，并定名为"脚气"。唐代名医孙思邈所著的《千金要方》中专门介绍用赤小豆、乌豆、大豆等治疗脚气病，长期进食粗粮糙米可预防，比欧洲人早1000年。他还最早使用动物肝脏治疗"雀盲眼"。宋代《圣济总录》将夜盲定义为"昼而明视，暮不睹物，名为雀目"，治疗所用的"防风煮肝散方"中，羊肝为主药。

讨论

1. 结合维生素的特点，试分析为什么强调要多吃新鲜蔬菜和水果？

2. 试分析长期摄入精加工的米面对人体有哪些不利的影响？

本节小结　　　　　PPT课件　　　　　课后练习

（王达菲）

第三节　物质代谢

学习目标

知识目标：

1. 掌握糖的各代谢途径的特点。

2. 熟悉血浆脂蛋白的组成及功能。

3. 了解糖分解代谢的基本过程，脂肪酸分解代谢的基本步骤。

技能目标：

1. 能够说出氧化磷酸化的概念，呼吸链的组成及能量计算，体内氨的来源与去路。

2. 能够说出糖代谢各途径涉及的关键酶及生理意义。

3. 能够说出酮体的概念及代谢特点。

素质目标：

1. 具备生命至上、爱岗敬业的职业道德。

2. 养成勇于创新、实事求是的科学精神。

新陈代谢是生命活动的基本特征之一，包括物质代谢与能量代谢两个基本过程。物质代谢过程中伴随能量代谢，能量代谢又可以促进物质代谢，两者相辅相成。本节主要阐述糖、脂类及蛋白质等营养物质在体内的代谢过程。

一、生物氧化

（一）概述

生物氧化指体内糖、脂类、蛋白质等营养物质氧化分解生成CO_2和H_2O并释放能量的过程。生物氧化具有以下特点：反应条件温和；能量逐步释放有利于ATP的形成；需要酶参与催化。生物氧化方式包括加氧、脱氢、失电子；CO_2的生成主要是有机酸脱羧产生。

生物氧化的过程大致分为3个阶段：①多糖、蛋白质、脂类等分解为各自的基本组成单位。

②三大营养物质经不同途径，都可转化为乙酰CoA。③乙酰CoA在线粒体内彻底氧化分解，生成CO_2和H_2O，每个阶段都伴随能量释放。

（二）高能键与高能化合物

营养物质分解产生的能量大约40%用于产生ATP，ATP是体内最重要的高能磷酸化合物，可直接为细胞的各种生理活动提供能量。所谓高能磷酸化合物，指某些水解时释放较多自由能（标准自由能大于25kJ/mol）并含有磷酸基的化合物，ATP中的高能磷酸键通常用"~P"符号表示。

（三）ATP的生成与氧化磷酸化

细胞内ATP的生成方式有两种，一种是与高能键水解反应相偶联，将高能代谢物的能量直接转移至ADP生成ATP的过程，称为底物水平磷酸化，通过这种方式生成的能量较少。

$$\begin{array}{ccc}
\text{COO} \sim \textcircled{P} & & \text{CO—OH} \\
| & \xrightarrow{\text{磷酸甘油酸激酶}} & | \\
\text{HC—OH} & \text{Mg}^{2+} & \text{HC—OH} \\
| & \text{ADP} \quad\quad \text{ATP} & | \\
\text{CH}_2\text{O—}\textcircled{P} & & \text{CH}_2\text{O—}\textcircled{P}
\end{array}$$

1,3-二磷酸甘油酸   3-磷酸甘油酸

另一种方式为氧化磷酸化，真核细胞内有超过90%的ATP则由线粒体中的氧化磷酸化产生，而产生ATP所需要的能量由线粒体氧化体系提供。

1.呼吸链 位于线粒体内膜上，按一定顺序排列的多种酶和辅酶所构成的传递体系，能将代谢物脱下的氢通过连锁反应逐步传递，最终与氧结合生成H_2O，该传递体系即为呼吸链，又称电子传递链。该体系包括递氢体和递电子体，分别是由传递氢和传递电子的酶或辅酶组成，在传递氢的同时可以传递电子。

（1）呼吸链的组成

1）复合体 I ：又称还原型烟酰胺腺嘌呤二核苷酸（NADH）-泛醌还原酶或NADH脱氢酶，含有以黄素单核苷酸（FMN）为辅基的黄素蛋白和以铁硫簇（Fe-S）为辅基的铁硫蛋白，将电子从NADH传递给泛醌。

2）复合体 II ：又称琥珀酸-泛醌还原酶，含有以黄素腺嘌呤二核苷酸（FAD）为辅基的黄素蛋白、铁硫蛋白和细胞色素（cytochrome，Cyt），将电子从琥珀酸传递给泛醌。

3）复合体 III ：又称泛醌-细胞色素c还原酶，含有2种Cyt b（b_{562}、b_{566}）、Cyt c_1和铁硫蛋白，将电子从泛醌传递给Cyt c。

4）复合体 IV ：又称细胞色素c氧化酶，含有Cyt aa_3（含2个铁卟啉辅基和2个铜原子），是电子传递链的出口，可接受还原型Cyt c的电子并传递给氧，生成H_2O。

（2）呼吸链的类型：线粒体内物质代谢脱下的氢通过以下2条呼吸链进行传递。

1）NADH氧化呼吸链：体内大多数脱氢酶如乳酸脱氢酶、苹果酸脱氢酶等都是以NAD为辅酶，以NADH为电子供体，从NADH开始到还原O_2生成H_2O。其传递顺序如下：

NADH→复合体 I →辅酶Q→复合体 III →Cyt c→复合体 IV →O_2

2）琥珀酸氧化呼吸链：也称$FADH_2$氧化呼吸链。琥珀酸由琥珀酸脱氢酶催化脱下的2H经复

合体Ⅱ传递到O_2而生成H_2O，其传递顺序如下。

$$琥珀酸→复合体Ⅱ→辅酶Q→合体Ⅲ→Cyt\ c→复合体Ⅳ→O_2$$

2.氧化磷酸化 指代谢物脱下的氢经电子传递链与氧结合成H_2O的过程中，释放的能量使ADP磷酸化生成ATP的过程，即氢的氧化和ADP的磷酸化相偶联。

（1）氧化磷酸化偶联部位：通过测定不同作用物经呼吸链氧化的P/O比值，可以大致推导出偶联部位。P/O比值指物质氧化时，每消耗1摩尔氧原子所消耗的无机磷的摩尔数（或ADP摩尔数），即生成ATP的摩尔数。实验证明，丙酮酸等作为底物脱氢，生成的$NADH+H^+$通过NADH呼吸链，P/O比值接近2.5，说明NADH氧化呼吸链可能存在3个ATP生成部位，而琥珀酸脱氢生成的$FADH_2$，P/O比值接近1.5，说明琥珀酸氧化呼吸链可能存在2个ATP生成部位。由实验推测，复合体Ⅰ、Ⅲ、Ⅳ可能是氧化磷酸化的偶联部位，用于生成ATP。因此，1分子NADH氧化呼吸链将氢氧化生成H_2O可以生成2.5分子ATP，而$FADH_2$呼吸链则生成1.5分子ATP。

（2）影响氧化磷酸化的因素：主要分为以下几个方面。①细胞内ATP/ADP的比值，能够迅速感应机体能量状态的变化。②呼吸链的抑制剂，可阻断电子传递过程，如鱼藤酮、粉蝶霉素A可抑制复合体Ⅰ，阻断电子从铁硫蛋白到泛醌的传递；CO、CN^-等抑制细胞色素c氧化酶，阻断电子传递给氧。③解偶联剂，阻断ADP的磷酸化过程，使氧化与磷酸化解离，如二硝基苯酚。④甲状腺激素，可促进氧化磷酸化和产热过程，所以甲状腺功能亢进患者基础代谢率增高。⑤线粒体DNA突变等（图4-12）。

☀**重点提示** 日常生活中，苦杏仁、白果等含有氢氰酸，可抑制细胞色素c氧化酶活性，引发毒性。

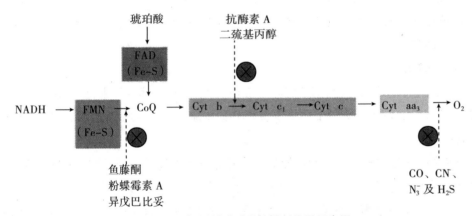

图4-12 抑制剂对呼吸链抑制作用示意图

3.细胞质中NADH的氧化 线粒体内生成的NADH可直接进入氧化呼吸链进行电子传递。但线粒体外生成的NADH不能自由穿过线粒体内膜，需要通过特定的穿梭机制进入线粒体内才能进行氧化。

（1）α-磷酸甘油穿梭：脑和骨骼肌细胞的胞质中生成的NADH主要通过此穿梭机制进入线粒体。此过程的特点在于，胞质中的$NADH+H^+$穿梭进入线粒体内膜的膜间隙侧时，氢由FAD接受，生成$FADH_2$，后者将2H传递给泛醌进入氧化呼吸链。因此，1分子的NADH经此穿梭方式能产生1.5分子ATP（图4-13）。

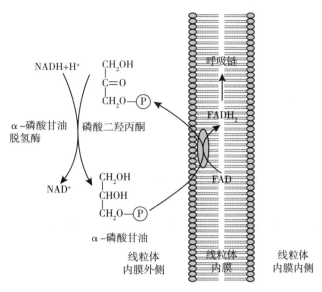

图4-13　α-磷酸甘油穿梭

（2）苹果酸-天冬氨酸穿梭：肝、肾及心肌细胞中主要通过此机制将胞质中NADH转运至线粒体呼吸链。此过程的特点在于，该过程需要两种内膜转运蛋白质和两种酶协同参与，将胞质中的NADH+H$^+$穿梭进入线粒体基质，通过NADH氧化呼吸链进行氧化，则产生2.5分子ATP（图4-14）。

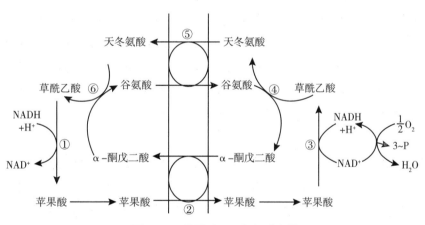

图4-14　苹果酸-天冬氨酸穿梭

💡重点提示　不同部位的胞质中NADH进入线粒体方式不同，最终能量计算生成数量有差异，如糖的有氧氧化过程能量的计算。

（四）能量的转移与利用

生物体内能量的生成、转移和利用都以ATP为中心。细胞中存储的ATP较少，不断进行ATP/ADP的循环转变，此过程中伴随自由能的释放和获取，在各种生理活动中完成能量的转移利用，因此也将ATP称为"能量货币"。

当机体ATP充足时，通过转移末端~P给肌酸，生成磷酸肌酸，储存于需能较多的骨骼肌、心肌和脑组织中。当ATP被大量消耗后，磷酸肌酸可将~P再转移给ADP生成ATP。

二、糖代谢

（一）概述

糖类广泛分布于生物体内，其化学本质为多羟基醛或多羟基酮类及其衍生物或多聚物。在人体内糖的主要形式是葡萄糖和糖原。葡萄糖在糖代谢中占据主要地位，糖原是葡萄糖的多聚体，包括肝糖原、肌糖原和肾糖原等，是糖在体内的储存形式。糖类最主要的生理功能是提供能量，也是机体重要的碳源，糖代谢的中间产物可转变成其他含碳化合物；糖也是组成人体组织结构的重要成分，如糖蛋白、蛋白聚糖等；体内还有一些具有特殊生理功能的糖蛋白，如激素、酶、免疫球蛋白等。

食物中的糖是机体糖的主要来源，经消化吸收后的糖转运进入组织细胞，进行一系列复杂代谢，以满足机体各种生理活动的需要。体内糖代谢大体分为4个模块，即分解代谢、储存代谢、合成代谢、血糖及其调节。

（二）糖的分解代谢

糖在体内的分解代谢途径主要有糖的无氧氧化、有氧氧化和磷酸戊糖途径3种方式。

1.糖的无氧氧化　在无氧或缺氧条件下，葡萄糖生成乳酸的过程称为糖的无氧氧化。

（1）糖无氧氧化的过程：此过程包括两个阶段（图4-15）。

1）第1阶段：1分子葡萄糖在胞质中可裂解为2分子丙酮酸，此过程又称糖酵解。该过程涉及10步反应。①葡萄糖磷酸化成为6-磷酸葡萄糖：葡萄糖进入细胞后首先发生的反应是磷酸化。磷酸化后葡萄糖不能自由通过细胞膜而逸出细胞。催化此反应的是己糖激酶，并需要 Mg^{2+} 参与。该过程是糖酵解的第1步限速步骤，不可逆。②6-磷酸葡萄糖转变为6-磷酸果糖：这是醛糖与酮糖间的异构反应，需要 Mg^{2+} 参与的可逆反应。③6-磷酸果糖转变为1,6-二磷酸果糖：这是第2个磷酸化反应，需要ATP和 Mg^{2+} 参与。该过程是糖酵解的第2步限速步骤，不可逆。④1,6-二磷酸果糖裂解成2分子磷酸丙糖：由醛缩酶催化，最终产生2分子丙糖，即磷酸二羟丙酮和3-磷酸甘油醛。该反应可逆。⑤磷酸丙糖的同分异构化：3-磷酸甘油醛和磷酸二羟丙酮是同分异构体，磷酸二羟丙酮转变为3-磷酸甘油醛，继续代谢。上述的5步反应为糖酵解途径中的耗能阶段，1分子葡萄糖的代谢消耗了2分子ATP，产生了2分子3-磷酸甘油醛。⑥3-磷酸甘油醛氧化为1,3-二磷酸甘油酸：3-磷酸甘油醛的醛基氧化脱氢成羧基即与磷酸形成混合酸酐，该酸酐含1个高能磷酸键。⑦1,3-二磷酸甘油酸转变成3-磷酸甘油酸：这是糖酵解过程中第1个产生ATP的反应，将底物的高能磷酸基直接转移给ADP生成ATP。这种ADP或其他核苷二磷酸的磷酸化作用与底物的脱氢作用直接相偶联的反应过程，被称为底物水平磷酸化作用。⑧3-磷酸甘油酸转变为2-磷酸甘油酸：该反应可逆。⑨2-磷酸甘油酸转变成磷酸烯醇式丙酮酸：该反应可引起分子内部的电子重排和能量重新分布，形成了1个高能磷酸键。⑩磷酸烯醇式丙酮酸转变成丙酮酸：这是糖酵解途径中第2次底物水平磷酸化反应。该过程不可逆。

2）第2阶段：丙酮酸转变成乳酸的过程。丙酮酸转变成乳酸的反应由LDH催化，骨骼肌中主要含有 LDH_5，它和丙酮酸亲和力较高，有利于丙酮酸还原为乳酸。

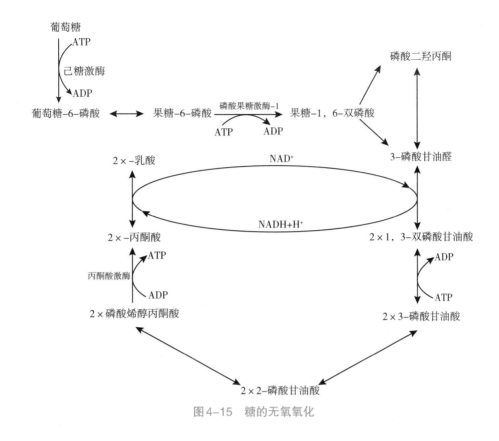

图4-15 糖的无氧氧化

（2）糖无氧氧化的特点：该过程涉及3种限速酶，即己糖激酶（葡萄糖激酶）、磷酸果糖激酶-1和丙酮酸激酶，其中以磷酸果糖激酶-1的催化活性最低；2次底物水平磷酸化，生成4分子ATP，消耗2分子ATP，故整个过程净产生2分子ATP（若从糖原开始，1分子葡萄糖单位分解成乳酸，净产生3分子ATP）；1次脱氢，生成1分子NADH+H⁺。

（3）糖无氧氧化的生理意义：是机体在无氧或缺氧条件下迅速获得能量的有效方式，如剧烈运动时，能量需求增加，肌肉处于相对缺氧状态，必须通过该过程提供能量；某些病理情况下，如循环或呼吸功能障碍、严重贫血等造成机体缺氧时，也可通过糖酵解获得能量；成熟红细胞没有线粒体，不能依靠糖的有氧氧化获得能量，完全依赖糖酵解供能；某些代谢活跃的组织细胞，如视网膜、白细胞、肿瘤细胞等，即使在有氧条件下，也常依靠糖酵解获得能量。

2. 糖的有氧氧化 葡萄糖在有氧条件下彻底氧化生成CO_2和H_2O的过程称为有氧氧化，是大多数细胞获得能量的主要方式。

（1）糖有氧氧化的反应过程：分为3个阶段。

1）葡萄糖循糖酵解途径分解成丙酮酸：这一阶段和糖酵解过程相似，在细胞质中进行。

2）丙酮酸氧化脱羧生成乙酰CoA：丙酮酸在有氧条件下从细胞质进入线粒体，在丙酮酸脱氢酶复合体的催化下进行氧化脱羧反应。该复合体是由丙酮酸脱氢酶、二氢硫辛酸乙酰转移酶及二氢硫辛酸脱氢酶3种酶组成的多酶复合体，另含5种辅助因子，即TPP、硫辛酸、FAD、NAD⁺和辅酶A。

微课：糖的
有氧氧化

$$
\begin{array}{c}
\underset{|}{CO-OH} \\
C = O \quad +CoA-SH \\
\underset{|}{CH_3}
\end{array}
\xleftarrow[\quad NAD^+ \qquad NADH+H^+ \quad]{\text{丙酮酸脱氢酶系}}
\begin{array}{c}
CH_3 \\
\underset{|}{\qquad} \quad +CO_2 \\
CO\sim SCoA
\end{array}
$$

丙酮酸   乙酰辅酶A

☀**重点提示**　胞质中NADH的去向，决定了丙酮酸的去向。

3）乙酰辅酶A彻底氧化：丙酮酸氧化脱羧生成的乙酰辅酶A与草酰乙酸缩合生成含有3个羧基的柠檬酸开始，经过一轮反应，完成草酰乙酸的再生，同时生成CO_2和H_2O。该过程又称三羧酸循环（tricarboxylic acid cycle，TAC）、柠檬酸循环或Krebs循环（图4-16）。

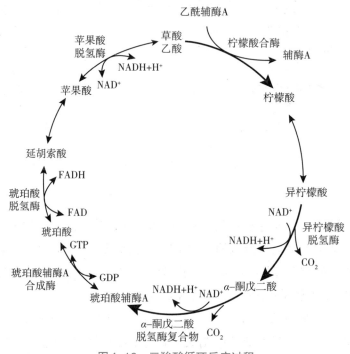

图4-16　三羧酸循环反应过程

三羧酸循环的特点：在线粒体内供氧充足的条件下进行的；该过程包括4次脱氢（3次脱氢生成$NADH+H^+$，1次脱氢生成$FADH_2$），3步不可逆反应（3种关键酶：柠檬酸合酶、异柠檬酸脱氢酶、α-酮戊二酸脱氢酶复合体），2次脱羧生成2分子CO_2（此CO_2中的2个碳原子并非来自乙酰CoA），1次底物水平磷酸化，共产生10分子ATP。三羧酸循环是三大营养物质分解产能的共同通路，也是糖、脂类、氨基酸代谢联系的枢纽。

☀**重点提示**　三羧酸循环中，乙酰CoA经过循环一周，可生成2分子CO_2，但其中的2个碳并不是来自乙酰CoA的碳源。

（2）糖有氧氧化的生理意义：糖有氧氧化的主要功能是提供能量，人体内绝大多数组织细胞通过糖的有氧氧化获取能量。1分子葡萄糖彻底氧化生成CO_2、H_2O的过程中，生成了30或32分子ATP（表4-2）。

表4-2　葡萄糖有氧氧化过程中ATP的生成与消耗

项目	ATP生成方式	ATP数量
葡萄糖→6-磷酸葡萄糖		-1
6-磷酸果糖→1,6-二磷酸果糖		-1
3-磷酸甘油醛→1,3-二磷酸甘油酸	NADH穿梭和氧化磷酸化	1.5（2.5）×2
1,3-二磷酸甘油酸→3-磷酸甘油酸	底物水平磷酸化	1×2
磷酸烯醇式丙酮酸→丙酮酸	底物水平磷酸化	1×2
丙酮酸→乙酰CoA	氧化磷酸化	2.5×2
异柠檬酸→α-酮戊二酸	氧化磷酸化	2.5×2
α-酮戊二酸→琥珀酰CoA	氧化磷酸化	2.5×2
琥珀酰CoA→琥珀酸	底物水平磷酸化	1×2
琥珀酸→延胡索酸	氧化磷酸化	1.5×2
苹果酸→草酰乙酸	氧化磷酸化	2.5×2
合计		30或32

💡重点提示　能量计算中涉及胞质中NADH穿梭方式的差异。

3.磷酸戊糖途径　是葡萄糖氧化分解的另一条重要途径。它的功能不是产生ATP，而是产生细胞所需的具有重要生理作用的特殊物质。该途径主要存在于肝、脂肪组织、甲状腺、红细胞等组织中，代谢相关的酶存在于细胞质中。

（1）磷酸戊糖途径的反应过程：磷酸戊糖途径的反应可分为2个阶段。第1阶段是不可逆的氧化反应，产生NADPH、CO_2和5-磷酸核糖；第2阶段是非氧化反应，是一系列基团的转移过程。磷酸戊糖途径总的反应式如下。

$$6-磷酸葡萄糖 \xrightarrow{} 5-磷酸核糖$$

（2）磷酸戊糖途径的生理意义

1）生成的磷酸核戊糖：为核酸的生物合成提供原料。

2）生成的NADPH+H$^+$：是体内许多合成代谢的供氢体，如脂肪酸、胆固醇的合成；参与肝的生物转化作用；是谷胱甘肽还原酶的辅酶，对于维持还原型谷胱甘肽（GSH）的正常含量起重要作用。GSH是体内重要的抗氧化剂，能够保护一些含巯基的蛋白质和酶免受氧化剂的破坏，对维持红细胞膜的完整性有重要作用。如先天缺乏6-磷酸葡萄糖脱氢酶，在某些情况下，由于磷酸戊糖途径不能正常进行，NADPH+H$^+$生成减少，红细胞易于破坏而发生溶血（如蚕豆病）。

💡重点提示　蚕豆病的发生主要病因涉及酶的缺陷，因此，该病具有遗传倾向。

（三）糖原的合成与分解

糖原是体内糖的储存形式，主要以肝糖原、肌糖原形式存在。糖原是以葡萄糖为单位，通过α-1,4-糖苷键（直链）及α-1,6-糖苷键（分支）相连而成的带有分支的多糖，存在于细胞质中（图4-17）。

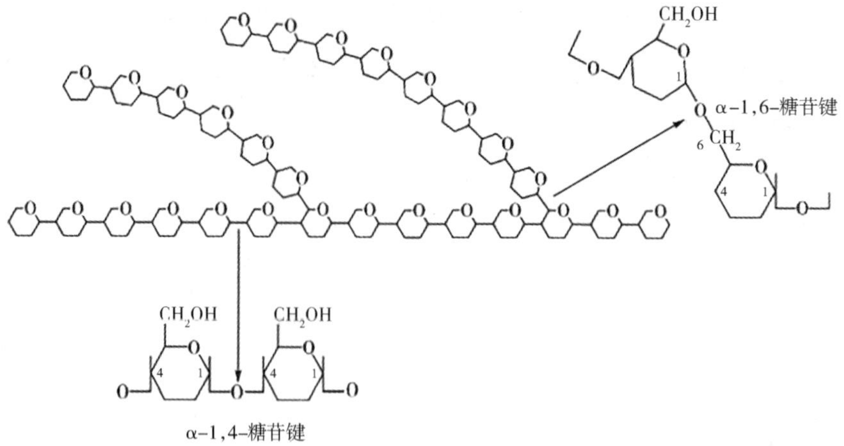

图4-17　糖原结构示意图

1.糖原合成　糖原合成过程主要包括：①葡萄糖磷酸化生成6-磷酸葡萄糖。②6-磷酸葡萄糖转变成1-磷酸葡萄糖。③1-磷酸葡萄糖生成尿苷二磷酸葡萄糖（UDPG）。④UDPG合成糖原及糖链的延长4个阶段。在糖原合酶作用下，UDPG的葡萄糖基转移给糖原引物（原有的细胞内较小的糖原分子）的糖链末端，形成α-1,4糖苷键。当糖链长度达到12~18个葡萄糖，分支酶将一段糖链（6~7个葡萄糖基）转移到邻近的糖链上，并以α-1,6糖苷键相接，从而形成分支。分支的形成不仅可增加糖原的水溶性，更重要的是可增加非还原端数目，以便磷酸化酶能迅速分解糖原。糖原合成酶为该反应的限速酶，在糖原分子中，每增加1个葡萄糖单位需要消耗2分子ATP，分别由ATP和UTP供能。

2.糖原分解　糖原分解习惯上指肝糖原分解成为葡萄糖的过程。其反应过程如下。

（1）1-磷酸葡萄糖生成：糖原在磷酸化酶催化下分解为1-磷酸葡萄糖。

（2）6-磷酸葡萄糖生成：1-磷酸葡萄糖在磷酸葡萄糖变位酶催化下转变为6-磷酸葡萄糖。

（3）葡萄糖生成：6-磷酸葡萄糖在葡萄糖-6-磷酸酶催化下水解为葡萄糖。葡萄糖-6-磷酸酶只存在于肝、肾中，而不存在于肌组织中。肌糖原分解后不能直接转变为血糖，只能进行糖酵解或有氧氧化。

💡**重点提示**　糖原分解涉及糖原磷酸化酶和脱支酶，作用的化学键不同，得到不同的产物，前者为1-磷酸葡萄糖，后者可直接生成葡萄糖。

（四）糖异生

糖异生作用指非糖物质如生糖氨基酸、乳酸、丙酮酸及甘油等转变为葡萄糖或糖原的过程。糖异生的最主要器官是肝，其次是肾。

1.糖异生途径　基本上是糖酵解途径的逆向过程，由于糖酵解过程中由己糖激酶、6-磷酸果糖激酶及丙酮酸激酶催化的3个反应为不可逆反应，且都有能量的变化，构成难以逆向的能障，须由另外的反应和酶代替。

（1）丙酮酸：在丙酮酸羧化酶作用下转变为草酰乙酸，后者在丙酮酸羧激酶作用下转变成磷酸烯醇式丙酮酸。

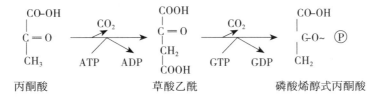

丙酮酸 草酸乙酰 磷酸烯醇式丙酮酸

（2）1,6-二磷酸果糖：在果糖二磷酸酶作用下转变为6-磷酸果糖。

（3）6-磷酸葡萄糖：在葡萄糖6-磷酸酶作用下水解为葡萄糖。

2.糖异生的生理意义

（1）维持血糖浓度相对恒定：糖异生的作用主要是维持空腹或饥饿时血糖浓度的相对恒定。

（2）有利于乳酸的再利用：剧烈运动时，肌肉中糖酵解加强，产生大量乳酸，后者经血液循环进入肝，作为糖异生的重要原料，重新合成葡萄糖或糖原，既可以补充血糖，也可以被肌组织摄取利用，此过程称为乳酸循环，也称"Cori循环"（图4-18）。

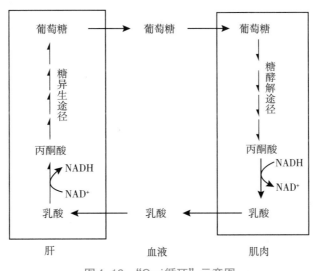

图4-18 "Cori循环"示意图

（3）调节酸碱平衡：长期饥饿时，肾糖异生增强，有利于维持酸碱平衡。

（五）血糖

血液中的葡萄糖称为血糖。正常人空腹血浆葡萄糖浓度为3.9~6.1mmol/L（葡萄糖氧化酶法）。血糖浓度的相对恒定是通过神经调节、组织器官的调节和激素调节，维持其来源和去路的动态平衡。

1.血糖的来源和去路

（1）血糖的来源：①食物中的糖是血糖的主要来源。②肝糖原分解是空腹时血糖的直接来源。③非糖物质如甘油、乳酸及生糖氨基酸通过糖异生作用生成葡萄糖，长期饥饿时作为血糖的重要来源。

（2）血糖的去路：①氧化分解提供能量为血糖的主要去路。②在肝、肌肉等组织参与糖原合成。③转变为其他糖及其衍生物，如核糖、氨基糖等。④转变为非糖物质，如脂肪、氨基酸等。

2.血糖水平异常 临床上因糖代谢障碍而发生血糖水平紊乱，多见于以下两种类型。

（1）高血糖与糖尿：临床上将空腹血糖浓度高于7.0mmol/L时称为高血糖；当血糖浓度超过肾糖阈（约10.0mmol/L）时，则会出现糖尿。有生理性与病理性之分，有糖尿不一定都为糖尿病患者。精神紧张、进食糖过多都可以引起糖尿。病理性糖尿多见于胰岛素分泌不足或胰岛素受体功能缺陷等。

（2）低血糖与低血糖昏迷：血糖浓度低于2.8mmol/L时，则称为低血糖，可表现为饥饿感和四肢无力、脸色苍白、心悸、多汗等。若血糖浓度低于2.52mmol/L时，就会严重影响脑的功能，出现惊厥和昏迷，称为低血糖昏迷或低血糖休克。临床上遇到这种情况，需要及时静脉注射葡萄糖溶液，症状会缓解。

💡**重点提示** 糖尿病患者因为胰岛素使用过量、运动过多、饮食控制过于严格等情况，都可能诱发低血糖反应。

三、脂类代谢

（一）概述

脂类是脂肪及类脂的总称，是一类不溶于水而易溶于有机溶剂，并能为机体利用的有机化合物。

1.脂类的组成分布 脂肪是由1分子甘油与3分子脂肪酸通过酯键结合生成，故称为甘油三酯或称三酰甘油；类脂主要包括胆固醇及其酯、磷脂及糖脂等。脂肪在人体的含量受营养状况和机体活动的影响而增减，故又称之为可变脂；类脂是生物膜结构的基本成分，含量稳定，故又称固定脂或基本脂。

2.脂类的生理功能 ①储能与供能：脂肪是空腹或饥饿时能量的主要来源。②维持正常生物膜的结构与功能。③提供营养必需脂肪酸，其中亚油酸、亚麻酸和花生四烯酸不能在体内合成，必须从植物油中摄取，是动物不可缺少的营养素，故又称为营养必需脂肪酸。④保护内脏和防止体温流失。⑤转变成多种生物活性物质。

（二）血浆脂蛋白代谢

1.血脂 血浆所含脂类统称血脂，包括甘油三酯、磷脂、胆固醇及其酯及游离脂肪酸等。血脂的来源：一是外源性，从食物摄取的脂类经消化吸收进入血液；二是内源性，由肝、脂肪细胞及其他组织合成后释放入血。

微课：
血浆脂蛋白

2.血浆脂蛋白 脂类不溶于水，血脂在血浆中必须以脂蛋白的形式而运输。脂蛋白中的蛋白质部分被称为载脂蛋白（apo），主要有apo A、apo B、apo C、apo D、apo E 5类，不同脂蛋白含不同的载脂蛋白，可结合和转运脂质、稳定脂蛋白的结构、调节脂蛋白代谢关键酶活性并参与脂蛋白受体的识别。

（1）血浆脂蛋白的分类：各种脂蛋白一般可用电泳法及超速离心法进行分类。电泳法是根据不同脂蛋白的表面电荷及分子量大小的不同，在电场中具有不同的迁移率，按其在电场中移动的快慢，将脂蛋白分为α-脂蛋白、前β-脂蛋白、β-脂蛋白和乳糜微粒（CM）4类。超速离心法则根据各种脂蛋白含脂类及蛋白质量不相同，其密度也各不相同，按密度由小到大依次为乳糜微粒、极低密度脂蛋白（VlDL）、低密度脂蛋白（LDL）和高密度脂蛋白（HDL），分别对应于电泳分离的CM、前β-脂蛋白、β-脂蛋白及α-脂蛋白。除上述4类脂蛋白外，还有中密度脂蛋白（IDL），常与血浆中的清蛋白结合而运输。

（2）血浆脂蛋白的组成及功能：血浆脂蛋白主要由蛋白质、甘油三酯、磷脂、胆固醇及其酯组成。各类脂蛋白都含有这些成分，但其组成比例及含量却大不相同（表4-3）。

表4-3　血浆脂蛋白的组成及功能

密度分类法	电泳相当的位置	密度	颗粒直径大小 /nm	化学组成 / %			正常人空腹时血浆中含量 / %	主要生理功能
				蛋白质	甘油三酯磷脂	胆固醇		
乳糜微粒	原点	<0.96	80~500	0.8~2.5	2~7	6~9	难于检出	转运外源性脂肪
极低密度脂蛋白	前β	0.96~1.006	25~80	5~10	50~70	10~15	很少	转运内源性脂肪
低密度脂蛋白	β	1.063~10.63	20~25	25	10	20	61~70	转运胆固醇
高密度脂蛋白	α	1.063~1.210	5~30	45~50	5	36	30~40	转运磷脂和胆固醇

（三）甘油三酯的代谢

1.甘油三酯的分解代谢

（1）脂肪动员：储存在脂肪组织中的脂肪，被脂肪酶逐步水解为游离脂肪酸及甘油并释放入血以供其他组织氧化利用，该过程称为脂的动员。细胞中催化脂肪水解的酶有3种，即甘油三酯脂肪酶、甘油二酯脂肪酶和甘油一酯脂肪酶。其中甘油三酯脂肪酶是脂肪动员的限速酶，其活性受多种激素的调控，故又称为激素敏感脂肪酶。肾上腺素、胰高血糖素等能促进脂肪动员，称为脂解激素；胰岛素等抑制脂肪动员，称为抗脂解激素。脂肪动员的过程如下：

$$甘油三酯 \xrightarrow{\quad 脂肪酸 \quad} 甘油二酯 \xrightarrow{\quad 脂肪酸 \quad} 甘油一酯 \xrightarrow{\quad 脂肪酸 \quad} 甘油$$

（2）脂肪酸的β-氧化：以肝及肌肉最活跃。

1）脂肪酸的活化：内质网及线粒体外膜上的脂酰CoA合成酶在ATP、辅酶A（CoASH）、Mg^{2+}存在的条件下，催化脂肪酸生成脂酰CoA的过程。

2）脂酰CoA进入线粒体：催化脂肪酸氧化的酶系存在于线粒体的基质内，因此活化的脂酰CoA必须进入线粒体内才能代谢。通常活化的脂酰CoA在肉碱的携带下进入线粒体基质，脂酰CoA进入线粒体是脂肪酸β-氧化的主要限速步骤，肉碱脂酰转移酶Ⅰ是脂肪酸β-氧化的限速酶。

3）脂肪酸的β-氧化：脂肪酸在体内的氧化分解是从脂酰基的β-碳原子开始，进行脱氢、加水、再脱氢和硫解4步连续反应，脂酰基断裂生成1分子比原来少2个碳原子的脂酰CoA（继续进行β-氧化）及1分子乙酰CoA，不断循环，可以将偶数碳原子的脂肪酰CoA完全分解为乙酰CoA；人体内还含有少量奇数碳原子脂肪酸，经β-氧化可生成丙酰CoA，丙酰CoA彻底氧化需要经β-氧化酶及异构酶的作用，转化为琥珀酰CoA，继而转化为乙酰CoA（图4-19）。

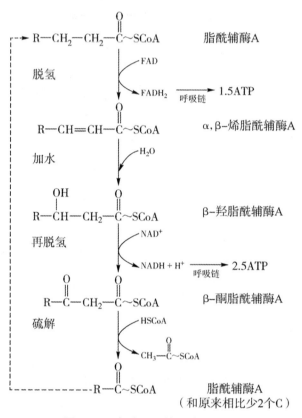

图4-19　脂酰CoA的β-氧化过程

4）脂肪酸氧化的能量生成：以16C软脂酸为例，可生成8分子乙酰CoA（含2C），需进行7次β-氧化，生成7分子$FADH_2$和$NADH+H^+$。因此，能量生成数=8×10+7×（1.5+2.5）=108分子ATP，减去活化时耗去的2个高能磷酸键（相当于2个ATP），净生成106分子ATP。

（3）酮体的代谢：脂肪酸在肝内β-氧化产生的大量乙酰CoA，部分转变为酮体，输出肝外利用，主要包括乙酰乙酸、β-羟丁酸和丙酮。

1）酮体的生成与利用：脂肪酸β-氧化生成的大量乙酰CoA是合成酮体的原料，在肝线粒体由酮体合成酶系催化下完成，其中β-羟-β甲基戊二酸单酰辅酶A（HMG-CoA）合成酶是其关键酶。但肝缺乏利用酮体的酶，肝外许多组织，特别是心肌、骨骼肌、脑和肾等具有活性很强的利用酮体的酶，因此，肝内生成的酮体，肝外利用。

2）酮体代谢的生理意义：酮体是脂肪酸在肝内正常的中间代谢产物，是肝输出能源的一种形式。其代谢有其有利的一面，酮体溶于水，分子小，能通过血脑屏障及肌肉毛细血管壁，是肌肉尤其是脑组织的重要能源；也有其不利的一面，在饥饿、高脂低糖膳食及糖尿病时，脂肪动员加强，酮体生成增加超过肝外组织利用的能力，引起血中酮体升高，可导致酮症酸中毒。

🔆**重点提示**　酮体代谢的特点为"肝内生酮、肝外用"。酮体3种成分中，乙酰乙酸占约30%，β-羟丁酸占约70%，丙酮少量。

2.甘油三酯的合成代谢　体内大多数组织都能合成甘油三酯，以肝、脂肪组织、小肠最为活跃，其中肝合成能力最强，通过甘油一酯和甘油二酯2条途径完成。合成甘油三酯所需的甘油主要来自糖酵解途径产生；脂肪酸主要由葡萄糖的有氧氧化产生的乙酰CoA为原料合成，也可以是食物脂肪消化吸收的脂肪酸。

（四）胆固醇的代谢

1.胆固醇的合成　①合成部位：肝是合成胆固醇的主要场所，主要在胞质及内质网中进行。②合成原料及关键酶：乙酰CoA是合成胆固醇的直接原料，此外，还需ATP供能、NADPH+H⁺提供还原反应所需要的氢。乙酰CoA及ATP多来自线粒体中糖的有氧氧化，而NADPH则主要来自磷酸戊糖途径。在胆固醇合成过程中由HMG-CoA还原酶作用生成的HMG-CoA，同时也是酮体合成的重要中间产物，HMG-CoA还原酶是其合成过程的关键酶，各种影响胆固醇合成的因素主要是通过调节HMG-CoA还原酶活性来实现的。

🔆**重点提示**　HMG-CoA还原酶是其合成过程的关键酶，因此临床上很多抗动脉粥样硬化的药物作用机制是通过抑制HMG-CoA还原酶活性实现的。

2.胆固醇的转化　①转变为胆汁酸：胆固醇在肝中转化成胆汁酸是胆固醇在体内代谢的主要去路。②转化为类固醇激素：如雌激素、雄激素等。③转化为7-脱氢胆固醇：在皮肤中胆固醇可被氧化为7 脱氢胆固醇，后者经紫外线照射转变为维生素D₃。

四、蛋白质的营养作用与氨基酸代谢

（一）蛋白质的营养作用

1.蛋白质的生理功能　①维持细胞组织的生长、更新和修补。②参与体内多种重要的生理功能，如物质转运、血液凝固、合成含氮化合物等。③氧化供能。

2.蛋白质的需要量

（1）氮平衡：指人每日摄入蛋白质的含氮量与排泄物中含氮量之间的关系。它反映体内蛋白质的合成与分解代谢的总结果。体内氮平衡有3种情况。①氮总平衡：指摄入氮量等于排出氮量，反映体内蛋白质的合成与分解处于动态平衡，见于营养正常的成人。②氮正平衡：指摄入氮量大于排出氮量，反映体内蛋白质的合成大于分解，儿童、孕妇及恢复期的患者属于此种情况。③氮负平衡：指摄入氮量小于排出氮量，反映体内蛋白质的合成少于分解，见于饥饿、严重烧伤、出血及消耗性疾病患者。

（2）生理需要量：成人每日最低分解约30g蛋白质，成人每日最低需要30~50g蛋白质，我国营养学会推荐成人每日蛋白质需要量为80g。

3.蛋白质的营养价值

（1）必需氨基酸：指机体需要但机体不能合成或合成量少，不能满足机体需要，必须由食物供给的氨基酸。人体必需氨基酸有下列8种，即赖氨酸、色氨酸、缬氨酸、苯丙氨酸、苏氨酸、亮氨酸、异亮氨酸和甲硫氨酸（蛋氨酸）。近年来通过氮平衡试验证明，组氨酸也为必需氨基酸。

🔆**重点提示**　8种必需氨基酸可通过口诀"携一两本淡色书来"进行记忆。

（2）蛋白质的营养价值和互补作用：蛋白质的营养价值指食物蛋白质在体内的利用率，而决定蛋白质营养价值的高低则取决于营养必需氨基酸的种类和比例。因此，将几种营养价值较低的蛋白质混合食用，互相补充必需氨基酸的种类和含量，可以提高蛋白质的营养价值，称为蛋白质的互补作用。

（二）氨基酸的一般代谢

1. 氨基酸代谢概况　在正常情况下，体内氨基酸的来源和去路处于动态平衡。食物蛋白质在消化道经多种酶的催化，最终水解为各种氨基酸，由小肠吸收进入体内；体内蛋白质可经溶酶体或胞质中蛋白酶作用水解成氨基酸，与其他物质经代谢转变而合成的氨基酸交融在一起分布于全身各组织参与代谢，称为氨基酸代谢库。大多数氨基酸主要在肝中分解代谢，有些氨基酸（如支链氨基酸）主要在骨骼肌中分解代谢。

2. 氨基酸的脱氨基作用　脱氨基作用是氨基酸分解代谢的主要途径，在大多数组织细胞内均可进行。氨基酸脱氨基作用的方式主要有氧化脱氨基、转氨基、联合脱氨基和嘌呤核苷酸循环等，其中联合脱氨基作用最为重要。

（1）氧化脱氨基作用：氨基酸在酶催化下进行伴有氧化的脱氨反应，称为氧化脱氨基作用。体内存在多种氨基酸氧化酶，其中以L-谷氨酸脱氢酶最为重要。该过程有以下几个特点："氧化"是通过脱氢完成的、受氢体为NAD^+（维生素PP）、可生成游离氨、主要底物为谷氨酸。其催化的反应过程如下。

| L-谷氨酸 | 亚谷氨酸 | α-酮戊二酸 |

（2）转氨基作用：体内各组织中都有氨基转移酶或称转氨酶，此酶催化某一氨基酸的α-氨基转移到另一种α-酮酸的酮基上，生成相应的氨基酸，原来的氨基酸则转变成α-酮酸，该过程并不能直接生成游离氨。转氨基作用既是氨基酸的分解代谢过程，也是体内某些氨基酸（非必需氨基酸）合成的重要途径。体内大多数氨基酸可以参与转氨基作用，但赖氨酸、脯氨酸及羟脯氨酸例外。体内存在着多种转氨酶，其中以谷丙转氨酶［GPT，又称丙氨酸转氨酶（ALT）］和谷草转氨酶［GOT，又称冬氨酸转氨酶（AST）］最为重要，转氨酶的辅酶是磷酸吡哆醛（维生素B_6）。其催化的反应过程如下。

💡**重点提示**　ALT、AST是临床上常用的衡量肝细胞、心肌细胞有无损伤或损伤程度的指标。

（3）联合脱氨基作用：指在转氨酶的催化下，氨基酸与α-酮戊二酸进行转氨基作用，生成相应的α-酮酸和谷氨酸。谷氨酸再经L-谷氨酸脱氢酶催化，脱去氨基生成α-酮戊二酸和氨的过程。此反应主要在肝、肾等组织中进行。这是体内主要的脱氨基方式，其逆向反应过程也是体内合成非必需氨基酸的重要途径（图4-20）。

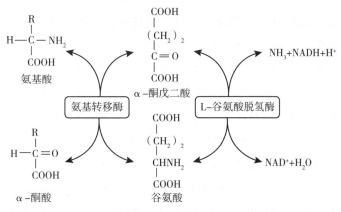

图4-20 转氨基偶联氧化脱氨的联合脱氨基作用

（4）嘌呤核苷酸循环：骨骼肌和心肌中存在着另一种氨基酸脱氨基反应，氨基酸首先通过连续的转氨基作用将氨基转移给草酰乙酸，生成天冬氨酸；天冬氨酸再与次黄嘌呤核苷酸（IMP）反应生成腺苷酸代琥珀酸，后者经过裂解，释放出延胡索酸并生成腺嘌呤核苷酸（AMP），AMP又在腺苷酸脱氨酶催化下脱去氨基，最终完成氨基酸的脱氨基作用。此为联合脱氨基的一种特殊类型（图4-21）。

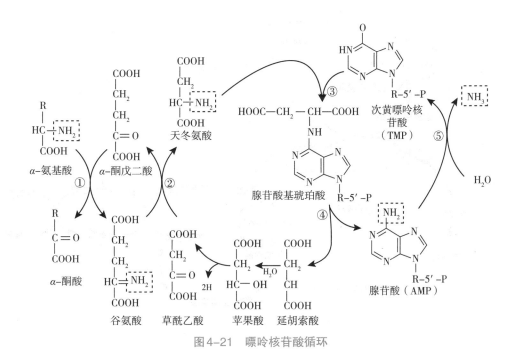

图4-21 嘌呤核苷酸循环

（三）氨的代谢

氨是机体正常代谢的产物，它是一种有毒物质。某些原因引起血氨浓度升高，可导致神经组织，特别是脑组织功能障碍，称为氨中毒。在正常情况下，机体内氨的来源与去路保持动态平衡，不会发生氨的堆积而导致氨中毒。

1.体内氨的来源

（1）氨基酸脱氨：是体内氨的主要来源。胺类物质氧化分解也可产生氨。

（2）肠道吸收的氨：这部分氨又有两个来源，即肠道内未被消化或未被吸收的蛋白质、氨基酸的腐败作用产生氨和血中尿素渗入肠道水解产生氨。

（3）肾小管上皮细胞分泌的氨：在肾远曲小管和上皮细胞内，谷氨酰胺在谷氨酰胺酶的催化下，水解成谷氨酸和NH_3，正常情况下这部分氨主要被分泌到肾小管管腔内，与H^+结合成NH_4^+，并以铵盐的形式由尿排出，这对调节机体的酸碱平衡起着重要的作用。

2.体内氨的转运 氨在血液循环中的转运，主要是通过两条途径。①谷氨酰胺形式：是从脑、肌肉等组织向肝或肾运输氨的主要形式。氨与谷氨酸在谷氨酰胺合成酶的催化下，合成谷氨酰胺，将氨经血液循环带到肝，再由谷氨酰胺酶将其分解，产生的氨用于尿素合成，谷氨酰胺对氨具有运输、储存和解毒作用。②丙氨酸形式：骨骼肌中主要以丙酮酸为氨的受体，生成丙氨酸，通过丙氨酸–葡萄糖循环将肌组织中的氨转运至肝，同时肝为肌组织提供葡萄糖。

3.体内氨的去路

（1）在肝内合成尿素：这是体内氨的主要去路。尿素合成是通过鸟氨酸循环完成的（图4–22）。该合成过程有以下几个特点：①合成主要在肝的线粒体和胞质中进行。②合成1分子尿素需消耗4分子ATP。③精氨酸代琥珀酸合成酶是尿素合成的关键酶。④尿素分子中的2个氮原子，1个来源于游离NH_3，另1个来源于天冬氨酸的氨基。

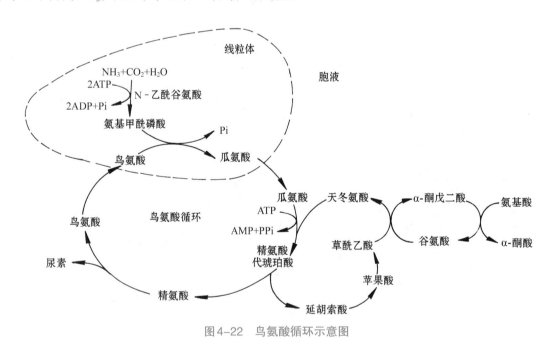

图4-22 鸟氨酸循环示意图

（2）重新合成氨基酸：一般为联合脱氨基的逆向过程。

（3）合成其他含氮化合物。

4.高氨血症与氨中毒 在正常情况下，体内血氨浓度处于较低水平，主要是因为肝可将氨合成尿素。当肝功能严重损伤时，尿素合成障碍，血氨浓度增高，称为高氨血症。氨进入脑组织，与α-酮戊二酸结合生成谷氨酸和谷氨酰胺，消耗了脑组织中α-酮戊二酸，而α-酮戊二酸是三羧酸循环的重要中间产物，由此导致三羧酸循环和氧化磷酸化减弱，脑组织中ATP生成减少，造成大脑功能障碍，严重时可发生昏迷，这就是肝性脑病氨中毒学说的基础。临床上，高血氨患者可以通过减少氨的来源（限制蛋白质等）、增加去路（输入谷氨酸等），以降低血氨，维持血氨的恒定。

（四）个别氨基酸的代谢

1.氨基酸的脱羧基作用　体内部分氨基酸也可在氨基酸脱羧酶作用下进行脱羧基生成相应的胺，氨基酸脱羧酶的辅酶是磷酸吡哆醛。胺类含量虽然不高，但具有重要的生理作用。体内广泛存在着胺氧化酶，能将其氧化成为醛类，再氧化成羧酸，从而避免胺类在体内蓄积。下面列举几种氨基酸脱羧基产生的重要胺类物质。

（1）谷氨酸在L-谷氨酸脱羧酶催化下脱羧生成γ-氨基丁酸（γ-aminobutyric acid, GABA）：L-谷氨酸脱羧酶在脑及肾组织活性高，因此γ-氨基丁酸在脑中含量较高。GABA是抑制性神经递质，对中枢神经系统有抑制作用。

💡**重点提示**　谷氨酸分子中有2个羧基，脱羧基是脱去其中的α位的羧基。

（2）组氨酸脱羧生成组胺：组胺是一种强烈的血管扩张药，能够增加毛细血管的通透性，也可以参与机体的过敏反应。

（3）色氨酸经羟化后脱羧生成5-羟色胺：外周组织中5-羟色胺具有强烈的收缩血管作用，脑组织中5-羟色胺则作为神经递质具有抑制作用。

2.一碳单位的代谢　某些氨基酸在分解代谢过程中可以产生含有一个碳原子的基团，称之为一碳单位，体内一碳单位的主要功能是参与嘌呤与嘧啶的合成。常见的一碳单位有甲基（—CH_3）、亚甲基或甲烯基（—CH_2—）、次甲基或甲炔基（=CH—）、甲酰基（—CHO）、亚氨甲基（—CH=NH）等。一碳单位通常由其载体携带，常见的载体有四氢叶酸（FH_4）和S-腺苷同型半胱氨酸，有时也可为维生素B_{12}。各种不同形式的一碳单位在一定条件下它们可以通过氧化还原反应而彼此转变，但是N^5-CH_3-FH_4的生成是不可逆的。

💡**重点提示**　N^5-CH_3-FH_4中的FH_4重新游离需要通过"甲硫氨酸循环"实现。

3.芳香族氨基酸的代谢　在神经组织细胞中的主要代谢过程为：苯丙氨酸→酪氨酸→多巴→多巴胺→去甲肾上腺素→肾上腺素。多巴胺、去甲肾上腺素和肾上腺素统称儿茶酚胺。在黑色素细胞中，多巴胺可转变为黑色素。苯丙氨酸羟化酶遗传性缺陷可致苯丙酮酸尿症，酪氨酸酶遗传性缺陷可致白化病。

🏛 **思政课堂**

爱国奉献　甘之如饴

食物中的糖类一般是在小肠内以单糖的形式被吸收，各种单糖的吸收速率有很大差别，其中以半乳糖和葡萄糖的吸收为最快，果糖次之，甘露糖则最慢。葡萄糖的吸收是逆浓度梯度进行的主动转运过程，其能量来自钠泵的活动，而作为高度亲水的葡萄糖分子，无法自由通过疏水的生物膜，其进出细胞除需要能量外，还需要依靠膜上的转运蛋白。2006年，我国青年科学家颜宁带领她的学弟学妹们做出了实验室第一个膜蛋白结构。后经过8年不懈努力，她和她的团队找到了葡萄糖转运蛋白，为基于结构的小分子肿瘤药物设计提供了直接依据，成为世界上第一个人源次级转运蛋白晶体结构。因此，在科学道路上，唯有潜心研究，不断探索，才能取得成功。

讨论

1.结合不同糖的代谢特点，试分析从水果中摄入的糖是不是比白砂糖中的糖更健康？

2.结合糖代谢特点，试分析肿瘤细胞在有氧条件下仍需糖酵解供能的机制是什么？

本节小结

PPT课件

课后练习

（成秀梅）

第四节　基因信息的传递与表达

学习目标

知识目标：

1.掌握复制、转录、转录、翻译的概念。

2.熟悉复制、转录、翻译的原料和反转录酶的特点。

3.了解转录后和翻译后的加工过程。

技能目标：

1.能够运用复制相关知识解释遗传现象。

2.能够运用反转录酶的特点解释反转录病毒高频变异现象。

素质目标：

1.具备尊重科学、关爱患者的职业道德。

2.养成敢于探究、严谨务实的科学精神。

基因是具有遗传效应的DNA功能片段，遗传信息从亲代到子代的传递是通过DNA复制、转录、翻译等一系列过程完成的。1958年，DNA双螺旋结构的确立者F. Crick把这种遗传信息的传递方式归纳为遗传学中心法则。它代表了所有有细胞结构的生物遗传信息贮存和表达的规律。1970年，在研究致癌RNA病毒时发现有些病毒中RNA可以自我复制，甚至可以反向转录。因此，对中心法则内容进行了完善和补充，归纳如下：

复制→DNA→转录→反转录→复制→RNA→翻译→蛋白质

一、DNA的生物合成

以亲代DNA为模板合成子代DNA的过程，称为DNA复制。通过复制，亲代DNA将分子上的遗传信息能够准确地传给子代DNA，以维持物种的稳定。

（一）DNA复制的特点

1.半保留复制　复制时DNA双螺旋结构解开成两股单链，称为母链。解开的两条单链均作为模板，按照碱基配对原则指导合成新的互补链，称为子链。子代DNA双链中1条单链从亲代完整地保留下来，另一股单链则完全重新合成。2个子代DNA双链碱基序列，都和亲代母链DNA一致。这种复制方式称为半保留复制（图4-23）。

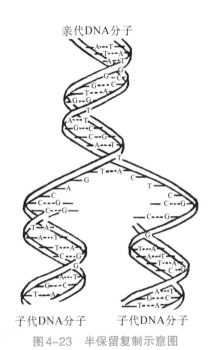

亲代DNA分子

子代DNA分子　　　子代DNA分子

图4-23　半保留复制示意图

2.双向复制　在原核和真核生物中，最普遍的复制方式是双向复制，即从复制起点开始向两个方向进行。

3.半不连续性　以3′→5′走向的链为模板（领头链），其子链可连续合成；而以5′→3′走向的链为模板（随从链）合成的子链则为不连续的（不连续的片段称为冈崎片段）。

4.高保真性　是遗传信息从亲代稳定传递给子代的重要保证。

💡**重点提示**　绝大多数生物的遗传物质为DNA，具有遗传保真性，而少数以RNA为遗传物质的病毒，则容易产生突变，如新型冠状病毒。

（二）复制的反应体系

1.原料　以4种脱氧核苷三磷酸（dNTPs）为原料。

2.模板　亲代DNA解开后的2股单链。

3.引物　本质为RNA，可提供3′-OH末端，使dNTP可以依次聚合。

4.酶和蛋白质因子　主要包括：①解旋酶。②拓扑异构酶。③单链DNA结合蛋白（SSB）。④引物酶。⑤DNA聚合酶。⑥DNA连接酶。

（三）复制的过程

DNA的复制过程可分为复制的起始、延伸和终止3个阶段（图4-24）。

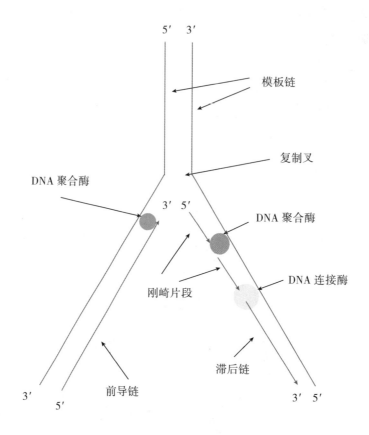

图 4-24　DNA复制的过程

1.复制的起始　由拓扑异构酶和解链酶作用，使DNA的超螺旋及双螺旋结构解开，形成两条单链DNA，SSB结合在单链DNA上，形成复制叉。在引物酶的催化下，以DNA链为模板，合成一段短的RNA引物，此引物3′-OH末端就是合成新的DNA的起点，引物的合成标志着复制正式开始。

2.复制的延长　在RNA引物3′-OH末端由DNA聚合酶催化，以亲代DNA链为模板，从5′→3′方向聚合子代DNA链。引发体向前移动，解开新的局部双螺旋，形成新的复制叉，随从链重新合成RNA引物，继续进行新链的延长。

3.复制的终止　随从链DNA片段合成到一定长度后，在RNA酶的作用下，RNA引物被水解，空隙由DNA链填补，直到剩下最后一个磷酸酯键的缺口。在DNA连接酶的催化下，将冈崎片段连接起来，形成完整的DNA长链。

（四）反转录

RNA病毒的基因组是RNA而不是DNA，其复制是在反转录酶的作用下以RNA为模板合成DNA，故称为反转录病毒。在此过程中，核酸合成与转录（DNA→RNA）过程中遗传信息的流动方向（RNA→DNA）相反，故称为反转录。能催化以单链RNA为模板合成双链DNA的酶称为反转录酶。该酶具有以RNA为模板合成DNA的功能、水解RNA的功能、以DNA为模板合成DNA的功能，但缺乏校正功能。

RNA病毒感染活细胞后，先经反转录成为双链DNA，通过基因重组方式，加入宿主细胞基因组，并随宿主细胞复制和表达，这种重组方式称为整合，病毒基因的整合可能是病毒致癌的重要方式。

二、RNA的生物合成

生物体以DNA为模板合成RNA的过程称为转录。转录是RNA生物合成的主要方式，也有些少数RNA病毒以RNA为模板合成RNA，称为RNA复制。

💡**重点提示** 新型冠状病毒的遗传方式为RNA复制，而猴痘病毒、人类免疫缺陷病毒等则是通过反转录的方式实现增殖。

（一）RNA生物合成体系

1.底物 4种核糖核苷酸，即ATP、GTP、CTP、UTP。

2.模板 以一段单链DNA作为模板。

3.RNA聚合酶（DDRP） 原核生物中的RNA聚合酶全酶由5个亚基构成，即$\alpha_2\beta\beta'\sigma$。其中$\sigma$亚基与转录起始点的识别有关，而在转录开始后被释放，$\alpha_2\beta\beta'$被称为核心酶，与RNA链的聚合有关。真核生物中的RNA聚合酶分为3种：RNA pol Ⅰ催化合成rRNA前体；RNA pol Ⅱ在核内转录生成hnRNA，然后加工成mRNA并输送到胞质；RNA pol Ⅲ主要催化tRNA合成。

4.ρ因子 T4噬菌体感染的大肠埃希菌中发现的能控制蛋白质转录终止的蛋白质。

（二）转录的过程

以原核生物为例，原核生物RNA的转录过程可分为起始、延长和终止3个阶段。

1.转录起始 转录全过程均需要RNA pol Ⅰ催化，起始过程需要全酶，靠σ因子辨认转录起始区和转录起点，酶与模板结合，形成转录复合体，接着打开DNA双链，转录起始不需要引物，2个与模板配对的相邻核苷酸，在RNA pol催化下生成磷酸二酯键可以直接连结起来，生成第1个磷酸二酯键后，σ亚基即从转录起始复合物上脱落，并离开启动区，进入延长阶段。

2.转录延长 随着σ亚基脱落，核心酶的构象会发生改变，酶与模板的结合有高度特异性，而且较为紧密。过了起始区，不同基因的碱基序列大不相同，所以RNA聚合酶与模板的结合就是非特异性的，而且结合得较为松弛，这样有利于RNA聚合酶迅速向前移动。RNA聚合酶是沿着模板链的$3' \rightarrow 5'$方向，或沿着新生RNA链的$5' \rightarrow 3'$方向前进。在同一DNA模板上，有多个转录同时在进行。在原核生物中，RNA的转录合成尚未完成，已将其作为模板的翻译过程已经开始，转录和翻译同步进行，在原核生物中较为常见。

3.转录终止 当RNA聚合酶在DNA模板上停顿下来不再前进，转录产物RNA链从转录复合物上脱落下来，就是转录终止。依据是否需要蛋白质因子的参与，原核生物转录终止通常分为依赖ρ因子与非依赖Rho因子两大类。

真核生物的转录过程比原核复杂，真核生物和原核生物的RNA pol种类不同，结合模板的特性也不一样，真核生物RNA转录延长过程也不与翻译同步。

（三）转录后加工

1.mRNA的转录后加工 原核生物的mRNA一般不需要加工修饰，一经转录即可直接指导翻译的过程。真核生物转录产生的mRNA的前体比成熟mRNA要大得多，且很不稳定。hnRNA需要进行切除内含子和连接外显子的剪接、5′端"加帽"、3′端"加尾"及核苷酸的甲基化修饰等过程，才能成为成熟的mRNA。

（1）加帽：即在mRNA的5′端加上m^7GTP的结构，此过程发生在细胞核内。

（2）加尾：由核酸外切酶切去3′端部分过剩的核苷酸，然后再加入聚腺苷酸尾巴（poly A），这一过程也在细胞核内完成。

（3）剪接或剪切：真核生物中的结构基因基本上都是断裂基因。结构基因中能够指导多肽链合成的编码顺序被称为外显子，而不能指导多肽链合成的非编码顺序则被称为内含子。剪接是在细胞核中，由特定的酶催化进行的，切除内含子，拼接外显子；或者由核酸内切酶直接切除内含子，连接酶进行连接，使之成为具有翻译功能的模板。

（4）内部甲基化：由甲基化酶催化，对某些碱基进行甲基化处理。

2.tRNA和rRNA的转录后加工　原核生物与真核生物tRNA转录后的加工过程相似，主要包括：①剪接或剪切。②3′末端加上CCA-OH。③碱基的修饰。rRNA的转录后加工过程包括：①核酸酶参与的剪切作用。②甲基化修饰。③自我剪接等过程。

三、蛋白质的生物合成

蛋白质的生物合成是基因表达的重要步骤之一，DNA结构基因的遗传信息转录给mRNA，再以mRNA为模板指导蛋白质的合成，mRNA中的核苷酸序列决定了多肽链中氨基酸的排列顺序，这个遗传信息的转译过程称为翻译。

（一）蛋白质生物合成体系

以mRNA为模板，tRNA为运载体，核蛋白体为装配场所，还包括氨基酸、酶、蛋白质因子［起始因子（IF）、延长因子（EF）、释放因子（RF）及核苷酸、无机离子等］。

（二）蛋白质生物合成的基本过程

1.氨基酸的活化与搬运　在氨基酰tRNA合成酶催化将氨基酸活化并与tRNA 3′端CCA上的—OH结合，形成氨基酰tRNA。

2.活化氨基酸的缩合–核蛋白体循环　活化氨基酸在核蛋白体上反复翻译mRNA上的密码并缩合生成多肽链的循环反应过程，称为核蛋白体循环。核蛋白体循环过程可分为3个阶段。

（1）起动阶段：在IF促进下，30S小亚基与mRNA的起动部位、起动tRNA（fmet-tRNA）和GTP结合，形成复合体。IF-3从30S起动复合体上脱落，50S大亚基与复合体结合，形成70S起动前复合体。然后GTP被水解，IF-1和IF-2从复合物上脱落，70S启动复合体形成。

（2）延长阶段：与mRNA下一个密码相对应的氨基酰tRNA进入核蛋白体的受位。在转肽酶的催化下，将给位上的tRNA所携带的甲酰蛋氨酰基或肽酰基转移到受位上的氨基酰tRNA上，与其α-氨基缩合形成肽键。给位上已失去蛋氨酰基或肽酰基的tRNA从核蛋白上脱落。核蛋白体向mRNA的3′端滑动相当于一个密码的距离，同时使肽酰基tRNA从受位移到给位。此时，核蛋白体的受位留空，与下一个密码相对应的氨基酰tRNA即可再进入，重复以上循环过程，使多肽链不断延长。

（3）终止阶段：核蛋白体沿mRNA链滑动，不断使多肽链延长，直到终止信号进入受位。RF识别终止密码，进入核蛋白体的受位。RF使转肽酶变为水解酶，多肽链与tRNA之间的酯键被水解，多肽链释放。核蛋白体脱离mRNA，大、小亚基分离。

（三）翻译后的加工

新合成的肽链并不具有生物学功能，必须经正确折叠形成具有生物活性的三维空间结构，有的还需要形成二硫键或亚基的聚合形成具有四级结构的蛋白质；也有些蛋白质在翻译后，还需要经过水解切除一些肽段或氨基酸，或者对某些氨基酸残基的侧链基团进行化学修饰处理后才具有生物学活性。

四、基因工程及其在医学上的应用

基因工程指在体外用人工的方法将不同来源的DNA在细胞内重新进行组合，再把重组基因导入细胞或细菌并能进行复制、转录、翻译的技术。因此，基因工程也称基因克隆或重组DNA技术。

（一）重组DNA技术（或称基因工程）相关概念

1.**DNA克隆** 用分离纯化或人工合成的DNA在体外与载体DNA结合，成为重组DNA（复制子），用以转化宿主（细菌或其他细胞），筛选出能表达重组DNA的活细胞。

2.**工具酶** 在重组DNA技术中，常需要一些基本的酶对基因进行操作，故称之为工具酶。

3.**目的基因** 需要特异表达的特定的DNA片段。

4.**载体** 能将目的基因运载到宿主细胞内，并能进行表达的DNA片段。

（二）重组DNA技术的基本步骤及其在医学上的应用

1.**基本步骤** 主要包括以下几个方面：①制备目的基因和相关载体。②将目的基因和载体进行连接。③将重组的DNA导入受体细胞。④DNA重组体的筛选和鉴定。⑤DNA重组体的扩增、表达和其他研究。

2.**在医学上的应用** ①用于医学上的基础研究。②生物制药。③基因诊断。④基因治疗。⑤遗传病的预防。

🏛 **思政课堂**

心有大我　科学报国

施一公，美国普林斯顿大学分子生物学系建系以来最年轻的终身讲席教授，拥有一整层楼的实验室、充裕的科研经费和优越的生活条件。2008年，40岁的他毅然回到祖国，全职进入母校清华大学任教。他的离开，让美国生物学界颇为诧异不解。2015年，施一公团队在世界上率先解析出RNA剪接体的空间三维结构，一时间惊叹世界结构生物学界。这一成果登上了国际经典教科书《生物化学原理》的封面，业内人士将其评价为"RNA剪接领域里程碑式的重大突破""近30年中国在基础生命科学领域对世界科学做出的最大贡献"；又于2017年首次解析第一个人源剪接体结构；2021年首次解析次要剪接体高分辨率三维结构等。从泡在实验室带学生做研究，到坚守讲台给学生讲课，他把自己的知识、理念和科学思考倾囊相授，影响了一大批年轻人。

讨论

1.查阅相关资料，简单描述施一公团队在生物化学领域的贡献有哪些?

2.查阅相关资料，了解RNA剪接异常与疾病的关系是什么?

本节小结　　　　　PPT课件　　　　　课后练习

（成秀梅）

第五章

病原生物学与免疫学

第一节　疾病发生的常见病原生物性因素

学习目标

知识目标：

1.掌握常见寄生虫的致病性和生活史。

2.熟悉常见病原性病毒的生物学性状和致病性。

3.了解常见致病微生物的检查和防治原则。

技能目标：

1.能够说出细菌、病毒的概念、结构、感染。

2.能够说出常见病原性细菌的生物学性状、致病性和免疫性。

素质目标：

1.具备良好的职业道德与全心全意为人民的健康服务的工作作风。

2.培养创新能力和评判性思维能力。

病原生物学（pathobiology）是研究病原生物的生物学性状、致病性与免疫性及实验诊断方法和防治的一门科学。病原生物学包括医学微生物学（medical microbiology）和医学寄生虫学（medical parasitology）两大部分。

一、常见病原微生物

微生物（microorganism）是一群个体微小、结构简单、肉眼看不见，必须借助光学或电子显微镜放大才能看到的微小生物。根据其分化程度、化学组成及结构的差异，可将它们分为三大类：原核细胞型微生物，如细菌、放线菌、支原体、衣原体、立克次体和螺旋体等；真核细胞型微生物，如真菌；非细胞型微生物，如病毒。

（一）细菌概述

细菌（bacterium）是一类具有细胞壁的单细胞原核细胞型微生物，具有相对恒定的形态与结构。

1.细菌的大小、形态

（1）大小：细菌个体微小，通常以微米（μm）为测量单位，大多数病原菌其大小在数微米之间。

（2）形态：细菌的种类较多，形态简单，根据其形态将细菌分为球菌、杆菌和螺形菌三大类（图5-1）。

1）球菌：菌体呈球形或近似球形。根据繁殖时细菌分裂平面不同和分裂后排列方式的不同，可将球菌分为单球菌、双球菌、链球菌、葡萄球菌、四联球菌、八叠球菌等。

2）杆菌：不同杆菌的大小、长短、弯曲、粗细差异很大。杆菌形态多呈直杆状，也有球杆状、分枝状、棒状、链状等多种不同形态。

3）螺形菌：菌体弯曲，只有1个弯曲称为弧菌，如霍乱弧菌；有多个弯曲称为螺菌。

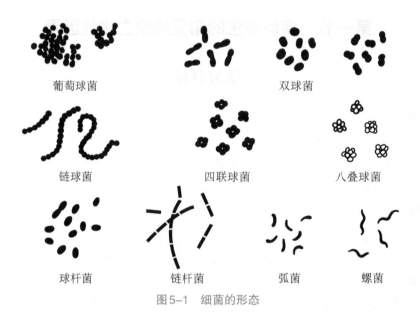

葡萄球菌　　　　　　　　双球菌

链球菌　　　　　四联球菌　　　　八叠球菌

球杆菌　　　　链杆菌　　　弧菌　　　螺菌

图5-1　细菌的形态

2. 细菌的结构　分为基本结构和特殊结构（图5-2）。基本结构（每个细菌都具有的结构）包括细胞壁、细胞膜、细胞质、核质。特殊结构（仅指某些细菌具有的结构）包括荚膜、鞭毛、菌毛、芽孢。

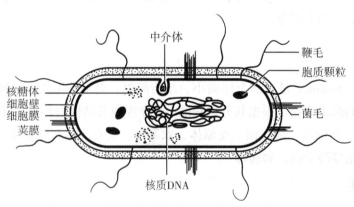

中介体

鞭毛

胞质颗粒

核糖体
细胞壁
细胞膜

菌毛

荚膜

核质DNA

图5-2　细菌的基本结构与特殊结构

（1）细胞壁（cell wall）：是包绕在细菌细胞膜外的一层坚韧而有弹性的膜状结构。化学组成较复杂，随不同细菌而异，基本组分为肽聚糖（peptidoglycan），是细菌细胞壁中的主要组分，为原核细胞所特有，又称黏肽。根据革兰染色法可将细菌分成两大类，即革兰阳性菌（G^+菌）和革兰阴性菌（G⁻菌），其细胞壁组成差异较大。

1）革兰阳性菌细胞壁：由肽聚糖和磷壁酸组成。革兰阳性菌的肽聚糖有15~50层，由聚糖骨架、四肽侧链和五肽交联桥组成。聚糖骨架由N–乙酰葡萄糖胺和N–乙酰胞壁酸交替间隔排列，经β–1,4糖苷键连接而成，四肽侧链和五肽交联桥分别由4个和5个氨基酸连接形成，构成机械强度十分坚韧的三维立体框架结构。青霉素能干扰四肽侧链上D–丙氨酸与五肽交联桥之间的连接，从而抑制肽聚糖合成；溶菌酶能切断β–1,4糖苷键，破坏聚糖骨架，引起细菌裂解，起到杀菌作用（图5–3）。磷壁酸是革兰阳性菌的特有组分，也是其重要的表面抗原，多个磷壁酸分子组成长链穿插于肽聚糖层中。磷壁酸具有黏附宿主细胞的功能，与细菌的致病性有关，分壁磷壁酸和膜磷壁酸两种。此外，某些革兰阳性菌细胞壁表面还有一些特殊的表面蛋白质，如金黄色葡萄球菌的A蛋白、A群链球菌的M蛋白。

2）革兰阴性菌细胞壁：由肽聚糖和外膜组成，革兰阴性菌细胞壁肽聚糖含量仅有1~2层，肽聚糖只有聚糖骨架和四肽侧链两部分组成，没有五肽交联桥，因而只形成疏松的单层二维平面结构（图5–3）。外膜是革兰阴性菌的特有组分，在肽聚糖外层，较厚，约占革兰阴性菌细胞壁干重的80%。外膜从内向外由脂蛋白、脂质双层、脂多糖3部分组成。脂蛋白位于肽聚糖层和脂质双层之间，起连接两者的作用。脂质双层的结构类似细胞膜，双层内镶嵌着多种蛋白质，称为外膜蛋白，有不同的生物学功能。由脂质双层向细胞外生出的是脂多糖。脂多糖是革兰阴性菌内毒素的主要成分，与细菌的致病性有关。脂多糖由脂质A、核心多糖和特异多糖3部分组成。脂质A是革兰阴性菌内毒素的毒性和生物活性的主要组分，无种属特异性，不同种属革兰阴性细菌脂质A结构基本一致。因此，不同种属革兰阴性细菌产生的内毒素的毒性作用均相似。核心多糖有属特异性。特异多糖是革兰阴性菌的菌体抗原（O抗原），具有种特异性。特异多糖的缺失将使细菌菌落从光滑型转变为粗糙型。青霉素和溶菌酶对革兰阴性菌无明显的抗菌作用，主要原因是革兰阴性菌细胞壁肽聚糖外面还包一层外膜。

💡**重点提示** 青霉素和溶菌酶的杀菌机制对理解细胞壁的结构很有帮助。

3）细胞壁的功能：维持菌体固有外形，这是细菌细胞壁的主要功能；参与物质交换；保护细菌抵抗低渗的外环境；决定菌体的免疫原性；致病作用，革兰阴性菌细胞壁脂多糖与革兰阳性菌细胞壁膜磷壁酸均与致病性有关。

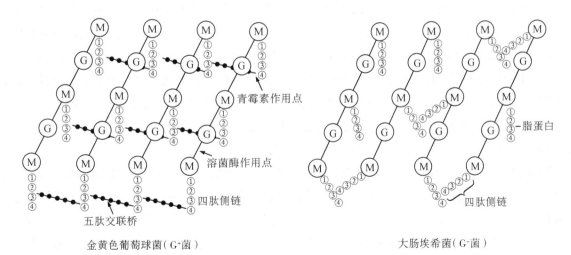

图5–3 革兰阳性细菌和革兰阴性细菌细胞壁肽聚糖结构

（2）细胞膜（cell membrane）：是位于细胞壁内侧的一层紧包着细胞质的柔软有弹性的生物膜。其基本结构是双层磷脂分子中镶嵌有多种蛋白质，但不含胆固醇，这是与真核生物细胞膜的区别点。其主要功能如下。①物质转运。②生物合成。③呼吸和分泌作用。细胞膜向胞质内凹陷、折叠、卷曲形成的囊状物，称为中介体，有类似于真核细胞线粒体的功能。

（3）细胞质（cytoplasm）：是细胞膜包裹的胶状物质，或称原生质，由水、蛋白质、核酸、脂类及少量糖和无机盐组成，是细菌新陈代谢的主要场所。细胞质中含有许多重要结构如下。

1）核糖体（ribosome）：是游离存在于细胞质中的沉降系数为70S的微小颗粒，由50S和30S两个亚基组成，其化学成分为RNA和蛋白质。核糖体是细菌合成蛋白质的场所。链霉素可以与细菌核糖体的30S亚基结合、红霉素能与细菌核糖体的50S亚基结合，干扰细菌蛋白质的合成，从而杀死细菌。而真核生物核糖体沉降系数为80S。这些药物与人体核糖体不能结合，故对人体无干扰作用。

2）质粒（plasmid）：是存在于细胞质中染色体外的遗传物质，为环状闭合的双股DNA。带有遗传信息，控制细菌某些特定的遗传性状。可以自我复制，可以丢失。医学上重要的质粒有R质粒和F质粒等。

3）胞质颗粒（cytoplasmic granule）：细菌细胞质中含有多种较大颗粒，多为贮藏的营养物质，不同细菌有不同的胞质颗粒。胞质颗粒中有一种主要成分是RNA和多偏磷酸盐的颗粒，嗜碱性强，染色时着色较深呈紫色，称为异染颗粒。异染颗粒常见于白喉棒状杆菌，有助于鉴定。

（4）核质（nuclear material）：细菌是原核细胞型微生物，不具有成形的核，没有核膜、核仁，细菌核质功能与真核细胞的染色体相似，是细菌的遗传物质。

（5）荚膜（capsule）：某些细菌在细胞壁外包绕的一层黏液性物质称为荚膜，为多糖或蛋白质。凡黏液性物质牢固地与细胞壁结合，厚度大于$0.2\mu m$，边界清楚者称为荚膜；厚度小于$0.2\mu m$者称为微荚膜，如伤寒沙门菌的Vi抗原、大肠埃希菌的K抗原等。荚膜是细菌重要的毒力因子，也是鉴别细菌的重要标志。荚膜不易着色。一般在动物体内或含有血清或糖的培养基中容易形成。在普通培养基上或连续传代则易消失。荚膜的功能：①抗吞噬作用。②黏附作用。③荚膜具有抗原性。

（6）鞭毛（flagella）：指某些细菌从菌细胞内向菌体表面延伸出的细长、波状弯曲的丝状物。鞭毛的化学成分主要是蛋白质。根据鞭毛的数量和位置可将有鞭毛细菌分为单毛菌、双毛菌、丛毛菌和周毛菌4类。鞭毛的功能：①鞭毛是细菌的运动器官。②某些细菌的鞭毛还与其致病性有关。③细菌鉴定和分类，根据鞭毛的有无、数量、部位和特异的抗原性，可进行细菌的分类和鉴定。

（7）菌毛（pilus）：许多G^-和少数G^+菌菌体表面遍布着比鞭毛更细、更短而直的丝状物，称为菌毛。菌毛的化学成分是蛋白质。根据功能不同，菌毛分为普通菌毛和性菌毛两类。

1）普通菌毛（common pilus）：数目可达数百根，遍布细菌细胞表面，具有黏附作用，与细菌的致病性密切相关，如果丧失菌毛，其致病力也随之消失。

2）性菌毛（sex pilus）：比普通菌毛长而粗，中空呈管状，只有1~4根。性菌毛由一种称为致育因子（F factor）的质粒编码，故性菌毛又称F菌毛，带有性菌毛的细菌称为F^+菌，无性菌毛的细菌称为F^-菌。当F^+菌与F^-菌接触时，通过性菌毛F^+菌可将遗传物质传递给F^-菌，使F^-菌获得F^+菌的某些遗传性状。细菌的致育性（编码性菌毛的能力）、毒力、耐药性等性状可通过此方式传递。

（8）芽孢（spore）：某些细菌在一定的环境条件下，细胞质脱水浓缩，在菌体内形成一个圆形或椭圆形、折光性强的小体，称为芽孢，是细菌的休眠形式。未形成芽孢而具有繁殖能力的菌体称为繁殖体。1个细菌只能生成1个芽孢，1个芽孢发芽，也只能生成1个菌体，故芽孢不是细菌的繁殖方式。芽孢的功能和医学意义：①抵抗力强，细菌的芽孢对热力、干燥、辐射及化学消毒剂等理化因素均有强大的抵抗力，所以医疗实践中判断灭菌是否有效，必须以杀灭芽孢为标准。杀灭芽孢最可靠的方法是高压蒸汽灭菌法。②芽孢的大小、形状、位置等随菌种而异，所以芽孢具有重要的鉴别价值。③间接致病，芽孢在适宜条件下转为繁殖体可致病。

💡**重点提示**　有荚膜的细菌的致病力增强。高压蒸汽灭菌法是杀灭芽孢最可靠的方法。

（9）细菌形态与结构检查法：有显微镜放大法和染色法。显微镜有普通光学显微镜和电子显微镜。染色法有多种，最常用、最重要的染色法是革兰染色法，是丹麦细菌学家革兰于1884年创建。

1）步骤：先用碱性染料结晶紫初染，再加碘液媒染，然后用95%乙醇脱色，最后用稀释复红或沙黄复染。

2）结果：不被乙醇脱色仍保留紫色者为G^+菌，被乙醇脱色后复染呈红色者为G^-菌。

3）意义：革兰染色在鉴别细菌、选择抗菌药、研究细菌致病性等方面具有重要的意义。

3.细菌的生理　细菌的生理活动包括摄取营养物质和合成各种所需物质进行新陈代谢及生长繁殖。整个生理活动的中心是新陈代谢。繁殖迅速是其显著的特点。

（1）细菌的生长繁殖条件

1）充足的营养物质：包括水、碳源、氮源、无机盐、生长因子等。

2）合适的酸碱度：大多数病原菌生长、繁殖最适pH为7.2~7.6。

3）适宜的温度：大多数病原菌最适宜生长温度为37℃。

4）必要的气体环境：需要的气体主要是氧气和二氧化碳。根据细菌对氧气需求的不同，可将其分为4类：专性需氧菌，如结核分枝杆菌；专性厌氧菌，如破伤风梭菌、脆弱类杆菌；兼性厌氧菌，大多数病原菌属于此类；微需氧菌，如幽门螺杆菌。此外，有些细菌（如脑膜炎奈瑟菌、淋病奈瑟菌）在初次分离培养时，需提供5%~10%的二氧化碳，才能较好地生长。

（2）细菌的繁殖方式与速度

1）细菌个体的生长、繁殖：细菌以无性二分裂方式进行繁殖。在适宜条件下，多数细菌一般20~30分钟分裂繁殖一代。有个别细菌繁殖速度慢，如结核分枝杆菌需18~20小时繁殖一代。

2）细菌群体的生长、繁殖：群体细菌具有一定的生长繁殖规律。以培养时间为横坐标，以培养物中活菌数的对数为纵坐标，可绘制出一条反映细菌生长繁殖规律的曲线，称为生长曲线。生长曲线可分为4个期：①迟缓期，此期细菌体积增大，代谢活跃，但不分裂，主要是合成和储备充足的酶和能量，为细菌分裂做准备。②对数期，细菌培养至8~18小时，活菌数以恒定的几何级数增长，此期细菌的形态、染色性、生理特性都较典型，对外界环境因素作用敏感，因此研究细菌的生物学性状以此期细菌最好，抗生素对该期细菌的作用效果最佳。③稳定期，此期细菌活菌数保持相对稳定，一些细菌的芽孢、抗生素、外毒素等代谢产物多在此期产生。④衰亡期，细菌繁殖速度减慢或停止，死亡数超过活菌数，此期细菌形态明显改变，细菌生理代谢活动趋于停止。

💡**重点提示**　掌握细菌生长曲线对临床实践和细菌科研都非常有意义。

4.细菌的人工培养

（1）培养基：是人工配制的适合细菌生长繁殖的营养基质。根据培养基的物理性状不同分为液体培养基、半固体培养基和固体培养基；根据用途不同分为基础培养基、营养培养基、选择培养基、鉴别培养基和厌氧培养基。

（2）细菌在培养基中的生长现象

1）细菌在液体培养基中可见均匀混浊生长、沉淀生长和菌膜生长3种生长现象。

2）细菌在半固体培养基中有两种生长现象，有鞭毛的细菌沿穿刺线向四周呈羽毛状或云雾状扩散生长，如伤寒沙门菌；无鞭毛的细菌只沿穿刺线呈明显的线状生长，穿刺线周围培养基透明澄清。

3）细菌在固体培养基中的生长现象：形成菌落和菌苔。由单个细菌分裂繁殖形成的肉眼可见的细菌集团，称为菌落。多个菌落融合成片，形成菌苔。各种细菌在固体培养基上形成的菌落具有一定特征，这些特征是鉴别细菌的重要依据之一。

（3）细菌的代谢产物及意义：细菌的代谢包括分解代谢和合成代谢两个方面。

1）细菌的分解代谢产物及其意义：不同细菌具有不同的代谢酶，对糖类、蛋白质等的分解能力及其产生的代谢产物也不相同，据此可鉴别细菌，称为细菌的生化反应。

2）细菌的合成代谢产物及其意义：细菌利用分解代谢的产物和能量不断合成菌体成分，同时也产生一些具有重要医学意义的合成代谢产物。①致热原：是细菌合成的一种注入人体或动物体内能引起发热反应的物质，产生致热原的细菌大多为G⁻菌，即其细胞壁的脂多糖，除去致热原的最好方法是蒸馏，高压蒸汽灭菌法不能破坏致热原。②毒素：分外毒素和内毒素两类，外毒素的毒性和抗原性均强于内毒素。③侵袭性酶：能损伤机体组织，促进细菌在体内的侵袭和扩散。致热原、毒素与侵袭性酶均与细菌的致病有关。④色素：分水溶性色素和脂溶性色素，有助于鉴别细菌。⑤抗生素：多由放线菌和真菌产生，广泛用于感染性疾病和肿瘤的治疗。⑥细菌素：可用于细菌分型和流行病学调查。⑦维生素：有些细菌可合成维生素，供人体吸收和利用。

5.细菌的分布与消毒、灭菌

（1）细菌的分布：细菌广泛分布于土壤、水和空气等自然环境中。在人体体表及与外界相通的腔道中，也有多种细菌存在。

1）正常菌群：正常人体的体表及与外界相通的腔道黏膜上存在着不同种类和一定数量的细菌，这些细菌通常对人体是无害的，称为正常菌群。

2）正常菌群的生理意义：生物拮抗作用、免疫作用、营养作用、抗衰老、抗肿瘤等。

3）机会致病菌：在正常情况下不致病，仅在特殊情况下致病的细菌称为机会致病菌或条件致病菌。其致病的条件主要有寄居部位改变、机体免疫功能低下、菌群失调。

4）菌群失调：由于某些因素的影响，正常菌群的各种微生物的种类、数量、比例发生较大的变化，称为菌群失调。

5）二重感染：长期使用广谱抗生素治疗的某些患者，其体内正常菌群中的敏感菌受药物影响被抑制，而对抗生素不敏感的菌株则趁机大量繁殖，引发疾病，这种在抗菌药治疗原有感染性疾病中诱发的第二次感染称为二重感染。

（2）消毒、灭菌的概念

1）消毒：指杀灭物体上的病原微生物，但不一定能杀死细菌芽孢的方法。

2）灭菌：指能够杀灭物体上所有微生物（包括病原微生物、非病原微生物和细菌芽孢）的方法。

（3）消毒灭菌法：细菌广泛存在于自然界中，容易受到外界因素的影响，当环境条件不适宜时，可引起菌体变异甚至死亡。根据这种特点，可采用物理、化学、生物的方法来抑制或杀死环境中的病原微生物，防止传染病的发生或医院内感染。能够抑制细菌生长的化学药物称为防腐剂；有杀菌作用的化学药物称为消毒剂。

1）热力：高温可使细菌蛋白质和酶发生变性或凝固，导致细菌死亡。高温常用于消毒与灭菌。热力消毒灭菌的方法包括干热法（焚烧法、烧灼法、干烤法）和湿热法（煮沸消毒法、巴氏消毒法、间歇灭菌法、高压蒸汽灭菌法）两大类，其中最常用、最有效的是高压蒸汽灭菌法。高压蒸汽灭菌法在103.4kPa压力下，温度达到121.3℃，维持15~20分钟，即可杀灭包括细菌芽孢在内的所有微生物。巴氏消毒法常用于牛乳和酒类的消毒。

2）日光和紫外线：日光的杀菌作用主要靠其中的紫外线。紫外线的有效杀菌波长在200~300nm，其中以265~266nm杀菌力最强。紫外线穿透力较弱。因此，紫外线只能用于物体表面或空气的消毒。杀菌波长的紫外线对人体皮肤、眼睛有损伤作用，使用时应注意防护。

3）滤过除菌法：是用物理阻留方法将液体或空气中的细菌除去，达到无菌的目的。

6.细菌的致病性　是细菌能引起机体感染的能力。凡能引起宿主疾病的细菌称为致病菌或病原菌（pathogenic bacteria）。病原菌致病性是由细菌的毒力、细菌的侵入数量、细菌的侵入途径决定的。

（1）细菌的毒力：指病原菌致病能力的强弱程度。决定细菌毒力的主要因素是侵袭力和毒素。

1）侵袭力：指病原菌突破机体的防御功能，在机体内定植、繁殖、扩散的能力。侵袭力与细菌菌体表面结构和侵袭性物质相关。菌体表面结构主要包括黏附结构和荚膜、微荚膜。侵袭性物质包括侵袭素和侵袭性酶类。

2）毒素：细菌毒素是细菌致病性的主要因素。细菌的毒素按其来源、化学性质和毒性作用等不同，分为外毒素和内毒素两种。①外毒素：某些革兰阳性菌和部分革兰阴性菌在生长繁殖过程中产生并分泌到菌体外的毒性蛋白质。共同特征包括：化学成分是蛋白质，不耐热，性质不稳定，易被破坏；毒性作用强，对组织器官有高度的选择性；免疫原性强，可刺激机体产生抗毒素，经甲醛处理后可脱毒转变成类毒素，类毒素用于预防外毒素性疾病。②内毒素：是革兰阴性菌细胞壁中的脂多糖成分，细菌自溶或裂解后才释放出来。共同特征包括：化学成分是脂多糖，性质稳定，耐热，不易被破坏；毒性作用相对较弱，主要毒性成分是脂质A，对组织无选择性；不同细菌产生的内毒素的毒性效应大致相同，主要有发热反应、白细胞反应、内毒素血症与内毒素休克、弥散性血管内凝血（DIC）等；免疫原性弱，不能制成类毒素。

（2）细菌的侵入数量：正常的机体对病原菌的入侵有一定的抵抗力，只有当入侵机体的细菌数量足够多时才能致病。一般是致病菌毒力越强，致病所需的菌量越少；反之则需要菌量越大。

（3）细菌的侵入途径：病原菌需要通过适当的感染途径来感染宿主，其与细菌的种类有关。感染途径主要有呼吸道、消化道、泌尿生殖道、皮肤创伤、接触感染和节肢动物媒介传播等。

💡**重点提示**　对内毒素和外毒素性质的理解可以帮助理解毒素性疾病的临床表现。

7.细菌的感染类型　感染的发生、发展和结局取决于机体免疫力和病原菌毒力的相互作用。感染的结局由双方力量强弱而定，可产生多种结局，根据两者力量对比和临床表现，感染可分为5

种类型，即不感染、隐性感染、显性感染、潜伏感染和带菌状态。

（1）不感染：当侵入的病原菌数量不足，毒力很弱，入侵部位不适当或宿主具有较强的免疫力时，病原菌可迅速被机体免疫系统消灭，不发生感染。

（2）隐性感染：机体抗感染免疫力较强，侵入机体的病原菌数量较少、毒力较弱，感染后人体不产生明显的临床症状，称为隐性感染（也称亚临床感染）。隐性感染是最常见的感染类型，隐性感染后机体可获得特异性免疫力。

（3）显性感染：病原菌感染机体并出现明显的临床症状和体征，称为显性感染。显性感染可使机体获得特异性免疫力。显性感染根据病情急缓可分为急性感染和慢性感染；按感染部位及性质又可分为局部感染和全身感染。全身感染：病原菌侵入机体后，病原菌及其毒性代谢产物通过血液向全身扩散，引起全身症状。在临床上常见的全身感染如下。

1）菌血症：病原菌在局部组织生长繁殖后侵入血流，但不在血中繁殖，如伤寒早期菌血症。

2）毒血症：病原菌在局部组织生长繁殖，不侵入血流，但其产生的毒素进入血流，引起特殊的毒性症状，如白喉、破伤风等。

3）败血症：病原菌侵入血流并在其中大量繁殖，产生毒素，引起机体严重损伤并出现全身中毒症状，表现为高热、皮肤黏膜瘀斑、肝脾大等。

4）脓毒血症：指化脓性细菌侵入血流后，大量繁殖，并通过血流扩散至其他组织或器官，产生新的化脓性病灶，如金黄色葡萄球菌引起的脓毒血症。

（4）潜伏感染：病原菌与机体相互作用过程中暂时处于平衡状态，病原菌可长期潜伏在病灶内或某些特殊组织中，一般不出现在血液、分泌物或排泄物中，一旦机体免疫力下降，潜伏的病原菌就会大量繁殖而引发疾病，如结核分枝杆菌的潜伏感染。

（5）带菌状态：机体在隐性或显性感染治愈后，病原菌可能继续存留在体内，与机体免疫力处于相对平衡状态，称为带菌状态。处于带菌状态的人称为带菌者，带菌者经常或间歇排出病菌，成为重要的传染源。

（二）常见病原性细菌

常见的病原性细菌有化脓性球菌、肠道感染杆菌、厌氧性细菌、结核分枝杆菌等。

1.金黄色葡萄球菌（*S.aureus*） 是最常见的化脓性球菌，医务人员鼻咽部带菌率可达80%以上，是院内交叉感染的重要传染源。

（1）生物学性状：革兰染色阳性，呈球形，常以葡萄串状排列，无鞭毛，无芽孢。营养要求不高，普通培养基上生长良好，需氧或兼性厌氧。在血琼脂平板上形成明显的透明溶血环。可产生血浆凝固酶。抗原结构包括葡萄球菌A蛋白（SPA）、多糖抗原。SPA存在于细胞壁表面，90%以上的金黄色葡萄球菌有此抗原，SPA具有抗吞噬作用。临床上SPA常用于协同凝集试验（检测多种微生物抗原），该试验简单而快速，应用广泛。抵抗力强，耐干燥，耐热，易产生耐药性，是无芽孢细菌中抵抗力最强者。金黄色葡萄球菌是葡萄球菌属中毒力最强者，可产生多种侵袭性酶和外毒素。

（2）致病性：金黄色葡萄球菌可因产生多种外毒素和侵袭性酶而致病。毒素有葡萄球菌溶血素、杀白细胞素、肠毒素、表皮剥脱毒素、毒性休克综合征毒素–1。侵袭性酶主要有血浆凝固酶和其他酶类。血浆凝固酶是鉴别金黄色葡萄球菌有无致病性的重要指标。血浆凝固酶可阻碍吞噬细胞对细菌的吞噬和杀灭。金黄色葡萄球菌感染病灶易于局限化、脓汁稠厚、与周围组织界限清楚的主要原因是其可以分泌血浆凝固酶。所致疾病分为化脓性感染和毒素性疾病两类。①化脓性感染：细菌侵入机体引起化脓性感染，根据感染部位分为局部化脓性感染、全身感染（败血症、脓毒血症）和内脏器官感染。②毒素性疾病：主要由外毒素引起，有胃肠型食物中毒、烫伤样皮肤综合征、毒性休克综合征、假膜性肠炎等。

（3）微生物学检查与防治：根据不同疾病，采集不同标本，如化脓性感染取脓液，败血症取血液等。

1）检查方法：①直接涂片革兰染色镜检，一般根据细菌形态、排列、染色特性可做出初步诊断。②分离培养与鉴定。③葡萄球菌肠毒素检查。

2）防治：注意个人卫生，严格无菌操作；加强医院管理，防止医院内感染；加强对食堂和饮食的卫生监督。由于其易产生耐药性，所以临床上必须做药物敏感试验选择药物治疗，防止细菌耐药。

💡**重点提示** 金黄色葡萄球菌是无芽孢细菌中抵抗力最强者。

2. 链球菌（*Streptococcus*） 是另一类化脓性球菌，大多数为正常菌群，少数是致病性链球菌。根据链球菌在血琼脂平板上形成的溶血现象不同，将链球菌分为：甲型溶血性链球菌，产生草绿色溶血环（1~2mm宽），多为条件致病菌；乙型溶血性链球菌，产生宽大透明的溶血环（2~4mm宽），此型链球菌致病力强，常引起人类多种疾病；丙型溶血性链球菌，无溶血环，一般不致病。根据链球菌细胞壁中多糖抗原的不同，可将其分为A、B、C……20个血清群，对人致病的菌株约90%属于A群。

（1）生物学性状：革兰染色阳性，菌体呈球形或卵圆形，链状排列，无鞭毛、无芽孢，细胞壁含有特异的M蛋白。对营养要求较高，在血清肉汤培养基中易形成长链而呈絮状生长。抵抗力不强，不易产生抗药性。

（2）致病性：A群链球菌的主要致病物质有致热外毒素、链球菌溶血素O（SLO）、链球菌溶血素S（SLS）、M蛋白、胞外酶（透明质酸酶、链激酶、链道酶）等。A群链球菌所致疾病有化脓性炎症（感染病灶脓液稀薄、与周围组织界限不清、易于扩散，这些特点与链球菌分泌的胞外酶有关）、猩红热和超敏反应性疾病（主要有肾小球肾炎和风湿热）。

（3）微生物学检查与防治

1）检查方法：①直接涂片镜检可做出初步诊断。②分离培养与鉴定。③链球菌溶血素O抗体试验，简称抗"O"试验，是中和试验。

2）防治：应对患者和带菌者及时治疗，减少传染，切断传播途径，防止超敏反应发生。治疗首选青霉素。

3. 脑膜炎奈瑟菌（*N.meniningitidis*） 是流行性脑脊髓膜炎（简称流脑）的病原体。

（1）生物学性状：革兰染色阴性，肾形，成双排列，无鞭毛和芽孢，有菌毛，有荚膜。营养要求高，在巧克力色培养基上才能生长。初次培养需5%~10%的二氧化碳。37℃孵育24小时成无色透明，似露滴状圆形菌落。抵抗力弱，对寒冷、湿热、干燥、消毒剂敏感。

（2）致病性：致病物质有内毒素、荚膜、菌毛。传染源是患者和带菌者，人是其唯一易感宿主，经呼吸道飞沫传播。有普通型、暴发型和慢性败血症型3种临床类型。

（3）微生物学检查与防治：标本要保温、保湿、快速送检。

1）检查方法：①直接涂片镜检。②分离培养与鉴定。③血清学试验。

2）防治：对儿童注射流行性脑脊髓膜炎荚膜多糖疫苗进行特异性预防，治疗首选青霉素，对青霉素过敏可选头孢菌素。

4. 淋病奈瑟菌（*N.gonorrhoeae*） 俗称淋球菌，是人类淋病的病原菌。致病物质为菌毛、外膜蛋白、脂寡糖等。主要经性接触传播。在男性主要引起尿道炎，在女性主要引起外阴炎、阴道炎、宫颈炎等。新生儿经产道感染可引起淋球菌性眼结膜炎。

1）检查方法：①直接涂片镜检。②分离培养与鉴定。③快速诊断法。

2）防治：杜绝不正当两性关系，对患者及时彻底治疗，新生儿用1%硝酸银滴眼，治疗首选青霉素。

5. 大肠埃希菌（*E.coli*）

（1）生物学性状：革兰阴性杆菌，有鞭毛，有菌毛。营养要求不高，在普通琼脂平板上即可生长，在肠道选择培养基上形成有色菌落易于鉴别。对热的抵抗力较其他肠道杆菌强，对胆盐敏感，易产生耐药性。有O（菌体抗原）、H（鞭毛抗原）、K（位于O抗原外层）3种抗原，血清型的表示方式按O∶K∶H排列，其中O抗原是血清学分型基础。

（2）致病性：致病物质主要有黏附素和外毒素。所致疾病包括肠外感染和肠内感染。肠外感染多为内源性感染，以泌尿系统感染和化脓性感染最常见；肠内感染多为外源性感染，可分为5种类型。

1）肠产毒型大肠埃希菌（ETEC）：主要导致婴幼儿、旅游者腹泻。

2）肠致病型大肠埃希菌（EPEC）：是婴幼儿腹泻的主要病原菌，重者甚至可致死亡。

3）肠侵袭型大肠埃希菌（EIEC）：主要引起较大儿童和成人腹泻，临床表现酷似细菌性痢疾。

4）肠出血型大肠埃希菌（EHEC）：是出血性结肠炎、溶血性尿毒综合征的病原体。

5）肠集聚型大肠埃希菌（EAEC）：主要引起婴儿持续性腹泻、脱水，偶有便血。

（3）微生物学检查与防治：根据不同感染部位采集标本，进行分离培养和鉴定。

1）检查方法：在食品卫生细菌学检查中常以大肠埃希菌作为饮水、食品等被粪便污染的一个指标。我国卫生标准饮水中细菌总数不得超过每毫升100个，大肠菌群数不得超过每升3个。

2）防治：做好粪便管理，加强卫生饮食安全。本菌易产生耐药性，抗生素治疗应在药敏试验的指导下进行。

6. 痢疾志贺菌（*S.dysenteriae*）

（1）生物学性状：革兰阴性杆菌，无芽孢，无荚膜，无鞭毛，多数有菌毛。营养要求不高，在肠道选择培养基上形成无色半透明菌落。有O抗原，部分菌种有K抗原。根据生化反应和O抗原可将细菌分为4群：A群（痢疾志贺菌）、B群（福志贺菌）、C群（鲍志贺菌）和D群（宋内志贺菌）。我国临床上以福志贺菌最多见。

（2）致病性：致病因素主要是侵袭力和内毒素，有些菌株还可以产生外毒素。主要引起细菌性痢疾（简称菌痢），传染源是患者和带菌者，经粪-口途径传播，典型症状有发热、腹痛、腹泻、黏液脓血便、里急后重等。感染类型有急性细菌性痢疾、慢性细菌性痢疾与中毒性细菌性痢疾3种。

（3）微生物学检查与防治

1）检查方法：①采集脓血便标本，进行分离培养与鉴定。②血清学鉴定。

2）防治：做好水源与粪便管理，加强饮食卫生安全。本菌因易出现多重耐药菌株，应根据药敏试验选择用药。

7.伤寒沙门菌（*Salmonellatyphi*）

（1）生物学性状：革兰阴性杆菌，多数有菌毛，周身鞭毛，无荚膜和芽孢。营养要求不高，在肠道选择培养基上形成无色、半透明菌落，不发酵乳糖。抗原结构复杂，主要有O、H抗原，少数菌株有Vi抗原，又称毒力抗原，检测Vi抗体有助于无症状带菌者的检出。

（2）致病性：致病物质主要有侵袭力、内毒素和肠毒素。所致疾病主要有伤寒（肠热症）、急性胃肠炎、败血症等。伤寒病后可获得牢固免疫力（以细胞免疫为主），很少再次感染。伤寒的传染源为患者和带菌者，可形成典型的二次菌血症，典型的临床表现有伤寒面容、持续高热、相对缓脉、肝脾大、皮肤玫瑰疹、白细胞计数明显下降。最严重的并发症为肠穿孔。若无并发症可逐渐恢复健康。

（3）微生物学检查与防治

1）检查方法：①标本采集，对于伤寒患者在发病第1周取静脉血，第2、3周取粪便、尿液，全程均可取骨髓。②细菌的分离与鉴定。③血清学试验，血清学诊断有肥达试验、协同凝集试验等。

2）防治：加强饮食卫生安全，注意个人卫生。治疗可选氟喹诺酮类与氯霉素等。

8.霍乱弧菌（*V.cholerae*）

（1）生物学性状：革兰染色阴性，菌体弯曲呈弧状或逗点状，有菌毛、单鞭毛，运动活泼，悬滴法观察呈穿梭样或流星状运动。涂片染色镜检呈鱼群状排列。营养要求不高，耐碱不耐酸，在pH 8.8~9.2的碱性蛋白胨汁中生长良好。霍乱弧菌能在无盐培养基上生长，其他致病性弧菌则不能，可用于鉴别。

（2）致病性与免疫性：霍乱肠毒素是主要的致病物质，是目前已知的最为强烈的致泻肠毒素。所致疾病为霍乱，传染源为患者和带菌者，患者可出现剧烈的呕吐和腹泻（吐泻物如米泔水样），导致严重脱水及电解质、酸碱平衡紊乱、低血容量休克等。病后可获得牢固免疫力，再感染者少见，主要是体液免疫。

（3）微生物学检查与防治

1）检查方法：①取患者米泔水样便或呕吐物，快速诊断。②细菌的分离与鉴定。③血清学试验。

2）防治：加强水源及食品管理，做好对外交往及入口检疫工作，严防本菌传入，接种霍乱疫苗可获良好效果。及时补充液体和电解质是治疗的关键，合理使用抗生素。

💡**重点提示** 霍乱弧菌耐碱不耐酸。

9.破伤风梭菌（*C.tetani*）

（1）生物学性状：革兰阳性细长杆菌，有鞭毛，无荚膜。芽孢呈圆形，位于菌体顶端，直径大于菌体直径，呈鼓槌状。营养要求不高，专性厌氧菌。芽孢抵抗力极强，在土壤中可存活数十年。

（2）致病性：经伤口侵入机体，感染的重要条件是伤口局部形成厌氧微环境。其常见于：①伤口深而窄，混有泥土或异物。②伤口坏死组织多，局部组织缺血、缺氧。③同时伴有需氧菌混合感染。破伤风梭菌不进入血流，但其分泌的破伤风痉挛毒素（是一种神经毒素）可侵入血流，到达中枢神经系统，作用于脊髓前角运动神经细胞，引起肌肉强直性痉挛，导致破伤风。出现牙关紧闭、苦笑面容、角弓反张等表现，最终导致呼吸肌强直性痉挛，因窒息而死亡。

（3）微生物学检查与防治

检查方法：临床上根据典型的症状和外伤史即可做出诊断。

防治：破伤风一旦发病，疗效不佳，故应以预防为主。特异性预防包括主动免疫（破伤风类毒素、百白破三联疫苗）和被动免疫（破伤风抗毒素）。

10.产气荚膜梭菌（*C.perfringens*）

（1）生物学性状：革兰阳性粗大杆菌。两端钝圆、专性厌氧杆菌。芽孢为卵圆形，位于菌体中央或次极端，比菌体窄。可分解多种糖类，产酸产气。在牛乳培养基中，可产生"汹涌发酵"现象，这是产气荚膜梭菌鉴别的主要特征。

（2）致病性：产气荚膜梭菌可以产生多种侵袭性酶和外毒素，具有强大的侵袭力。所致疾病主要有气性坏疽、食物中毒、坏死性肠炎。气性坏疽触压肿胀组织时可有"捻发音"，分泌物有恶臭味，发展急剧，后果严重。

（3）微生物学检查与防治

1）检查方法：取创伤分泌物直接涂片镜检是极有价值的快速诊断法。

2）防治：治疗需要清创甚至切除坏死组织，并使用大剂量的抗生素杀菌，必要时需要截肢。

11.肉毒梭菌（*C.botulinum*）

（1）生物学性状：革兰阳性粗大杆菌，两端钝圆。芽孢为椭圆形，位于次极端，比菌体宽，形似汤匙状或网球拍状。

（2）致病性：致病物质主要是肉毒毒素。不耐热，煮沸1分钟即可灭活。肉毒梭菌是目前已知的毒性最强的毒素，因其为嗜神经毒素，阻碍神经冲动的传导而引起肌肉迟缓性麻痹。所致疾病为神经型食物中毒，主要表现为神经症状（如乏力、头痛、复视、眼睑下垂、舌肌麻痹），无明显消化道症状。最终因呼吸肌、心肌麻痹而死亡。

（3）微生物学检查与防治

1）检查方法：取可疑食品与呕吐物进行细菌分离培养与鉴定。

2）防治：加强食品卫生管理与监督，应迅速注射多价抗毒素，同时对症治疗，特别是维持呼吸功能，以降低病死率。

12.无芽孢厌氧菌（*non-spore-forming anaerobes*）

（1）生物学性状：无芽孢厌氧菌包括革兰阳性和革兰阴性的球菌和杆菌。

（2）致病性：在人体正常菌群中占绝对优势，在特定条件下，可作为机会致病菌导致内源性感染。致病条件主要有局部厌氧环境、寄居部位改变、宿主免疫力低下和菌群失调等。所致疾病多为化脓性感染，感染部位广泛，如胸腹腔、口腔、呼吸道、盆腔、中枢神经系统等。表现为分泌物或脓液呈血性或黑色，有恶臭。

（3）微生物学检查与防治

1）检查方法：①标本采集：厌氧菌对氧敏感，标本采集后要保持无氧环境，迅速送检。②直接涂片镜检。③厌氧培养与鉴定：是证实无芽孢厌氧菌感染的关键步骤。

2）防治：大多数无芽孢厌氧菌对青霉素、克林霉素、甲硝唑等药物敏感，对氨基糖苷类抗生素及四环素族抗生素不敏感。

13.结核分枝杆菌（*mycobacterium tuberculosis*）　俗称结核杆菌。

（1）生物学性状：细长稍弯的杆菌，常呈分枝状排列，无芽孢，有荚膜。抗酸染色阳性。专性需氧，营养要求高，常用罗氏培养基培养，生长缓慢，约18小时繁殖一代，2~4周才可观察到菜花状菌落。脂类含量高，所以耐干燥能力强，在干燥痰中可存活6~8个月，可耐一定的酸、碱环境。对湿热、紫外线、乙醇敏感。卡介苗（BCG）是卡尔梅特（Calmette）和介朗（Guérin）两个人经过13年230次传代，获得地保留了免疫原性的无毒的牛型结核分枝杆菌，用于预防结核病。

（2）致病性：结核分枝杆菌不产生内毒素、外毒素和侵袭性酶。其致病性主要与菌体成分及其诱发的超敏反应、细菌繁殖引起的炎症反应有关。致病物质主要有脂质、蛋白质和荚膜。结核分枝杆菌可通过呼吸道、消化道、破损皮肤黏膜等多种途径侵入机体引起多器官的结核病，以肺结核最为多见。肺结核可分为原发感染和继发感染。原发感染多发生于儿童，原发灶、淋巴管炎和肿大的肺门淋巴结，在X线胸片上可形成哑铃状阴影，称为原发综合征。继发感染多见于成人，病灶常限于局部。

（3）微生物学检查与防治

1）检查方法：①直接涂片镜检，找到抗酸染色阳性菌即可初步诊断。②分离培养与鉴定。③结核菌素试验。a.原理：是应用结核菌素来测定机体对结核分枝杆菌是否产生细胞免疫及超敏反应的一种皮肤试验。试剂有旧结核菌素（OT）和结核菌素纯蛋白衍生物（PPD）。b.方法：取PPD 5V，分别注入受试者两侧前臂掌侧中央部皮内，48~72小时后测量红肿、硬结直径。c.结果：红肿、硬结直径<5mm为阴性，>5mm为阳性，>15mm为强阳性。d.意义：阳性表示机体对结核分枝杆菌有免疫力，强阳性提示可能有活动性结核，阴性一般提示机体对结核分枝杆菌无免疫力。

2）防治：接种卡介苗，加强宣传教育，早发现、早隔离并积极治疗。应早期、规律、适量、全程、联合用药。一线药物有利福平、异烟肼、吡嗪酰胺、链霉素等。

💡重点提示　结核分枝杆菌生物学性状可概况为"懒、馋、丑"3个字。

（三）病毒概述

病毒（virus）是一类体积微小、结构简单，只含有一种类型核酸，严格活细胞内寄生，以复制方式增殖的非细胞型微生物。

1.病毒的大小与形态　病毒个体微小，以纳米（nm）作为测量单位。病毒的形态多样，大多数呈球形或近似球形，少数为杆状、丝状、子弹状、砖形或蝌蚪状。

2.病毒的结构　包括基本结构和辅助结构。基本结构由核心和衣壳组成，两者构成核衣壳。辅助结构有包膜和刺突。

（1）核心：位于病毒的中心，由单一核酸（RNA或DNA）构成。其主要功能有：①是病毒复制的模板。②决定病毒的特性。③部分核酸具有传染性。

（2）衣壳：是包绕在病毒核酸外的蛋白质。其主要功能有：①保护病毒核酸。②参与感染过程。③具有免疫原性。

（3）包膜：有些病毒其核衣壳外还包着一层囊膜称为包膜；包膜表面常有不同形状的突起，称为包膜子粒或刺突。

💡重点提示　病毒的结构是病毒概述部分的重点和难点。

3.病毒的增殖 病毒以复制的方式增殖，复制周期包括吸附、穿入、脱壳、生物合成、组装和释放等步骤。

（1）吸附：病毒吸附宿主细胞是感染的第一步，吸附具有特异性。

（2）穿入：病毒通过吞饮、融合等方式由细胞外进入细胞内的过程。

（3）脱壳：病毒脱去蛋白质衣壳的过程。能否脱壳是病毒能否进行复制的关键。

（4）生物合成：包括病毒核酸复制与蛋白质合成。

（5）组装和释放：大多数DNA病毒在细胞核内组装，RNA病毒则多在细胞质内组装。释放方式有破胞释放和出芽释放。

4.理化因素对病毒的影响

（1）物理因素：大多数病毒耐冷不耐热，长期保存病毒应在－70℃以下。56℃加热30分钟或100℃几秒钟可灭活大多数病毒。

（2）化学因素

1）脂溶剂：有包膜病毒对脂溶剂敏感，故常用乙醚灭活试验鉴别病毒有无包膜。

2）醛类、醇类：甲醛能破坏病毒的感染性，对其抗原性影响不大，故常用于制备病毒灭活疫苗。70%的乙醇能使大多数病毒灭活，但对乙型肝炎病毒无效。

3）抗生素：病毒对抗生素不敏感。

5.病毒的致病性

（1）病毒感染的传播方式：有水平传播和垂直传播两种。

1）水平传播：指病毒在人群不同个体之间或动物与人之间的传播，为大多数病毒的传播方式。

2）垂直传播：指病毒通过胎盘、产道或哺乳等途径由亲代传给子代的方式。

（2）病毒的致病机制

1）病毒对宿主细胞的直接作用：包括杀细胞效应、稳定状态感染、包涵体形成、细胞凋亡、整合感染与细胞转化。

2）病毒感染引起的免疫病理损害：病毒感染机体可诱导产生免疫应答，既可清除病毒，也可引起免疫病理损害。

6.病毒感染的类型 根据有无临床症状，可将病毒感染分为隐性感染和显性感染。

（1）隐性感染：病毒进入机体不引起临床症状的感染称为隐性感染，又称亚临床感染。

（2）显性感染：病毒感染后引起细胞破坏和组织损伤，出现明显临床症状称为显性感染。显性感染根据潜伏期长短、发病缓急、病程长短分为急性感染（一般潜伏期短，发病急，病程短，恢复后体内不再存在病毒）和持续性感染（病毒在宿主体内持续存在较长时间，甚至终身，患者可出现症状，也可不出现症状，但长期携带病毒，成为重要的传染源）。持续性感染根据其发病机制不同可分为慢性感染、潜伏感染和慢发病毒感染。

1）慢性感染：显性感染或隐性感染后，病毒未完全清除，可持续在体内存在，并不断排出体外，病情常反复发作，迁延不愈，如HBV引起的慢性肝炎。

2）潜伏感染：原发感染后，病毒长期潜伏于一定组织细胞内，但并不产生感染性病毒，也不出现临床症状。在某些条件下，病毒可被激活增殖，导致感染急性发作出现临床症状，如单纯疱疹病毒感染后潜伏于三叉神经节。

3）慢发病毒感染：显性或隐性感染后，经很长的潜伏期，一旦发病，表现为急性或亚急性进行性加重，最终导致死亡，如麻疹病毒引起的亚急性硬化性全脑炎。

（四）常见的病原性病毒

常见的病原性病毒有呼吸道感染病毒、消化道感染病毒、肝炎病毒、虫媒病毒、人类免疫缺陷病毒、狂犬病毒等。

1.流行性感冒病毒（influenza virus） 简称流感病毒，是流行性感冒的病原体。

（1）生物学性状

1）形态与结构：呈球形，有包膜，核酸是分节段的单股负链RNA。核蛋白（NP）构成病毒衣壳，包膜分两层，内层为基质蛋白（MP），外层上有血凝素和神经氨酸酶两种刺突。

2）分型与变异：根据核蛋白和基质蛋白的抗原性不同，将流感病毒分为甲、乙、丙3型。甲型流感病毒易发生变异，原因是核酸分节段，易重组。如果变异幅度小，只造成中小规模流行称为抗原漂移；如果变异幅度大，则可形成一个新亚型，可引起大规模流行，称为抗原转变。

（2）致病性：传染源是患者，经呼吸道飞沫传播，传染性强。病毒侵入机体，在呼吸道黏膜上皮细胞内大量增殖，引起细胞变性、坏死，黏膜充血、水肿，出现发热、流涕、咳嗽、咽痛等临床症状，如无并发症1周可恢复。

（3）微生物学检查与防治

1）检查方法：有病毒分离、血清学诊断和病毒核酸检测。

2）防治：流行期间应避免人群聚集，早期发现，及时隔离。治疗以对症治疗和预防继发性细菌感染为主。

💡**重点提示** 甲型流感病毒的变异与流感大流行关系是本节的重点和难点。

2.麻疹病毒（measles virus） 是麻疹的病原体。

（1）生物学性状：球形，有包膜，核心为单股负链RNA，只有一个血清型，抵抗力弱。

（2）致病性：患者是唯一的传染源，经呼吸道飞沫传播，潜伏期至出疹期均有感染性，传染性极强。口腔颊黏膜出现中心为灰白色小点，周围绕有红晕的黏膜斑（Koplik斑），是麻疹早期的典型体征。之后，自头颈、躯干至四肢皮肤相继出现特征性红色米糠样斑丘疹，皮疹出全后体温下降，一般可自愈，易并发细菌感染，可引起中耳炎、支气管炎、肺炎，甚至死亡。亚急性硬化性全脑炎是麻疹晚期中枢神经系统的并发症。发病后可获得终身免疫。

（3）微生物学检查与防治

1）检查方法：有病毒分离、血清学试验和快速诊断。

2）防治：主要是隔离患者和接种麻疹疫苗，对已接触患者的易感染者紧急注射丙种球蛋白。

3.脊髓灰质炎病毒（poliovirus） 是脊髓灰质炎的病原体。

（1）生物学性状：球形，核心为单股正链RNA，衣壳为20面立体对称，无包膜。分Ⅰ、Ⅱ、Ⅲ3种血清型，我国以Ⅰ型致病为主。抵抗力较强。

（2）致病性：患者及隐性感染者为传染源，主要由粪-口途径传播。90%以上为隐性感染，如机体免疫力较弱，病毒随血流播散至靶器官，如脊髓前角运动神经细胞、脑膜、心肌等组织引起细胞变性坏死。轻者发生暂时性肌麻痹，重者可造成肢体弛缓性麻痹后遗症，甚至死亡。发病后可获得对同型病毒的牢固免疫力。

（3）微生物学检查与防治

1）检查方法：有病毒分离、血清学试验和快速诊断。

2）防治：加强食品卫生管理，疫苗接种是预防脊髓灰质炎最有效的方法。疫苗有灭活疫苗（IPV）和减毒活疫苗（OPV）。①免疫程序：2月龄接种一剂三价IPV，3月龄、4月龄、4周岁各接种一剂二价OPV。②接种部位和途径：三价IPV，上臂外侧三角肌肌内注射，0.5ml；二价OPV，糖丸剂型口服，液体剂型每次2滴，约0.1ml。

💡重点提示　脊髓灰质炎疫苗种类和接种程序非常复杂。

4.轮状病毒（rotavirus）

（1）生物学性状：球形，核心为双链RNA，无包膜，有双层衣壳，壳粒从内向外呈放射状排列如同车轮辐条，故名轮状病毒。

（2）致病性：主要引起婴幼儿急性腹泻，占病毒性腹泻的80%。轮状病毒主要经粪－口途径传播，多发生在秋、冬季节，故称秋季腹泻，是导致婴幼儿死亡的主要原因之一。大便为蛋花汤样，无黏液、无脓血、无腥臭。多数患儿病程为自限性，如失水严重，发生酸中毒则可导致死亡。

（3）微生物学检查与防治

1）检查方法：可应用电镜或免疫电镜直接检查粪便中的病毒颗粒和病毒核酸检测。

2）防治：做好水源与粪便管理，控制传染源，切断传播途径。治疗的关键是及时补液，纠正电解质紊乱，防止严重脱水和酸中毒，降低患儿死亡率。

5.甲型肝炎病毒（hepatitis A virus，HAV）

（1）生物学性状：球形，核心为单股正链RNA，衣壳呈20面体立体对称，无包膜。抗原性稳定，只有一个血清型。抵抗力较强。

（2）致病性：传染源是患者和隐性感染者，经粪－口途径传播，在潜伏期末和急性期初（发病前后2周）传染性强，主要侵犯儿童和青少年。经口侵入人体，可在口咽部、唾液腺、肠黏膜中增殖，随血液侵入肝细胞内增殖而致病。

（3）微生物学检查与防治

1）检查方法：主要是检测患者血清中IgM抗体。

2）防治：加强水源与粪便管理，切断传播途径，接种甲肝疫苗，以对症支持治疗为主。

6.乙型肝炎病毒（hepatitis B virus，HBV）　是乙型肝炎的病原体。

（1）生物学性状

1）形态结构：电镜下，在HBV感染者的血清中可发现3种形态的病毒相关颗粒。这3种颗粒为大球形颗粒，又称Dane颗粒，是具有传染性的完整病毒颗粒，核心为不完全双股环状DNA及DNA多聚酶，有双层衣壳，外层衣壳中镶嵌有表面抗原（HBsAg），内层衣壳含有核心抗原（HBcAg），用酶降解可暴露出e抗原（HBeAg）；小球形颗粒（感染者血清中最常见的病毒颗粒，无核心，没有传染性）；管型颗粒（由许多小球形颗粒串联而成的结构）（图5-4）。

2）抗原组成：乙型肝炎病毒抗原主要包括表面抗原（HBsAg）、核心抗原（HBcAg）和e抗原（HBeAg）。在病毒感染过程中，机体会产生针对这些抗原成分的抗体，分别称为表面抗体（抗－HBs）、核心抗体（抗－HBc）和e抗体（抗－HBe）。核心抗原不易在血清中检测到。

3）抵抗力：是病毒中抵抗力最强者。在100℃，可保持10~30分钟。对乙醇不敏感。

（2）致病性：传染源是患者与无症状HBV携带者。传播途径：①血液、血制品等传播。②母婴传播。③密切接触传播。④医源性传播。

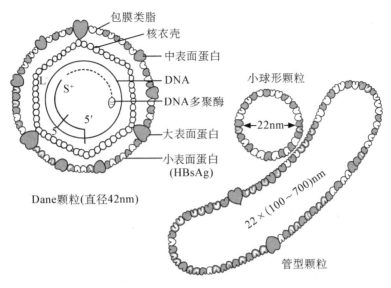

图5-4 乙型肝炎病毒结构

（3）微生物学检查与防治

1）检查方法：①HBV抗原抗体系统检测。主要检测血清中有无HBsAg、抗-HBs、HBeAg、抗-HBe、抗-HBc，俗称"两对半"或"乙肝五项"。a. HBsAg：是HDV感染的主要标志，是最早出现的血清指标。急性乙型肝炎恢复后，一般在1~4个月内消失。若持续6个月以上，则认为已向慢性肝炎转化。b.抗-HBs：可抵抗HBV再感染。c. HBeAg：是HBV复制活跃及血液具有强传染性的一个指标。d.抗-HBe：阳性是愈后良好的征象。e.抗-HBc IgM可作为早期诊断的重要指标，检出低效价的抗-HBc IgG提示既往感染，效价高则提示处于恢复期或为慢性活动性肝炎。②病毒核酸检测，HBV DNA阳性是病毒在复制和具有传染性的最可靠指标。

2）防治：采取以切断传播途径为主的一般性预防和注射乙型肝炎疫苗为主的特异性预防。①人工被动免疫：用于急性预防，使用含高效价抗-HBs的人血清免疫球蛋白（HBIg）。②人工主动免疫：主要用于未感染人群，是最有效的预防乙型肝炎的方法。

💡**重点提示** 乙型肝炎病毒结构是本节的重难点，要求学生重点掌握乙肝"两对半"化验单的临床意义。

7.流行性乙型脑炎病毒（epidemic type B encephalitis virus） 可引起流行性乙型脑炎。

（1）生物学性状：球形，核心为单股正链RNA，有包膜。抗原性稳定，只有一个血清型，不耐热。

（2）致病性：传播媒介是三带喙库蚊，多发生于夏、秋季。幼猪为流行性乙型脑炎病毒的中间宿主和传染源，儿童发病率高，可引起病毒血症，多为隐性感染。少数免疫力低下者可引起脑实质和脑膜的炎症，表现为高热、剧烈头痛、呕吐及颈项强直等，病死率高，部分患者可留有神经系统后遗症。发病后可获得牢固的免疫力。

（3）微生物学检查与防治

1）检查方法：用免疫方法检测患者血清或脑脊液中的乙型脑炎病毒抗体有早期诊断意义。

2）防治：防蚊、灭蚊是预防乙型脑炎的关键。接种乙脑疫苗进行计划免疫。

8. 人类免疫缺陷病毒（human immunodeficiency virus，HIV） 是引起获得性免疫缺陷综合征（简称艾滋病，AIDS）的病原体。

（1）生物学性状：球形，核衣壳呈圆锥形，核心为两条相同的单链正链RNA，衣壳由P24结构蛋白组成，是确定HIV感染的指标。有包膜，其上镶嵌有gp120（可以与易感细胞表面CD4分子结合）与gp41两种特异的糖蛋白，抵抗力较弱，目前世界卫生组织（WHO）推荐的灭活方法是100℃，20分钟。

（2）致病性：艾滋病的传染源为AIDS患者与HIV无症状携带者。传播方式有性接触传播、血液传播、母婴传播和医源性传播。HIV能选择性地与$CD4^+$ T细胞结合并破坏它，引起免疫功能进行性衰退，诱发各种致死性机会感染、恶性肿瘤、中枢神经系统损害。多于2年内死亡。

（3）微生物学检查与防治

1）检查方法：抗体检测是目前最常用的方法，用ELISA法进行初筛，用免疫印迹法进行确诊。

2）防治：目前尚无有效疫苗和特效疗法。

9. 狂犬病毒（rabies virus） 是狂犬病（又称恐水症）的病原体。

（1）生物学性状：呈子弹状，核心为单股负链RNA，有包膜，其上的糖蛋白突起与病毒的感染性和毒力有关。狂犬病毒是一种嗜神经病毒，在神经细胞内可形成内氏小体，抵抗力弱。

（2）致病性：宿主动物80%为野犬。人患病是由患病动物咬伤所致，病毒主要引起脑和脊髓广泛性病理损伤。发病早期有乏力、发热、流涎等症状。2~4天出现神经兴奋性增高、躁动不安，饮水时喉头肌肉痉挛等症状。3~5天转入麻痹期，出现昏迷、循环衰竭而死亡。病死率几乎为100%。

（3）微生物学检查与防治

1）检查方法：根据动物咬伤史及典型症状通常可以诊断。

2）防治：及时正确处理伤口，捕杀野犬，加强家犬管理，注射狂犬疫苗是预防狂犬病的主要措施。

（五）真菌

1. 真菌（fungus）概述 真菌是一种细胞结构比较完整，有典型的细胞核（有核膜、核仁结构）及完整的细胞壁，无根、茎、叶，不含叶绿素的真核细胞型微生物。

（1）生物学性状

1）形态与结构：按其形态特征，可分为单细胞真菌和多细胞真菌两大类。单细胞真菌包括酵母型真菌或类酵母型真菌，圆形，以出芽方式繁殖，如新型隐球菌、白假丝酵母菌；多细胞真菌由菌丝和孢子两个基本结构组成。菌丝形态多种多样，故有助于真菌的初步鉴别。孢子是真菌的繁殖器官，分为有性孢子与无性孢子两类。病原性真菌大多为无性孢子，根据形态分为叶状孢子、分生孢子和孢子囊孢子。

2）培养特性与抵抗力：营养要求不高，常用沙保弱培养基培养，最适pH 4~6，浅部感染真菌最适温度为22~28℃，深部感染真菌最适温度为37℃。大多致病性真菌进行无性繁殖，可形成酵母型菌落、类酵母型菌落和丝状菌落3类。对干燥、日光、紫外线及一般消毒剂有较强的抵抗力。

（2）致病性与免疫性：不同真菌的致病形式不同，可引起以下几类疾病。①致病性真菌感染。

②机会致病性真菌感染，主要是内源性感染。③真菌变态反应性疾病。④真菌性食物中毒。⑤真菌毒素相关肿瘤。抗真菌免疫有非特异性免疫和特异性免疫两种。

（3）微生物学检查与防治

1）检查方法：①浅部真菌。可取皮屑、毛发、指（趾）甲屑等标本直接镜检或染色镜检。②深部真菌。可根据病情取痰液、血液、脑脊液等标本染色镜检、分离培养，也可用免疫学方法和PCR技术进行鉴定。

2）防治：无特异性预防方法。浅部真菌感染主要是注意皮肤卫生，避免与患者接触。深部真菌感染主要是去除诱因，提高机体免疫力。常用抗真菌药物有咪康唑、酮康唑、伊曲康唑。

2.常见致病性真菌

（1）皮肤癣菌：是引起浅部真菌病最常见的病原菌。多因接触患癣症的人或动物及染菌物品而感染，侵犯部位仅限于角化的表皮、毛发和指（趾）甲，可引起各种癣症，以手癣、足癣最为多见。

（2）白假丝酵母菌：即白念珠菌，属于机会致病性真菌。在组织内易形成假菌丝，在玉米粉培养基上可形成厚膜孢子，假菌丝和厚膜孢子有助于鉴定。该菌主要引起皮肤、黏膜念珠菌病（以鹅口疮最常见），内脏念珠菌病，中枢神经系统念珠菌病等。

（3）新型隐球菌：分布广泛，尤以鸽粪中检出为多。用墨汁负染后镜检，可见黑色背景中有圆形或卵圆形的透亮菌体，外包有一层透明的荚膜。不形成假菌丝。荚膜多糖是新型隐球菌重要的致病物质。大多数感染者为肺部轻度炎症，免疫功能低下者最易侵犯中枢神经系统，引起亚急性或慢性脑膜炎、脑炎等，预后不良。

💡**重点提示** 白假丝酵母菌和新型隐球菌是临床常见的致病性真菌。

（六）其他致病性微生物

1.支原体（mycoplasma） 是一类无细胞壁，形态多样，可通过滤菌器，能在无生命的培养基上生长繁殖的最小原核细胞型微生物。

（1）生物学性状：因无细胞壁而呈高度多形性，体积微小，革兰染色阴性，不易着色，用吉姆萨染色，菌体呈淡紫色。支原体营养要求比细菌高，生长缓慢，形成"油煎蛋样"菌落。各支原体具有特异性抗原，很少有交叉反应，可用于鉴别支原体。对干扰蛋白质合成的抗菌药物敏感。

（2）主要致病性支原体

1）肺炎支原体：主要经呼吸道传播，可引起人类原发性非典型肺炎。常发生于夏、秋季，以青少年多见。

2）溶脲脲原体：主要经性行为传播，是引起泌尿生殖道感染的重要病原体之一。

3）人型支原体、生殖支原体：主要经性传播，与非淋菌性尿道炎、输卵管炎、盆腔炎、前列腺炎等疾病有关。

（3）微生物学检查与防治

1）检查方法：分离培养、血清学试验、快速诊断。

2）防治：加强宣传教育，注意性卫生，切断传播途径。目前尚无有效的疫苗，感染者可用大环内酯类、喹诺酮类等抗生素治疗。

2.立克次体（rickettsia） 是一类以节肢动物为传播媒介，严格细胞内寄生的原核细胞型微生物。

（1）生物学性状：有细胞壁，呈多态性，以球杆状多见。革兰染色阴性，着色较淡，吉姆萨染色多染成蓝紫色。只能在活细胞内生长。大多数立克次体对低温、干燥的抵抗力较强，对氯霉素、四环素等药物敏感，磺胺类药物不仅无抑制作用，反而促进其生长繁殖。

（2）致病性：致病物质主要有内毒素和磷脂酶A。立克次体侵入机体后，先后在局部和全身器官小血管内皮细胞内繁殖，形成二次菌血症，导致脏器功能紊乱和皮疹。所致疾病有流行性斑疹伤寒、地方性斑疹伤寒、恙虫病等。

（3）微生物学检查与防治

1）检查方法：分离培养、血清学试验。

2）防治：灭鼠、灭蚤、灭虱是预防的有效措施。接种死疫苗或减毒活疫苗进行特异性防治。治疗可用四环素、多西环素等抗生素，禁止使用磺胺类药物。

3. 衣原体（chlamydia） 是一类严格细胞内寄生，有独特发育周期，并能通过滤菌器的原核细胞型微生物。

（1）生物学性状：用普通光学显微镜可见两种形态。①原体：小而致密，圆形、卵圆形或梨形。吉姆萨染色呈紫红色，具有强感染性，为细胞外形。②始体：也称网状体，大而疏松，圆形或卵圆形，繁殖型，无感染性。吉姆萨染色呈蓝色。以二分裂方式繁殖。衣原体不能在人工培养基上生长。对热及常用消毒剂敏感，耐低温。对大环内酯类和四环素类抗菌药物较敏感。

（2）致病性：致病物质主要是类似于革兰阴性菌的内毒素，抑制宿主细胞代谢，破坏细胞。所致疾病主要有沙眼（是衣原体感染中最常见的疾病和致盲最常见的原因）、包涵体结膜炎、性病淋巴肉芽肿、呼吸道感染等。

（3）微生物学检查与防治

1）检查方法：直接镜检、分离培养、血清学试验与核酸检测。

2）防治：注意个人卫生，避免接触传染源。感染者可用利福平、红霉素及四环素类抗生素。

4. 螺旋体（spirochete） 是一类细长、柔软、弯曲呈螺旋状、运动活泼的原核细胞型微生物。对人致病的主要有钩端螺旋体、梅毒螺旋体等。

（1）钩端螺旋体（leptospira）：简称钩体，可引起人畜共患的钩体病。

1）生物学性状：钩体细长，螺旋细密，两端呈钩状，菌体常呈问号形、"C"形或"S"形。革兰染色不易着色，常用镀银染色法，染成棕褐色。钩体能进行人工培养，营养要求高，生长缓慢。钩体对理化因素抵抗力较其他致病螺旋体强，在水和湿土中可存活数月。

2）致病性与免疫性：主要致病物质有溶血素、细胞毒因子、内毒素样物质。鼠类和猪为主要传染源和储存宿主。人接触疫水或土壤而感染。其主要临床表现为发热、畏寒、全身酸痛、头痛、乏力、结膜充血、腓肠肌压痛、浅表淋巴结肿大等。感染后可获得同型的牢固免疫力，以体液免疫为主。

3）微生物学检查与防治：①检查方法：发病7~10天取血液，2周后取尿液，有脑膜刺激征者取脑脊液等标本进行镜检；血清学试验。②防治：注意防鼠、灭鼠，保护水源。治疗首选青霉素。

（2）梅毒螺旋体（*T. pallidum*，TP）：又称苍白密螺旋体，是引起人类梅毒的病原体。

1）生物学性状：形体细长，螺旋细密，两端尖直，运动活泼。常用镀银染色法，染成棕褐色。人工培养尚未成功。抵抗力极弱，对干燥、热、冷特别敏感。

2）致病性：人是梅毒的唯一传染源，主要致病物质有荚膜样物质、透明质酸酶等。根据感染方式不同分为先天性梅毒（见于新生儿，由垂直传播感染）和获得性梅毒，主要通过性接触传播。临床上分为3期。一期梅毒：以外生殖器出现无痛性硬性下疳为特征，渗出物中含有大量梅毒螺旋体，传染性极强。1个月后下疳自愈。经过2~3个月的无症状潜伏期后发展为二期梅毒。二期梅毒：全身皮肤黏膜常出现梅毒疹、周身淋巴结肿大，如不治疗，一般1~3个月后症状可自行消退。此期传染性强。三期梅毒：又称晚期梅毒，一般发生在感染后2年，表现为皮肤黏膜溃疡性坏死病灶，并侵犯内脏器官和组织，引起肉芽肿病变。严重者经10~15年引起心血管及中枢神经病变，导致动脉瘤、骨髓瘤或全身麻痹等。此期传染性小，但破坏性大，可危及生命。

3）微生物学检查与防治：①检查方法：国内常用不加热血清反应素试验进行初筛，用梅毒螺旋体血凝试验进行确诊。②防治：一旦确诊，应及早彻底治疗，药物首选青霉素。

💡**重点提示**　一期梅毒硬性下疳可以自然愈合，但千万不能误诊。

二、常见人体寄生虫

（一）概述

人体寄生虫学（human parasitology）是研究人体寄生虫的形态、生活史、致病性、实验室诊断、流行因素和防治原则的一门科学。

1.寄生虫与宿主的概念　寄生虫（parasite）指一些丧失了自由生活能力长期或短暂地生活在另一种生物的体内或体表，获得营养并给对方造成损害的小型低等动物。被寄生并遭受损害的生物称为宿主（host）。

2.寄生虫与宿主的类别

（1）寄生虫的类别

1）按生物分类系统分：医学蠕虫、医学原虫和医学节肢动物。

2）按寄生性质分：专性寄生虫、兼性寄生虫、偶然寄生虫和机会致病寄生虫。

3）按寄生部位分：体内寄生虫和体表寄生虫。

（2）宿主的类别：根据寄生关系的性质可将宿主分为终宿主、中间宿主、保虫宿主和转续宿主。

3.寄生虫的生活史　寄生虫生活史中具有感染人体的某一特定发育阶段称为寄生虫感染阶段（infective stage）。

4.寄生虫与宿主的相互作用

（1）寄生虫对宿主的致病作用：寄生虫对宿主的致病作用主要表现为夺取营养、机械损伤、毒性作用、免疫损伤。

（2）宿主对寄生虫的免疫作用：寄生虫及其代谢产物对宿主而言都具有抗原性，可引起机体的免疫应答，包括非特异性免疫和特异性免疫。特异性免疫有消除性免疫、非消除性免疫、免疫逃逸现象和寄生虫性超敏反应。

5.寄生虫病的流行与防治

（1）寄生虫病流行的基本环节

1）传染源：包括患者、带虫者、保虫宿主。

2）传播途径：常见的传播途径和方式有经口感染、经皮肤感染、经节肢动物媒介感染、接触感染、垂直感染、自体感染等。

3）易感人群：对某种寄生虫缺乏免疫力或免疫力低下的人群。

（2）寄生虫病流行的影响因素：①自然因素。②生物因素。③社会因素。

（3）防治原则：①控制和消灭传染源。②切断传播途径。③保护易感人群。

（二）医学蠕虫

蠕虫是寄生于人体的多细胞无脊椎软体动物，借身体肌肉的收缩做蠕形运动。其包括3个门：线形动物门、扁形动物门、棘头动物门和环节动物门。生活史包括虫卵、幼虫和成虫3个阶段。常见的医学蠕虫有似蚓蛔线虫、钩虫、丝虫、血吸虫和绦虫。钩虫、丝虫和血吸虫都是20世纪50年代我国重点防治的寄生虫。

1.似蚓蛔线虫（ascaris lumbricoides）

（1）形态

1）成虫：虫体呈圆柱状，头端钝圆，尾端尖细，形似蚯蚓。头端有"品"字形分布的3个唇瓣。雌虫长20~35cm，雄虫长15~30cm，尾端向腹面卷曲。

2）虫卵：受精卵呈宽椭圆形，中等大小。壳厚无色，由内向外为蛔苷层、壳质层、受精膜，卵壳内含1个大而圆的卵细胞；未受精卵呈长椭圆形，较大，卵壳与蛋白质膜均较薄，无蛔苷层，内含大小不等的卵黄颗粒。

（2）生活史：成虫寄生于人体的小肠，以肠内消化或半消化的食物为食。雌雄成虫交配后，雌虫产卵随粪便排出，受精卵经3周时间蜕皮1次发育成感染期虫卵，经口感染人体，在小肠孵出幼虫。幼虫钻入肠黏膜和黏膜下层小静脉或淋巴管，经静脉入肝，再经右心到肺，穿破肺毛细血管进入肺泡，在此完成2次脱皮后，沿支气管、气管移行至咽，随吞咽入消化道，经食管、胃到小肠，进行第4次蜕皮，逐渐发育为成虫。每条雌虫每天产卵约24万个。成虫的寿命约1年。此虫是我国感染率最高的寄生虫。

（3）致病性

1）幼虫致病：幼虫在移行过程中穿破毛细血管进入肺泡，可造成肺局部出血、炎症渗出，导致蛔蚴性肺炎，患者出现发热、咳嗽、血痰，甚至呼吸困难等症状。多数病例在发病后1周左右会自愈。

2）成虫致病：夺取营养和机械损伤，影响消化吸收功能，表现为间歇性脐周痛、恶心、呕吐、食欲缺乏、腹泻、便秘或荨麻疹等。严重感染的儿童可出现发育障碍。虫体的代谢物、分泌物常使患者出现超敏反应。成虫有钻孔习性，常因此而引起胆道蛔虫病、蛔虫性肠穿孔等。此外，大量蛔虫扭结成团可堵塞肠管引起肠梗阻。

（4）实验室诊断

1）粪便直接涂片法查找虫卵，此法检出率高。

2）成虫虫体鉴定。

（5）流行与防治：蛔虫呈世界性分布，我国感染率较高。其主要原因是生活史简单，生殖力强，虫卵的抵抗力强，卫生习惯不良和粪便管理不当，造成水源、土壤广泛污染。防治应加强卫生宣教和粪便无害化处理，纠正不良生活习惯和行为，防止病从口入。治疗常用药物有阿苯达唑、甲苯达唑等。

2.钩虫（hookworm）

（1）形态

1）成虫：虫体细长，约1cm。前端顶部为发达的口囊，十二指肠钩虫口囊有2对钩齿，美洲钩虫有1对半月形的板齿。口囊两侧有头腺1对，可分泌抗凝素及乙酰胆碱酯酶。咽管内有3个咽腺，主要分泌乙酰胆碱酯酶。

2）虫卵：两种钩虫虫卵形态相似。呈椭圆形，无色透明，卵壳极薄，卵内含4~8个卵细胞。若患者便秘或粪便放置时间过久，卵内细胞可分裂为多个，发育至桑椹胚或幼虫。

3）幼虫：分为杆状蚴和丝状蚴两个阶段。丝状蚴具有感染能力，故又称感染期蚴。

（2）生活史：成虫寄生于人体小肠上段，以钩齿或板齿咬附于肠黏膜。雌虫产卵后，虫卵随粪便排出体外。钩虫卵在适宜条件下24小时内孵出第一期杆状蚴，经2次蜕皮后发育为丝状蚴，即钩虫的感染阶段。与人体皮肤接触后，借助其机械的穿刺活动及酶的化学作用，钻入毛囊、汗腺或皮肤破损处到达皮下。进入小血管或淋巴管，经右心到肺，大部分幼虫穿过肺部毛细血管壁入肺泡，再沿气道上行至咽，随吞咽返回食管、胃到达小肠，蜕皮2次发育为成虫，成虫寿命一般3年左右。

（3）致病性

1）幼虫致病：幼虫侵入皮肤后，引起局部皮肤出现水肿、丘疹或疱疹等，称为钩蚴性皮炎，俗称"粪毒"。幼虫体内移行过程中穿破肺毛细血管，引起局部出血及炎性病变，称为钩蚴性肺炎。

2）成虫致病：消化道症状，成虫借口囊咬附于肠黏膜，形成多发散在性出血点、小溃疡和糜烂性病灶。贫血，咬附部位的伤口不断渗血，以及铁、蛋白质不断损耗而导致小细胞低色素性贫血，是钩虫对人体造成的主要危害。

（4）实验室诊断：从粪便中检出钩虫卵或孵出钩蚴是确诊的依据，首选饱和盐水浮聚法。

（5）流行与防治：加强个人防护及粪便管理是主要措施，普查普治，其时间以冬、春季为宜。常用驱虫药物有阿苯达唑、甲苯达唑、噻嘧啶等。

3.丝虫（filaria）

（1）形态

1）成虫：丝线状，呈乳白色，体表光滑，雌雄异体。雄虫尾端向腹面卷曲成圈，长短交合刺各1根；雌虫尾端钝圆，略向腹面弯曲。

2）微丝蚴：虫体细长，头端钝圆，尾端尖细，外有鞘膜，无色透明，直径近似红细胞大小。

（2）生活史

1）在蚊体内的发育：当夜间蚊叮吸含有微丝蚴的患者血液时，血液中微丝蚴被吸入蚊胃内，侵入胸肌，经2~4天发育为腊肠蚴，再蜕皮2次发育为丝状蚴（感染期幼虫），丝状蚴离开胸肌进入血腔，到达蚊喙，在蚊叮吸人血时幼虫进入人体。幼虫在蚊体内仅有发育而无增殖。

2）在人体内的发育：幼虫经皮肤进入人体，经2次蜕皮后，发育为成虫。雌虫产出的微丝蚴多数随淋巴液进入血液循环，其寿命为2~3个月。微丝蚴在外周血液中夜多昼少的现象称为夜现周期性。成虫寿命一般为4~10年，最长达40年。

（3）致病性

1）急性期炎症反应：幼虫和成虫的分泌物、代谢产物、死亡虫体崩解产物等均可刺激机体引起急性期炎症及变态反应。临床表现为急性淋巴结炎、淋巴管炎、丝虫热。

2）慢性期阻塞病变：随着急性炎症反复发作，淋巴管内出现以死亡成虫和微丝蚴为中心的增生性肉芽肿，可出现慢性阻塞性病变。晚期丝虫病最多见的体征是象皮肿。

（4）实验室诊断：从受检者血液、乳糜尿或活检物中检出微丝蚴是确诊感染丝虫病的依据。

（5）防治原则：防治丝虫病的两项重要措施是普查普治和防蚊灭蚊。早期发现和及时治疗患者、带虫者，减少丝虫病的传染源。治疗常用的药物有枸橼酸乙胺嗪（海群生）、呋喃嘧酮和伊维菌素。

4. 日本血吸虫（Schistosoma japonicum Katsurada）

（1）形态

1）成虫：虫体呈线状，雌雄异体。雄虫乳白色，背腹扁平，有口吸盘与腹吸盘各1个，自腹吸盘以下虫体两侧向腹面卷曲形成抱雌沟，用以夹抱雌虫；雌虫虫体前细后粗，灰褐色，常与雄虫呈合抱状态发育至成熟。

2）虫卵：椭圆形，淡黄色，壳薄无盖，卵内含1个毛蚴。

3）毛蚴：为梨形或椭圆形，灰白色，半透明，周身披满纤毛。

4）尾蚴：分体部和尾部，尾部分叉是其特征之一。

（2）生活史：成虫寄生于人或动物的肝门静脉和肠系膜静脉内，以血液为食，雌雄成虫交配产卵，虫卵随粪便排出体外，污染水源，在适宜的环境中孵出毛蚴，随后进入钉螺体内形成大量尾蚴，尾蚴成熟逸出螺体，悬浮于水面，当接触到人时，很快钻入皮肤发育为童虫，经移行到达肠系膜下静脉发育为成虫。自尾蚴侵入宿主至成虫成熟并开始产卵约需24天。成虫在人体内的寿命一般为5年，最长可达40年。

（3）致病性：血吸虫的各个发育时期均对人体有致病作用，其中以虫卵的致病作用最为严重。①幼虫：尾蚴侵入人体可致尾蚴性皮炎。②童虫：可致血管炎和肺炎。③成虫：在肝门静脉系统中，导致静脉内膜炎和静脉周围炎。其代谢物、分泌物可引起Ⅲ型超敏反应造成肾损伤。④虫卵：是血吸虫致病的主要阶段。虫卵内活毛蚴不断释放可溶性抗原，形成以虫卵为中心的肉芽肿，以及嗜酸性脓肿，最后导致以肝硬化和肠炎为主的血吸虫典型病变。儿童期反复大量感染可导致侏儒症。

（4）实验室诊断：粪便直接涂片、毛蚴孵化法、直肠黏膜活组织检查及免疫学诊断等。

（5）流行与防治：我国血吸虫病流行于长江流域及其以南地区。人类对血吸虫普遍易感。消灭钉螺是切断血吸虫病传播的关键，管好人、畜粪便，防止虫卵入水。加强健康教育，避免人们接触疫水，以防感染。及时治疗患者、病畜。最有效的药物是吡喹酮。

5. 链状带绦虫（tapeworm）

（1）形态

1）成虫：虫体乳白色，扁长如带状。头节近球形，有4个吸盘，顶端有顶突和两圈小钩。

2）虫卵：圆球形，卵壳薄而透明，内含1个六钩蚴。

3）囊尾蚴：白色，半透明，卵圆形囊状体，囊内是翻卷收缩的头节。

（2）生活史：人是唯一终宿主，成虫寄生于人小肠，虫卵随孕节排出体外。若被中间宿主猪吞食，可在其肌肉发达的地方形成囊尾蚴。人食入活囊尾蚴（猪肉内）而感染，在人体内发育为成虫。人也可作为中间宿主，如误食虫卵，卵可在人体内发育为囊尾蚴，但不可以发育为成虫。

成虫在人体可存活10~20年，有的长达25年。

（3）致病性

1）成虫：所致疾病称为猪带绦虫病，发现粪便中排节片是患者最常见的就医原因。少数患者可有腹部不适、消化不良、腹泻、体重减轻等，偶可致肠梗阻、肠穿孔。

2）囊尾蚴病：常见类型有皮下及肌肉囊虫病、脑囊虫病、眼囊虫病。

（4）实验诊断

1）猪带绦虫病的诊断：询问病史，有无吃生猪肉，有无排节片史有助于诊断。

2）囊尾蚴病的诊断：主要是发现皮下囊尾蚴结节。

（三）医学原虫

医学原虫（medical protozoa）为寄生于人体的单细胞真核动物。根据其运动器官的有无及类型，将原虫分为4个纲：叶足纲、鞭毛虫纲、孢子虫纲、纤毛虫纲。叶足纲中的阿米巴原虫以具有宽大叶状伪足的运动细胞器为基本特征。对人体致病的主要为溶组织内阿米巴。鞭毛虫纲中对人体危害较大的是杜氏利什曼原虫和阴道毛滴虫。孢子虫纲中主要的病原虫种有疟原虫和弓形虫。

1.溶组织内阿米巴（Entamoeba histolytica Schaudinn） 又称痢疾阿米巴，是阿米巴病的病原体。

（1）形态

1）滋养体：根据虫体大小、寄居部位和生理功能分为大滋养体和小滋养体。大滋养体（组织型），有透明的外质和颗粒状内质，1个泡状核，胞质内常有吞噬的红细胞及食物泡。小滋养体（共栖型），内外质不分明，细胞质内无吞噬的红细胞，细胞核同大滋养体。

2）包囊：圆形，囊壁为双层，不成熟包囊含1~2个核，可见糖原泡和棍状拟染色体。成熟包囊含4个核，具有感染性。

（2）生活史：溶组织内阿米巴生活史基本过程为包囊–小滋养体–包囊。人食入被成熟包囊污染的水或食物后感染，在小肠下段，4核滋养体脱囊而出，分裂为8个小滋养体，移行至回盲部的肠腺窝内寄生，不断分裂增殖。当肠内环境不利于继续繁殖时，虫体分泌囊壁形成包囊，排到体外；当宿主免疫力下降，小滋养体可侵入肠壁组织，吞噬红细胞和组织细胞，变成大滋养体，大量繁殖，破坏肠黏膜组织，引起肠壁溃疡。肠壁寄生的大滋养体可随坏死组织落入肠腔，随粪便排出，形成阿米巴痢疾。若滋养体侵入肠壁静脉，可随血流至肝、肺、脑等组织引起肠外阿米巴病。

（3）致病性

1）肠阿米巴病：多发于盲肠。典型病变是在肠壁上形成口小底大烧瓶形溃疡，粪便有腥臭味，为果酱样脓血便。最严重的并发症是肠穿孔和继发性细菌性腹膜炎。

2）肠外阿米巴病：病变呈无菌性、液化性坏死，最常见的是阿米巴肝脓肿。

（4）实验室诊断

1）病原学检查：生理盐水涂片法查找滋养体，碘液涂片法查找包囊。

2）免疫学诊断。

（5）流行与防治：阿米巴病在我国各地均有分布，带虫者中约10%发病。加强卫生宣教，养成良好卫生习惯，无害化处理粪便，杀灭包囊，保护水源，治疗患者、带虫者。首选药物为甲硝唑。

2.杜氏利什曼原虫（Leishmania donovani） 又称黑热病原虫，是利什曼病的病原体，是中华人民共和国成立初期的五大寄生虫病之一。

（1）形态

1）无鞭毛体：又称利杜体，虫体呈卵圆形，常见于巨噬细胞内，原虫细胞质内有一较大的圆形核。

2）前鞭毛体：又称鞭毛体，寄生于白蛉消化道内。成熟的虫体呈梭形，核位于虫体中部，动基体和基体在胞核前部，原虫由基体发出1根鞭毛游离于虫体外。

（2）生活史：杜氏利什曼原虫的生活史需要两个宿主，即白蛉和人。

1）前鞭毛体在白蛉体内的发育：当雌性白蛉叮刺患者时，无鞭毛体随血液被吸入白蛉胃内，发育为前鞭毛体，活动能力增强，并以纵二分裂法增殖，并向白蛉前胃、食管和咽部移动。最后大量聚集在白蛉口腔及喙。当白蛉叮刺健康人时，前鞭毛体即随白蛉唾液进入人体。

2）无鞭毛体在人体内的发育：进入人体内的前鞭毛体一部分被中性粒细胞吞噬消灭，另一部分侵入巨噬细胞，发育为无鞭毛体，无鞭毛体在巨噬细胞内分裂、增殖，导致巨噬细胞破裂。释放出的无鞭毛体又可侵入其他巨噬细胞，重复上述增殖过程。

（3）致病性：无鞭毛体反复增殖导致巨噬细胞大量破坏和增生，引起脾、肝、淋巴结肿大，以脾大最常见。脾功能亢进，血细胞遭到大量破坏。患者出现发热、贫血、鼻出血、感染等症状，根据临床症状可分为内脏型、皮肤型和淋巴结型。内脏利什曼病主要症状为长期不规则发热、脾大和贫血，如不及时治疗，可因出现并发症而死亡。

（4）实验室诊断：取患者骨髓、淋巴结穿刺液染色镜检或培养，发现无鞭毛体即可确诊。

（5）流行与防治：利什曼病主要是通过白蛉叮刺传播。在流行病区采取查治患者，杀灭病犬和消灭白蛉的综合措施是预防利什曼病的有效办法。治疗首选药物为葡萄糖酸锑钠。

3.阴道毛滴虫（trichomonas vaginalis）

（1）形态：滋养体呈典型的梨形或椭圆形，无色透明，似水滴样，细胞核前端的基体复合物发出4根前鞭毛和1根后鞭毛。

（2）生活史：阴道毛滴虫仅有滋养体期，无包囊期，主要寄居在女性阴道内，虫体以纵二分法繁殖。滋养体既是繁殖阶段也是感染、致病阶段，在外界具有一定抵抗力，通过直接或间接接触的方式在人群中传播。

（3）致病性：主要引起滴虫性阴道炎，主要表现为外阴瘙痒，阴道分泌物呈灰黄色或乳白色，为泡沫状，伴有臭味。

（4）实验室诊断：取分泌物涂片镜检，检出活滋养体可确诊，也可采取免疫学诊断。

（5）流行与防治：阴道毛滴虫感染我国流行也很广泛，主要通过性接触直接传播。注意个人卫生和经期卫生，洁身自好，在公共浴室提倡淋浴，及时治疗，夫妻同治。治疗药物常用甲硝唑。

4.疟原虫（malaria parasite） 是疟疾的病原体，我国主要是间日疟原虫和恶性疟原虫。

（1）形态：疟原虫在人体内的寄生包括红细胞内期和红细胞外期，红细胞内期又包括滋养体、裂殖体和配子体。现以间日疟原虫为例予以介绍。

1）滋养体：按其发育先后，可分为早期（小）滋养体和晚期（大）滋养体。早期滋养体又称环状体，胞质呈蓝色，为环状。晚期滋养体虫体明显增大，细胞核变大，胞质明显增多，形状不规则，常含空泡，出现疟色素和薛氏点。

2）裂殖体：虫体逐渐变圆，空泡消失，疟色素增多，核开始分裂成数个，但细胞质未分裂，为未成熟裂殖体；当胞质也随之分裂，每个核都被部分胞质包裹，形成相应数量的裂殖子，为成熟裂殖体。

3）配子体：为疟原虫的有性期，呈圆形或椭圆形，有雌、雄之分，雌配子体较大，雄配子体较小。

（2）生活史：需要人和按蚊两种宿主。

1）在蚊体内的发育：当雌性按蚊刺吸患者时，吮吸了含配子体的血液而受染。雌、雄配子体在蚊胃内形成合子，再发育为动合子，动合子在蚊胃壁形成卵囊，卵囊内的核和胞质反复分裂进行孢子增殖，形成数以万计的子孢子。子孢子入蚊血腔，到达蚊唾液腺发育成熟并具有感染性，当受感染按蚊再次叮咬人时，子孢子随唾液进入人体。

2）在人体内的发育：子孢子随蚊唾液进入人体，侵入肝细胞进行裂体增殖，发育成数以万计的裂殖子。裂殖子胀破肝细胞侵入红细胞，经历环状体、大滋养体，形成红细胞内期裂殖体，裂殖体成熟后破裂红细胞释放出更多的裂殖子，进入其他红细胞，重复其红细胞内期的裂殖体增殖过程。红细胞内期的裂殖体增殖时间与疟疾的发作密切相关。疟原虫经几代裂殖体增殖后，部分裂殖子侵入红细胞后不再进行裂殖体增殖而是发育成雌、雄配子体，为有性生殖做准备。

（3）致病性：疟原虫的主要致病阶段是红细胞内期裂殖体增殖阶段。

1）潜伏期：子孢子侵入人体后到出现临床症状的时间间隔，包括红细胞外期原虫发育的时间和几代红细胞内期裂殖体增殖达到一定数量所需的时间。

2）疟疾发作：典型临床表现包括周期性寒战、发热和出汗退热3个连续阶段。由红细胞内期的裂殖体增殖所致。

3）疟疾的再燃与复发：疟疾初发停止后，患者没有重新感染，仅由于体内残存的红细胞内期疟原虫在一定条件下重新大量繁殖又引起疟疾的发作，称为再燃；疟疾初发患者红细胞内期疟原虫已被消灭，未经蚊媒传播感染，经过数周至1年余，又出现疟疾发作，称为复发。

4）贫血与脾大：疟疾发作数次后，可出现贫血。脾大为疟疾常见体征。

5）凶险型疟疾：大多数是感染了恶性疟原虫所致，以脑型疟最常见。

6）疟疾性肾病：以三日疟多见。

（4）实验室诊断：从外周血查出疟原虫是确诊的依据。最好在服药前采血检查。常用方法有薄、厚血膜涂片，经姬氏染色或瑞氏染色后镜检找疟原虫。

（5）流行与防治：我国流行最广的是间日疟，其次是恶性疟。传染源是外周血中有配子体的患者和带虫者，我国主要的传疟按蚊是中华按蚊。做好个体预防和群体预防，防蚊灭蚊，切断传播途径。杀死红细胞内期疟原虫的药物有氯喹、青蒿素等；杀死红细胞外期疟原虫和配子体的药物有伯氨喹。预防常用药物有乙氨嘧啶等。

5. 刚地弓形虫（Toxoplasma gondii） 主要寄生于人和动物的有核细胞内，是一种重要的机会致病性原虫。

（1）形态：弓形虫有5种不同形态的发育阶段，即滋养体、包囊、裂殖体、配子体和卵囊。滋养体、包囊、卵囊与传播和致病性有关。

1）滋养体：包括速殖子和缓殖子，呈新月形或香蕉形。多见于急性期感染。

2）包囊：圆形或卵圆形，外有一层弹性囊壁。多见于隐性感染者细胞内。

3）卵囊：卵圆形，有双层透明光滑囊壁，成熟的卵囊内有2个孢子囊，每个孢子囊内有4个新月形的子孢子。

（2）生活史

1）在中间宿主体内的发育：当成熟的卵囊、包囊、假包囊被中间宿主食入后，子孢子、缓殖子和速殖子侵入肠壁，随血液或淋巴液扩散全身，到各组织细胞内进行无性增殖。宿主细胞破裂后，滋养体散出再侵犯其他组织细胞，如此反复增殖。当宿主产生免疫力，速殖子繁殖减慢，形成包囊。包囊在中间宿主体内可存在数月、数年或更长时间，也是疾病复发的根源。

2）在终宿主体内的发育：当成熟的卵囊、包囊、假包囊被猫吞食后，子孢子逸出，侵入小肠绒毛上皮细胞进行裂殖体增殖，释出裂殖子侵入新细胞发育增殖。部分裂殖子发育为雌、雄配子体，其受精成为合子，形成卵囊落入肠腔，随粪便排出体外。

（3）致病性：弓形虫感染有先天性和后天获得性两种。

1）先天性：感染弓形虫的妊娠妇女，经胎盘将弓形虫传播给胎儿。

2）获得性：指出生后从外界获得的感染，多数为隐性感染。淋巴结肿大是获得性弓形虫体病的常见表现，常累及脑和眼部。

（4）实验室诊断：临床上多采用免疫学的方法查可疑患者血清中的特异性抗体。

（5）流行与防治：弓形虫体病是一种人畜共患病，人可由食入未熟肉类及被猫粪污染的水与食物感染。加强饮食卫生管理和肉类食品检疫，不吃生的或半熟的肉制品。治疗首选磺胺类药物与乙胺嘧啶合用，对孕妇应首选螺旋霉素。

思政课堂

虚心求学、潜心科研、不忘初心——肖立华教授

肖立华，博士生导师、国家特聘教授，世界著名寄生虫学家。大学期间，他作为寄生虫课代表对寄生虫学产生了浓厚的兴趣。肖立华教授尤其执迷于包括蛔虫在内的诸多寄生虫复杂的生活史，以及其在宿主体内如迷宫般的移行路线。在接下来的硕士研究生的学习生涯里，肖立华教授在入学第一年就仔细辨认，且牢记了数千张不同的寄生虫形态结构图片。他常常每天花费超过十小时的时间，在显微镜和解剖镜下对形态各异的寄生虫进行鉴定和诊断。肖立华教授在学术界享有崇高的威望。他共发表SCI收录论文490篇，被引两万多次，H指数（高引用次数）79，两次入选全球高被引学者（2018年和2019年），是新发人兽共患病病原——隐孢子虫领域论文被引次数最高的作者。为肯定肖教授的贡献，以他的名字命名了一个隐孢子虫虫种——肖氏隐孢子虫（*Cryptosporidium xiaoi*）。肖立华教授三十年如一日，不忘初心，潜心科研。他心怀大我、无私奉献、尽心尽力、发光发热。这些终将化为一种精神代代相传。

讨论

肖立华教授读书期间奋发努力积累知识，后来取得了世界瞩目的成绩，这些给当代大学生带来怎样的启示？

本节小结　　　　PPT课件　　　　课后练习

（王志敏　朱晔斌）

第二节　医学免疫学概论

学习目标

知识目标：

1. 掌握非特异性免疫的组成和功能。

2. 熟悉固有免疫细胞和固有免疫分子。

3. 了解免疫屏障结构。

技能目标：

1. 能够说出免疫的三大功能和7种表现。

2. 能够说出免疫的概念和非特异性免疫的特点。

素质目标：

1. 具备尊重、关心和爱护患者的职业道德。

2. 养成敢于探究、严谨务实的科学精神。

一、现代免疫的概念和三大功能

（一）医学免疫学和免疫的概念

医学免疫学（medical immunology）是研究人体免疫系统的组成、结构和功能，免疫应答的规律和效应，免疫功能异常所致疾病及其发生机制，以及免疫学诊断与防治的一门学科。它已渗透到许多基础和临床医学学科领域中，是一门重要的不可缺少的医学基础课程。

免疫（immunity）一词源于拉丁文"immunitas"，原意为免除瘟疫，即传染病。随着免疫学的不断发展，现代免疫的概念已被拓展为机体识别"自己"，排除"异己"过程中所产生的生物学效应的总和，正常情况下是维持内环境稳定的一种生理性防御功能。

（二）免疫的功能

免疫对机体的影响具有双重性，正常情况下，免疫功能是维持机体内环境稳定，具有保护性作用；免疫功能异常，可能导致某些疾病。根据清除抗原性异物种类的不同，主要表现在3个方面（表5-1）。

表5-1 机体的免疫功能及其表现

免疫功能	正常表现（有利）	异常表现（有害）
免疫防御	对病原微生物等非己抗原进行识别、清除	超敏反应（高）、免疫缺陷病（低）
免疫稳定	对自身衰老、损伤及死亡的细胞进行识别、清除	自身免疫性疾病（失调）
免疫监视	对突变细胞和被病毒感染的细胞进行识别、清除	恶性肿瘤、持续性病毒感染（低）

重点提示 免疫的概念是理解整门免疫学课程的纲领。

二、非特异性免疫的特点与构成因素

非特异性免疫（non-specific immunity）也称固有免疫或先天免疫，是生物在长期种系发育和进化过程中逐渐形成的一系列防御机制，是机体抵御病原体侵袭的第一道防线。

（一）非特异性免疫的特点

（1）受遗传基因控制，无须抗原刺激，与生俱来，并能遗传给后代。

（2）作用范围广，无特异性：即机体对入侵的抗原物质的清除没有特异的选择性。

（3）发挥作用早而快速：即抗原物质一旦接触机体，在数分钟至96小时内就会遭到机体的排斥和清除，但维持时间较短。

（4）有相对的稳定性：指既不受入侵抗原物质的影响，也不因入侵抗原物质的强弱或次数而有所增减。

（5）无免疫记忆功能。

（二）非特异性免疫的组成

非特异性免疫主要由屏障结构、固有免疫细胞和固有免疫分子组成。

1.屏障结构

（1）皮肤黏膜及其附属成分的屏障作用

1）物理屏障：由致密上皮细胞组成的皮肤、黏膜组织及其附属成分具有机械屏障作用，可有效阻挡病原体侵入体内。

2）化学屏障：皮肤和黏膜分泌物中含多种杀菌、抑菌物质，如汗腺分泌的乳酸，胃液中的胃酸，唾液、呼吸道、消化道和泌尿生殖道黏液中的溶菌酶、抗菌肽等，在皮肤黏膜表面形成抵抗病原体的化学屏障。

3）微生物屏障：寄居在皮肤和黏膜表面的正常菌群，可通过与病原体竞争结合上皮细胞和营养物质，或通过分泌某些杀菌、抑菌物质对病原体产生抗御作用。如肠道大肠埃希菌能产生大肠埃希菌素，可抑制致病菌痢疾杆菌和伤寒杆菌的生长繁殖。

（2）体内屏障

1）血脑屏障：由软脑膜、脉络丛的毛细血管壁和包在壁外的星形胶质细胞形成的胶质膜组成，能阻挡血液中的病原体和其他大分子物质进入脑组织及脑室，从而保护中枢神经系统。婴幼儿血脑屏障发育不完善，易发生中枢神经系统感染。

2）胎盘屏障：由母体子宫内膜的基蜕膜和胎儿的绒毛膜滋养层细胞共同构成，可阻止病原体及其有害物质自母体进入胎儿体内，但不影响母子间营养物质的交换。妊娠3个月内，胎盘屏障尚未发育成熟，若此时孕妇感染风疹病毒或巨细胞病毒等，可导致胎儿畸形或流产。

3）血睾屏障。

2.固有免疫细胞 存在于血液和组织中，主要包括中性粒细胞、单核吞噬细胞、自然杀伤细胞、树突细胞、γδT细胞等。

（1）中性粒细胞（neutrophil）：来源于骨髓，产生速率高，但存活期短，为2~3天。占血液白细胞计数的60%~70%，是白细胞中数量最多的一种。胞内富含髓过氧化物酶、碱性磷酸酶、溶菌酶、防御素及杀菌渗透增强蛋白等。中性粒细胞具有很强的趋化作用、吞噬功能和杀菌作用，可随血流迅速动员至感染部位，在机体抗感染中发挥重要作用。

（2）单核吞噬细胞（mononuclear phagocyte）：包括血液中的单核细胞（monocyte）和组织器官中的巨噬细胞（macrophage）。

1）单核细胞：由骨髓粒-单系祖细胞发育分化而成，占血液中白细胞计数的3%~8%。其富含过氧化物酶、酸性磷酸酶、非特异性酯酶和溶菌酶等，具有明显的变形运动和吞噬功能。单核细胞在血液中仅停留12~24小时，然后进入结缔组织或器官，分化为巨噬细胞。

2）巨噬细胞：分为定居和游走巨噬细胞两大类。定居巨噬细胞广泛分布于全身各处，因所处部位不同其形态和名称各异，如骨组织中的破骨细胞、肺泡巨噬细胞等；游走巨噬细胞体积大于单核细胞，寿命较长，在组织中可存活数月。巨噬细胞富含溶酶体和线粒体，具有强大的吞噬、杀菌、清除凋亡细胞和其他异物的能力，同时也在特异性免疫应答的各阶段发挥作用。

（3）自然杀伤（natural killer，NK）细胞：来源于骨髓淋巴样干细胞，其分化、发育依赖于骨髓或胸腺微环境，主要分布于外周血和脾，在淋巴结和其他组织中也有少量存在。NK细胞无须抗原预先致敏，即可直接杀伤某些肿瘤细胞和病毒感染细胞，故在机体抗肿瘤、早期抗病毒或胞内寄生菌感染的免疫应答中起重要作用。

（4）树突细胞（dendritic cell，DC）：是专职抗原呈递细胞，来源于骨髓多能造血干细胞，因其成熟时表面有许多树枝状突起而得名，是抗原呈递细胞中抗原提呈能力最强者。

（5）γδT细胞：可直接杀伤某些肿瘤细胞和病毒感染的细胞。

3.固有免疫分子 主要包括补体系统、细胞因子、抗菌肽、C反应蛋白和具有抗菌作用的酶类物质。

（1）补体：是正常人和哺乳动物血清中的一组具有酶活性的蛋白质，是参与固有免疫应答的最重要的免疫效应分子。补体一般以酶原状态存在，由旁路途径和MBL途径激活后，发挥细胞毒或病毒溶解等炎症作用，从而杀灭病原体。这些作用可发生在特异性抗体产生之前，因此，补体在机体早期抗感染免疫中具有十分重要的意义。

（2）细胞因子：病原体感染机体后，可刺激免疫细胞和相关细胞产生多种细胞因子，如干扰素、趋化因子、各种白细胞介素等，引起炎症反应，产生抗病毒、抗肿瘤和免疫调节等作用。

（3）防御素：是一类富含精氨酸的小分子多肽，对细菌、真菌和某些有包膜病毒具有直接杀伤作用。

（4）溶菌酶：主要来源于吞噬细胞，是一种不耐热的低分子碱性蛋白质，广泛分布于机体正常组织和体液中。溶菌酶能够裂解革兰阳性菌细胞壁肽聚糖，从而导致细菌溶解、破坏。革兰阴性菌对溶菌酶不敏感，但在特异性抗体和补体存在下，溶菌酶也能破坏革兰阴性菌。

（5）乙型溶素：是血清中一种对热稳定的碱性多肽，在血浆凝固时由血小板释放。乙型溶素可作用于革兰阳性菌细胞膜，产生非酶性破坏效应，但对革兰阴性菌无效。

💡**重点提示**　非特异性免疫和特异性免疫相互补充，共同发挥免疫功能。非特异性免疫是抵御病原微生物的第一道防线。

🏛 **思政课堂**

中国人痘接种术

世界上第一种有效预防天花传播的方法"人痘苗"是中国人发明的，据史料记载，我国的人痘接种起于明代隆庆年间（1567—1572），比西方的"牛痘苗"（1796年）早200多年。

人痘接种术就是通过天花患者的痘痂、痘浆，用人工方法使健康者得到轻度感染，从而产生对天花的抵抗力，以达到预防的目的；它是我国古代人在同天花斗争过程中探索出的免疫预防天花的接种方法之一。这种方法可以说是中国早期素朴的"以毒攻毒"免疫学思想的继续和发展。我国古代人民和民间医家在传染病的防治过程中，早就认识到患过某种传染病后，可以长期甚至终身不再患此病，并将这种医疗实践中产生的认识又运用于医疗实践。我国的这项发明可称为世界医学史上人工免疫法的先驱。

通过重温古人对人类传染病预防所做的重要贡献，这一历史文化更有效地教育我们要文化自信，我们的先人在没有先进的科学仪器的情况下，将自己与疾病斗争的经验运用于预防疾病的精神，更加坚定了我们锐意进取、勇于创新、努力学习的信心和决心。

讨论

1.中国人发明人痘接种术体现了古代中国人的什么精神？

2.中国人痘接种术对现在的医学工作者有哪些激励作用？

 本节小结　　 PPT课件　　 课后练习

（王志敏　朱晔斌）

第三节　免疫系统的组成及其功能

学习目标

知识目标：

1.掌握影响抗原免疫原性的因素，免疫活性细胞概念及种类。

2.熟悉抗体和Ig的概念、Ig的基本结构、抗体的功能及5类Ig的主要特性；细胞因子的概念、类型，重要细胞因子的生物学功能。

3.了解免疫器官的组织结构，黏膜免疫系统。

技能目标：

1.能够说出中枢免疫器官、外周免疫器官的组成和主要功能，抗原的概念和特性，抗原决定簇。

2.能够说出补体的概念，补体系统的组成，补体激活途径，补体的生物学活性。

素质目标：

1.培养关心、爱护患者的职业道德，在执业中要充分体现爱伤意识。

2.养成严谨、求实、认真的工作作风，要有全心全意为人民的健康服务的决心。

免疫系统（immune system）是机体执行免疫应答及免疫功能的组织系统，由免疫器官、免疫细胞和免疫分子组成。

一、免疫器官

免疫器官按其发生和功能不同，可分为中枢免疫器官和外周免疫器官。

（一）中枢免疫器官

中枢免疫器官包括骨髓和胸腺，是免疫细胞发生、分化、发育、成熟的场所。

1.骨髓（bone marrow）

（1）骨髓的结构：位于骨髓腔内，由造血组织和血窦构成。造血组织主要由骨髓基质细胞和造血细胞组成。骨髓基质细胞和其产生的多种细胞因子构成造血干细胞分化的微环境。

（2）骨髓的功能：①各类血细胞和免疫细胞发生的场所。②B细胞分化发育成熟的场所。③再次体液免疫应答的主要部位。

2.胸腺（thymus）

（1）胸腺的结构：胸腺小叶是胸腺的基本结构单位，细胞主要是胸腺细胞和胸腺基质细胞。胸腺细胞主要为处于不同分化阶段的未成熟的T细胞。胸腺基质细胞及其分泌的胸腺激素和细胞因子等，共同构成了胸腺细胞分化的微环境。

（2）胸腺的功能：①T细胞分化、发育、成熟的主要场所。②免疫调节。③血－胸腺屏障作用。

（二）外周免疫器官

外周免疫器官是成熟淋巴细胞（T细胞、B细胞）定居的场所，也是产生免疫应答的主要部位，主要包括淋巴结、脾、黏膜相关淋巴组织等。

1.淋巴结 是分布最广泛的外周免疫器官。主要功能如下。

（1）T、B淋巴细胞定居和增殖的场所：T淋巴细胞约占75%，B淋巴细胞约占25%。

（2）免疫应答发生的场所。

（3）参与淋巴细胞再循环。

（4）具有滤过作用。

2.脾 位于腹腔左上方，是体内最大的外周免疫器官。主要功能如下。

（1）T、B淋巴细胞定居和增殖的场所：T淋巴细胞约占40%，B淋巴细胞约占60%。

（2）免疫应答发生的场所。

（3）过滤血液：可清除血液中的病原体、衰老凋亡的细胞、免疫复合物等，使血液得到净化。

（4）贮存红细胞：具有强大的储血功能，可起到调节血量的作用。

3.黏膜相关淋巴组织（mucosa-associated lymphoid tissue，MALT） 主要由肠相关淋巴组织、鼻相关淋巴组织和支气管相关淋巴组织所组成，其主要功能是参与黏膜局部免疫应答，产生分泌型IgA（sIgA）。

💡**重点提示** 中枢免疫器官是免疫细胞产生、分化、成熟的场所。外周免疫器官是免疫细胞定居的场所，也是发生免疫应答的场所。

二、免疫细胞

（一）免疫细胞的概念及其种类

免疫细胞泛指所有参与免疫应答或与免疫应答有关的细胞及其前体细胞，主要包括淋巴细胞、抗原呈递细胞、造血干细胞、粒细胞和肥大细胞等。淋巴细胞又可分为T淋巴细胞、B淋巴细胞、NK细胞等。抗原呈递细胞包括单核吞噬细胞、树突细胞、B淋巴细胞等。

（二）免疫活性细胞的概念及其种类

免疫活性细胞（immunocompetent cell，ICC）是承担免疫功能的基本单位，具有抗原识别受体及有关受体，能接受抗原刺激而活化、增殖、分化，发生特异性免疫应答，也称抗原特异性淋巴细胞。免疫活性细胞主要包括T淋巴细胞和B淋巴细胞。

（三）免疫细胞的功能

1.**T淋巴细胞（T lymphocyte）** 简称T细胞，在外周血中占淋巴细胞总数的65%~80%，根据T细胞表面CD分子将其分为CD4$^+$T（细胞表面有CD4分子的T细胞）和CD8$^+$T（细胞表面有CD8分子的T细胞），根据免疫效应功能不同可将其分为辅助性T细胞（help T cell，Th细胞）和细胞毒性T细胞（Tc细胞或CTL）。辅助性T细胞主要包括Th1细胞和Th2细胞。

（1）Th1细胞的功能：与抗原接触后，可通过释放IL-2、IFN-γ、TNF-β等引起炎症反应或迟发型超敏反应。

（2）Th2细胞的功能：可通过释放IL-4、IL-5、IL-6、IL-10等诱导B细胞增殖、分化、分泌抗体，参与体液免疫应答。

（3）Tc细胞的功能：为细胞免疫效应细胞，经抗原致敏后，可特异性杀死携带相应抗原的靶细胞，如肿瘤细胞和被病毒感染的组织细胞。

2. B淋巴细胞（B lymphocyte） 简称B细胞，在外周血中占淋巴细胞总数的10%~20%。B细胞的功能主要有：①受到抗原刺激后，可分化增殖为浆细胞，产生抗体，介导体液免疫应答。②可呈递可溶性抗原、分泌细胞因子及参与免疫调节。

3. 单核吞噬细胞 在免疫应答中的功能主要有：①吞噬杀伤和消除作用。②呈递抗原，启动免疫应答。③抗肿瘤作用，是参与机体免疫监视作用的重要免疫细胞。④分泌效应，单核吞噬细胞可分泌多种生物活性介质，包括IL-1、IL-2、IFN-γ、TNF、某些补体成分等，发挥免疫效应和引起炎症反应。

💡重点提示 T、B淋巴细胞的功能在免疫应答中非常重要。

三、免疫相关因子

（一）抗原

1. 概念 抗原（antigen，Ag）是能诱导机体免疫系统产生特异性免疫应答，并能与相应的免疫应答产物（抗体或致敏淋巴细胞）在体内或体外发生特异性结合，进而发挥免疫效应的物质。

2. 抗原的特性 抗原具有两个重要特性：①免疫原性（immunogenicity），是抗原刺激机体免疫系统产生抗体或致敏淋巴细胞的能力。②抗原性（antigenicity），也称免疫反应性，是抗原能与相应的免疫应答产物抗体或致敏淋巴细胞发生特异性结合的特性。

3. 决定抗原免疫原性的条件

（1）异物性：是构成免疫原性的首要条件。免疫学中的异物指在胚胎期未与淋巴细胞充分接触过的物质。抗原与机体之间的亲缘关系越远，组织结构的差异越大，异物性越强，免疫原性越强。异物可分为异种物质、同种异体物质和自身物质。

（2）抗原的理化性质

1）分子大小：凡具有免疫原性的物质，其分子量大多＞10.0kDa。物质的分子量越大，免疫原性越强。

2）结构与化学组成：抗原物质须具有较复杂的分子结构。含有大量芳香族氨基酸的抗原免疫原性较强，而含直链氨基酸的蛋白质则免疫原性较弱。一般蛋白质是良好的抗原，糖蛋白、脂蛋白、多糖类和脂多糖都具有免疫原性，核酸分子一般无免疫原性。

3）物理性状：化学性质相同的抗原物质可因其物理性状不同而影响免疫原性，如颗粒性或聚合物质的免疫原性强于可溶性或单体的物质。

（3）机体因素：物质免疫原性还与机体的遗传、年龄、性别、生理状态等因素有关。

（4）免疫途径和方法：抗原进入机体的量、途径、次数与频率等均可影响机体对抗原的免疫应答强度与类型。

4. 抗原决定簇（antigenic determinant） 也称表位（epitope），指抗原分子中决定抗原特异性的特殊化学基团，是决定抗原特异性的物质基础，是与抗体、TCR、BCR特异性结合的基本结构单位。

5. 抗原的分类

（1）根据诱生抗体时是否需要Th细胞的协助分

1）胸腺依赖性抗原（thymus dependent antigen，TD-Ag）：该类抗原刺激B细胞产生抗体时必须有T细胞的参与，也称T细胞依赖性抗原。大多数天然抗原（如细菌、异种血清等）和大多数蛋白质抗原为TD-Ag。

2）胸腺非依赖性抗原（thymus independent antigen，TI-Ag）：该类抗原刺激B细胞产生抗体时无须T细胞的参与，也称T细胞非依赖性抗原。细菌脂多糖、荚膜多糖、聚合鞭毛素等为TI-Ag。

TD-Ag刺激机体主要产生IgG型抗体，既能引起体液免疫，也能引起细胞免疫，具有免疫记忆；TI-Ag刺激机体主要产生IgM型抗体，只能引起体液免疫，不引起细胞免疫和免疫记忆。

（2）根据抗原的基本性能分

1）完全抗原：指同时具有免疫原性和抗原性的物质，通常所说的抗原均指完全抗原。

2）半抗原：只有抗原性而没有免疫原性的物质，也称不完全抗原。

（3）根据抗原与机体的亲缘关系分类

1）异种抗原：来自不同物种的抗原。

2）同种异型抗原：来自同一种属不同基因型个体间的抗原。

3）自身抗原：能诱导宿主发生自身免疫应答的自身组织细胞成分。

4）异嗜性抗原：指不同种属生物间存在的共同抗原。

（4）根据抗原的来源分

1）内源性抗原：指在细胞内新合成的抗原，如病毒感染细胞合成的病毒蛋白。

2）外源性抗原：指来源于抗原呈递细胞外的抗原，如被吞噬细胞吞噬的细菌、细胞和蛋白质抗原等。

6.医学上重要的抗原

（1）异种抗原

1）病原体：包括各种病原微生物及寄生虫。

2）细菌外毒素与类毒素。

3）动物免疫血清：用类毒素免疫动物（如马、羊等）后，动物血清中含有大量相应的抗毒素，即动物免疫血清。动物免疫血清对患者具有二重性，一方面可对机体提供特异性抗体，具有防治疾病的作用；另一方面对人而言是一种异种动物蛋白，反复使用可能诱导产生超敏反应，所以在临床使用抗毒素之前必须进行皮肤过敏试验。

4）动物、植物与药物等。

（2）异嗜性抗原：如A群链球菌的细胞壁中含有的M蛋白与人心肌、肾小球基底膜有共同的抗原，当机体感染了该菌并产生相应的抗体后，这些抗体可与含有相应抗原的组织反应，并引起损伤，临床上表现为风湿热或肾小球肾炎。

（3）同种异型抗原：如红细胞血型抗原和主要组织相容性抗原。

（4）自身抗原：可引起自身免疫病。

（5）肿瘤抗原：是细胞在癌变过程中出现的新抗原及过度表达的抗原物质的总称，包括肿瘤特异性抗原与肿瘤相关抗原，可用于肿瘤的辅助诊断。

💡**重点提示** 抗原决定簇是理解抗原特异性的关键。

（二）免疫球蛋白

1.抗体和免疫球蛋白的概念

（1）抗体（antibody，Ab）：是B细胞接受抗原刺激后增殖分化为浆细胞，由浆细胞合成和分泌的能与相应抗原发生特异性结合的球蛋白。

（2）免疫球蛋白（immunoglobulin，Ig）：指具有抗体活性或化学结构与抗体相似的球蛋白。Ig

是化学结构的概念，抗体是生物学功能上的概念。

2.免疫球蛋白的基本结构 是由2条完全相同的重链（heavy chain，H链）和2条完全相同的轻链（light chain，L链）以二硫键连接而成的"Y"形四肽链结构，又称单体（图5-5）。

（1）重链和轻链：重链由450~550个氨基酸残基组成。根据重链恒定区抗原性不同分为μ、δ、γ、α和ε链，并据此将相应的Ig分为5类，即IgM、IgD、IgG、IgA和IgE。轻链由214个氨基酸残基组成，根据轻链恒定区抗原性不同分为κ型和λ型两种类型。

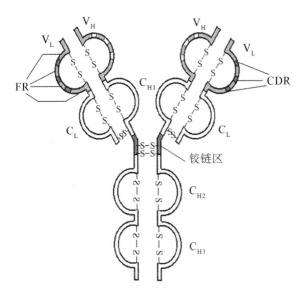

图5-5 免疫球蛋白的基本结构

（2）可变区和恒定区：Ig重链近氨基端（N端）1/4或1/5区段内和轻链近氨基端1/2区段内，约110个氨基酸的组成和排列顺序变化很大，称为可变区（variable region，V区），为结合抗原区。在Ig的羧基端（C端），重链的3/4或4/5及轻链的1/2部分，氨基酸序列相对恒定，称为恒定区（constant region，C区）。

（3）高变区和骨架区：重链和轻链可变区中，各有3个特定区域内的氨基酸组成和排列顺序高度可变，称为高变区（hypervariable region，HVR）或互补决定区（complementary determining region，CDR），共同组成抗原结合部位，分别称为CDR1、CDR2、CDR3，是与抗原决定簇发生特异性结合的关键区域。V区其余部分，其氨基酸组成和排列顺序相对不易变化，称为骨架区（framework region，FR）。

（4）结构域：Ig的2条重链和2条轻链均可折叠，并由链内二硫键连接形成数个球形结构域。轻链有VL和CL两个结构域；IgG、IgA和IgD重链有VH、CH1、CH2和CH3 4个结构域，IgM、IgE重链有VH、CH1、CH2、CH3和CH4 5个结构域。

3.免疫球蛋白的其他结构

（1）J链（J chain）：是由浆细胞合成的富含半胱氨酸的多肽链，主要功能是将单体Ig连接为多聚体，如IgA的二聚体和IgM的五聚体均含J链，其余Ig均为单体，不含J链。

（2）分泌片（secretory piece，SP）：是由黏膜上皮细胞合成和分泌的糖肽链，以非共价形式结合在IgA二聚体上，是分泌型IgA的辅助成分，可帮助IgA穿越黏膜，并保护其免受蛋白酶的降解。

4.免疫球蛋白的水解片段 木瓜蛋白酶能在铰链区二硫键的近N端切断重链，将IgG裂解为

2个完全相同的抗原结合片段（fragment of antigen binding，Fab片段）和1个可结晶片段（fragment crystallizable，Fc片段）。Fab片段可与一个抗原决定簇特异性结合。Fc片段是抗体分子与效应分子及细胞相互作用的部位。胃蛋白酶在铰链区二硫键的近C端切断重链，将Ig水解为1个F（ab'）$_2$和一些无活性pFc'片段。F（ab'）$_2$具有双价抗体活性（图5-6）。

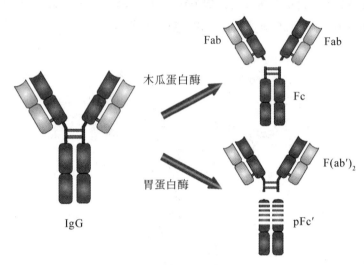

图5-6　免疫球蛋白的水解片段

5. 免疫球蛋白的生物学功能

（1）特异性结合抗原：IgV区能特异性识别、结合抗原。抗原抗体结合后，具有中和毒素和阻断病原微生物入侵的作用。

（2）激活补体：IgM、IgG1~IgG3与相应抗原结合后，可通过经典途径激活补体系统，产生多种生物学效应。

（3）与细胞表面Fc受体结合：Ig可通过其Fc片段与多种细胞表面的Fc受体结合，从而产生不同的效应。

1）调理作用：IgG的Fc片段与中性粒细胞、巨噬细胞等结合后，可增强吞噬细胞的吞噬作用，称为抗体介导的调理作用。

2）抗体依赖的细胞介导的细胞毒作用（ADCC）：当IgG的Fab片段与肿瘤细胞、病毒感染细胞表面的抗原结合后，Fc片段可与具有细胞毒作用的效应细胞如NK细胞结合，从而促进效应细胞直接杀伤靶细胞。

3）介导Ⅰ型超敏反应：IgE Fc片段可与肥大细胞、嗜碱性粒细胞表面高亲和力IgE Fc受体结合，使其致敏，若相同抗原再次与致敏细胞表面特异性IgE结合后，促使这些细胞合成和释放生物活性物质，引起Ⅰ型超敏反应。

（4）通过胎盘和黏膜：IgG是人类唯一能通过胎盘的免疫球蛋白，在胎儿期和新生儿期抗感染免疫中发挥重要的作用。sIgA可通过呼吸道和消化道黏膜上皮细胞，到达黏膜表面发挥黏膜局部抗感染免疫作用。

6. 各类免疫球蛋白的特性与功能

（1）IgG：以单体形式存在，是血清中含量最高的Ig，占血清Ig总量的75%~80%。主要功能有：①大多数抗菌、抗病毒、抗毒素抗体都为IgG类，为抗感染的"主力部队"。②IgG也是唯一能通过胎盘的抗体,在新生儿抗感染中起重要作用。③IgG可通过激活补体、免疫调理作用、ADCC效应发挥重要的生物学效应。④参与病理免疫损伤。

(2)IgM:又称巨球蛋白,在血清中以五聚体形式存在。IgM是个体发育中最早出现的抗体,主要功能有:①机体受感染后最早产生的抗体,为抗感染的"先锋部队"。②是初次体液免疫应答中最早出现的抗体,因此IgM检测可用于传染病的早期诊断。③母体的IgM不能通过胎盘,若脐带血中升高提示胎儿宫内感染。④天然血型抗体为IgM,膜表面的IgM是B细胞识别抗原的一种主要受体。⑤参与病理免疫损伤。

(3)IgA:有单体的血清型和双体的分泌型两种。分泌型IgA(sIgA)主要存在于胃肠液、乳汁、泪液、唾液等外分泌液中,在机体黏膜局部抗感染免疫中起重要作用,乳汁中的sIgA对婴幼儿有自然被动免疫作用。

(4)IgD:血清中含量低,功能尚不清楚。膜结合型IgD是B细胞识别抗原的一种主要成分,是B细胞分化发育成熟的标志。

(5)IgE:在血清中含量最低,是引起Ⅰ型超敏反应的主要因素。

💡**重点提示**　掌握免疫球蛋白各个功能区的功能是理解免疫球蛋白生物学性状的基础。

(三)补体

补体(complement,C)是存在于血清、组织液和细胞膜表面的一组与免疫功能有关的,经活化后具有酶活性的蛋白质,包括30余种可溶性蛋白和膜结合蛋白,故又称补体系统。

1.补体系统的组成

(1)补体的固有成分:是构成补体系统基本组成的蛋白质。其包括:①经典激活途径的C1、C2、C4。②旁路激活途径的B因子、D因子、P因子(备解素)。③甘露糖结合凝集素激活途径(MBL途径)的MBL、MBL相关丝氨酸蛋白酶(MASP)。④补体活化的共同组分C3、C5、C6、C7、C8和C9。

(2)补体调节蛋白:以可溶性或膜结合形式存在,参与补体激活的调控,包括I因子、H因子、C4结合蛋白、C1抑制物等。

(3)补体受体(CR):存在于不同细胞膜表面,能与补体活化过程中产生的活性片段相结合,介导多种生物学效应的受体分子,包括CR1~CR5、C3aR、C2aR、C4aR等。

2.补体系统的命名

补体经典激活途径和终末成分按其发现前后,依次命名为C1、C2、C3~C9;旁路途径成分分别称为B因子、P因子、D因子、H因子等;调节蛋白按其功能命名。补体活化的裂解片段,以该成分的符号后缀以英文小写字母而命名,如C3a/C3b;补体活化后具有酶活性的成分,在其上方加一横线表示,如$\overline{\text{C4b2b}}$;灭活的补体片段在其前加英文小写字母i表示,如iC3b。

3.补体的激活

在生理情况下,大多数补体成分以非活性的酶原形式存在,可通过级联酶促反应而被激活,产生具有生物学活性的物质。补体有3条激活途径,它们具有共同的终末反应过程。

(1)经典激活途径:激活物主要是抗原抗体复合物。当C1q与两个以上Fc结合后可被激活,进而导致C1r和C1s相继活化。活化的C1s依次酶解C4、C2,形成C3转化酶$\overline{\text{C4b2b}}$和C5转化酶$\overline{\text{C4b2b3b}}$,进入共同的终末反应途径。

(2)旁路激活途径:又称替代途径。激活物包括某些细菌、内毒素、酵母多糖等。当经典途径中产生或自发产生的C3b与B因子结合后,D因子可将B因子裂解为Ba和Bb,C3b与Bb结合为

C3转化酶$\overline{\text{C3bBb}}$，其再结合C3b后形成C5转化酶$\overline{\text{C3bBb3b}}$，进入共同的终末反应途径。

（3）MBL激活途径：激活物是含N氨基半乳糖或甘露糖残基的病原微生物。MBL与激活物结合可活化MASP，MASP裂解C4和C2，形成C3转化酶，其后过程与经典途径相同。

（4）补体激活的共同终末过程：3条激活途径的终末过程相同，即C5转化酶（$\overline{\text{C4b2b3b}}$或$\overline{\text{C3bBb3b}}$）将C5裂解为C5a和C5b，C5b与C6、C7结合成为C5b67，再与C8结合形成C5b678，进一步与12~15个C9分子结合，形成C5b6789n复合物，即攻膜复合物（membrane attack complex，MAC）。

（5）3条补体激活途径的比较：见表5-2。

表5-2　3条补体激活途径的比较

比较项目	经典途径	旁路途径	MBL途径
激活物	抗原-抗体复合物	细菌脂多糖、葡聚糖、酵母多糖和凝聚的IgG4等	病原体表面特殊糖结构（甘露糖、岩藻糖等）
参与成分	C1~C9	B、D、P因子和C3、C5~C9	MBL、MASP、C2~C9
C3转换酶	$\overline{\text{C4b2b}}$	$\overline{\text{C3bBb}}$	$\overline{\text{C4b2b}}$
C5转换酶	$\overline{\text{C4b2b3b}}$	$\overline{\text{C3bBb3b}}$	$\overline{\text{C4b2b3b}}$
生物学作用	在特异性体液免疫的效应阶段起作用	参与非特异性免疫，在感染早期起作用	参与非特异性免疫，在感染早期起作用

4.补体的生物学作用

（1）溶菌、溶细胞作用：主要通过3条途径激活形成攻膜复合物溶解靶细胞。

（2）调理作用：C3b、C4b可将细菌或其他颗粒与吞噬细胞结合，促进吞噬细胞的吞噬作用，称为补体的调理作用。

（3）清除免疫复合物：C3b可将免疫复合物与红细胞、血小板黏附，转运至肝、脾内被巨噬细胞清除。

（4）炎症介质作用：如C3a、C4a和C5a，可导致急性炎症反应。

（5）参与适应性免疫应答：补体可对免疫应答的各个环节发挥调节作用。

💡**重点提示**　掌握补体的3条激活途径是理解补体的免疫学功能的关键。

（四）细胞因子

1.概念　细胞因子（cytokine，CK）是由免疫细胞及组织细胞合成并分泌的在细胞间发挥相互作用的一类小分子多肽或糖蛋白。

2.细胞因子的分类　根据结构和功能，细胞因子可分为以下几类。

（1）白细胞介素（interleukin，IL）：介导白细胞和其他细胞间相互作用的细胞因子，具有免疫调节和介导炎症反应等功能。

（2）干扰素（interferon，IFN）：具有干扰病毒感染和复制及抗肿瘤的能力，也有免疫调节作用。包括Ⅰ型和Ⅱ型干扰素，Ⅰ型干扰素有IFN-α、IFN-β；Ⅱ型干扰素有IFN-γ。

（3）肿瘤坏死因子（tumor necrosis factor，TNF）：是一类能引起肿瘤组织出血坏死的细胞因子，分为TNF-α和TNF-β。

（4）集落刺激因子（colony stimulating factor，CSF）：可刺激造血干细胞和不同发育阶段的造血细胞分化、增殖的细胞因子。

（5）生长因子（growth factor，GF）和趋化因子（chemokine）等。

3. 细胞因子的共同特点　①多为小分子多肽。②极低浓度即有生物学活性。③通过结合细胞表面受体发挥效应。④以自分泌、旁分泌或内分泌形式发挥作用。⑤具有多效性、重叠性、拮抗性或协同性与网络性。

4. 细胞因子的生物学作用　①调节免疫应答。②参与炎症反应。③刺激造血。④抗感染抗肿瘤。⑤调节细胞凋亡等。

5. 细胞因子与临床　细胞因子与临床许多疾病的发生发展有关，如类风湿关节炎、银屑病患者TNF-α水平升高；多种趋化因子促进类风湿关节炎、哮喘的发展。

🏛 **思政课堂**

当代生物抗体研究引领者——梁瑞安

在生物抗体领域，梁瑞安博士无疑是世界范围内最领先的专家之一。梁瑞安博士是全球第一个提出"功能人源化"概念的科学家，同时也是全球首个成功开发人源化CD22靶点单抗的科学家。

自1992年完成在美国深造的学业后，梁瑞安博士在美国的事业可谓一帆风顺，不仅先后在美国多个知名医药企业担任高管，主导的各个项目也收获颇丰，得到了业内的广泛认可。梁瑞安的事业蒸蒸日上，此时已成为全球范围内在生物抗体领域首屈一指的科学家之一。为了留住未来医疗领域的尖端人才，美国向梁瑞安抛出了看似难以拒绝的橄榄枝。面对在美国优厚的薪资待遇、舒适的科研环境，梁瑞安没有过多的留恋和犹豫，毅然回到了祖国怀抱。

如今梁瑞安创办的中国抗体公司，早已超出了一家医药企业本身的意义，其更多的是梁瑞安多年以来学术研究的心血与对回馈祖国的一种承载。时至今日，梁瑞安博士还活跃在中国医疗教育的第一线，希望能将自己的毕生所学传播给更多人。他说："我希望中国抗体作为一个中国创新型的抗体公司，能为患者带来一些治疗难治愈疾病的希望。"在梁瑞安看来，这就是中国抗体最大，也是最初的愿景。

讨论

1. 梁瑞安放弃国外优厚待遇回国研发抗体，体现了他的什么精神？

2. 梁瑞安身上有哪些爱国力量？

本节小结

PPT课件

课后练习

（王志敏　朱晔斌）

第四节　免疫应答

学习目标

知识目标：

1. 掌握免疫应答的概念、特点、类型。

2. 熟悉细胞免疫应答、体液免疫应答的过程。

3. 了解各型超敏反应的发生机制。

技能目标：

1. 能够说出超敏反应的概念、特点、类型。

2. 能够说出各型超敏反应的常见疾病，初次体液免疫应答和再次体液免疫应答的特点。

素质目标：

1. 具备尊重、关心和爱护患者的职业道德。

2. 养成敢于探究、严谨务实的科学精神。

一、免疫应答概述

免疫应答（immune response，IR）指机体免疫系统受抗原刺激后，免疫细胞识别抗原、活化、增殖、分化，产生效应物质，清除抗原性异物的全过程。免疫应答能够有效清除体内抗原性异物，可以保持机体内环境的相对稳定，但在某些情况下，也可对机体造成损伤，引起超敏反应等疾病。

（一）免疫应答的分类

免疫应答分为两类：一类是迅速起防御作用的固有免疫应答（即非特异性免疫应答）；另一类是接受抗原刺激后产生的适应性免疫应答（即特异性免疫应答）。特异性免疫应答根据参与的细胞类型和效应机制的不同，分为T细胞介导的细胞免疫应答和B细胞介导的体液免疫应答。

（二）免疫应答的过程

特异性免疫应答可分为3个阶段。

1.抗原提呈与识别阶段（感应阶段）

（1）抗原提呈：指抗原呈递细胞（APC）摄取、加工、处理抗原，并将产生的抗原肽片段与自身的MHC分子结合形成抗原肽–MHC分子复合物，转运至细胞表面，供T细胞的抗原识别受体（TCR）识别的过程。

（2）内源性抗原的提呈：内源性抗原被蛋白酶体加工成抗原肽后，与MHC I类分子结合形成抗原肽–MHC I类分子复合物表达于靶细胞膜上，供$CD8^+$T细胞识别。

（3）外源性抗原的提呈：外源性抗原被溶酶体降解成抗原肽，以抗原肽–MHC II类分子复合物形式存在于APC表面，供$CD4^+$T细胞识别。

2.T、B细胞活化、增殖、分化阶段（反应阶段）　T细胞分化为效应T细胞，B细胞分化为浆细胞。

3.效应阶段　清除抗原。

二、T细胞介导的细胞免疫应答

T细胞介导的细胞免疫应答是在TD-Ag刺激下，T细胞活化、增殖、分化为效应T细胞而发挥免疫效应的过程。效应T细胞通过2条途径发挥作用：①CD4$^+$Th1细胞介导的炎症反应。②CD8$^+$Tc细胞对靶细胞的特异性杀伤作用。

（一）CD4$^+$效应Th1细胞的形成和作用

1.CD4$^+$Th1细胞活化、增殖和分化　CD4$^+$Th1细胞的活化需要双信号。①第一信号：TCR识别抗原肽-MHC Ⅱ类分子，同时CD4分子识别自身MHC Ⅱ类分子。②第二信号：主要为CD28与B7的识别，在双信号刺激下Th活化。多种细胞因子参与了Th细胞的增殖、分化过程，其中最重要者为IL-2。在IL-12和IFN-γ等细胞因子诱导下向Th1方向分化。在IL-4等细胞因子诱导下向Th2方向分化，参与体液免疫应答。

2.CD4$^+$Th1细胞的生物学功能　CD4$^+$效应Th1细胞可通过释放IL-2、IFN-γ和TNF-β等细胞因子发挥细胞免疫效应。同时，可使局部组织产生以淋巴细胞和单核吞噬细胞浸润为主的慢性炎症反应。故Th1细胞又称炎性T细胞。

（二）CD8$^+$效应Tc细胞的形成和作用

1.CD8$^+$Tc细胞活化、增殖和分化　CD8$^+$Tc细胞的活化需要双信号。①第一信号：TCR识别抗原肽-MHC Ⅰ类分子，同时CD8分子识别自身MHC Ⅰ类分子。②第二信号：主要为CD28与B7的识别，Tc细胞在双信号刺激下活化，在CD4$^+$Th1细胞分泌的IL-2等细胞因子参与下增殖、分化为效应Tc细胞。

2.CD8$^+$Tc细胞的生物学功能　Tc细胞可与表达相应抗原的靶细胞（主要是肿瘤细胞和病毒感染的细胞）密切接触，通过以下几种机制杀伤靶细胞：①释放穿孔素，使靶细胞裂解。②分泌颗粒酶，使靶细胞DNA断裂，导致细胞凋亡。③效应CTL可表达膜型FasL，与靶细胞表面的Fas分子结合，启动细胞凋亡信号，诱导靶细胞凋亡。

（三）细胞免疫的生物学效应

1.抗感染作用　主要针对胞内寄生的病原体，如结核分枝杆菌、病毒、真菌等，是机体抗感染的主要防御机制。

2.抗肿瘤作用　如Tc细胞的特异性杀瘤效应。

3.免疫损伤作用　如Th1细胞可介导迟发型超敏反应。

三、B细胞介导的体液免疫应答

体液免疫是由TD-Ag或TI-Ag诱发，由B细胞介导。B细胞在抗原刺激下活化、增殖、分化为浆细胞，产生抗体，并由抗体发挥免疫效应的过程。B细胞对TD-Ag的应答需要Th细胞的辅助，而TI-Ag可直接刺激B细胞产生应答。

（一）TD-Ag引起的体液免疫应答

1.B细胞对抗原的提呈与识别　B细胞的抗原识别受体（BCR）可直接识别天然抗原决定簇，而无须APC对抗原的处理和加工，也无MHC限制性。同时，B细胞也是体内重要的APC，能内化与其BCR结合的抗原，加工处理成抗原肽–MHCⅡ类分子复合物，呈递给Th细胞识别。

2.B细胞的活化、增殖和分化

（1）Th细胞的活化、增殖和分化：Th细胞活化、增殖、分化为Th2细胞见细胞免疫应答。

（2）B细胞的活化、增殖和分化：B细胞的活化也需要双信号。第一信号：BCR识别并结合抗原分子；第二信号：由多对黏附分子之间的相互作用所提供，其中最重要的是B细胞表面的CD40识别Th细胞表面的CD40L。在双信号刺激和效应Th2细胞分泌的细胞因子作用下，B细胞活化、增殖、分化为浆细胞，浆细胞合成并分泌抗体。在此过程中，部分B细胞停止发育，成为记忆性B细胞（Bm），若再次接受相同抗原的刺激，可直接活化、增殖、分化为浆细胞，产生大量抗体，发挥免疫效应。

（二）TI-Ag引起的体液免疫应答

TI-Ag不需T细胞的辅助可直接激活B细胞。根据抗原分子构型不同，分为TI-1Ag和TI-2Ag。TI-1Ag，如细菌脂多糖和聚合鞭毛素等，不仅能与BCR结合，还可通过其丝裂原成分与B细胞上的丝裂原受体结合，导致B细胞增殖分化；TI-2Ag，如荚膜多糖等，表面具有众多重复排列的相同的抗原决定簇，可通过与B细胞表面的特异性BCR交联结合的方式刺激B细胞活化、增殖、分化。TI-Ag诱发的免疫应答过程中不产生记忆B细胞。

（三）体液免疫应答的生物学效应

浆细胞分泌抗体，由抗体发挥多种生物学效应，所以体液免疫效应与抗体的生物学活性相同。另外，也可引起病理性免疫损伤，如诱发Ⅱ、Ⅲ型超敏反应。

（四）体液免疫应答的一般规律

TD-Ag初次进入机体引发的免疫应答称为初次应答，机体再次接受相同的抗原刺激产生的免疫应答称为再次应答，两次应答中抗体的产生有一定的规律性。

1.初次应答 当适量抗原首次进入机体，需要经过一定的潜伏期才能在血液中出现抗体，潜伏期长短与抗原性质有关。初次应答抗体产生的特点：①潜伏期长，一般为1~2周。②产生的抗体浓度低。③在体内维持时间短。④抗体与抗原的亲和力低，以IgM为主。

2.再次应答 也称回忆反应。当相同抗原再次进入机体后，直接刺激记忆性B细胞产生抗体，故反应迅速。再次应答的特点是：①潜伏期短，一般为1~3天。②产生的抗体浓度高。③在体内维持时间长。④抗体与抗原的亲和力高，以IgG为主。

3.临床意义 掌握抗体产生的规律对于医学实践有重要的指导意义。

（1）疫苗接种或制备免疫血清：应采用再次或多次加强免疫，以获得高浓度、高亲和力的抗体，达到最佳免疫效果。

（2）早期诊断：IgM出现早、消失快，因此临床上检测特异性IgM作为病原微生物早期感染的诊断指标。

（3）辅助诊断：在疾病的早期和恢复期取患者的双份血清，当恢复期抗体效价比早期高4倍或4倍以上时才有诊断意义。

💡**重点提示** 细胞免疫应答和体液免疫应答的免疫功能各有侧重点，但又相互补充和互为条件。

四、超敏反应

超敏反应（hypersensitivity）又称变态反应（allergy），指已致敏的机体再次接受相同抗原刺激后，所引起的以生理功能紊乱和组织细胞损伤为主的异常的适应性免疫应答。引起超敏反应的抗原称为变应原或过敏原。根据超敏反应的发生机制及临床特点，将其分为Ⅰ型、Ⅱ型、Ⅲ型和Ⅳ型。

（一）Ⅰ型超敏反应

Ⅰ型超敏反应是临床中最常见的类型，又称速发型超敏反应。主要特点：①发生快，消退也快。②IgE介导，补体不参与。③通常以暂时性的生理功能紊乱为主，几乎不发生严重的组织细胞损伤。④具有明显的个体差异和遗传倾向。

1.参与反应的成分

（1）变应原：临床常见的变应原有青霉素、植物花粉、真菌孢子、螨、粉尘、奶、蛋、鱼、虾、贝、蟹等。

（2）抗体：介导Ⅰ型超敏反应的抗体主要是IgE。

（3）细胞：包括肥大细胞、嗜碱性粒细胞、嗜酸性粒细胞。

（4）生物活性介质：主要有组胺、白三烯、前列腺素、血小板活化因子等。

2.发生过程及机制 分致敏、发敏和效应3个阶段。

（1）致敏阶段：变应原初次进入机体后，可刺激B细胞产生IgE类抗体，并与肥大细胞或嗜碱性粒细胞上的IgE Fc受体结合，使机体处于致敏状态。

（2）发敏阶段：相同的变应原再次进入机体，导致肥大细胞或嗜碱性粒细胞释放生物活性介质。

（3）效应阶段：生物活性介质导致机体功能紊乱，如平滑肌痉挛、小血管扩张、毛细血管通透性增加、黏膜腺体分泌增加等。

3.常见疾病

（1）全身过敏反应：包括药物过敏性休克（如青霉素过敏）和血清过敏性休克。

（2）局部过敏反应：主要有呼吸道过敏反应、消化道过敏反应、皮肤过敏反应。

4.防治原则

（1）查明变应原，避免再次接触，这是预防超敏反应的关键。

（2）脱敏疗法和减敏疗法

1）脱敏疗法：适用于必须应用免疫血清治疗，但皮试结果显示过敏的患者，如TAT皮试阳性，但必须注射。具体方法：小剂量，短间隔，多次注射。但这种脱敏是暂时的。

2）减敏疗法：适用于一些变应原已明确，但生活中难以避免接触的过敏反应者，如花粉过敏。具体方法：小剂量，间隔较长时间，多次皮下注射。

（3）药物治疗。

（二）Ⅱ型超敏反应

Ⅱ型超敏反应是由IgG或IgM类抗体与靶细胞表面相应抗原结合后，在补体、吞噬细胞和NK细胞的参与下，引起以细胞溶解或组织损伤为主的病理反应，又称细胞溶解型超敏反应。

1.Ⅱ型超敏反应的特点

（1）由靶细胞表面抗原诱发，最终导致靶细胞损伤。

（2）主要由 IgG 或 IgM 类抗体介导。

（3）补体、吞噬细胞、NK 细胞等参与靶细胞的损伤。

2. 常见疾病 ①输血反应：多见于 ABO 血型不符的输血。②新生儿溶血症：多见于 Rh⁻ 孕妇所产 Rh⁺ 胎儿。③药物过敏性白细胞减少症。④自身免疫性溶血性贫血。⑤肺出血 - 肾炎综合征。⑥甲状腺功能亢进症：是一种特殊的 II 型超敏反应，即抗体刺激型超敏反应，患者体内产生与甲状腺细胞表面促甲状腺受体结合的自身抗体，此抗体不引起细胞损伤，而是持续刺激甲状腺细胞分泌甲状腺素，患者表现为甲状腺功能亢进。

（三）III 型超敏反应

III 型超敏反应又称免疫复合物型超敏反应，是中等大小的可溶性免疫复合物沉积在局部或全身毛细血管基底膜，通过激活补体并在血小板和中性粒细胞等参与下，引起以充血、水肿、局部坏死和中性粒细胞浸润为主要特征的炎症反应和组织损伤。

1. 发生机制

（1）免疫复合物的沉积：可溶性抗原与相应抗体结合形成抗原抗体复合物，即免疫复合物。一般情况下，大分子免疫复合物可被单核吞噬细胞及时吞噬清除；小分子免疫复合物可通过肾小球滤过清除。中等大小的可溶性免疫复合物既不能被吞噬，也不易被滤过清除，长期存在于血液循环中，沉积于毛细血管基底膜引起 III 型超敏反应。

（2）组织损伤机制：沉积在毛细血管基底膜的免疫复合物损伤组织机制包括以下几方面。①激活补体，产生过敏毒素 C3a、C5a，使肥大细胞和嗜碱性粒细胞释放组胺等炎性介质，引起充血、水肿。②趋化中性粒细胞吞噬免疫复合物，由于过度激活释放过多的溶酶体酶、蛋白水解酶、胶原酶等，导致血管基底膜和周围组织损伤。③免疫复合物和 C3b 可活化血小板，释放 5- 羟色胺等血管活性胺类物质，引起充血、水肿，并激活凝血机制，形成微血栓，引起局部组织缺血坏死。

2. 常见疾病

（1）局部免疫复合物病：如 Arthus 反应和类 Arthus 反应。Arthus 反应是一种实验性局部 III 型超敏反应。类 Arthus 反应常见于胰岛素依赖型糖尿病患者。

（2）全身免疫复合物病：如血清病、链球菌感染后肾小球肾炎、类风湿关节炎、系统性红斑狼疮等。

（四）IV 型超敏反应

IV 型超敏反应又称迟发型超敏反应，是由效应 T 细胞再次接触相同抗原后所介导的以单核细胞、淋巴细胞浸润为主的炎症性病理损伤。

1. 发生机制

（1）T 细胞致敏：引起 IV 型超敏反应的变应原主要有胞内寄生菌、病毒、寄生虫、真菌和某些化学物质及药物等。进入机体的变应原经 APC 加工处理后呈递给 T 细胞，导致 CD4⁺ Th 细胞和 CD8⁺ Tc 细胞活化，增殖分化为效应 T 细胞，该过程为致敏阶段。

（2）效应 T 细胞介导的免疫损伤：当相同的变应原再次进入机体，通过效应 Th 细胞和 Tc 细胞引起组织损伤。其机制与细胞免疫应答相同。

2. 特点 ①反应发生慢（24~72 小时），消退也慢。②T 细胞介导，抗体、补体不参与。③无明显个体差异。

3.常见疾病　①传染性超敏反应。②接触性皮炎。③移植排斥反应。

💡**重点提示**　青霉素过敏性休克是临床上最重要的药物过敏性休克。

🏛 **思政课堂**

细胞免疫与体液免疫紧密联系、相辅相成

特异性免疫按机制分为细胞免疫应答和体液免疫应答。体液免疫应答主要生物学效应有对抗胞外寄生菌、抗细胞外病毒感染及阻止抗原入侵局部黏膜细胞等作用。细胞免疫应答主要生物学效应有对抗胞内寄生的病原体、抗肿瘤作用。体液免疫应答主要针对胞外寄生的病原体而细胞免疫应答主要针对胞内寄生的病原体，可见两者各有专长、各有优势。但两者又紧密联系、相辅相成。通过学习这一知识点，既要注意两种免疫形式的区别，又不可忽视两者的联系和统一。要以辩证法的观点认识和把握免疫系统应答的规律。正确理解和掌握医学免疫学知识，树立科学的世界观、方法论和正确的思维方式，提高分析问题、解决问题的能力和创新的能力。

讨论

体液免疫应答和细胞免疫应答各有优势又相互补充，对我们有哪些启示？

本节小结

PPT课件

课后练习

（王志敏　朱晔斌）

第六章　病理学

第一节　病理学总论

学习目标

知识目标：

1.掌握健康、疾病、死亡、脑死亡的概念。

2.熟悉疾病的原因、条件和经过。

3.了解疾病发生的规律和机制。

技能目标：

1.学会脑死亡的评判标准。

2.能对常见的疾病进行归因。

素质目标：

1.树立或增强珍视健康、远离疾病的正确生命观。

2.养成动态分析、整体把握疾病的医学思维。

一、健康和疾病的概念

（一）健康的概念

WHO提出：健康不仅是没有疾病或病痛，而且是一种躯体上、心理上和社会适应上的完好状态。这意味着健康不仅是身体没有疾病，而且要心理健康、社会适应良好和道德健康。健康状态的维持有赖于机体内部结构与功能的协调，使机体自身处于一种相对稳定的状态。

（二）疾病的概念

疾病指机体在一定病因的作用下自稳调节紊乱而发生的异常生命活动过程。疾病过程中，机体会出现一系列代谢、功能和形态的异常变化，从而引起各种临床症状（患者主观上的异常感觉，如头痛、恶心等）与体征（疾病的客观表现，如肝脾大、肺部啰音等）。

二、病因学

病因学是研究疾病发生的原因和条件的科学。

（一）疾病发生的原因

疾病发生的原因简称病因。病因指能引起某一疾病并决定该疾病特异性的因素。病因种类很多，常见的有以下几种。

1.生物性因素 是最常见的病因，主要包括各类病原微生物（如细菌、病毒、真菌、支原体、衣原体、立克次体、螺旋体等）和寄生虫（如蛔虫、蛲虫等）。生物性因素作用于机体是否发病取决于病原微生物的致病性（如数量、侵袭力、毒力等）和机体的反应性。

2.物理性因素 包括机械力、高温、低温、电流、电离辐射、声波、超声波、光能、大气压等。这些因素作用于机体，达到一定强度或持续一定时间即可引起相应的疾病。

3.化学性因素 包括对机体有毒性的无机和有机化学物质，达到一定的剂量或浓度时，可引起机体的化学性损伤或中毒甚至死亡，如强酸、强碱、汞、铅、砷、尿素、一氧化碳、硫化氢等。

4.营养性因素 凡维持机体正常生命活动所必需营养物质的缺乏或过量均可引起疾病，包括蛋白质、糖类、脂肪、水、无机盐、微量元素及维生素等。

5.遗传性因素 包括直接致病和遗传易感性两种情况。①直接致病作用，即遗传性疾病：由于亲代生殖细胞中遗传物质的缺陷（如基因突变或染色体畸变）直接引起子代发生的疾病，如血友病、白化病、先天愚型等。②遗传易感性疾病：遗传易感性指某些家族人员具有易患某种疾病的遗传素质，在一定外因作用下，机体可发生相应的疾病，如精神分裂症、原发性高血压、糖尿病等。

6.先天性因素 是能够损害胚胎发育的因素。这些因素可导致各种畸形和发育缺陷，所致疾病统称先天性疾病。例如，孕妇在妊娠早期感染病毒或服用药物等，导致胎儿易发生先天性心脏病。

7.免疫性因素 免疫性因素可以引起以下疾病：①变态反应或超敏反应，如荨麻疹。②自身免疫性疾病，如系统性红斑狼疮、类风湿关节炎、溃疡性结肠炎。③免疫缺陷病，如获得性免疫缺陷综合征（简称艾滋病）。

8.精神、心理和社会因素 随着医学模式由传统生物医学模式向现代生物-心理-社会医学模式的转变，精神、心理、社会因素在疾病发生发展中的重要性越来越引起人们的重视。由心理、社会因素导致机体的功能失调或组织结构损害而发生的疾病，称为心身疾病。

（二）疾病发生的条件

疾病发生的条件指在病因作用于机体的前提下，影响疾病发生发展的各种因素。条件本身不能直接引起疾病，但可以促进或阻碍疾病的发生。其中，加强病因作用、促进疾病发生和发展的因素，称为疾病的诱因。例如，大叶性肺炎的发生与劳累、受凉等诱因有关。

三、发病学

发病学主要研究疾病发生、发展过程中的一般规律和共同机制。主要体现在以下几个方面。

1.损伤与抗损伤 疾病发展过程中，机体发生一定的功能、代谢和形态变化。病因作用于机体引起损伤，同时机体动员各种机制对抗损伤，发生防御。损害与抗损伤反应贯穿于疾病的全过程，引起疾病的症状和体征，两者力量对比及变迁决定着疾病的发展和转归。当损伤强于抗损伤反应时，病情转向恶化，甚至导致死亡；反之，若抗损伤反应占优势，则病情转好，机体可康复。

2.因果转化 指疾病过程中，原始病因作用于机体后产生一定的损伤性变化，在一定条件影响下，这些损伤性变化又可作为发病原因再引起一些新的变化。如此病因与结果间互相转化，相互交替，推动疾病的发展。如不及时有效地加以阻断，病情就会进一步恶化，形成恶性循环。在临床实践中，必须仔细观察病情变化，采取有效措施阻断疾病发展中的因果交替和恶性循环，同时建立良性循环，使疾病向有利于机体康复方向发展。

3.局部与整体的相互影响　在疾病过程中，局部的病变和全身的变化相互影响。一方面，局部的病变通过神经和体液机制可引起全身性变化，如结核病除表现出咳嗽、咯血等呼吸系统局部症状外，还可导致发热、盗汗、消瘦、乏力等全身性反应。另一方面，全身性因素也会影响局部的改变。如机体抵抗力低下，呼吸系统容易发生感染。如小儿、老年人、体弱多病者因其抵抗力低下易患小叶性肺炎。认清局部与整体的关系，对疾病的诊断和治疗有重要意义。

四、疾病的经过和转归

微课：
疾病的经过
和转归

疾病是一个动态发展的连续过程。一般将疾病发展的过程分为4个时期。

（一）潜伏期

潜伏期指从致病因素作用于机体到出现最初症状之前的时期。不同的疾病潜伏期长短不一。短者只有数小时、数天，长者可达数月、数年不等。在潜伏期内，患者没有自觉症状，故临床上不易被发现。

（二）前驱期

前驱期指从机体出现最初症状到出现该病的典型症状之前的时期。该期患者可出现非特异性的临床症状，如食欲缺乏、乏力、低热等。此期如能及时就医，则有利于疾病的早期诊断和及时治疗，阻断疾病的继续发展。

（三）症状明显期

症状明显期是出现疾病的典型症状和体征的时期。临床上可依据此期的典型临床表现做出诊断，及时对患者进行治疗。

（四）转归期

转归期是疾病过程的最后一个阶段。疾病的结局主要取决于机体损伤和抗损伤力量的消长。正确的诊断和及时的治疗也会影响疾病的转归。

疾病的转归可以有以下3种形式。

1.完全康复　指致病因素清除，发生疾病时机体的形态结构损害完全恢复，异常的功能、代谢变化恢复正常，临床症状和体征消失，不遗留后遗症，也称痊愈。

2.不完全康复　指疾病所致的损伤得以控制，机体的主要症状和体征消失，但尚有不同程度的功能、代谢和形态结构的改变，机体需要通过代偿维持内环境的相对稳定和正常的生命活动，主要的症状和体征可消失，但有时可留有后遗症。

3.死亡　指机体作为一个整体功能永久性停止，也是生命过程的最终结局。长期以来，人们一直把心搏、呼吸的永久性停止作为死亡的标志。近年来，随着复苏技术的普及，器官移植的开展，对死亡有了新的认识，提出了脑死亡的概念。脑死亡指枕骨大孔以上的全脑（包括大脑半球、间脑、脑干）功能的永久性丧失。脑死亡的判断标准为：①无自主呼吸，进行人工呼吸15分钟后仍无法恢复。②不可逆性持续昏迷，对外界刺激完全失去反应。③瞳孔散大或固定。④脑干神经反射消失，如瞳孔对光反射、角膜反射、咳嗽反射、吞咽反射等均消失。⑤脑电波消失，呈平直线。⑥脑血液循环停止。

脑死亡概念的提出有利于为器官移植提供良好的供体，有助于判断死亡的准确时间，还有利于确定终止复苏抢救的界线，从而节约有限的医疗资源。因此，用脑死亡作为判定死亡的标准是社会发展的需要，但诊断脑死亡一定要慎重。

思政课堂

乔治·恩格尔——向传统生物医学模式挑战的先行者

1977年4月8日，一篇名为"需要一种新的医学模式：对传统生物医学模式的挑战"（*The Need for A New Medical Model：A Challenge for Biomedicine*）的论文在自然科学界顶级学术期刊《科学》（*Science*）上发表。自此，一种新的生物-心理-社会医学模式开始受到全世界关注。

这篇文章的作者乔治·恩格尔（George L. Engel）是美国的一名精神科和内科医师。恩格尔1913年出生于美国纽约，1934年进入了约翰斯·霍普金斯大学医学院学习医学，1938年获得了医学学位。

1941年，恩格尔来到哈佛医学院进行医学研究，后来加入辛辛那提大学精神病科主任的研究团队。恩格尔致力于将心身医学的理念融入临床医学的实践中，推动了美国心身医学教育的发展。

在理论研究和临床实践中，恩格尔的思想体系日渐成熟。1977年，恩格尔发表了上述论文。论文发表以后，生物-心理-社会的医学模式正式地进入了全球的视野中，产生了广泛的影响力。生物-心理-社会医学模式在整合的水平上将心理作用、社会作用同生物作用有机地结合起来，揭示了3种因素相互作用导致生物学变化的内在机制，形成了一个适应现代人类保健技术的新医学模式。

讨论

生物-心理-社会的医学模式和传统生物医学模式的区别是什么？

本节小结

PPT课件

课后练习

（余金霞）

第二节　细胞和组织的适应、损伤和修复

学习目标

知识目标：

1.掌握萎缩、肥大、化生、变性、坏死、坏疽、机化、再生、肉芽组织的概念。

2.熟悉肉芽组织的结构和功能。

3.了解变性、坏死的类型和病理变化。

技能目标：

1.学会举例说明常见病理性萎缩的类型。

2.能理解各种组织的不同再生方式。

素质目标：

1.具备爱护患者，保护创伤的职业素养。

2.养成勇于探索、严谨务实的科学精神。

　　正常人体的细胞和组织会对体内外环境变化等刺激做出形态、代谢和功能等方面的调整。若上述刺激较轻，细胞、组织或器官可以适应这种变化；若上述刺激超过了细胞、组织或器官的耐受和适应能力，则会出现细胞和组织的损伤。人体在长期进化过程中，获得了不同程度的抗损伤和修复能力，当部分细胞损伤或丧失后，在整体的调控下，缺损部分通过细胞的再生或肉芽组织的增生以实现修复。

一、细胞和组织的适应

　　细胞、组织、器官对于内外环境的持续性变化或有害因子的轻度刺激而产生的非损伤性应答反应，称为适应。适应的目的在于避免细胞和组织受损。适应在形态上一般表现为萎缩、肥大、增生和化生。一般而言，当去除病因后，适应改变的细胞可逐渐恢复正常。

（一）萎缩

　　已发育正常的细胞、组织和器官的体积缩小，称为萎缩。组织和器官的萎缩可以是其自身实质细胞的体积变小或实质细胞数量的减少。

　　萎缩可分为生理性萎缩和病理性萎缩。

　　1.生理性萎缩　如青春期后胸腺的萎缩、更年期后性腺的萎缩、老龄期各器官的萎缩等。

　　2.病理性萎缩　常见的病理性萎缩可分为以下几种。

　　（1）营养不良性萎缩：可因蛋白质摄入不足、消耗过多和血液供应不足引起。如因长期饥饿、慢性消耗性疾病引起的全身营养不良性萎缩；因脑动脉粥样硬化引起的脑萎缩，属于局部营养不良性萎缩。

　　（2）失用性萎缩：因组织器官长期工作负荷减少和功能代谢低下所致。如四肢骨折后，长期固定患肢，不能活动可引起肌肉萎缩。

　　（3）去神经性萎缩：因运动神经元或轴突损害引起的效应器萎缩。如脊髓灰质炎患者出现下

微课：萎缩

肢肌肉萎缩。

（4）压迫性萎缩：因组织或器官长期受压所致。如肾盂积水可引起肾实质萎缩。

（5）内分泌性萎缩：因内分泌腺功能下降引起的靶器官萎缩。如下丘脑 – 腺垂体因缺血坏死，可引起促肾上腺皮质激素释放减少，导致肾上腺皮质萎缩。

萎缩的细胞、组织或器官体积减小，重量减轻，色泽变深。萎缩细胞蛋白质合成减少，分解增加，细胞器大量退化。萎缩的细胞、组织及器官功能大多下降。去除病因后，轻度病理性萎缩的细胞大多可以恢复正常，但持续性萎缩的细胞继续发展，最终导致细胞死亡。

（二）肥大

细胞、组织或器官的体积增大，称为肥大。组织和器官肥大常因其实质细胞的体积增大所致，也可伴有实质细胞数量的增多。

肥大可分为生理性肥大和病理性肥大。

1.生理性肥大　如生理状态下，举重运动员上肢骨骼肌的增粗肥大；妊娠期雌激素、孕激素增多，导致子宫平滑肌细胞肥大，同时伴有细胞数量增多，使子宫体积增大。

2.病理性肥大

（1）代偿性肥大：如高血压引起的左心室心肌肥大；一侧肾切除后，对侧肾体积增大。

（2）内分泌性肥大：甲状腺功能亢进时，甲状腺素分泌增多，引起甲状腺滤泡上皮细胞肥大。肥大的细胞体积增大，导致肥大的组织和器官体积增大。肥大的细胞内细胞器数量增多，细胞功能增强。但细胞肥大产生的功能代偿作用是有限度的。如心肌过度肥大时，心肌细胞的血液供应相对缺乏，最终导致心肌整体负荷过重，诱发心功能不全。

（三）增生

组织或器官内实质细胞数目增多的现象，称为增生。细胞增生时也常伴有细胞肥大，两者协同导致组织或器官的体积增大。增生可分为生理性增生和病理性增生。

1.生理性增生　如女性青春期乳腺小叶腺上皮增生，月经周期中子宫内膜腺体的增生等。

2.病理性增生

（1）代偿性增生：在创伤愈合过程中，成纤维细胞和毛细血管内皮细胞，因受到损伤处增多的生长因子刺激而增生。

（2）内分泌性增生：如雌激素绝对或相对增多时，子宫内膜腺体过度增生，导致功能性子宫出血。

增生时细胞数量增多，细胞和细胞核形态正常或稍增大。大部分病理性增生，原因去除后可恢复正常。

（四）化生

一种分化成熟的细胞或组织被另一种分化成熟的细胞或组织所取代的过程称为化生。化生一般发生在同源性细胞之间，如上皮组织的细胞之间或间叶组织的细胞之间。

1.上皮组织化生　以鳞状上皮化生（简称鳞化）最为常见，如慢性支气管炎患者支气管黏膜的假复层纤毛柱状上皮被鳞状上皮取代，即鳞状上皮化生。慢性萎缩性胃炎时，部分胃黏膜上皮被肠黏膜上皮取代，即肠上皮化生（简称肠化）。严重而广泛的肠上皮化生可能是发生胃癌的基础。

2.间叶组织化生 间叶组织内存在未分化的间叶细胞，能多向分化为骨、软骨、脂肪等组织。如结缔组织中幼稚的成纤维细胞在损伤后，可转变为成骨细胞或成软骨细胞，称为骨化或软骨化。

二、细胞和组织的损伤

当机体内外环境的变化超出了细胞和组织的适应能力时，可引起细胞和细胞间质发生代谢和形态的异常变化，称为损伤。引起细胞、组织损伤的原因大致可分为外界致病因素（如生物性、理化性、营养性），机体内部因素（如免疫、遗传、神经内分泌），社会心理因素。损伤的病变包括变性和细胞死亡。其中变性为可逆性损伤，细胞死亡为不可逆性损伤。

（一）细胞可逆性损伤——变性

变性是由于物质代谢障碍，细胞内或细胞间质中出现异常物质或正常物质的异常增多。常见的变性有以下几种。

1.细胞水肿 又称水变性，常是细胞损伤中最早出现的改变。因线粒体受损，三磷酸腺苷（ATP）生成减少、细胞膜Na^+-K^+泵功能障碍而导致细胞内钠离子和水的过多积聚。好发于心、肝、肾等器官的实质细胞。

在病变初期，细胞线粒体肿胀、内质网扩张，形成光镜下细胞质内出现的红染细颗粒状物。随着水、钠进一步积聚，则细胞肿大明显，胞质高度疏松化，最终发展为气球样变。肉眼观受累器官表现为体积增大，包膜紧张，切面隆起，颜色变淡，混浊无光泽。

2.脂肪变性 指中性脂肪蓄积于非脂肪细胞的细胞质中。常见于肝细胞，其次为心肌细胞、肾小管上皮等。与感染、营养不良、酗酒、缺氧、中毒、糖尿病及肥胖有关。

肝是脂肪代谢的重要场所，最常发生脂肪变性。肝细胞发生脂肪变性的机制如下。①中性脂肪合成过多。高脂饮食时，摄入的脂肪被水解为脂肪酸入肝；由于饥饿或糖尿病患者对糖的利用障碍时，体内储存的脂肪分解，其中大部分以脂肪酸的形式进入肝，致肝合成脂肪增多，超过了肝将其氧化利用和合成脂蛋白输送出去的能力而导致蓄积。②脂肪酸的氧化障碍而导致的蓄积。如白喉外毒素和缺氧等能干扰脂肪酸的氧化过程。③脂蛋白、载脂蛋白减少。缺氧、中毒或营养不良时，脂蛋白、载脂蛋白合成减少，脂肪输出受阻而堆积于肝细胞中。

心肌脂肪变性常累及左心室内膜下和乳头肌部位，脂肪变性心肌的黄色与正常心肌的暗红色相间，形成红黄相间的斑纹，称为虎斑心。

脂肪变性的器官体积增大，颜色淡黄色，质地变软，触之有油腻感。镜下观，脂肪变性的细胞质中出现大小不等的球形空泡，大者可充满整个细胞而将胞核挤至一侧，这些空泡是在石蜡切片制作中脂滴被有机溶剂溶解而致（图6-1，彩图1）。冰冻切片时，苏丹Ⅲ将脂肪染成橘红色。

3.玻璃样变性 指细胞内或细胞间质出现均质红染、半透明状的蛋白质沉积，又称透明变性。主要类型如下。

（1）血管壁玻璃样变性：常见于缓进型高血压时，肾、脑、脾等脏器的细动脉。高血压时细动脉持续痉挛，血管内膜通透性增大，血浆蛋白渗入内膜并沉积于血管壁。病变使血管壁增厚，管腔狭窄（图6-2，彩图2），受累脏器局部缺血。

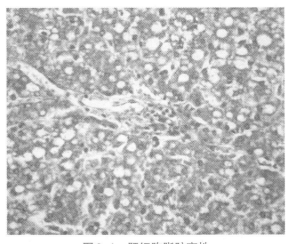

图6-1　肝细胞脂肪变性

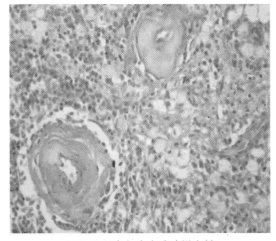

图6-2　脾小动脉玻璃样变性

（2）结缔组织玻璃样变性：常见于瘢痕组织、动脉粥样硬化的纤维斑块和各种坏死组织的机化等。病变处纤维细胞明显减少，胶原纤维增粗、变性、融合，形成质地坚韧、均匀一致的半透明玻璃样物质。

（3）细胞内玻璃样变性：表现为细胞质内出现大小不等、均质红染的圆形小体。这种改变可见于多种疾病，如酒精性肝病时肝细胞胞质中中间丝前角蛋白变性凝固，形成均质红染的玻璃样小体，也称Mallory小体。浆细胞胞质粗面内质网中的免疫球蛋白蓄积，形成Russel小体，也属于玻璃样变性。

4.病理性钙化　骨与牙齿之外的其他组织中有固态钙盐沉积，称为病理性钙化。少量钙化仅能在显微镜下发现，HE染色呈蓝色颗粒状或片块状。大量钙化可导致组织或器官变形、硬化和功能障碍，钙化处为白色坚硬物，X线下显示不透光的高密度阴影。

5.病理性色素沉着　在病理情况下，某些色素在细胞内外过量积聚的现象称为病理性色素沉着。常见的病理性色素沉着如下。

（1）含铁血黄素：是巨噬细胞吞噬、降解红细胞所产生的铁蛋白微粒聚集体。病理性铁血黄素沉着可出现于陈旧性出血病灶内、左心衰竭所致肺淤血患者的心力衰竭细胞内等。

（2）黑色素：在正常情况下，黑色素存在于皮肤、毛发、虹膜、眼脉络膜的黑色素细胞内。肾上腺皮质功能低下患者可出现全身皮肤黏膜的黑色素沉着。某些慢性炎症、色素痣、黑色素瘤或基底细胞癌患者可出现局部黑色素的沉着。

（3）脂褐素：常见于老年人和慢性消耗性疾病患者的心肌细胞和肝细胞内，当多数细胞内有脂褐素时，常伴有明显的器官萎缩。

（二）细胞不可逆性损伤——细胞死亡

细胞遭受持续或严重损伤因子作用时，可致代谢停止、结构破坏和功能丧失等不可逆变化，即为细胞死亡。细胞死亡分为坏死和凋亡两大类型。

1.坏死　活体内局部组织、细胞的死亡称为坏死。坏死可因致病因素较强直接导致，但大多由可逆性损伤发展而来。

（1）基本病理变化

1）镜下观：细胞坏死的主要形态标志是细胞核的改变。表现为：①核固缩，即核内水分减少，染色质浓缩，颜色变深，体积缩小，嗜碱性增强。②核碎裂，即核染色质崩解，形成小片，继而核膜破裂，染色质小片分散在胞质中。③核溶解，即在DNA酶的作用下，染色质被分解，细胞核淡染，最后消失（图6-3）。

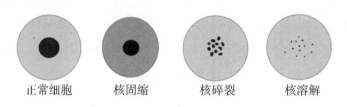

正常细胞　　核固缩　　核碎裂　　核溶解

图6-3　细胞坏死时细胞核的变化

2）肉眼观：坏死早期较难辨别。临床上将已失去活性的组织称为失活组织。其特点是失去正常组织的光泽、弹性；局部无血管搏动，切割后无鲜血流出；正常感觉功能和运动功能丧失。

（2）坏死的类型

1）凝固性坏死：坏死组织由于蛋白质变性凝固而变成灰白或黄白色比较坚实的凝固状态，称凝固性坏死。多见于心、肝、肾、脾等器官，此种坏死与健康组织间界限多较清楚。镜下观特点为细胞微细结构消失，而组织结构的轮廓尚存。

干酪样坏死是一种更为彻底的凝固性坏死。主要见于结核病，病灶中含脂质较多，故呈淡黄色，质地松软细腻，形似干酪。镜下为无结构的颗粒状红染物，不见原有组织结构轮廓（图6-4，彩图3）。

2）液化性坏死：组织坏死后很快因酶分解而变成液态，称为液化性坏死。常发生于含脂质多或含蛋白酶多的组织。脑组织的液化性坏死称为脑软化。急性胰腺炎时细胞释放胰酶分解脂肪，乳房创伤时脂肪细胞破裂，可分别引起酶解性或创伤性脂肪坏死，也属于液化性坏死范畴。

3）纤维素样坏死：指坏死组织的结构消失，形成颗粒状、细丝状或小片状呈强嗜酸性染色的物质，状如纤维素，故称纤维素样坏死。常见于某些变态反应性疾病，如风湿病、新月体性肾小球肾炎及结节性多动脉炎等。

4）坏疽：指组织坏死并继发腐败菌感染。坏疽分为干性、湿性和气性等类型。干性坏疽常见于四肢末端，如严重的四肢动脉粥样硬化、血栓闭塞性脉管炎等疾病时。此时动脉受阻而静脉回流通畅，故坏死组织水分少，干燥、皱缩，呈黑褐色，与周围组织分界清（图6-5，彩图4），腐败菌感染较轻。湿性坏疽多发生于与外界相通的内脏，如肺、肠、子宫、阑尾等，也发生于动脉阻塞且静脉回流受阻的肢体，坏死组织肿胀，呈蓝绿色或乌黑色，恶臭，与周围组织界限不清，腐败菌感染重，全身中毒症状明显。气性坏疽主要见于深达肌肉的开放性创伤伴厌氧菌感染时，细菌产生大量气体，使坏死区呈蜂窝状，按之有捻发感，闻之有恶臭。病变发展迅速，全身中毒症状严重，如不及时救治，死亡率极高。

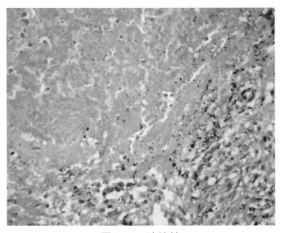

图6-4 肺结核

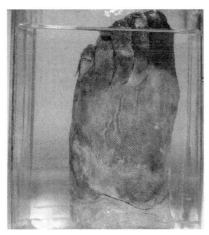

图6-5 足干性坏疽

（3）坏死的结局

1）溶解吸收：坏死组织范围较小时，可被蛋白水解酶溶解液化，再由淋巴管或小血管吸收，不能吸收的碎片则由巨噬细胞清除。

2）分离排出：坏死组织范围较大时，蛋白水解酶将坏死灶边缘溶解，与健康组织分离。皮肤黏膜的坏死组织，脱落后形成局部缺损，表浅者称为糜烂（erosion），较深者称为溃疡（ulcer）；肾、肺等内脏的坏死物液化后，可通过自然管道（如输尿管、气管等）排出，所残留的空腔称为空洞（cavity）。

3）机化或包裹：坏死组织不能吸收或排出时，则由肉芽组织取代，最后成为瘢痕组织。这种由新生肉芽组织长入并取代坏死组织或其他异物的过程，称为机化（organization）。如坏死灶较大，不能完全机化，由肉芽组织将坏死组织包绕，称为包裹。

4）钙化：钙盐在坏死组织中沉积。

2.凋亡（apoptosis） 是活体内单个细胞的程序性死亡。凋亡细胞皱缩，体积变小，嗜酸性增强；胞核染色质聚集、分块，然后胞核裂解成碎片；细胞膜内陷，包裹胞质、细胞器及核碎片，形成凋亡小体。凋亡小体是细胞凋亡的重要形态学标志。凋亡的细胞不会引起炎症，也不会诱发周围细胞的增生修复。

细胞凋亡见于许多生理过程中，如各种细胞的更新。也可见于某些病理情况下，如病毒感染、自身免疫性疾病、抗癌药物引起的肿瘤细胞死亡等。

三、损伤的修复

细胞和组织损伤后，机体对缺损部分进行修补恢复的过程，称为修复（repair）。

（一）再生

当组织缺损后，由健康的同种细胞分裂增殖以完成修复的过程称为再生（regeneration）。再生可分为生理性再生和病理性再生。生理性再生指在生理状态下老化细胞的更新，以保持原有的结构和功能，如表层细胞、血细胞、子宫内膜等的更新。病理性再生指细胞、组织缺损后发生的再生。

1.各种类型细胞的再生能力 人体的各种类型的细胞和组织具有不同的再生能力。一般来说，幼稚组织比高分化组织再生能力强，平时易受损伤的组织及生理状态下经常更新的组织有较强的再生能力。根据再生能力的强弱不同，可将机体细胞分为3类。

（1）不稳定细胞：这类细胞再生能力最强，如表皮细胞、呼吸道和消化道黏膜被覆细胞、淋巴及造血细胞、子宫内膜上皮细胞等。

（2）稳定细胞：这类细胞具有潜在的再生能力，包括各种腺体或腺样器官的实质细胞，如肝、胰、涎腺、内分泌腺、汗腺、皮脂腺和肾小管的上皮细胞等；还包括间叶组织源的纤维细胞、骨细胞、神经鞘细胞等。

（3）永久性细胞：这类细胞再生能力非常弱或无再生能力，一旦遭受破坏则永久性缺失，如神经细胞、骨骼肌细胞及心肌细胞。

2.各种组织的再生过程

（1）被覆上皮再生：表皮和各种管腔的被覆上皮损伤后，由创缘或底部的基底层细胞分裂增生，向缺损中心迁移，来完成再生修复。

（2）腺上皮再生：在腺上皮的基底膜完整的情况下，腺上皮的缺损可通过残存细胞的分裂而完全恢复原有腺体结构；如腺体构造完全被破坏，则难以再生。

（3）纤维组织的再生：在损伤的刺激下，受损处的成纤维细胞进行分裂、增生。成纤维细胞可由静止状态的纤维细胞转变而来，或由未分化的间叶细胞分化而来。成纤维细胞停止分裂后，可合成、分泌前胶原蛋白，在细胞周围形成胶原纤维，细胞逐渐成熟为纤维细胞。

（4）血管的再生：毛细血管的再生是以生芽方式来完成的。在蛋白分解酶作用下基底膜溶解，该处内皮细胞分裂增生形成突起的幼芽，并逐渐增生形成一条细胞索，随着血流的冲击便可出现管腔，形成新生的毛细血管。为适应功能的需要，这些毛细血管还会不断改建，或消失，或发展为小动脉、小静脉。

大血管离断后，需要手术吻合，吻合处两侧内皮细胞分裂增生，恢复内膜结构，离断的肌层由肉芽组织增生连接，形成瘢痕修复。

（5）神经组织的再生：脑及脊髓内的神经细胞破坏后不能再生，由神经胶质细胞形成胶质瘢痕来修复。当神经纤维受损时，如果与其相连的神经细胞仍然存活，则可完全再生。首先，断处远侧端和近侧端的部分神经纤维髓鞘及轴突崩解吸收。然后，两端的神经鞘细胞增生将断端连接。接着，近端轴突以每天约1mm的速度逐渐向远端生长，到达末梢鞘细胞。鞘细胞产生髓磷脂将轴索包绕形成髓鞘。若断离的两端相隔太远，或因其他原因再生轴突不能到达远端，而与增生的结缔组织混杂在一起，形成创伤性神经瘤，可引起顽固性疼痛。

（二）纤维性修复

各种疾病或创伤引起的组织破坏，不能靠实质细胞的再生来完成修复时，则由肉芽组织增生来填补组织缺损，然后转化成以胶原纤维为主的瘢痕组织，这种修复过程称为纤维性修复，也称瘢痕性修复。

1.肉芽组织　是由新生薄壁毛细血管及增生的成纤维细胞构成，并伴有炎症细胞浸润。

（1）肉芽组织的形态：肉眼观，肉芽组织为鲜红色，颗粒状，柔软湿润，形似鲜嫩的肉芽故而得名。镜下观，大量新生的毛细血管向创面呈垂直生长，这些新生毛细血管常由单层内皮细胞构成，壁薄腔大，通透性高，因而间质常有大量渗出液。在毛细血管周围有许多新生的成纤维细胞，成纤维细胞体积大，胞质丰富且常有突起。炎症细胞浸润以巨噬细胞为主，也有不等量的中性粒细胞和淋巴细胞（图6-6，彩图5）。

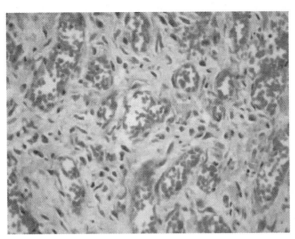

图6-6　肉芽组织镜下结构

（2）肉芽组织的作用：①抗感染保护创面。②填补创口及其他组织缺损。③机化或包裹坏死组织、血栓、炎性渗出物及其他异物。

（3）肉芽组织的结局：随着时间的推移，肉芽组织逐渐转化为瘢痕组织。

2.瘢痕组织（scar） 指肉芽组织经改建成熟形成的纤维结缔组织。

（1）瘢痕组织的形态：肉眼观，颜色苍白或灰白半透明，质地坚韧。镜下观，由大量平行或交错分布的胶原纤维束组成，常发生玻璃样变。纤维细胞稀少，血管少见。

（2）瘢痕组织对机体的影响

1）有利方面：①长期填补创口或其他缺损，保持组织器官的完整性。②瘢痕组织含大量胶原纤维，能保持组织器官坚固性。

2）不利方面：①瘢痕收缩和瘢痕性粘连，引起器官变形及功能障碍。②瘢痕疙瘩，瘢痕组织过度增生形成，影响美观和功能。

（三）创伤愈合

创伤愈合（wound healing）指机体遭受外力作用，皮肤等组织出现离断或缺损后的愈合过程，包括各种组织的再生和纤维性修复的协同作用。

1.皮肤创伤愈合

（1）愈合的基本过程

1）伤口早期变化：组织坏死和出血后数小时内便出现炎症反应和形成血凝块，有的凝块表面干燥形成痂皮。

2）伤口收缩：2~3天伤口迅速缩小，直到14天左右停止。伤口收缩是由伤口边缘新生的肌纤维母细胞的牵拉作用引起的。

3）肉芽组织增生和瘢痕形成：约从第3天开始从伤口底部及边缘长出肉芽组织填平伤口，第5~6天起成纤维细胞开始产生胶原纤维，伤后1个月左右形成瘢痕。

4）表皮及其他组织再生：24小时内伤口边缘的基底细胞即开始增生并逐渐分化成为鳞状上皮。若伤口过大则需要植皮。皮肤附属器损伤后多为纤维性修复。肌腱断裂后先是瘢痕修复，随着功能锻炼不断改建，达到完全再生。

（2）愈合类型

1）一期愈合：见于组织缺损少、创缘整齐、无感染异物、缝合时对合严密的伤口。临床上多为无菌性手术切口，这种伤口炎症反应轻微，渗出物少，表皮再生在24~48小时内便可将伤口覆盖。

2）二期愈合：见于组织缺损较大、创缘不整齐、坏死组织多，或伴有感染的伤口。这种伤口愈合时炎症反应明显，待坏死组织清除、感染控制后，再生才能开始。因组织缺损大，从伤口底部及边缘长出大量的肉芽组织才能将伤口填平。因此，愈合的时间较长，形成的瘢痕较大。

3）痂下愈合：见于表浅的皮肤创伤，伤口内的出血、渗出和坏死组织在伤口表面凝固、干燥后形成硬痂，在痂下进行愈合的过程。

2.影响创伤愈合的因素

（1）全身因素

1）年龄因素：儿童、青少年的组织再生能力强、愈合快，老年人则相反。

2）营养状况：严重的蛋白质缺乏时，肉芽组织及胶原形成不良，伤口愈合延缓。维生素C和锌等对创伤愈合有重要作用。

（2）局部因素

1）局部血液循环：一方面保证组织再生所需的氧和营养，另一方面对坏死物质的吸收及控制局部感染也起重要作用。

2）感染与异物：感染对再生修复的妨碍甚大。许多化脓菌产生一些毒素和酶，能引起组织坏死，溶解基质或胶原纤维，加重局部组织损伤，妨碍创伤愈合；伤口中残留坏死组织及其他异物，也妨碍愈合并容易继发感染。

3）神经支配：正常的神经支配有利于组织再生，若神经遭到严重的破坏，则创伤难以愈合。

4）电离辐射：能破坏细胞、损伤小血管、抑制组织再生，因此影响创伤的愈合。

🏛 思政课堂

割肝救母　孝行感人

2012年，钱瑞的母亲被查出患上肝硬化，保守治疗效果不佳，她的病情变得越来越严重。医生告诉钱瑞，只有肝移植才能救命。经过检查，钱瑞和父亲、姐姐都与母亲配型成功，但父亲患有脂肪肝，姐姐身体也不好，钱瑞主动提出由自己为母亲捐肝。为了配合手术，钱瑞每顿只吃一个馒头或者一碗青菜面，在20多天里成功减去了6kg。在北京协和医院肝胆外科肝移植团队的努力下，钱瑞60%的肝脏成功移植给了母亲。钱瑞告诉记者，"妈妈生我养我，这是我应该做的。在那样的时候，我相信每一个爱自己妈妈的儿子都会作出同样的选择。"

讨论

钱瑞坚持为母亲捐献肝脏，体现了他的什么优秀品德？

本节小结

PPT课件

课后练习

（余金霞）

第三节　局部血液循环障碍

学习目标

知识目标：

1.掌握淤血、血栓形成、栓塞和梗死的概念，肺淤血、肝淤血的病变特点。

2.熟悉淤血的病理变化及其后果，血栓形成的条件、类型。

3.了解出血的原因及其后果。

技能目标：

1.能运用局部血液循环障碍的知识，对患者进行健康教育。

2.学会分析血栓形成的条件，对易形成血栓的患者进行科学的指导。

素质目标：

1.具备尊重、关心和爱护患者的职业道德。

2.养成科学分析问题、理论联系实际的专业精神。

一、充血和淤血

（一）充血

充血（hyperemia）指因动脉输入血量的增多而造成的局部组织血管内血液含量的增多，又称动脉性充血。

1.常见类型

（1）生理性充血：如进食后的胃肠道黏膜充血，剧烈运动时的骨骼肌充血和妊娠期的子宫充血等。

（2）病理性充血：炎症性充血是较为常见的病理性充血。器官或组织在长期受压的情况下，突然压力被解除时，细动脉发生反射性扩张引起的充血，称为减压后充血。如肝硬化伴有大量腹水的患者，若被一次性大量抽取腹水，受压组织内的细动脉发生反射性扩张，导致局部充血。

2.病理变化　充血的器官和组织体积轻度增大。局部组织颜色鲜红，局部温度增高。镜下可见局部细动脉及毛细血管扩张充血。

3.后果　动脉性充血是短暂的血管反应，原因去除后，局部血量恢复正常，通常对机体无不良后果。

（二）淤血

淤血（congestion）指器官或组织静脉血回流受阻，血液淤积于小静脉和毛细血管内，又称静脉性充血。

1.常见原因　①静脉受压：静脉受压而发生狭窄或闭塞，血液回流障碍导致器官或组织淤血。例如，妊娠时增大的子宫压迫髂总静脉引起下肢淤血、水肿。②静脉腔阻塞：静脉内血栓形成，阻塞静脉腔，导致局部淤血。③心力衰竭：左心衰竭造成肺淤血，右心衰竭导致体循环淤血。

2.病理变化　肉眼观，淤血的组织和器官体积肿大。淤血发生在体表时，因血液内氧合血红蛋白的含量减少，还原血红蛋白含量增多，局部皮肤呈紫蓝色，称为发绀。伴体表温度下降。镜下观，局部细静脉及毛细血管扩张，管腔里充满血液。

3.后果　淤血的后果取决于器官或组织的性质、淤血的程度和时间等因素。长期淤血可引起以下后果。①水肿：淤血使毛细血管内流体静压升高，缺氧损伤内皮细胞增加血管通透性，引起淤血性水肿。②出血：毛细血管通透性进一步增高或破裂可引起红细胞漏出，形成淤血性出血。③组织损伤：局部缺氧导致代谢产物堆积，引起实质细胞萎缩、变性或坏死。④硬化：长期慢性淤血，实质细胞逐渐萎缩、变性或坏死，间质纤维组织增生，使器官逐渐变硬，称为淤血性硬化。

4.重要器官的淤血

（1）慢性肺淤血：由慢性左心衰竭引起。肉眼观，肺体积增大，重量增加，呈暗红色，切面流出泡沫状血性液体。镜下观，肺泡壁毛细血管扩张充血，肺泡壁增厚和纤维化。肺泡腔内有水肿液和红细胞，可见大量含有含铁血黄素颗粒的巨噬细胞，称为心力衰竭细胞（图6-7，彩图6）。长期慢性肺淤血，肺质地变硬，呈棕褐色，称为肺褐色硬化。临床上患者表现为明显缺氧、发绀，咳出大量粉红色泡沫样痰等症状。

微课：
肺淤血

（2）慢性肝淤血：常由慢性右心衰竭引起。肉眼观，肝体积增大，被膜紧张，呈暗红色。镜下观，肝小叶中央静脉和肝窦扩张充血，严重时伴有肝细胞萎缩、坏死。肝小叶周边部肝细胞可仅出现脂肪变性（图6-8，彩图7）。在慢性肝淤血时，肝小叶中央区因严重淤血呈暗红色，而肝小叶周边部肝细胞则因脂肪变性呈黄色，肝的切面上出现红（淤血区）黄（肝脂肪变区）相间的条纹，称为槟榔肝（图6-9，彩图8）。严重的慢性肝淤血可形成淤血性肝硬化。

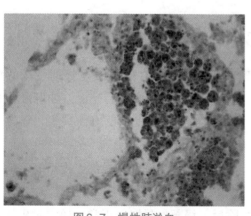

图6-7　慢性肺淤血

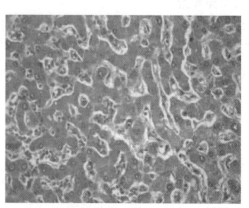

图6-8　肝淤血（镜下）

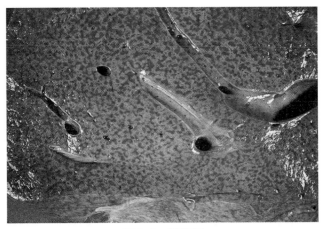

图6-9 槟榔肝

二、血栓形成

在活体的心脏或血管内，流动的血液发生凝固或血液中的某些成分凝集形成固体质块的过程，称为血栓形成（thrombosis）。所形成的固体质块称为血栓（thrombus）。

（一）血栓形成的原因、条件

1.心血管内膜损伤 心血管内膜损伤是血栓形成的主要条件。当心血管内皮细胞损伤时，可释放细胞因子激活外源性凝血系统，引起血液凝固，导致血栓形成。内膜损伤暴露出的胶原纤维能激活凝血因子Ⅻ，激活内源性凝血系统。胶原纤维同时可以吸引血小板在受损部位黏附。黏附的血小板及损伤的内膜细胞释放ADP和钙离子，又促进血小板的黏集和崩解。临床上心肌梗死、血栓性静脉炎、动脉粥样硬化等疾病均可导致心血管内膜损伤。

2.血流状态的改变 血流减慢或产生漩涡等改变有利于血栓的形成。当血流减慢或产生漩涡时，血小板进入边流，增加血小板与内膜的接触机会。同时，血流减慢和涡流易使凝血因子在局部达到较高浓度。血流缓慢导致缺氧，内皮损伤，内皮下的胶原纤维暴露，从而可能触发内源性和外源性的凝血过程。静脉比动脉发生血栓的概率高4倍，下肢深静脉血栓常发生于心力衰竭、术后和久病卧床患者。

3.血液凝固性增高 指血液中的凝血因子和血小板增多，或纤维蛋白溶解系统活性降低，导致血液的高凝状态。获得性高凝状态见于恶性肿瘤的晚期伴广泛转移的患者。

上述条件往往是同时存在的。心血管内膜损伤是血栓形成的最重要和最常见的原因。

（二）血栓形成的过程及血栓的类型

1.血栓的形成过程 在血栓形成的过程中，首先是血小板黏附在心、血管内膜损伤后暴露的胶原表面，黏附的血小板释放出ADP和血栓素A_2等物质，吸引更多的血小板黏附聚集，形成血小板堆。此时血小板的黏附是可逆的，可被血流冲散消失。随着内源及外源性凝血途径启动，纤维蛋白与受损处基质中的纤维连接蛋白结合，使血小板堆牢牢黏附于受损处内膜表面，成为不可逆的血小板血栓，并成为血栓的起始点（图6-10）。接下来，血小板血栓下游血流缓慢并形成旋涡，产生新的血小板堆。如此反复进行，血小板黏附形成不规则梁索状或珊瑚状突起，称为血小板小梁。在小梁间又有纤维蛋白网，可网罗大量的红细胞，形成血栓体部。最后，局部血流停止、血液凝固，形成血栓尾部。

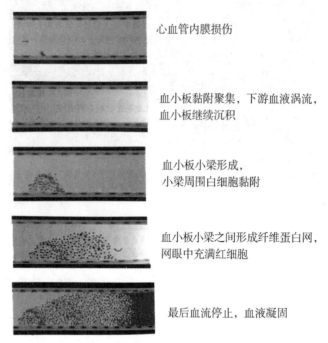

心血管内膜损伤

血小板黏附聚集，下游血液涡流，血小板继续沉积

血小板小梁形成，小梁周围白细胞黏附

血小板小梁之间形成纤维蛋白网，网眼中充满红细胞

最后血流停止，血液凝固

图6-10　血栓形成示意图

2.类型和形态　可分为以下4种类型。

（1）白色血栓：血栓头部，多发生于血流较快的心瓣膜、动脉内或静脉内延续性血栓的起始部。肉眼观，血栓呈灰白色，粗糙质实，与血管壁紧密黏着不易脱落。镜下观，白色血栓主要由血小板及少量纤维蛋白构成。

（2）混合血栓：延续性血栓体部，常见于动脉瘤、室壁瘤内的附壁血栓及扩张的左心房内的球状血栓。肉眼观，血栓呈灰白色和红褐色相间的层状结构。镜下观，混合血栓主要由淡红色无结构的血小板小梁、纤维蛋白网及大量红细胞所构成，血小板小梁边缘可见有中性粒细胞附着（图6-11，彩图9）。

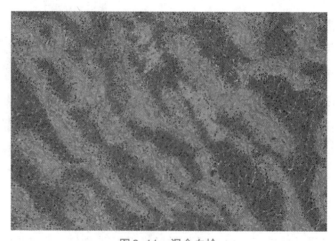

图6-11　混合血栓

（3）红色血栓：延续性血栓尾部。主要见于血流缓慢的静脉。肉眼观，新鲜时呈暗红色，较湿润，有弹性，与血管壁无粘连，类似于死后血凝块。陈旧的血栓因水分被吸收而变得干燥、无弹性、质脆易碎，易脱落造成栓塞。镜下观，在纤维蛋白网眼内充满血细胞，其细胞比例与正常血液相似。

（4）透明血栓：发生于微循环的血管内，只能在显微镜下观察到，故又称微血栓。主要由纤维蛋白构成，最常见于弥散性血管内凝血。

（三）血栓的结局

1.溶解、吸收、脱落　由于血栓内的纤维蛋白溶解酶的激活和白细胞崩解释放的溶蛋白酶，可使血栓逐渐被溶解。小的新鲜的血栓可被完全溶解吸收；大的血栓多为部分溶解，若被血液冲击形成碎片状或整体脱落，随血流运行到相应的组织器官中，造成血栓栓塞。

2.机化和再通　血栓形成后由肉芽组织逐渐生长并取代血栓，称为血栓机化。在血栓机化过程中，由于水分被吸收，血栓干燥收缩或部分被溶解而出现裂隙，由周围新生的血管内皮细胞长入并被覆于裂隙表面，从而形成新的血管，并上下吻合沟通，使被阻塞的血管部分地重建血流的过程称为再通。

3.钙化　若血栓未能溶解又未完全机化，其内部可发生钙盐沉着，称为钙化。血栓钙化后成为静脉石或动脉石。

（四）血栓对机体的影响

1.阻塞血管　发生在动脉内的血栓，部分阻塞时可导致局部器官或组织缺血而引发实质细胞萎缩。当完全阻塞而又无有效的侧支循环时，则引起组织缺血性坏死。发生在静脉内的血栓，引起静脉回流受阻，可引起局部淤血、水肿，伴出血，甚至坏死。

2.栓塞　当血栓与血管壁黏着不牢固时，或在其溶解、碎裂过程中，血栓可整体或部分脱落，随血流运行引起栓塞。

3.心瓣膜变形　心瓣膜上反复形成的血栓发生机化时，可致瓣膜增厚变硬、瓣叶间粘连等形成心瓣膜病，导致瓣膜口狭窄或瓣膜关闭不全。如慢性风湿性心内膜炎时的二尖瓣和主动脉瓣等。

4.广泛性出血　微循环内广泛性微血栓形成可消耗大量凝血因子，也可引起广泛性出血，甚至休克。

三、栓塞

在循环血液中出现的不溶于血液的异常物质，随着血流运行阻塞血管腔的现象称为栓塞（embolism）。能够引起栓塞的异常物质称为栓子（embolus）。栓子可以是固体、气体或液体。最常见的栓子是脱落的血栓。

（一）栓子的运行途径

栓子一般随血流方向运行（图6-12），特殊情况下可出现交叉或逆行栓塞。

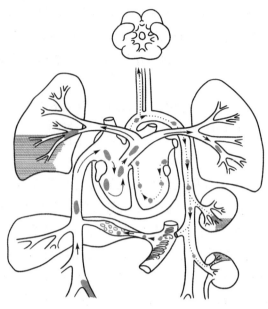

图6-12　栓子运行途径与栓塞部位

注：栓子运行途径一般随血流方向运行。

1.来自体静脉系统及右心的栓子　随血流进入肺动脉主干及其分支，引起肺栓塞。

2.来自主动脉系统及左心的栓子　随血流运行阻塞于各器官的小动脉内，常见于脑、脾、肾及四肢等处。

3.来自肝门静脉系统的栓子　如脾静脉和肠系膜静脉内的栓子引起肝内肝门静脉分支的栓塞。

4.交叉性栓塞　偶见来自右心或腔静脉系统的栓子，在右心压力增高的情况下通过先天性房、室间隔缺损到达左心，进入体循环系统引起栓塞。

5.逆行性栓塞　极罕见，下腔静脉内血栓，在胸压、腹压突然升高时，逆流至肝静脉、肾静脉、髂总静脉分支并引起栓塞。

（二）栓塞的类型及其对机体的影响

1.血栓栓塞　由血栓脱落引起的栓塞称为血栓栓塞，是栓塞最常见的类型，占所有栓塞的99%以上。其对机体的影响取决于血栓栓子的来源、大小和栓塞的部位。

（1）肺动脉栓塞：95%以上的血栓栓子来自下肢的深静脉，特别是腘静脉、股静脉和髂静脉。栓子的大小和数量不同，其引起的后果也不同。①中、小栓子多栓塞肺动脉的小分支，因为肺有双重血液循环，一般不引起严重后果。若栓塞发生于严重肺淤血的基础上，则可引起肺组织的出血性梗死。②大的血栓栓子栓塞肺动脉主干或大分支，患者可因急性呼吸循环衰竭而死亡。③若栓子小但数目多时，可广泛地栓塞肺动脉多数小分支，也可引起右侧心力衰竭而猝死。

（2）体循环动脉栓塞：80%栓子来自左心，如亚急性感染性心内膜炎时心瓣膜上的赘生物脱落、心腔内的附壁血栓、动脉粥样硬化溃疡面上的附壁血栓等。动脉栓塞的发生部位主要为下肢、脑、肠、肾和脾。

2.脂肪栓塞　循环血流中出现脂肪滴阻塞小血管，称为脂肪栓塞。脂肪栓子常来源于长骨骨折或脂肪组织严重挫伤所致的脂肪细胞破裂，释出的脂滴由破裂的骨髓血管窦状隙或静脉进入血循环而引起脂肪栓塞。栓塞的后果取决于栓塞的部位及栓子的数量。少量脂滴入血，可被巨噬细胞吞噬或经酶解清除，无不良后果。大量脂滴短期内进入肺循环或脂滴直径大于20μm可引起肺栓塞，若脂滴直径小于20μm，脂滴通过肺毛细血管，可引起脑栓塞。

3.气体栓塞 大量空气迅速进入血液或溶于血液内的气体迅速游离，阻塞心腔或血管，称为气体栓塞。

（1）空气栓塞：由于静脉损伤破裂后空气由缺损处进入血流所致。多见于头颈、胸壁和肺手术或创伤时，分娩、人工流产术时，也可见于使用正压静脉输液时。

空气栓塞的后果取决于空气进入的速度和气体量。少量气体入血，可在短期内溶解，不会发生气体栓塞。若大量气体迅速进入静脉，随血流到达右心，心脏的搏动将空气与血液搅拌形成大量泡沫状液体，阻碍了静脉的回流和血液向肺动脉的输出，从而造成严重的循环障碍。患者可出现呼吸困难和发绀，严重者可发生猝死。

（2）氮气栓塞：当从高气压环境迅速转入低气压环境时，原来溶于血液的气体迅速游离所引起的气体栓塞，又称减压病。主要见于潜水员从深海迅速浮出水面或飞行员从低空迅速升入高空而机舱又未密封时。

4.羊水栓塞 羊水进入母体血液循环造成栓塞。羊水栓塞是分娩过程中罕见而严重的并发症。分娩过程中，羊膜早破或胎盘早剥的情况下，如果胎儿阻塞产道，子宫强烈收缩可致宫内压剧增，羊水被压入子宫壁破裂的静脉窦内，经血液循环进入肺动脉分支或肺泡壁毛细血管内，引起羊水栓塞。少量羊水可通过肺的毛细血管经肺静脉到达左心，导致体循环器官的栓塞。羊水栓塞的病理诊断依据为，在肺小动脉和毛细血管内可见羊水的成分或在母体血涂片中查见羊水的成分。本病起病急，后果严重，患者常在分娩过程中或分娩结束后突发呼吸困难、发绀、休克、抽搐、昏迷至死亡。

5.其他栓塞 常见的有恶性肿瘤细胞侵入血管，形成瘤细胞栓塞，造成肿瘤的转移；含大量细菌的血栓或细菌菌团侵入血管，引起栓塞，并能引起炎症的扩散。

四、梗死

由于血管阻塞、血流停止而导致器官或局部组织缺血缺氧而发生的坏死，称为梗死（infarction）。梗死一般是由于动脉阻塞引起，但静脉阻塞致使局部血流停滞缺氧时，也可引起组织梗死。

（一）梗死的原因和条件

1.梗死形成的原因

（1）血栓形成：是梗死最常见的原因。主要见于脑动脉、冠状动脉粥样硬化合并血栓形成时引起的脑梗死和心肌梗死。

（2）动脉栓塞：血栓栓塞最多见，也可为空气栓塞、脂肪栓塞等。常引起脾、肾、肺和脑梗死。

（3）动脉痉挛：在严重的冠状动脉粥样硬化的基础上，如再合并硬化灶内出血，冠状动脉可发生强烈和持久的痉挛，导致心肌梗死。

（4）血管受压闭塞：见于肿瘤压迫动脉时，可使管腔阻塞引起局部组织的缺血坏死。肠扭转、肠套叠和嵌顿疝时，肠系膜静脉和动脉同时受压引起的肠坏死。

2.梗死形成的条件 血管阻塞后是否造成组织梗死，还与下列因素有关。

（1）侧支循环建立情况：有双重血供的器官如肝和肺，如果其中一支血管阻塞后，可以很快地建立有效的侧支循环，通常不易引起梗死。有些器官如肾、脾和脑等，动脉的吻合支少或无，在动脉发生阻塞时，由于不易建立有效的侧支循环，故常易发生梗死。

（2）局部组织对缺血和缺氧的耐受性：大脑的神经细胞对缺血和缺氧的耐受性最低，3~4分钟的缺血即引起梗死。心肌细胞对缺血和缺氧也很敏感，持续缺血20~30分钟就会发生梗死。骨骼肌和纤维结缔组织对缺血的耐受性最强，一般不会发生梗死。

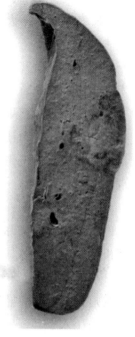

图6-13 脾梗死

（二）梗死的类型和病理变化

根据梗死灶内含血量的多少，将梗死分为以下两种类型。

1.贫血性梗死 因梗死灶含血量少，呈灰白色，又称白色梗死。发生于组织结构较致密且侧支循环不丰富的实质器官，如脾、肾、心和脑组织。

肉眼观，梗死灶呈灰白色或灰红色，与正常组织交界处形成明显的出血带。梗死灶的形状取决于该器官的血管分布。发生于脾、肾的梗死灶呈锥形，尖端向血管的阻塞处，底部靠近脏器表面（图6-13，彩图10）。心肌梗死灶呈不规则的地图状。镜下观，脾、肾、心的贫血性梗死呈凝固性坏死，在一定时间内组织轮廓尚存。脑组织的贫血性梗死呈液化性坏死。

2.出血性梗死 指梗死灶含血量丰富，呈红色，故称红色梗死。发生于组织结构疏松、有双重血液供应或吻合支丰富的器官，如肠和肺。严重淤血是肺和肠梗死的重要先决条件。

（1）肺梗死：常位于肺下叶，梗死灶呈锥形，尖端指向肺门，底部紧靠肺膜。梗死灶质实，呈暗红色，略向表面隆起。镜下观，梗死灶呈凝固性坏死，梗死灶边缘与正常肺组织交界处可见充血、水肿及出血。

（2）肠梗死：肠套叠、肠扭转、肠嵌顿疝、肿瘤压迫等情况时，肠系膜静脉先受压而发生高度淤血，继而动脉受压而发生出血性梗死。肠梗死呈节段性暗红色，肠壁因淤血、水肿和出血而显著增厚，随之肠壁坏死，质脆，浆膜面可有纤维素性脓性渗出物覆盖。

（三）梗死对机体的影响和结局

1.梗死对机体的影响 取决于梗死的器官、梗死灶的大小和部位，以及有无合并细菌感染等。发生在重要器官的梗死，如心肌梗死可影响心功能，范围大者可引发心力衰竭。较大的脑梗死也可导致死亡。梗死若发生在脾、肾，通常仅引起局部症状。如肾梗死者可出现腰痛和血尿。发生在肺、肠和四肢的梗死，易继发腐败菌感染，可引起坏疽。

2.梗死的结局 梗死灶形成早期即可引起病灶周围的炎症反应。继而肉芽组织开始从梗死灶周围长入病灶内，小的梗死灶可被肉芽组织完全取代，大的梗死灶不能完全机化时，则由肉芽组织包裹，病灶内部可发生钙化。

🏛 思政课堂

探索自主创新之路

葛均波（1962.11.8—），中国科学院生命科学和医学学部院士。长期致力于推动中国心血管疾病临床技术革新和科研成果转化，创造了多个心脏病诊治上的"全国首例"和"上海第一"；他在血管内超声研究、新型冠状动脉支架研发、支架内再狭窄防治等领域取得一系列突破性成果，为提升中国心血管病学领域的国际学术地位做出了突出贡献。此外，他倡导成立了华东地区首条24小时全天候抢救急性心肌梗死患者的"绿色通道"，挽救了无数冠心病患者的生命，被誉为世界最有影响力的心脏病研究专家之一。

2020年3月，由葛均波教授领衔的团队研制，山东华安生物科技有限公司生产的具有我国自主知识产权的生物可吸收冠状动脉雷帕霉素洗脱支架XINSORB支架，以创新产品通过国家药品监督管理局审批上市。这是全国首款具有中国自主知识产权的生物可吸收支架，在支架技术创新发展史上具有里程碑式的意义。可吸收支架正式获批应用于临床，代表着中国医疗器械的创新、进步与发展，希望未来中国的医疗工作者继续研发更多拥有中国自主知识产权的产品，坚定地走中国医疗器械自主创新的道路。

讨论

结合自己的专业，谈一谈如何开展创新创业实践？

本节小结

PPT课件

课后练习

（余金霞）

第四节　炎　症

学习目标

知识目标：

1.掌握炎症的概念、基本病理变化、炎症的类型和各型炎症的病理变化特点。

2.熟悉炎症的局部表现、全身反应、炎症的结局。

3.了解炎症渗出的机制。

技能目标：

1.学会在显微镜下识别各种炎症细胞。

2.具备初步判断炎症类型的能力。

素质目标:
学会对立统一、相互影响的辩证思维方法。

一、炎症概述

(一)炎症的概念

具有血管系统的活体组织对损伤因子所发生的一系列以防御为主的反应称为炎症。炎症是人类疾病过程中最常见的病理过程,临床上大多数疾病都与炎症过程有关。

没有炎症,感染将无法控制,创伤也无法愈合。炎症是人体很重要的一种防御反应。但是,在一定情况下,炎症也会对机体产生不同程度的危害。不同的炎症性疾病有其不同的特点,但基本病理变化均有变质、渗出和增生。临床局部表现有红、肿、热、痛和功能障碍;全身常有不同程度的反应,如发热、末梢血白细胞计数增多等。

(二)炎症的原因

致炎因子种类繁多,可归纳为以下几类。

1.生物性因子 是最常见的致炎因子,如细菌、病毒、立克次体、原虫、寄生虫、真菌和螺旋体等。

2.物理性因子 高温、低温、紫外线和放射线、机械性创伤等。

3.化学性因子 外源性化学物质有强酸、强碱和强氧化剂等。内源性化学物质包括坏死组织的分解产物及某些堆积于体内的代谢产物,如尿素等。

4.组织坏死 坏死组织是潜在的致炎因子。

5.变态反应 当机体免疫反应异常时,损伤因子可引起不适当或过度的免疫反应而造成组织损伤,形成炎症。

(三)炎症的基本病理变化

炎症的基本病理变化包括变质(alteration)、渗出(exudation)和增生(proliferation)。炎症早期以变质和渗出为主,后期以增生为主。一般来说,变质是损伤性过程,而渗出和增生是抗损伤和修复过程。

1.变质 炎症局部组织的变性和坏死称为变质。实质细胞和间质细胞均可发生变质。实质细胞的变质包括细胞水肿、脂肪变性、凝固性坏死和液化性坏死等,间质细胞的变质包括黏液样变性和纤维素样坏死等。

2.渗出 炎症局部组织血管内的液体成分、细胞成分通过血管壁进入组织间隙、体腔、体表和黏膜表面的过程称为渗出。渗出是炎症最具特征性的基本病变,在炎症局部发挥极其重要的防御作用。渗出的液体和细胞成分称为渗出物。渗出液积聚于组织间隙,称为炎性水肿;聚集于体腔或关节腔称为积液。

渗出液与漏出液的区别在于前者含有较多的细胞,蛋白质含量较高,比重高,外观混浊(表6-1)。但两者均可引起组织水肿或浆膜腔积液。

表6-1　渗出液和漏出液的区别

项目	渗出液	漏出液
原因	炎症	非炎症
外观	混浊	澄清
凝固性	常自凝	不自凝
蛋白质含量	>30g/L	<25g/L
细胞数	>1000×10^6/L	<500×10^6/L
相对密度	>1.018	<1.018
Rivalta试验	阳性	阴性

3.增生　包括实质细胞和间质细胞的增生。具有再生能力的实质细胞在损伤后可以通过增生而修补缺损；间质细胞的增生包括血管内皮细胞、成纤维细胞和巨噬细胞的增生。

（四）炎症的局部表现和全身反应

1.炎症的局部表现　包括红、肿、热、痛和功能障碍。炎症局部发红和发热是由于血管扩张、血流加快、代谢增强所致。炎症局部肿胀与炎症性充血、渗出有关，在慢性炎症其肿胀与增生也有关系。某些炎症介质可引起疼痛，此外渗出物的压迫有时也会加重疼痛和引起局部脏器的功能障碍。炎症局部组织细胞变质是器官功能障碍的主要原因。

2.炎症的全身反应　包括发热、末梢血白细胞计数增多、单核吞噬细胞系统的细胞增生、实质器官病变等。其中最主要的是发热和白细胞计数增多。

白细胞介素-1（IL-1）和肿瘤坏死因子（TNF）是介导急性期炎症反应最重要的细胞因子。它们可以作用于下丘脑的体温调节中枢而引起发热。

末梢血白细胞计数增加是炎症反应的常见表现，细菌感染所引起的炎症时更加明显，白细胞计数可达（15~20）×10^9/L。多数细菌感染引起中性粒细胞计数增加；寄生虫感染和过敏反应引起嗜酸性粒细胞计数增加；某些病毒感染，如单核细胞增多症和腮腺炎等，选择性地引起淋巴细胞比例增加。但某些病毒、原虫和细菌（如伤寒杆菌）感染则引起末梢血白细胞计数减少。

二、急性炎症

急性炎症是机体对致炎因子的快速反应，可将白细胞和血浆蛋白（如抗体、补体等）运送到炎症病灶，杀伤和清除致炎因子。急性炎症起病急，常仅持续数天，一般不超过1个月，局部病变以变质和渗出为主，病灶内常有大量中性粒细胞浸润，增生病变较轻。

急性炎症过程中，血管发生以下反应：血流动力学改变、血管壁通透性增加和白细胞渗出。通过这些反应把白细胞和血浆蛋白运送到炎症病灶。

（一）血流动力学改变

1.细动脉短暂收缩　损伤发生后即可出现，仅持续数秒。

2.血管扩张和血流加速　短暂的细动脉收缩后，随即出现细动脉扩张，局部血流加快。血管扩张的发生与神经和体液调节有关。

3.血流速度变缓　炎症局部血管壁通透性增高，导致血浆渗出到血管外，血液黏稠度增加，血流速度变慢，最后扩张的小血管内挤满红细胞，出现血流停滞（图6-14）。

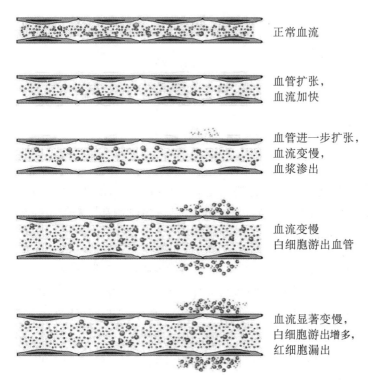

正常血流

血管扩张，
血流加快

血管进一步扩张，
血流变慢，
血浆渗出

血流变慢
白细胞游出血管

血流显著变慢，
白细胞游出增多，
红细胞漏出

图6-14　急性炎症血流动力学改变

（二）血管壁通透性增加

在炎症过程中，下列因素可引起血管壁通透性增加：①内皮细胞收缩。②内皮细胞穿胞作用增强。③内皮细胞的直接损伤。④白细胞介导的内皮细胞损伤。⑤新生毛细血管壁的高通透性等。

血管壁通透性增加致使大量液体和细胞成分渗出，渗出液具有重要的防御作用，包括以下几个方面：炎症水肿可稀释毒素，减轻毒素对组织的损伤作用；还可为炎症局部带来营养物质和带走代谢产物；渗出物中所含的抗体和补体有利于消灭病原体；同时，渗出物中的纤维素交织成网，可限制病原体的扩散，有利于白细胞对其进行吞噬和消灭，在炎症的后期纤维素网架还可成为修复的支架。

渗出液过多对机体不利，主要表现为压迫和阻塞作用。如肺炎时肺泡腔内的渗出液可影响换气功能，严重的喉头水肿可引起窒息，风湿性心外膜炎时纤维素渗出过多而致心包粘连。

（三）白细胞渗出和吞噬作用

炎症反应最重要的功能是将炎症细胞输送到炎症灶局部，中性粒细胞和单核细胞吞噬与降解细菌、坏死组织碎片等，构成炎症反应的主要防御环节。因此，白细胞渗出是炎症反应最重要的特征。

白细胞渗出是复杂的连续过程，包括白细胞边集、滚动、黏附和游出等阶段，在趋化因子的作用下定向移动到炎症灶，在局部发挥重要的防御作用。

1.白细胞边集和滚动 随着血流缓慢，白细胞离开轴流，进入边流，称为白细胞边集。随后白细胞与内皮细胞表面的黏附分子不断地发生结合和分离，白细胞在内皮细胞表面翻滚，称为白细胞滚动。

2.白细胞黏附和游出 白细胞紧紧黏附于内皮细胞是白细胞从血管中游出的前提。白细胞黏附是白细胞表面的整合素和内皮细胞表达的配体介导的。白细胞紧紧黏附于内皮细胞后，在内皮细胞连接处伸出伪足，以阿米巴运动的方式从内皮细胞缝隙中逸出。

在急性炎症的早期主要是中性粒细胞游出，48小时后则以单核细胞浸润为主。葡萄球菌和链球菌感染以中性粒细胞浸润为主，病毒感染常以淋巴细胞浸润为主，寄生虫感染和过敏因子所致的炎症反应中以嗜酸性粒细胞浸润为主。

3.趋化作用（chemotaxis） 指白细胞沿浓度梯度向着化学刺激物做定向移动。这些化学刺激物称为趋化因子。趋化因子对不同炎症细胞具有特异性。不同的炎症细胞对趋化因子的反应也不同。最常见的外源性化学趋化因子是细菌产物。内源性趋化因子包括补体成分、白细胞三烯和细胞因子等。

4.白细胞在局部的作用 包括吞噬作用、免疫作用和组织损伤作用。

（1）吞噬作用：指白细胞游向炎症局部吞噬病原体和组织碎片的过程。白细胞的吞噬作用是一个复杂过程，可将其分为3个阶段：识别和附着、吞入、杀伤和降解。具有吞噬作用的细胞主要是中性粒细胞和巨噬细胞。

1）识别和附着：吞噬物（如病原体、坏死组织等）必须被调理素包裹后才能被吞噬细胞识别。调理素是存在于血清中的一类蛋白质（如抗体IgG的Fc段、补体C3b等），吞噬细胞表面有相应的受体，通过抗体或补体与受体的结合，吞噬物附着在吞噬细胞的表面。

2）吞入：吞噬物附着在吞噬细胞表面后，吞噬细胞便可伸出伪足，随着伪足的延伸和相互融合，由吞噬细胞细胞膜包围吞噬物形成泡状小体，即吞噬体。然后吞噬体与初级溶酶体融合形成吞噬溶酶体，病原体在溶酶体酶的作用下被杀伤和降解（图6-15）。

3）杀伤和降解：进入吞噬溶酶体的吞噬物主要通过溶酶体酶和代谢产物被杀伤，微生物被杀死后，在吞噬溶酶体内被酸性水解酶降解。某些情况下被吞噬的细菌具有较强的耐受力，不能被酶消化而在吞噬细胞内繁殖，并能随吞噬细胞的移动而在患者体内进行播散。

（2）免疫作用：具有免疫作用的细胞主要为淋巴细胞、浆细胞和单核细胞。抗原进入机体后，巨噬细胞将其吞噬处理，再把抗原呈递给T淋巴细胞和B淋巴细胞，免疫活化的淋巴细胞分别产生淋巴因子或抗体，通过细胞免疫或体液免疫，杀伤病原体。

（3）组织损伤作用：白细胞在炎症过程中不仅可向吞噬溶酶体内释放产物，而且还可将产物释放到细胞外基质中，如中性粒细胞释放溶酶体酶、活性氧自由基、前列腺素和白细胞三烯等，这些产物可以损伤正常细胞和组织，加重致炎因子所致的损伤作用。

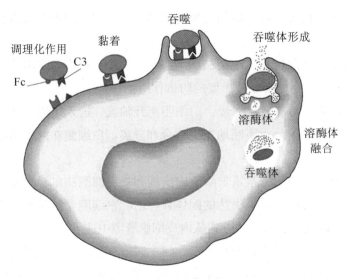

图6-15 吞噬过程

（四）炎症介质

炎症反应的各环节如血管扩张、通透性增加和白细胞渗出等都是通过一系列化学因子的作用而实现的。参与和介导炎症反应的化学因子称为炎症介质（inflammatory mediator）。

炎症介质可分为血浆源性和细胞源性两种。前者通常以前体的形式存在于血浆，经酶解后才能激活；后者以颗粒的形式储存于细胞内并在需要时释放到细胞外，或在某些致炎因子的刺激下即可合成。炎症中，各种炎症介质的作用既相互交织，又相互促进。常见的炎症介质及作用见表6-2。

表6-2 常见炎症介质及作用

炎症介质	作用
组胺、缓激肽、PGE_2、PGD_2、PGF_2、PGI_2、NO	血管扩张
组胺、缓激肽、C3a、C5a、PAF、LTC_4、LTD_4、LTE_4、活性氧代谢产物、P物质、血小板激活因子	血管通透性升高
C5a、LTB_4、细菌产物、中性粒细胞阳离子蛋白、细胞因子	趋化作用
PGE_2、细胞因子（如IL-1、IL-6、TNF-α）	发热
PGE_2、缓激肽	疼痛
氧自由基、溶酶体酶、NO	组织损伤

（五）急性炎症的类型及其病理变化

急性炎症的病理类型包括变质性炎、渗出性炎和增生性炎。依据渗出物的成分不同，将渗出性炎分为浆液性炎、纤维素性炎、化脓性炎和出血性炎4种类型。

1. 浆液性炎（serous inflammation） 以浆液渗出为主，浆液性渗出物的成分以血浆为主。浆液性炎常发生于浆膜、黏膜和疏松结缔组织等。浆液性渗出物弥漫浸润到组织间隙，局部出现炎性水肿，如毒蛇咬伤。浆液性渗出物在表皮内和表皮下可形成水疱，如皮肤Ⅱ度烧伤。关节的浆液性炎可引起关节腔积液。浆膜的浆液性炎可引起体腔积液，黏膜的浆液性炎又称浆液性卡他性炎，卡他指渗出物沿黏膜表面往下流的意思。

浆液性炎一般病情较轻，易于消退。浆液性渗出物过多时也有不利影响，甚至造成严重后果。如急性喉炎造成的浆液性渗出引发喉头水肿，严重者可引起窒息。心包腔和胸腔大量浆液渗出可影响心肺功能。

2.纤维素性炎（fibrinous inflammation） 以渗出物中含有大量纤维素为特征。好发生于黏膜、浆膜和肺。发生于黏膜的纤维素性炎，其渗出的大量纤维素、中性粒细胞和坏死组织常形成一层灰白色膜样物质，覆盖于黏膜表面，称之为假膜性炎（图6-16，彩图11），如白喉、细菌性痢疾。发生在浆膜的纤维素性炎，如风湿性心外膜炎时形成的"绒毛心"，可引起心包腔的机化和粘连。发生在肺部的纤维素性炎常见于大叶性肺炎，在实变期其肺泡腔内可见大量纤维素渗出。

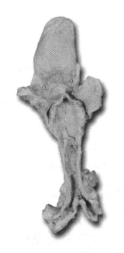

渗出的纤维素较少时，可被白细胞释放的蛋白溶解酶溶解，随之吸收。若纤维素渗出过多、中性粒细胞渗出过少，产生的蛋白溶解酶不足或功能缺陷，可致纤维素溶解吸收不良而发生机化，形成浆膜的纤维性粘连或大叶性肺炎的肺肉质变。

3.化脓性炎（suppurative or purulent inflammation） 病变特点是以中性粒细胞渗出为主，伴有不同程度的组织坏死和脓液形成。化脓性炎多由化脓菌（如葡萄球菌、链球菌、大肠埃希菌、脑膜炎双球菌）感染所致。脓液由大量脓细胞、细菌、坏死组织碎片和少量浆液组成，外观混浊的凝乳状液体，呈灰黄色或黄绿色。化脓性炎根据病因和发生部位不同可分为3个类型：表面化脓和积脓、蜂窝织炎、脓肿。

图6-16 气管白喉

（1）表面化脓和积脓：指发生于黏膜和浆膜的化脓性炎。黏膜的化脓性炎又称脓性卡他性炎。如化脓性尿道炎和化脓性支气管炎，渗出的脓液可沿尿道、支气管排出体外。当化脓性炎发生于浆膜、胆囊和输卵管时，脓液则在浆膜腔、胆囊腔内和输卵管腔内积存，称为积脓。

微课：
化脓性炎

（2）蜂窝织炎（phlegmonous inflammation）：指发生于疏松结缔组织的弥漫性化脓性炎，常见部位有皮肤、阑尾和肌肉（图6-17，彩图12）。蜂窝织炎主要由溶血性链球菌引起，该细菌能分泌透明质酸酶和链激酶，能降解组织中的透明质酸和溶解纤维素，因而细菌不易被局限，易于通过组织间隙和淋巴管扩散，表现为大量中性粒细胞弥漫性浸润。

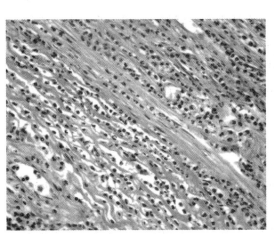

图6-17 急性蜂窝织炎阑尾炎

（3）脓肿（abscess）：为局限性化脓性炎，其主要特征是组织发生溶解坏死，形成充满脓液的腔。脓肿可发生于皮下和内脏，主要由金黄色葡萄球菌引起。该细菌可产生毒素使局部组织坏死，继而大量中性粒细胞浸润，中性粒细胞崩解释放出蛋白溶解酶，使坏死组织液化形成含有脓液的腔。

小脓肿可以被吸收消散，较大脓肿由于脓液过多，吸收困难，常需要切开排脓或穿刺抽脓。脓腔局部常由肉芽组织增生修复。疖是单个毛囊、皮脂腺及其周围组织的脓肿。疖的中心部分液化变软后，脓液便可排出。痈是多个疖的融合，在皮下脂肪和筋膜组织中形成多数相互沟通的脓肿，必须及时切开排脓。

4. 出血性炎（hemorrhagic inflammation） 出血性炎的血管损伤较严重，渗出物中含有大量红细胞。常见于流行性出血热、钩端螺旋体病和鼠疫等。

（六）急性炎症的结局

致炎因子引起的损伤与机体抗损伤反应决定炎症的发生、发展和结局。大多数急性炎症能够痊愈，少数迁延转为慢性炎症，极少数可蔓延扩散到全身。

1. 痊愈 在多数情况下，由于机体抵抗力较强或经过治疗，致炎因子被清除，炎症渗出物和坏死组织较少，可被溶解吸收，通过周围健康细胞的再生来修补缺损，最后完全恢复原有组织的结构和功能，此称为完全痊愈。若坏死范围较大，则由肉芽组织增生，最终实现瘢痕修复，称为不完全痊愈。

2. 迁延为慢性炎症 当致炎因子不能在短期内清除，而在机体内持续起作用，则会不断地造成组织损伤，使得炎症迁延不愈而转变成慢性炎症，病情可时轻时重。

3. 蔓延扩散 当机体抵抗力较弱而病原微生物毒力强、数量多的情况下，病原微生物可不断繁殖，并沿组织间隙或脉管系统向周围组织和全身的器官蔓延扩散。

（1）局部蔓延：炎症局部的病原微生物可通过组织间隙或自然管道向周围组织和器官扩散蔓延。如急性膀胱炎可向上蔓延，通过输尿管到达肾盂引起急性肾盂肾炎。

（2）淋巴道扩散：急性炎症渗出的炎性水肿液和所含的病原微生物可沿淋巴液扩散，引起淋巴管炎和所属的淋巴结炎。

（3）血行扩散：炎症灶中的病原微生物及其毒性产物可直接或间接进入血液循环，可引起以下疾病。

1）菌血症：细菌入血，血液中可查到细菌，但全身无中毒症状。

2）毒血症：细菌产生的毒素或毒性产物被吸收入血。

3）败血症：细菌由局部病灶入血后大量繁殖并产生毒素，引起全身中毒症状和一系列的病理变化。

4）脓毒败血症：化脓菌所引起的败血症，除有败血症的表现外，在全身一些脏器中还出现多发性栓塞性脓肿。

三、慢性炎症

慢性炎症起病缓慢，通常持续数周或数月以上，可由急性炎症迁延而来，也可隐匿发生而无明显的急性炎症过程。

常见的慢性炎症的病因：①病原微生物的持续存在，常见的有结核分枝杆菌、梅毒螺旋体、某些真菌等，这些病原微生物毒力弱，常可激发免疫反应，导致病原微生物难以彻底清除。②内源性或外源性毒性因子的长期刺激，如肺硅沉着症。③自身免疫反应，如类风湿关节炎和系统性红斑狼疮等。

慢性炎症的病变多以增生为主，变质和渗出相对较轻。根据增生的细胞成分和特点，可分为一般慢性炎症和肉芽肿性炎。

（一）一般慢性炎症

一般慢性炎症的特点：①炎症灶内主要表现为淋巴细胞、浆细胞和单核细胞浸润。②不同程度的组织破坏。③伴有较明显的纤维结缔组织、血管、上皮细胞及腺体和实质细胞的增生，以修复损伤后造成的组织缺损。

一般慢性炎症可增生形成炎性息肉和炎性假瘤。①炎性息肉：是在致炎因子长期作用下，局部黏膜上皮和腺体及肉芽组织增生，形成突起于黏膜表面的带蒂的肿物，如鼻息肉（图6-18，彩图13）、宫颈息肉等。②炎性假瘤：指炎性增生时形成境界清楚的瘤样肿块，常见于肺或眼眶。其外形与肿瘤结节相似故名，应注意与真性肿瘤相鉴别。

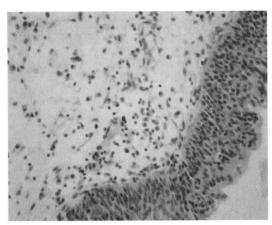

图6-18　鼻息肉

（二）肉芽肿性炎

以巨噬细胞及其衍生细胞增生为主，形成境界清楚的结节状病灶为特征的炎症，称为肉芽肿性炎（granulomatous inflammation）。所形成的结节状病灶，称为肉芽肿。病灶通常较小，直径为0.5~2.0mm。肉芽肿中的巨噬细胞来源于血液的单核细胞和局部增生的组织细胞。巨噬细胞可转化为特殊形态的类上皮细胞和多核巨细胞等。

根据致炎因子的不同，可把肉芽肿性炎分为感染性肉芽肿和异物性肉芽肿。

1.感染性肉芽肿　最常见，由生物病原体如伤寒杆菌、麻风杆菌、结核分枝杆菌、梅毒螺旋体、寄生虫和真菌等引起。不同病原体引起的肉芽肿形态不同，对疾病的确诊具有重要的意义。如结核性肉芽肿，又称为结核结节，是结核病的病变特征。伤寒肉芽肿又称伤寒小结，是伤寒的病变特征。

2.异物性肉芽肿　由手术缝线、滑石粉、木刺、粉尘等异物在体内不易被溶解而长期刺激形成的慢性炎症。病变以异物为中心，围绕数量不等的异物巨细胞、巨噬细胞、成纤维细胞和淋巴细胞等，形成结节状的病灶。

🏛 **思政课堂**

国际主义战士白求恩

白求恩，全名亨利·诺尔曼·白求恩（Henry Norman Bethune），加拿大共产党员，国际主义战士，著名胸外科医生。1890年3月4日出生于加拿大安大略省格雷文赫斯特镇。白求恩从小勇敢，爱冒险。8岁时，白求恩捉麻雀、捉苍蝇，捉到后就解剖，学祖父当外科医生。

1924年，白求恩身患肺结核，仍然顽强拼搏，发明了"人工气胸疗法"，在自己的身上做试验并大获成功。由白求恩发明，并以"白求恩器械"命名的外科手术器械达22种之多，这些器械在当时处于极为领先的地位。其在医学界享有盛名。

1936—1937年，白求恩作为支持国际反法西斯志愿者投身西班牙内战。在此期间他创办了一个移动的伤员急救系统，成了日后被广泛采用的移动军事外科医院的雏形。为了输血以抢救失血过多的伤员，他还发明了世界上第一种运输血液的方法。

1937年，中国的抗日战争爆发，白求恩率领医疗队来到中国解放区，1938年4月经延安转赴晋察冀边区救治大批伤员。1939年10月下旬，在河北涞源县摩天岭战斗中抢救伤员时左手中指被手术刀割破感染。11月12日凌晨，因感染转为败血症，医治无效在河北省唐县黄石口村（现为黄石口镇）逝世。他为中国抗日战争呕心沥血，毛泽东称其为一个高尚的人，一个纯粹的人，一个有道德的人，一个脱离了低级趣味的人，一个有益于人民的人。

讨论

1. 白求恩战士的哪些事迹值得我们学习？
2. 同学们以后在医学工作生涯中有什么想法呢？

本节小结　　　　PPT课件　　　　课后练习

（余金霞）

第五节　肿　瘤

学习目标

知识目标：

1. 掌握肿瘤、癌前病变、非典型增生及原位癌的概念，肿瘤的异型性，肿瘤的转移途径，良性肿瘤与恶性肿瘤的区别，癌与肉瘤的区别。
2. 熟悉肿瘤的一般命名原则，肿瘤对机体的影响。

3.了解肿瘤的分级和分期。

技能目标：

能解释典型良、恶性肿瘤的病变特点和生物学行为。

素质目标：

1.具备勇于担当的社会责任感。

2.树立以患者为中心的职业理念。

肿瘤（tumor，neoplasm）是一类常见病、多发病，根据生物学特征和对机体的影响可分为良性肿瘤和恶性肿瘤两大类。恶性肿瘤是危害人类健康最严重的一类疾病。统计资料显示，我国城市居民疾病死因第一位就是恶性肿瘤，农村地区恶性肿瘤居疾病死因的第二位。我国最常见和危害严重的恶性肿瘤，按死亡率排序依次为肺癌、胃癌、肝癌、食管癌、大肠癌、乳腺癌、白血病、膀胱癌、鼻咽癌等。尽管世界各国每年都投入大量人力、物力对肿瘤进行研究并取得了一定的成效，但对一些中晚期恶性肿瘤仍未找到有效的治疗方法。加强肿瘤防治的研究，仍是当今生物医学领域的重大研究课题。

一、肿瘤的概念

肿瘤是机体在各种致瘤因素的作用下，局部组织细胞在基因水平上失去对其生长的正常调控，导致克隆性异常增生而形成的新生物，这种新生物常表现为局部肿块。与肿瘤发生有关的细胞增生称为肿瘤性增生。机体在生理或某些病理状态下，如炎症、损伤修复时也有组织、细胞的增生，称为非肿瘤性增生。肿瘤性增生与非肿瘤性增生有着本质的区别（表6-3）。

表6-3　肿瘤性增生与非肿瘤性增生的区别

项目	肿瘤性增生	非肿瘤性增生
性质	单克隆性	多克隆性
分化程度	分化不成熟	分化成熟
与机体协调性	相对自主，与机体不协调	具有自限性，与机体协调
去除病因	继续生长	停止生长
对机体影响	有害	大多有利

二、肿瘤的特性

（一）肿瘤的形态

肿瘤的形态多种多样，通过观察肿瘤的形状、体积、颜色、质地和数目等，有助于初步判定肿瘤的类型和性质。

1.形状　多种多样，主要取决于肿瘤的生长部位、组织来源、生长方式及肿瘤的良、恶性。常见形状有乳头状、息肉状、结节状、分叶状、囊状、浸润性和溃疡状等（图6-19）。

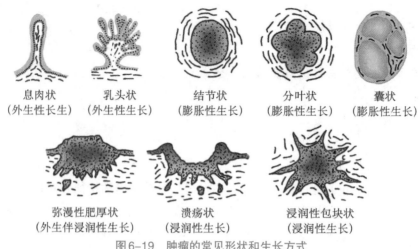

息肉状 　　乳头状 　　结节状 　　分叶状 　　囊状
（外生性长生）（外生性生长）（膨胀性生长）（膨胀性生长）（膨胀性生长）

弥漫性肥厚状 　　溃疡状 　　浸润性包块状
（外生伴浸润性生长）（浸润性生长）（浸润性生长）

图6-19 肿瘤的常见形状和生长方式

2.体积 大小不一，小的仅在显微镜下才能发现，如原位癌，大者可重达数千克乃至数十千克。肿瘤体积与肿瘤性质、发生部位和生长时间有关。良性肿瘤生长时间长，体积较大。恶性肿瘤一般生长迅速，短期内即可转移甚至造成机体死亡。生长在体表和体腔的肿瘤，体积可以很大；生长在狭小腔道内的肿瘤，体积一般较小。

3.颜色 肿瘤颜色由组成肿瘤的组织、细胞及其产物的颜色决定，一般多为灰白色或灰红色。一般与其起源组织类似，如血管瘤呈暗红色，脂肪瘤呈黄色，黑色素瘤呈灰黑色。

4.质地 肿瘤质地一般与肿瘤的组织来源、性质及实质与间质的比例有关。

5.数目 肿瘤通常为单发，有时可为多发，如子宫多发性平滑肌瘤。

（二）肿瘤的组织结构

肿瘤的组织结构可分为实质和间质两部分。

1.实质 肿瘤实质即肿瘤细胞，是肿瘤的主要成分，具有特异性。肿瘤细胞的形态和组织结构是判定肿瘤的组织来源、性质及恶性肿瘤的恶性程度的重要依据，也是对肿瘤进行分类和命名的依据。

2.间质 肿瘤间质一般是由结缔组织、血管和淋巴管构成，不具有特异性，对肿瘤实质起支持和营养的作用。

（三）肿瘤的异型性

肿瘤组织在细胞形态和空间排列上与其起源正常组织的相似程度称为肿瘤的分化程度。肿瘤组织在细胞形态和组织结构上与其起源的正常组织存在不同程度的差异，这种差异称为异型性（atypia）。肿瘤异型性的大小反映了肿瘤组织的分化程度。肿瘤异型性小者，肿瘤组织与其起源正常组织相似程度高，因而分化程度高；异型性大者，肿瘤组织与其起源的正常组织相似程度低，其分化程度越低，往往恶性程度较高。肿瘤异型性是诊断和鉴别良、恶性肿瘤的重要组织学依据。肿瘤异型性主要表现如下。

1.肿瘤细胞的异型性 ①瘤细胞多形性：肿瘤细胞体积异常且大小不一，形状各异，有时可见瘤巨细胞。②瘤细胞核多形性：恶性肿瘤细胞核体积增大，细胞核与细胞质比例增大，瘤细胞核大小不一，形状不规则，可出现巨核、双核、多核或奇异核。核染色加深，染色质呈粗颗粒状，分布不均匀，核仁增大且数目增多，核分裂象增多，并可出现病理性核分裂象，对于诊断恶性肿瘤具有重要意义。③瘤细胞胞质的改变：由于胞质内核蛋白体增多，胞质呈嗜碱性染色。

2.组织结构的异型性 指肿瘤细胞在空间排布与其起源正常组织之间的差异。良、恶性肿瘤均有不同程度的组织结构异型性。良性肿瘤组织结构异型性不如恶性肿瘤明显。恶性肿瘤组织结构异型性大，主要表现为瘤细胞排列紊乱，失去正常的结构和层次，极向紊乱或消失。

（四）肿瘤的生长

1.生长速度 主要取决于肿瘤细胞的分化程度。分化程度高的良性肿瘤生长速度较慢，分化程度低的恶性肿瘤生长速度较快，短期内即可形成明显肿块。

2.生长方式 肿瘤的生长方式主要如下。

（1）膨胀性生长：良性肿瘤的主要生长方式。肿瘤逐渐增大，如逐渐膨胀的气球，不断挤压周围组织。肿瘤多呈结节状、分叶状，有完整包膜，与周围组织分界清楚，临床触诊时活动度好，手术易摘除，不易复发。

（2）浸润性生长：恶性肿瘤的主要生长方式。恶性肿瘤生长迅速，并向周围浸润，破坏周围正常组织，像树根长入土壤一样。肿瘤组织一般无包膜，与周围组织界限不清，触诊时固定，手术不易切除干净，术后易复发。

（3）外生性生长：发生在体表、体腔和自然管道表面的肿瘤，常向表面生长，形成突起的乳头状、息肉状、菜花状、蕈伞状的肿物。良性肿瘤和恶性肿瘤都可呈外生性生长。恶性肿瘤向外生长的同时，基底部常呈浸润性生长。

（五）肿瘤的扩散

肿瘤的扩散是恶性肿瘤的生物学性状之一。恶性肿瘤不仅可以在原发部位浸润性生长累及周围组织或器官，还可以通过各种途径扩散到身体其他部位继续生长。肿瘤的扩散方式包括直接蔓延和转移两种。

1.直接蔓延 恶性肿瘤细胞连续不断地沿着组织间隙、血管、淋巴管或神经束侵入并破坏正常组织或器官，继续生长使肿瘤范围扩大，称为直接蔓延。

2.转移 恶性肿瘤细胞从原发部位侵入淋巴管、血管或体腔，迁徙到其他部位继续生长形成与原发瘤同类型的肿瘤，这个过程称为转移，所形成的肿瘤称为转移瘤。常见转移途径有以下3种。

（1）淋巴道转移：是癌最常见的转移途径。癌细胞侵入淋巴管后，随淋巴回流到局部淋巴结，形成淋巴结转移癌。受累淋巴结常呈无痛性肿大、质地变硬，切面多呈灰白色。局部淋巴结发生转移后可继续转移至下一站的淋巴结，最后经胸导管或右淋巴导管进入血流，发生血行转移。

（2）血行转移：是肉瘤最常见的转移途径。瘤细胞侵入血管后，随血液运行到达靶器官继续生长形成转移瘤。血行转移瘤形态特点是常为多发、散在、边界清楚的多个结节。血行转移途径通常与血流方向一致，肺和肝是最常累及的器官，其次是脑、骨和肾。

（3）种植性转移：体腔内器官的恶性肿瘤侵袭到器官表面时，瘤细胞可脱落像播种一样种植在体腔内各器官的表面，形成多个转移瘤。如胃癌破坏胃壁侵及浆膜后，可种植到大网膜、腹膜、腹腔内器官或盆腔内器官。

微课：
肿瘤的扩散

（六）肿瘤的分级与分期

肿瘤的分级与分期一般用于恶性肿瘤，表示其恶性程度和进展情况，对临床上确定治疗方案和评估预后有重要参考价值。

1.分级　根据肿瘤细胞的分化程度和异型性，一般分为3级。①Ⅰ级为高分化，低度恶性。②Ⅱ级为中分化，中度恶性。③Ⅲ级为低分化，高度恶性。

2.分期　根据肿瘤的大小、侵袭深度、扩散范围及转移等确定。通常采用TNM分期法。T指原发瘤的大小，用T_1~T_4表示；N指局部淋巴结转移情况，N_0表示无淋巴结转移，随着淋巴结受累程度和范围的增加，依次用N_1~N_3表示；M指血行转移，无血行转移者用M_0表示，M_1~M_2表示血行转移程度。

三、肿瘤对机体的影响

（一）良性肿瘤对机体的影响

良性肿瘤一般生长缓慢，不浸润、不转移，对机体影响较小。主要影响如下。

1.局部压迫和阻塞　随着肿瘤体积的增大，可引起局部压迫和阻塞。如消化道肿瘤可引起消化道狭窄、阻塞；颅内肿瘤压迫脑或脊髓组织，引起颅内压增高及相应的神经系统症状。

2.激素分泌增多　内分泌腺的良性肿瘤，因分泌过多的激素引起相应的临床症状。

（二）恶性肿瘤对机体的影响

恶性肿瘤分化差，生长迅速，可发生浸润或转移，对机体产生严重影响。除局部压迫和阻塞症状外，还有以下几种危害。

1.破坏组织器官的结构和功能　恶性肿瘤呈浸润性生长，常破坏原发部位及转移部位器官的结构和功能，如肝癌破坏正常肝组织引起肝功能障碍。

2.出血和感染　恶性肿瘤生长迅速，侵袭破坏周围组织引起出血、坏死，肿瘤组织因供血不足而发生坏死并继发感染。

3.疼痛　恶性肿瘤晚期，肿瘤组织压迫或侵袭神经，引起相应部位顽固性疼痛。

4.发热　肿瘤组织的代谢产物、坏死分解物或继发感染可引起发热。

5.恶病质　指恶性肿瘤晚期，患者出现食欲缺乏、极度消瘦、乏力、严重贫血等全身功能衰竭的状态。

6.副肿瘤综合征　指肿瘤的产物或异常免疫反应等，引起神经、内分泌、消化等系统发生病变并出现相应的临床表现。

四、良性肿瘤与恶性肿瘤的区别

良性肿瘤与恶性肿瘤在生物学特点和对机体影响上有明显的不同。良性肿瘤对机体影响小，治疗效果好。恶性肿瘤危害大，治疗效果不够理想。如将恶性肿瘤误诊为良性肿瘤，就可能延误治疗或治疗不彻底，从而危及患者的生命。相反，如把良性肿瘤误诊为恶性肿瘤，可能过度治疗使患者身心蒙受不必要的伤害，增加患者及其家属的痛苦和负担。因此，正确区分良、恶性肿瘤对于肿瘤的诊断和治疗具有重要的实际意义。良、恶性肿瘤的区别要点见表6-4。

表6-4　良性肿瘤与恶性肿瘤的主要区别

项目	良性肿瘤	恶性肿瘤
分化程度	分化好，异型性小	分化差，异型性大
核分裂象	少见或无	多，可见病理性核分裂象
生长速度	缓慢	较快
生长方式	膨胀性生长和外生性生长	浸润性和外生性生长
继发改变	很少发生出血、坏死	常发生出血、坏死
复发	很少复发	较易复发
转移	无转移	常有转移
对机体的影响	较小，主要为压迫、阻塞	较大，破坏原发部位和转移部位组织；出血、感染；疼痛；发热；恶病质；副肿瘤综合征

必须强调的是，良性肿瘤与恶性肿瘤之间并无绝对界限，往往要结合具体情况进行综合分析。肿瘤的良、恶性也并非一成不变，有些良性肿瘤如不及时治疗，可转变为恶性肿瘤，称为良性肿瘤恶性变，如结肠乳头状腺瘤可恶变为腺癌。此外，恶性肿瘤的恶性程度也各不相同。某些肿瘤组织形态和生物学行为介于良、恶性之间，称为交界性肿瘤。

五、肿瘤的命名与分类

（一）肿瘤的命名

肿瘤命名的目的是应能科学地反映出肿瘤的发生部位、组织来源和性质。

1.一般命名原则

（1）良性肿瘤的命名：良性肿瘤在起源组织名称之后加"瘤"字。如起源于纤维组织的良性肿瘤称为纤维瘤，起源于腺上皮的良性肿瘤称为腺瘤。有时还可结合肿瘤形态特点命名，如上皮组织呈乳头状突起的乳头状瘤。

（2）恶性肿瘤的命名

1）癌（carcinoma）：起源于上皮组织的恶性肿瘤称为癌，命名原则是在起源组织名称后加个"癌"字。如起源于腺上皮的恶性肿瘤称为腺癌。

2）肉瘤（sarcoma）：起源于间叶组织（纤维结缔组织、脂肪、肌肉、脉管、骨、软骨组织等）的恶性肿瘤称为肉瘤。命名原则是在起源组织名称后加"肉瘤"两字。如起源于骨组织的恶性肿瘤称为骨肉瘤，起源于纤维组织的恶性肿瘤称为纤维肉瘤。

3）癌肉瘤：一个肿瘤中既有癌的成分也有肉瘤的成分。

2.特殊命名　少数肿瘤不按上述方法命名，采用以下特殊命名法。

（1）以"母细胞瘤"命名：来源于幼稚组织或神经组织的肿瘤，以"母细胞瘤"命名，如神经母细胞瘤、肾母细胞瘤、视网膜母细胞瘤等。

（2）冠以"恶性"命名：肿瘤名称前加"恶性"二字，如恶性畸胎瘤、恶性神经鞘瘤。

（3）以"瘤"或"病"结尾的恶性肿瘤：如精原细胞瘤、黑色素瘤、白血病等。

（4）以"瘤病"结尾的肿瘤：如神经纤维瘤病、血管瘤病、脂肪瘤病。

（5）以"人名"命名的恶性肿瘤：如霍奇金（Hodgkin）淋巴瘤、尤因（Ewing）肉瘤。

（二）肿瘤的分类

根据组织来源将肿瘤分为5类，每类又根据分化程度和生物学特征，分为良性肿瘤与恶性肿瘤两大类。常见肿瘤的分类见表6-5。

表6-5　常见肿瘤的分类

组织来源	良性肿瘤	恶性肿瘤
上皮组织		
鳞状上皮	乳头状瘤	鳞状细胞癌
基底细胞		基底细胞癌
腺上皮	腺瘤	腺癌
尿路上皮细胞	乳头状瘤	尿路上皮癌
间叶组织		
纤维组织	纤维瘤	纤维肉瘤
纤维组织细胞	纤维组织细胞瘤	恶性纤维组织细胞瘤
脂肪组织	脂肪瘤	脂肪肉瘤
平滑肌组织	平滑肌瘤	平滑肌肉瘤
横纹肌组织	横纹肌瘤	横纹肌肉瘤
血管和淋巴管	血管瘤、淋巴管瘤	血管肉瘤、淋巴管肉瘤
骨组织	骨瘤	骨肉瘤
软骨组织	软骨瘤	软骨肉瘤
滑膜组织	滑膜瘤	滑膜肉瘤
间皮	间皮瘤	恶性间皮瘤
淋巴造血组织		
淋巴组织		恶性淋巴瘤
造血组织		白血病
神经组织		
神经鞘膜组织	神经纤维瘤	神经纤维肉瘤
神经鞘细胞	神经鞘瘤	恶性神经鞘瘤
胶质细胞	胶质细胞瘤	恶性胶质细胞瘤
原始神经细胞		髓母细胞瘤
脑膜组织	脑膜瘤	恶性脑膜瘤
交感神经节	节细胞神经瘤	神经母细胞瘤

组织来源	良性肿瘤	恶性肿瘤
其他肿瘤		
黑色素细胞	色素痣	黑色素瘤
胎盘滋养叶细胞	葡萄胎	绒癌、侵蚀性葡萄胎
生殖细胞		精原细胞瘤、无性细胞瘤、胚胎性癌
性腺或胚胎残件中全能细胞	畸胎瘤	恶性畸胎瘤

六、癌前病变、非典型增生和原位癌

（一）癌前病变

癌前病变（precancerous lesion）指某些具有癌变潜在可能的良性病变，如长期存在，有少数病例可能转变为癌。常见的癌前病变包括：①黏膜白斑。②慢性宫颈炎伴宫颈糜烂。③乳腺纤维囊性病。④结肠多发性息肉。⑤慢性萎缩性胃炎及胃溃疡。⑥皮肤慢性溃疡。⑦肝硬化，尤其是慢性乙型肝炎病毒所致的肝硬化。早期发现与及时治愈癌前病变，对肿瘤预防具有重要的实际意义。

（二）非典型增生

非典型增生（atypical hyperplasia）指上皮细胞增生并有异型性，但还不足以诊断为癌。根据异型增生的程度和累及范围，非典型增生可分为轻度、中度、重度3级。①轻度：异型性较小，累及上皮层下1/3。②中度：累及上皮层下2/3。③重度：异型性大，累及上皮层下2/3以上。轻度非典型增生，病因消除后可恢复正常。中、重度非典型增生常转变为癌。

（三）原位癌

原位癌（carcinoma in situ）指异型增生的细胞累及上皮全层，但尚未突破基底膜而向下浸润。常见有子宫颈、食管、皮肤等处的原位癌。原位癌是一种早期癌，一般由重度非典型增生发展而来。临床上肉眼很难辨认原位癌，只能通过病理组织学检查才能确诊原位癌。

目前较多使用上皮内瘤变（intraepithelial neoplasia，IN）这一概念来描述上皮从非典型增生到原位癌这一连续的过程。上皮内瘤变也分3级，其中Ⅰ、Ⅱ级分别与轻、中度非典型增生相对应，Ⅲ级包括重度非典型增生和原位癌。

七、常见肿瘤举例

（一）上皮组织良性肿瘤

1.乳头状瘤 起源于皮肤黏膜的被覆上皮的良性肿瘤，好发于皮肤、喉、外耳道、阴茎、膀胱等处。肉眼观，肿瘤向皮肤或黏膜表面呈外生性生长，形成多个乳头状或指状突起，肿瘤根部变细成蒂与正常组织相连（图6-20，彩图14）。镜下观，乳头的轴心由血管和结缔组织等间质构成，其表面覆盖分化良好的鳞状上皮或移行上皮。

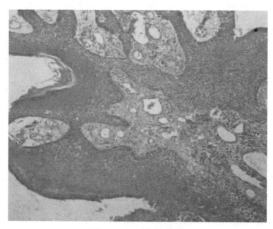

图6-20　乳头状瘤

2.腺瘤　起源于腺上皮的良性肿瘤，好发于甲状腺、卵巢、乳腺、涎腺和肠等处。肿瘤呈息肉状或结节状，常有完整包膜，边界清楚。根据肿瘤的组成成分和形态特点，腺瘤可分为息肉状腺瘤、纤维腺瘤、多形性腺瘤和囊腺瘤4种类型。

（二）上皮组织恶性肿瘤

1.鳞状细胞癌　起源于鳞状上皮的恶性肿瘤，简称鳞癌。好发于皮肤、食管、阴茎、阴道、宫颈等部位，也可发生在支气管、胆囊、肾盂等鳞状上皮化生的部位。肉眼观，多呈菜花状或溃疡状，切面灰白色，质硬，与周围组织分界不清。镜下观，癌细胞呈巢状分布，界限清楚。分化好的鳞癌，在癌巢中央可出现同心圆红染的层状角化物，称为角化珠或癌珠，癌细胞间可见细胞间桥（图6-21，彩图15）。分化较差的鳞癌无角化珠，甚至也无细胞间桥，细胞异型性明显。

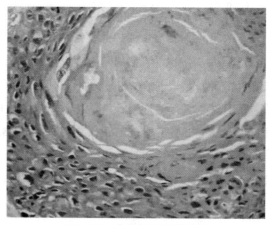

图6-21　高分化鳞状细胞癌

2.基底细胞癌　由皮肤基底细胞发生的恶性肿瘤，多见于老年人面部，如眼睑、颊及鼻翼等处。镜下观，癌细胞呈多角形或梭形，形成大小不等的癌巢，边缘的癌细胞呈栅栏状排列。基底细胞癌生长缓慢，很少发生转移，对放疗敏感，预后较好。

3.移行细胞癌　起源于移行上皮的恶性肿瘤。好发于膀胱、输尿管或肾盂等处。肿瘤常呈多发性乳头状或菜花状。镜下观，癌细胞分化好时似移行上皮，分化差者异型性明显，可形成实性癌巢。

4.腺癌　起源于腺上皮的恶性肿瘤。好发于胃肠、乳腺、子宫内膜、甲状腺等处。肿瘤呈息肉状、结节状、菜花状或溃疡状。根据形态结构和分化程度，可分为如下。

（1）管状腺癌：分化较好，癌细胞形成大小不等、形状不规则的腺管样结构，细胞常呈多层排列，核大小不一，核分裂象多见（图6-22，彩图16）。

（2）实性癌：分化较差的腺癌，癌细胞不构成腺体，形成实体团块或条索状癌巢，癌细胞异型性明显。

（3）黏液癌：常见于胃和肠。肉眼观，癌组织呈灰白色半透明胶冻状，又称胶样癌。癌细胞分泌的黏液聚集于细胞内将细胞核挤向一侧，形似戒指，称为印戒细胞。

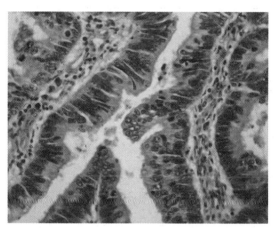

图6-22　腺癌

（三）间叶组织良性肿瘤

1.纤维瘤　起源于纤维组织的良性肿瘤，好发于躯干及四肢皮下。肉眼观，肿瘤呈结节状，有包膜，质地硬韧，切面灰白，可见纵横交错编织状排列的条纹。镜下观，肿瘤组织由分化好的成纤维细胞、纤维细胞和胶原纤维构成。纤维瘤生长缓慢，手术切除后不复发。

2.脂肪瘤　起源于脂肪组织的良性肿瘤，好发于背、肩、颈及四肢近端的皮下组织。肿瘤多呈分叶状或结节状，有完整的包膜，质地柔软，切面淡黄色，有油腻感。镜下观，肿瘤细胞由分化成熟的脂肪细胞构成，间质内有血管和少量结缔组织。脂肪瘤生长缓慢，一般无明显症状，手术易切除。

3.血管瘤　常见于儿童的头面部皮肤。血管瘤分为毛细血管瘤（由增生的毛细血管构成）、海绵状血管瘤（由扩张的血窦构成）和混合型血管瘤3类。血管瘤无包膜，呈浸润性生长，边界不清，皮肤或黏膜血管瘤可呈鲜红或呈暗红色斑块状。内脏血管瘤以肝最多见，多呈结节状。

4.平滑肌瘤　起源于平滑肌组织的良性肿瘤，好发于子宫，其次是胃肠道。肿瘤呈结节状，单发或多发，质地坚韧，切面灰红色或灰白色，有编织状条纹。镜下观，肿瘤组织由形态一致的梭形平滑肌细胞构成，瘤细胞互相编织呈束状或呈栅状排列，核呈长杆状，核分裂象少见。

（四）间叶组织恶性肿瘤

起源于间叶组织的恶性肿瘤称为肉瘤，肉瘤比癌少见，两者的区别见表6-6。

表6-6　癌与肉瘤的区别

项目	癌	肉瘤
组织来源	上皮组织	间叶组织
发病率	较高，多见于40岁以上成人	较低，多见于青少年
大体特点	灰白、干燥、质硬	灰红色，质软湿润，切面呈鱼肉状
组织学特点	多形成癌巢，实质与间质分界清楚，纤维组织常有增生	肉瘤细胞弥漫分布，实质与间质分界不清，间质内血管丰富
网状纤维	癌巢周围有网状纤维包绕	肉瘤细胞间有网状纤维
转移方式	多经淋巴道转移	多经血行转移

1.纤维肉瘤　起源于纤维组织的恶性肿瘤，好发于躯干和四肢皮下。肉眼观，肿瘤呈结节状或不规则形，切面灰红湿润，质地均匀细腻，呈鱼肉状外观。镜下观，肿瘤细胞有明显的异型性，细胞呈梭形或圆形，大小不一，核多形性，可见核分裂象。纤维肉瘤恶性程度较高，易发生转移和复发。

2.脂肪肉瘤　起源于原始间叶组织的恶性肿瘤，好发于大腿及腹膜后等深部软组织。肉眼观，肿瘤呈结节状或分叶状，包膜不完整，切面呈黄色、鱼肉状或黏液样。镜下观，肿瘤由不同程度异型性的脂肪细胞和脂肪母细胞构成。

3.平滑肌肉瘤　起源于平滑肌的恶性肿瘤，好发于子宫及胃肠道。肉眼观，肿瘤多呈不规则的结节状，可有假包膜，切面灰白色或灰红色，常继发出血、坏死。镜下观，肉瘤细胞多呈梭形，异型性明显，常有病理性核分裂象。平滑肌肉瘤恶性程度高，手术后易复发，多经血行转移。

4.骨肉瘤　为最常见的骨恶性肿瘤。常见于青少年，好发于四肢长骨，尤其是股骨下端和胫骨上端。肉眼观，肿瘤呈梭形膨大，切面灰白色或灰红色鱼肉状，常有出血坏死。肿瘤组织侵犯破坏骨皮质后，常将骨外膜掀起，肿瘤上下两端的骨皮质和掀起的骨外膜之间形成三角形隆起，X线上称为Codman三角。此外，在被掀起的骨外膜和骨皮质之间可形成与骨表面垂直的放射状反应性新生骨小梁，X线上表现为日光放射状阴影，这种阴影与Codman三角对骨肉瘤具有诊断意义。镜下观，肿瘤由异型性明显的梭形或多边形肉瘤细胞组成，瘤细胞可直接形成肿瘤性骨样组织或骨组织，是病理诊断骨肉瘤最重要的组织学依据。骨肉瘤呈高度恶性，生长迅速，早期即可发生血行转移。

🏛 思政课堂

中国肝胆外科之父

吴孟超（1922—2021），福建闽清人，著名肝胆外科专家、中国科学院院士，中国肝胆外科的开拓者和主要创始人之一，被誉为中国肝胆外科之父。

20世纪50年代，我国肝癌的防治研究一片空白。在恩师裘法祖的指引下，已是外科医生的吴孟超选择钻研肝胆外科。几十年来，吴孟超见证了中国肝胆外科从无到有、从有到精的卓绝探索历程。他主刀完成了我国第一例成功的肝脏手术，翻译了第一部中文版的肝脏外科入门专著，完成了世界上第一例中肝叶切除手术，以及世界上第一例在腹腔镜下直接摘除肝脏肿瘤的手术。

　　吴孟超从医75年，将超过16 000名患者从死亡线上拉了回来。直到97岁高龄时，吴孟超依然站在手术台上，他曾说："我是一名医生，更是一名战士，只要我活着一天，就要和肝癌战斗一天。即使有一天倒在手术台上，也是我最大的幸福。"

讨论

　　吴孟超97岁高龄时，依然坚持做手术，体现了他的什么精神？

本节小结　　PPT课件　　课后练习

（陈峰杰）

第六节　发　热

学习目标

知识目标：

1. 掌握发热的概念、时相，发热时机体代谢、功能的变化。

2. 熟悉发热的原因。

3. 了解发热的机制。

技能目标：

会用所学知识解释发热的临床表现。

素质目标：

培养细致观察和临床思维的能力。

一、发热的概念与分类

　　发热（fever）指在致热原的作用下，体温调节中枢的调定点上移而引起的调节性体温升高。由于体温调节障碍、散热障碍或产热器官功能异常，使机体不能将体温控制在与调定点相适应的水平而引起的非调节性的体温升高，称为过热。除上述体温升高外，某些生理情况如剧烈运动、月经前期、心理性应激等也会出现体温升高，称为生理性体温升高（图6-23）。

　　发热不是独立的疾病，而是很多疾病共有的病理过程和临床表现。了解发热的特点，对判断病情、诊断疾病、评估疗效和预后有着重要的参考意义。

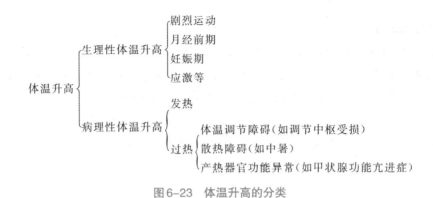

图6-23　体温升高的分类

二、发热的原因和发病机制

（一）原因

1.发热激活物　通常把能引起发热的物质称为致热原。能刺激机体产内生致热原细胞使之产生和释放内生致热原（endogenous pyrogen，EP）的物质称为发热激活物。发热激活物包括外致热原和某些体内产物。

（1）外致热原：指来自体外的致热物质，包括细菌、病毒、真菌、螺旋体、立克次体、衣原体和疟原虫及其代谢产物等。临床上大多数发热是由外致热原引起的，其中革兰阳性细菌感染是最常见的发热原因。

（2）体内产物：主要包括抗原-抗体复合物、致热性类固醇、致炎刺激物和组织坏死。

2.内生致热原　指在发热激活物的作用下，机体产内生致热原细胞产生和释放的能引起体温升高的物质。产内生致热原细胞包括单核细胞、巨噬细胞、内皮细胞、淋巴细胞、肝星状细胞、神经胶质细胞等。内生致热原种类很多，公认的有白细胞介素-1、肿瘤坏死因子、干扰素、白细胞介素-6等。

（二）发病机制

发热的发生机制包括3个基本环节。

1.信息传递　机体在发热激活物的作用下，产内生致热原细胞被激活，产生和释放内生致热原，内生致热原随血液循环到达体温调节中枢。

2.中枢调节　内生致热原使体温调节中枢释放发热中枢调节介质，引起调定点上移。发热中枢调节介质可分为正调节介质和负调节介质。正调节介质包括前列腺素E、环磷腺苷、促肾上腺皮质激素释放激素、一氧化氮等物质。负调节介质包括精氨酸加压素、α-黑色素细胞刺激素、脂皮质蛋白-1等物质。

3.调温效应　调定点上移后，正常的血液温度变为冷刺激，体温调节中枢接受冷刺激信息后发出指令，引起效应器的调节反应。一方面交感神经兴奋，皮肤血管收缩，使散热减少；另一方面运动神经兴奋，骨骼肌收缩使产热增加，体温升高到与新的调定点相适应的水平。

三、发热的时相

发热过程大致分为3个时相。

（一）体温上升期

体温调定点上移后，原体温低于调定点水平变成了冷刺激，体温调节中枢发出指令到达散热器官，引起皮肤血管收缩和血流减少，皮肤温度降低，散热减少；同时指令到达产热器官，引起寒战和物质代谢增强，使机体产热增加。热代谢特点为散热减少，产热增加，产热多于散热，体温升高。此期患者主要表现为畏寒、寒战、皮肤苍白等。

（二）高温持续期

当体温上升到与新的调定点水平相适应的高度时，便不再继续上升，在与新调定点相适应的高水平上波动。由于此期体温与调定点相适应，所以寒战停止并开始出现散热反应。此期热代谢特点为产热和散热在较高水平上保持相对平衡。因散热反应，皮肤血管扩张，血流量增加，皮肤温度上升，而且由于皮肤温度高于正常，患者自觉酷热，皮肤温度升高加强了水分蒸发，可出现皮肤和口唇干燥。

（三）体温下降期

由于发热激活物、内生致热原被清除，体温调节中枢调定点恢复到正常水平，此时由于体温高于调定点，机体出现明显的散热反应。此期热代谢的特点：散热增多，产热减少，体温下降，直至恢复到与正常调定点相适应的水平。此期患者出汗增多，严重者可导致脱水。

四、发热时机体的代谢和功能变化

（一）代谢变化

发热时物质分解代谢加快，代谢率增高，这是体温升高的重要物质基础。一般体温每升高1℃，基础代谢率可提高13%。

1.糖代谢　发热时，糖的分解代谢加强，糖原贮备减少。由于氧的供应相对不足，无氧酵解增强，ATP生成减少而乳酸生成增多，出现肌肉酸痛及代谢性酸中毒。

2.脂肪代谢　正常情况下，脂肪分解供给能量仅占总能量的20%~25%，而发热时脂肪分解增加，可占总能量的60%~80%。大量脂肪分解并氧化不全，患者可出现酮血症和酮尿。体内脂肪消耗增加，长期发热患者可日渐消瘦。

3.蛋白质代谢　蛋白质分解加强，由于氧化不全患者可出现氮质血症。此时如未能及时补充蛋白质，将出现负氮平衡。

4.维生素代谢　发热时由于糖、脂肪和蛋白质分解代谢增强，各种维生素消耗增多，应注意及时补充。

5.水、电解质代谢　体温上升期，尿量明显减少；体温下降期，尿量恢复。在高温持续期，大量出汗可导致水分的大量丢失，严重者可引起脱水。

（二）功能变化

1.神经系统变化　发热时中枢神经系统兴奋性增高。高热患者表现为头痛、烦躁，严重者可出现谵妄、幻觉。小儿由于中枢神经系统尚未发育成熟而引起抽搐，即热惊厥。

2.循环系统变化　发热时心率加快，体温每升高1℃，心率平均增加18次/分。一定限度的心率加快可增加心排血量，但心率过快心排血量反而下降。

3.呼吸系统变化　发热时，血液温度升高和酸性代谢产物刺激呼吸中枢，可引起呼吸加深加快，但通气过度时，二氧化碳排出过多可造成呼吸性碱中毒。

4.消化系统变化 发热时消化液分泌减少，各种消化酶活性降低，胃肠蠕动减弱，出现食欲缺乏、口腔黏膜干燥、腹胀、便秘等症状。

5.泌尿系统变化 体温上升期，外周血管收缩，尿量减少，尿比重升高；高温持续期，肾小管上皮细胞损伤，出现蛋白尿和管型尿；体温下降期，尿量和尿比重恢复正常。

本节小结　　　　PPT课件　　　　课后练习

（陈峰杰）

第七节　水、电解质与酸碱平衡紊乱

学习目标

知识目标：

1.掌握低渗性脱水、高渗性脱水的概念及对机体的影响，4类单纯性酸碱平衡紊乱的原因及对机体的影响。

2.熟悉水肿的概念及发生机制，4类单纯性酸碱平衡紊乱的代偿调节。

3.了解水肿的特点及对机体的影响。

技能目标：

1.学会运用水、电解质代谢紊乱基本知识，分析水、电解质代谢紊乱的类型。

2.具备初步判断酸碱平衡紊乱类型的能力。

素质目标：

培养为患者服务的意识。

一、正常水、钠代谢

（一）体液的容量、分布和组成

体液是由水与溶解于其中的各种电解质、低分子有机物和蛋白质等组成，广泛分布于组织细胞内外。正常成人体液总量约占体重的60%，其中细胞内液约占40%，细胞外液约占20%。细胞外液中组织液约占15%，血浆约占5%。正常人每日水的摄入和排出处于动态平衡之中。水的来源有饮水、食物水和代谢水，水的排出途径有肾、消化道、皮肤和肺。体液中的无机盐、某些低分子有机物和蛋白质等常以离子状态存在，称为电解质。细胞内液的主要阳离子是钾离子，细胞外液的主要阳离子是钠离子。血清钠浓度的正常值是130~150mmol/L。

（二）水、电解质的调节

机体通过口渴中枢和相关激素的调节作用来维持体液总量和渗透压的相对恒定。口渴中枢位于下丘脑视上核侧面，血浆渗透压升高或有效循环血量减少是引起口渴中枢兴奋的主要刺激。口渴中枢兴奋引起渴感，机体主动饮水后血浆渗透压和血容量趋向恢复，渴感消失。参与水、电解质代谢调节的相关激素主要有抗利尿激素、醛固酮和心房钠尿肽。机体对体液容量及渗透压的调节作用见表6-7。

表6-7 机体对体液容量及渗透压的调节作用

项目	刺激因素	作用部位	调节效果
渴感	血浆渗透压升高、血容量减少	口渴中枢	主动饮水
抗利尿激素	血浆渗透压升高、血容量减少	下丘脑分泌抗利尿激素增多	保水保钠
醛固酮	血容量减少	肾上腺分泌醛固酮增多	保钠排钾
心房钠尿肽	血容量升高、血钠升高	心房肌细胞分泌心房钠尿肽	利尿利钠

二、水、钠代谢紊乱

水、钠代谢紊乱在临床上往往是同时或相继发生，并相互影响，关系密切。根据体液容量及分布的变化，将水、钠代谢紊乱分为低容量型紊乱（脱水）与高容量型紊乱（水肿、水中毒）。

（一）脱水

脱水（dehydration）指水钠丢失过多或摄入不足，造成细胞外液量减少并出现一系列功能和代谢变化的病理过程。根据细胞外液渗透压的变化，可将脱水分为低渗性脱水、高渗性脱水和等渗性脱水。

1.低渗性脱水（hypotonic dehydration） 主要特征是失钠多于失水，血清钠浓度<130mmol/L，血浆渗透压<280mmol/L。

（1）原因和发生机制：多由医源性因素引起，常发生在体液大量丢失后只补水而不补充钠，导致细胞外液低渗。

1）经肾失钠：长期连续应用排钠利尿药，如依他尼酸、噻嗪类等；肾上腺皮质功能不全，醛固酮分泌不足，肾小管对钠的重吸收减少。

2）肾外丢失体液：经消化道丢失，如呕吐、腹泻和胃肠引流等；体腔内大量液体潴留，如大量胸腔积液或腹水形成；经皮肤丢失，如大量出汗、大面积烧伤、体液大量丢失。

（2）对机体的影响

1）周围循环衰竭：细胞外液渗透压降低，水分向渗透压相对较高的细胞内液转移，细胞外液量减少，血容量下降，患者可发生周围循环障碍，出现血压下降、脉搏细速，严重者可发生低血容量性休克。

2）血浆渗透压降低：细胞外液低渗，抑制口渴中枢，机体虽缺水却无口渴感。血浆渗透压降低还可抑制下丘脑渗透压感受器，使抗利尿激素分泌减少，远曲小管和集合管对水的重吸收减少，故早期尿量一般不减少。晚期严重脱水时，可出现少尿。

3）脱水体征：低渗性脱水时，组织间液明显减少，患者可出现皮肤弹性降低、眼窝凹陷、婴幼儿囟门凹陷等。

4）细胞外液向细胞内液转移：细胞外液低渗，水分向渗透压相对较高的细胞内液转移，使细胞外液量进一步减少。

5）脑细胞水肿：严重脱水者，细胞内液增多可引起脑细胞水肿，中枢神经系统功能紊乱，表现为神志恍惚、嗜睡，甚至昏迷。

2.高渗性脱水（hypertonic dehydration） 其特点是失水多于失钠，血清钠浓度＞150mmol/L，血浆渗透压＞310mmol/L。

（1）原因和发生机制：主要见于水摄入不足或丢失过多。

1）水摄入不足：水源断绝，如沙漠迷路或航海失事等；不能饮水，如吞咽困难和昏迷的患者；渴感障碍，常见于某些脑外伤、脑血管意外导致口渴中枢功能障碍。

2）水丢失过多：经肾丢失，如尿崩症时，肾排出大量低渗尿；经胃肠道丢失，见于严重呕吐、腹泻及胃肠引流等；经皮肤丢失，如高温环境工作、高热、剧烈运动等；经呼吸道丢失，见于各种原因引起的过度通气。

（2）对机体的影响

微课：
高渗性脱水

1）口渴：细胞外液渗透压升高，刺激口渴中枢，产生渴感。

2）尿少，尿比重增高：细胞外液渗透压升高，刺激下丘脑渗透压感受器，使抗利尿激素释放增加，肾小管对水的重吸收增加，导致尿量减少而尿比重增高。

3）细胞内液向细胞外液转移：细胞外液高渗，水从渗透压相对较低的细胞内液向细胞外液转移。

4）中枢神经系统功能障碍：重度脱水者，由于脑细胞严重脱水可产生中枢神经系统症状，患者出现烦躁、肌肉抽搐、嗜睡、昏迷，甚至死亡。脑体积因脑细胞脱水而明显缩小，颅骨与脑皮质之间的血管张力增大，导致静脉破裂出现局部脑出血或蛛网膜下腔出血。

5）脱水热：严重脱水者，尤其是婴幼儿，由于从皮肤蒸发的水分减少，使机体散热受到影响，从而导致体温升高。

3.等渗性脱水（isotonic dehydration） 其特点是水、钠成比例丢失，血清钠浓度130~150mmol/L，血浆渗透压280~310mmol/L。

（1）原因：经胃肠道丢失，如严重呕吐、腹泻、胃肠引流等造成消化液大量丢失；大面积烧伤或严重创伤，血浆大量渗出引起等渗液丢失；大量抽放胸腔积液或腹水。

（2）对机体的影响：等渗性脱水常兼有低渗性及高渗性脱水的临床表现，一般与低渗性脱水类似，但症状相对较轻。等渗性脱水如不及时治疗，则可通过呼吸、皮肤的不感蒸发使水分不断丢失，细胞外液渗透压逐渐升高，进而转变为高渗性脱水。等渗性脱水如只补充水分而不补充钠盐，又可转变为低渗性脱水。

（二）水肿

过多的液体在组织间隙或体腔内积聚称为水肿（edema）。如液体积聚在体腔，则称为积水，如胸腔积水、心包积水、腹水、脑积水等。水肿并非独立的疾病，而是多种疾病的一种重要的病理过程和体征。

1.水肿的发生机制 正常人体液容量和组织液容量是相对恒定的，这种恒定依赖于体内外液体交换和血管内外液体交换的动态平衡来维持。若上述平衡被打破，组织液生成增多或水钠潴留，则会发生水肿。

（1）血管内外液体交换失衡——组织液生成大于回流：正常情况下，组织液和血浆通过微血管壁不断进行液体交换，使组织液的生成和回流保持动态平衡。毛细血管流体静压和组织液胶体渗透压是促进组织液生成的力量，血浆胶体渗透压和组织液流体静压是促进组织液回流的力量。有效滤过压＝（毛细血管流体静压＋组织液胶体渗透压）－（血浆胶体渗透压＋组织液流体静压）。正常情况下，毛细血管动脉端，组织液的生成大于组织液的回流；毛细血管的静脉端，组织液的回流更多。动脉端组织液生成略大于静脉端组织液回流，剩余多生成的组织液经淋巴回流进入血液循环。淋巴回流不仅可把多生成的组织液送回体循环，还可将毛细血管漏出的少量蛋白质、细胞代谢产生的大分子物质回收进入体循环。上述因素同时或相继失调，均可导致水肿的发生。

1）毛细血管流体静压增高：毛细血管流体静压增高，有效滤过压增加，组织液生成增多，当超过淋巴回流的代偿能力时可发生水肿。常见于心力衰竭、静脉栓塞等造成的静脉压升高。

2）血浆胶体渗透压降低：血浆胶体渗透压主要取决于血浆白蛋白，低蛋白血症时组织液回流减少。常见于肝硬化合成白蛋白减少、肾病时排出大量蛋白尿及恶性肿瘤等。

3）微血管壁通透性增高：感染、烧伤、冻伤、变态反应等原因引起微血管壁通透性增高，血管内蛋白滤出，有效胶体渗透压降低，导致水肿。

4）淋巴回流受阻：丝虫病引起的淋巴管阻塞或因恶性肿瘤根治术破坏淋巴管道，均可引起相应组织液的回流受阻，出现水肿。

（2）体内外液体交换失衡——水钠潴留：体内外液体交换平衡的维持主要依赖于肾对水钠排泄的调节，即肾小球滤过率和肾小管、集合管的重吸收功能。正常情况下，肾小球滤过率和肾小管重吸收功能保持动态平衡，称为球－管平衡。当某些因素引起肾小球滤过率下降或肾小管重吸收增加，导致球－管失衡时，就会引起水钠潴留。

1）肾小球滤过率下降：在心力衰竭、肝硬化腹水等有效循环血量下降时，肾血流量减少，肾小球有效滤过压降低；急性肾小球肾炎时肾小球滤过膜通透性降低；慢性肾小球肾炎时肾小球滤过面积减少。这些因素均导致肾小球滤过率下降，水钠潴留。

2）近曲小管重吸收钠、水增加：①心房肽分泌减少，有效循环血量下降时，心房肽分泌减少，抑制近曲小管重吸收钠的作用，同时有利于醛固酮发挥保钠排钾作用，导致水肿发生。②肾小球滤过分数增加，有效循环血量下降时，肾素分泌增多，出球小动脉比入球小动脉收缩更为明显，使肾小球滤过率相对增高，滤过分数增加。

3）远曲小管和集合管重吸收钠、水增加：有效循环血量下降时，醛固酮和抗利尿激素分泌增加。肝功能下降时，肝细胞灭活醛固酮功能减退，也是导致醛固酮含量增高的原因。

2.水肿的特点

（1）水肿的皮肤特点：当皮下组织有过多的液体积聚时，皮肤肿胀、弹性差、皱纹变浅，用手指按压时可能有凹陷，称为凹陷性水肿或显性水肿。若积聚的液体未超过原体重10%，增多的液体被组织间隙中胶体网状物吸附，不形成游离的液体，按压时无凹陷，称为非凹陷性或隐性水肿。

（2）全身性水肿的分布特点：常见的全身水肿是心源性、肾源性和肝源性水肿，它们的分布各有特点。右心衰竭时，由于重力的效应，水肿先出现于身体低垂部；肾源性水肿先出现于面部，尤以眼睑部明显；肝源性水肿由于肝门静脉高压，多表现为腹水。

3.水肿对机体的影响 炎性水肿具有稀释毒素、运送抗体、吸附有害物质、阻碍细菌扩散等抗损伤作用。其他水肿对机体均有不同程度的不利影响。

（1）细胞营养障碍：过量的液体在组织间隙积聚，使细胞与毛细血管间的距离增加，增加了营养物质在细胞间弥散的距离，造成细胞营养障碍。

（2）水肿对组织器官功能活动的影响：若是生命活动重要器官出现水肿，可造成更为严重的后果。如肺水肿可引起急性呼吸困难；脑水肿引起颅内压升高，甚至形成脑疝而死亡。

三、酸碱平衡紊乱

机体的代谢活动必须在适宜酸碱度的体液环境中进行。正常人体血浆的酸碱度在范围很窄的弱碱性环境内变动，动脉血pH 7.35~7.45，平均值为7.40。生理情况下，机体通过处理酸碱物质的比例，维持血浆pH相对稳定的过程，称为酸碱平衡。许多原因可引起酸碱负荷过重或调节机制障碍，导致体液酸碱度稳定性破坏，称为酸碱平衡紊乱（acid-base disturbance）。

（一）酸碱平衡的调节

1.血液的缓冲作用 通过血液的缓冲系统来完成。缓冲系统是由弱酸及其对应的共轭碱组成。血液中的缓冲系统主要有碳酸氢盐缓冲系统、磷酸盐缓冲系统、血浆蛋白缓冲系统、血红蛋白和氧合血红蛋白缓冲系统。血液中缓冲系统的作用主要是通过接受或释出H^+，将强酸或强碱转变为弱酸或弱碱来调节酸碱平衡。这些缓冲系统中碳酸氢盐缓冲系统最重要，缓冲能力最强。

2.肺的调节 肺通过改变肺泡通气量来控制CO_2的排出量，使HCO_3^-/H_2CO_3接近正常，维持体液pH的相对稳定。当$PaCO_2$升高或血浆pH降低时，通过刺激中枢或外周化学感受器，反射地引起呼吸加深加快，CO_2排出增多，血浆H_2CO_3含量降低。当$PaCO_2$降低或血浆pH升高时，呼吸变浅变慢，CO_2排出减少，血浆H_2CO_3含量增加。

3.肾的调节 肾主要通过肾小管上皮细胞排泌H^+、NH_4^+及重吸收$NaHCO_3$等过程来调节血浆中HCO_3^-的含量，从而维持HCO_3^-/H_2CO_3比值。这种调节的作用反应较慢，数小时后起作用，3~5天才达高峰，但作用持久。

（二）反映酸碱平衡状况的常用指标及其意义

1.pH和H^+浓度 常用pH作为反映酸碱平衡状况的指标。pH表示H^+浓度的负对数值，因血浆的H^+取决于提供H^+的酸量和缓冲H^+的碱量，故动脉血pH主要取决于血浆中HCO_3^-与H_2CO_3的比值，正常为20:1。正常人动脉血pH 7.35~7.45，pH低于7.35为失代偿性酸中毒，pH高于7.45为失代偿性碱中毒。

2.动脉血二氧化碳分压（$PaCO_2$） 指血浆中以物理状态溶解的CO_2分子所产生的张力。正常值为33~46mmHg，平均值40mmHg。$PaCO_2$是反映呼吸性酸碱平衡紊乱的重要指标。当$PaCO_2$<33mmHg时，表明肺通气过度，CO_2呼出过多，见于呼吸性碱中毒或代偿后的代谢性酸中毒；反之，当$PaCO_2$>46mmHg时，表明肺通气不足，体内有CO_2潴留，见于呼吸性酸中毒或代偿后代谢性碱中毒。

3.标准碳酸氢盐和实际碳酸氢盐

（1）标准碳酸氢盐（standard bicarbonate，SB）：是全血标本在标准条件下（温度38℃，$PaCO_2$ 40mmHg，血红蛋白氧饱和度为100%）所测得的血浆HCO_3^-的量。由于标准化后的HCO_3^-排除了呼吸因素的影响，所以SB是判断代谢性因素的指标。正常值为22~27mmol/L，平均为24mmol/L。代谢性酸中毒时SB降低，代谢性碱中毒时SB升高。但在呼吸性酸或碱中毒时，由于肾的代偿也可继发性增高或降低。

（2）实际碳酸氢盐（actual bicarbonate，AB）：指隔绝空气的血液标本，在实际的温度、$PaCO_2$ 和血氧饱和度的条件下测得的血浆 HCO_3^- 浓度。AB受呼吸和代谢两方面因素的影响。正常人 AB = SB，AB与SB的差值反映了呼吸因素对酸碱平衡的影响。当AB＞SB时，表明体内有 CO_2 潴留，见于呼吸性酸中毒或代偿后代谢性碱中毒；反之AB＜SB，说明 CO_2 排出过多，见于呼吸性碱中毒或代偿后代谢性酸中毒。

4. 缓冲碱（buffer base，BB） 指血液中所有具有缓冲作用的碱性物质的总和，包括 HCO_3^-、H_b^-、HbO_2^-、HPO_4^{2-}、Pr^- 等。正常值为45~52mmol/L。代谢性酸中毒时BB减少，而代谢性碱中毒时BB升高。

5. 碱剩余（base excess，BE） 指在标准条件下，用酸或碱滴定血标本至pH 7.40时所需的酸或碱的量。正常值为 0 ± 3 mmol/L。BE是反映代谢性酸碱紊乱的指标。BE正值增加代表血液中碱性物质过多，见于代谢性碱中毒；BE负值增加代表血液中碱性物质不足，见于代谢性酸中毒。

6. 阴离子隙（anion gap，AG） 指血浆中未测定阴离子（undetermined anion，UA）与未测定阳离子（undetermined cation，UC）的差值，即 AG = UA–UC。正常值为 12 ± 2 mmol/L。AG是反映血浆中固定酸含量的指标，其临床意义主要在于确定代谢性酸中毒类型和诊断混合型酸碱平衡紊乱。目前多以AG>16mmol/L，作为判断是否存在AG增高型代谢性酸中毒的界限。

（三）单纯的酸碱平衡紊乱

1. 代谢性酸中毒（metabolic acidosis） 指细胞外液中 H^+ 增加和/或 HCO_3^- 丢失而引起的以血浆 HCO_3^- 原发性减少为特征的酸碱平衡紊乱。

（1）原因和机制：根据AG值的变化，将代谢性酸中毒分为AG增高型代谢性酸中毒和AG正常型代谢性酸中毒两类。AG增高型代谢性酸中毒AG增高，血氯正常；AG正常型代谢性酸中毒AG正常，血氯升高。

AG增高型代谢性酸中毒形成的原因：①固定酸产生过多。乳酸酸中毒见于休克、低氧血症、严重贫血等，组织缺氧引起糖酵解增强，引起乳酸产生增多。糖尿病、严重肝病、饥饿和酒精中毒等情况时，大量脂肪被迅速分解导致酮体生成增加。酮体中的乙酰乙酸和β–羟丁酸都是强酸性物质，易引起酮症酸中毒。②肾排酸功能障碍。见于急、慢性肾衰竭晚期，肾小球滤过率降低，体内固定酸（特别是磷酸、硫酸等）不能随尿排出而在体内积蓄。③水杨酸中毒。大量摄入水杨酸制剂（如阿司匹林），可在体内转变为水杨酸。

AG正常型代谢性酸中毒形成的原因：①消化道丢失 HCO_3^- 过多。严重腹泻、小肠和胆道瘘管、胃肠引流等，消化液中 HCO_3^- 大量丢失，血浆 HCO_3^- 浓度降低，肾小管 H^+–Na^+ 交换减弱，Ha^+ 和 Cl^- 一起重吸收，导致血氯浓度升高。②肾丢失 HCO_3^- 过多。见于肾小管性酸中毒及大量使用碳酸酐酶抑制剂，可使肾小管对 HCO_3^- 重吸收减少或泌 H^+ 障碍，引起 HCO_3^- 从尿液中丢失过多。③摄入含氯的酸性药物过多：长期服用氯化铵、盐酸精氨酸等药物，在体内代谢生成HCl，消耗血浆 HCO_3^-，血 Cl^- 含量增加。

（2）机体的代偿调节：①血液的缓冲作用和细胞内外离子交换。代谢性酸中毒时，血液固定酸增加，过多的 H^+ 与血浆 HCO_3^- 及其他缓冲碱结合，使 HCO_3^- 等缓冲碱不断消耗而减少。H^+ 浓度升高后，约有 1/2 的 H^+ 通过 H^+-K^+ 交换方式进入细胞内，K^+ 从细胞内逸出引起高钾血症。②肺的代偿调节作用：血液 H^+ 增加，刺激颈动脉体和主动脉体化学感受器，引起呼吸加深加快，CO_2 排出增多，使血液中 H_2CO_3 浓度继发性降低，维持 HCO_3^-/H_2CO_3 的比值接近正常。③肾的代偿调节作用：酸中毒时，肾小管上皮细胞内的碳酸酐酶和谷氨酰胺酶活性增强，肾泌 H^+、泌 NH_4^+ 作用增强，重吸收 HCO_3^- 增多，使血浆 HCO_3^- 增加。

（3）血气指标变化：pH、AB、SB、BB 值均降低，AB ＜ SB、BE 负值增大，$PaCO_2$ 继发性下降。

（4）对机体的影响：代谢性酸中毒主要引起心血管和中枢神经系统功能障碍。①心血管系统：心肌收缩力减弱，酸中毒时心肌收缩力减弱。可能的机制：H^+ 可竞争性地抑制 Ca^{2+} 与肌钙蛋白结合，H^+ 抑制 Ca^{2+} 内流，影响心肌细胞肌浆网释放 Ca^{2+}；心律失常，代谢性酸中毒引起的心律失常与血钾升高密切相关，表现为心动过缓、传导阻滞，严重时心室纤颤，甚至心搏骤停；血管系统对儿茶酚胺的反应性降低，H^+ 浓度增加，能降低阻力血管对儿茶酚胺的反应性，使血管容量扩大，回心血量减少，血压下降。②抑制中枢神经系统：出现意识障碍、乏力、嗜睡、昏迷等症状。③骨骼系统：慢性代谢性酸中毒，由于 H^+ 不断进入骨细胞，骨骼不断释放出钙盐，影响骨骼的生长发育，延迟小儿的生长，引起纤维性骨炎或佝偻病。成人则可导致骨质软化症。

2. 呼吸性酸中毒（respiratory acidosis） 指 CO_2 排出障碍或吸入过多引起的以血浆 H_2CO_3 浓度升高、pH 降低为特征的酸碱平衡紊乱。

（1）原因：①CO_2 排出减少，见于呼吸中枢抑制、呼吸肌麻痹、呼吸道阻塞、胸廓病变及肺部疾病等引起的通气功能障碍，CO_2 排出受阻。②CO_2 吸入过多，见于坑道作业、矿井作业，通风不良吸入过多 CO_2。

（2）机体的代偿调节：主要靠血液非碳酸盐缓冲系统和肾代偿。

1）细胞内外离子交换和细胞内缓冲：①血浆 HCO_3^- 的生成。是急性呼吸性酸中毒的主要代偿方式。当血浆 CO_2 浓度不断升高时，CO_2 在血浆中生成 H_2CO_3，H_2CO_3 解离为 H^+ 和 HCO_3^-。H^+ 与细胞内 K^+ 交换，进入细胞内的 H^+ 可被蛋白质缓冲，HCO_3^- 留在血浆起一定代偿作用。②红细胞内 HCO_3^- 的生成。CO_2 弥散入红细胞，在碳酸酐酶的催化下生成 H_2CO_3，然后解离为 H^+ 和 HCO_3^-。H^+ 被血红蛋白缓冲系统缓冲，HCO_3^- 则与血浆中的 Cl^- 交换，结果血浆 HCO_3^- 增加，而血 Cl^- 降低。但是这种离子交换十分有限，难以维持 HCO_3^-/H_2CO_3 的正常比值，故急性呼吸性酸中毒往往呈失代偿状态。

2）肾代偿：是慢性呼吸性酸中毒的主要代偿方式。$PaCO_2$ 和 H^+ 浓度升高，刺激肾小管上皮细胞内的碳酸酐酶和谷氨酰胺酶的活性增强，使肾小管泌 H^+、泌 NH_4^+ 和 HCO_3^- 重吸收增加，使血浆 HCO_3^- 浓度增高。

（3）血气指标变化：$PaCO_2$ 升高，pH 下降，AB、SB、BB 值均升高，AB ＞ SB，BE 正值加大。

（4）对机体的影响：呼吸性酸中毒时对机体的影响与代谢性酸中毒相似，但对中枢神经系统功能障碍更为明显。患者表现为头痛、视物模糊、疲乏、无力等，严重时可出现震颤、精神错乱、嗜睡、昏迷等，即"CO_2 麻醉"，临床称为肺性脑病。

3. 代谢性碱中毒（metabolic alkalosis） 指细胞外液碱增多或 H^+ 丢失而引起的以血浆 HCO_3^- 增多、pH 升高为特征的酸碱平衡紊乱。根据给予生理盐水后疗效分为盐水反应性碱中毒和盐水抵抗性碱中毒。

（1）原因和机制

1）H^+丢失过多：①经消化道丢失。常见于剧烈呕吐及胃液引流，酸性胃液大量丢失。②经肾丢失。长期使用髓袢利尿药和噻嗪类利尿药，抑制髓袢升支对Cl^-、Na^+的重吸收，到达远曲小管尿液流量增加，NaCl含量升高，促进远曲小管和集合管细胞泌H^+、K^+增加，HCO_3^-被大量吸收入血，Cl^-以NH_4Cl形式随尿排出，引起低氯性碱中毒。肾上腺皮质激素分泌增多，醛固酮通过保Na^+排K^+及促进H^+排泌，引起低钾性碱中毒。

2）HCO_3^-摄入过多：见于口服或输入过量$NaHCO_3$，摄入乙酸钠、乳酸钠或大量输入含柠檬酸盐的库存血，均可使HCO_3^-增高。

3）低钾血症：细胞外液K^+浓度降低，细胞内K^+向细胞外转移，细胞外H^+向细胞内移动，可发生代谢性碱中毒。

（2）机体的代偿调节：①血液的缓冲。代谢性碱中毒时，细胞外液H^+浓度降低、OH^-浓度升高，OH^-可被缓冲系统中的弱酸缓冲，血液对碱中毒的缓冲作用较弱。②肺的代偿调节。血浆H^+浓度降低，抑制呼吸中枢，呼吸变浅变慢，肺通气量减少，CO_2排出减少，血浆H_2CO_3浓度上升，以维持HCO_3^-/H_2CO_3的比值接近正常。③肾的代偿调节。碱中毒时，H^+浓度降低和pH升高，抑制肾小管上皮细胞内的碳酸酐酶和谷氨酰胺酶的活性，使肾小管泌H^+、泌NH_4^+和重吸收HCO_3^-减少，使血浆HCO_3^-浓度降低。

（3）血气指标变化：pH、AB、SB、BB值均升高，AB＞SB，BE正值增加，$PaCO_2$继发性升高。

（4）对机体的影响：轻度代谢性碱中毒患者常无症状。严重代谢性碱中毒可出现以下变化。①对中枢神经系统的影响：表现为烦躁不安、精神错乱、谵妄、昏迷等中枢神经系统兴奋的症状。②对神经肌肉的影响：碱中毒时，pH升高引起血浆游离钙浓度降低，神经肌肉的兴奋性增高，可出现面部和肢体肌肉的抽动，手足抽搐和惊厥等症状。③血红蛋白氧解离曲线左移：pH升高使血红蛋白与氧亲和力增强，不易将结合氧释放，造成供氧不足。

4. 呼吸性碱中毒（respiratory alkalosis） 指肺通气过度引起血浆H_2CO_3浓度原发性减少、pH升高为特征的酸碱平衡紊乱。

（1）原因和机制：肺通气过度，CO_2排出过多是呼吸性碱中毒的基本发生机制。常见于：①低氧血症。见于肺炎、肺水肿等外呼吸功能障碍或吸入气氧分压过低的患者，PaO_2降低，呼吸加深加快，CO_2排出过多。②呼吸中枢受到直接刺激。如颅脑损伤、脑炎、脑外伤等可刺激呼吸中枢；某些药物如水杨酸、氨等药物可直接兴奋呼吸中枢，导致通气增强。③人工呼吸机使用不当。因通气量过大导致机械性通气过度。

（2）机体的代偿：呼吸性碱中毒时肺的代偿作用极弱或不存在，主要通过以下方式。①细胞内外离子的交换和细胞内缓冲作用：急性呼吸性碱中毒的主要代偿方式。急性呼吸性碱中毒时，由于血浆H_2CO_3降低，H^+从细胞内移出与细胞外的HCO_3^-结合生成H_2CO_3，血浆HCO_3^-浓度降低，H_2CO_3浓度有所回升。血浆中部分HCO_3^-与Cl^-交换进入红细胞内，与H^+结合生成H_2CO_3，进一步生成CO_2和H_2O，CO_2弥散入血浆形成H_2CO_3，使HCO_3^-浓度降低。②肾的代偿调节：慢性呼吸性碱中毒的主要代偿方式。主要通过肾小管上皮细胞泌H^+、泌NH_4^+和重吸收HCO_3^-减少，HCO_3^-随尿排出增多，血浆HCO_3^-浓度代偿性降低。

（3）血气指标变化：$PaCO_2$降低，AB＜SB，pH升高，AB、SB、BB值均降低，BE负值加大。

（4）对机体的影响：呼吸性碱中毒对机体的影响与代谢性碱中毒相似，但手足抽搐较为多见，严重者可发生肌肉震颤、抽搐。$PaCO_2$降低，脑血管收缩，脑血流量减少，故患者常头痛、头晕。

🏛 思政课堂

水通道蛋白的发现

生命系统约70%由水组成，所有生物都需要水进出细胞。科学家很早就知道水分子除了以简单扩散的方式通过细胞膜，还应该存在其他机制。这种机制具体是什么？一直悬而未决。直到1988年美国化学家彼得·阿格雷在分离纯化红细胞膜上的Rh多肽时，无意中发现了一种28kD的疏水性跨膜蛋白，阿格雷非但没弃掉此杂质蛋白，还在好奇心驱使下，花了近5年时间，搞清楚了它的特征和结构，并证实了此杂质蛋白就是水通道蛋白。阿格雷因发现水通道蛋白而荣获2003年的诺贝尔化学奖。

水通道蛋白的发现，再次验证了运气总会眷顾那些有准备的人。在科学实验中，某些偶然现象有可能成为新的发现或解决疑难问题的突破口，抓住机遇、重视偶然性，是获得成功的关键环节。

讨论

通过水通道蛋白的发现，如何认识科学实验中的偶然现象？

本节小结

PPT课件

课后练习

（陈峰杰）

第八节　循环系统疾病病理

学习目标

知识目标：

1.掌握动脉粥样硬化、高血压、风湿病的基本病理变化，休克各期微循环的变化特点，休克代偿期的代偿意义。

2.熟悉动脉粥样硬化的病因，冠心病的临床类型，休克的原因及分类，休克时机体功能和代谢的变化。

3.了解高血压及风湿病的病因。

技能目标：

1.能描述动脉粥样硬化、缓进型高血压的主要病理变化。

2.能依据患者的临床表现判断出休克的分期。

素质目标：

1.培养创新意识和创造能力。

2.培养正确的临床思维。

一、动脉粥样硬化

动脉粥样硬化（atherosclerosis，AS）是一种与血脂异常及血管壁成分改变有关的动脉性疾病。病变主要累及大、中动脉，病变特征是动脉内膜脂质沉积、内膜灶状纤维化及粥样斑块形成，动脉管壁变硬、管腔狭窄，并引起一系列继发性病变。

（一）病因和发病机制

动脉粥样硬化的确切病因仍不清楚，下列因素被视为危险因素。

1.高脂血症 是动脉粥样硬化最主要的发病因素。高脂血症指血浆总胆固醇和/或三酰甘油水平的异常增高。血浆中脂质多以脂蛋白的形式存在，根据密度不同可分为乳糜微粒（CM）、极低密度脂蛋白（VLDL）、低密度脂蛋白（LDL）和高密度脂蛋白（HDL）。流行病学调查显示，LDL、VLDL水平持续升高与动脉粥样硬化的发病率呈正相关，而HDL具有抗动脉粥样硬化的作用。

2.高血压 高血压患者的冠状动脉粥样硬化患病率比正常血压者高4倍，与同年龄同性别的人相比，其动脉粥样硬化发病较早，病变严重。高血压时血流对血管壁的冲击力升高，可引起血管内皮损伤，脂蛋白渗入增多，促进动脉粥样硬化发生。

3.吸烟 通过损伤内皮细胞和血中一氧化碳浓度升高，促进动脉粥样硬化的发生。

4.引起继发性高脂血症的疾病 糖尿病、肾病综合征和甲状腺功能减退症等均可引起继发性高脂血症，积极治疗这些疾病有助于预防动脉粥样硬化的发生。

5.其他因素 如遗传、年龄、性别、体重等。

动脉粥样硬化的发病机制尚未完全阐明，其形成可能是多种因素参与、共同影响的复杂过程。目前存在脂源性学说、损伤应答学说、炎症学说、平滑肌致突变学说，每一种学说均不能单独而全面地解释动脉粥样硬化的发生机制。

（二）病理变化

动脉粥样硬化根据病变过程可分为以下4个阶段。

1.脂纹 动脉粥样硬化的早期病变。肉眼观，动脉内膜表面可见针头帽大小的斑点或长短不一的淡黄色条纹，不隆起或微隆起于内膜表面。镜下观，病灶处内膜下可见有大量泡沫细胞集聚，泡沫细胞体积较大，圆形或椭圆形，胞质内有脂滴空泡。

2.纤维斑块 由脂纹进一步发展而来。肉眼观，纤维斑块为隆起于内膜表面的灰黄色斑块，初为浅黄或灰黄色，后因胶原纤维增多及玻璃样变，脂质被埋于深层，斑块逐渐变为瓷白色，状如蜡滴状。镜下观，斑块表面为一层纤维帽，胶原纤维可发生玻璃样变性；纤维帽下方可见数量不等的泡沫细胞、平滑肌细胞、细胞外基质和炎细胞。

3.粥样斑块 由纤维斑块深层细胞坏死发展而来。肉眼观，内膜表面有明显隆起的灰黄色斑块，切面表层纤维帽为瓷白色，深部为大量黄色质软的粥糜样物质（图6-24，彩图17）。镜下观，胶原纤维玻璃样变，平滑肌细胞埋藏在细胞外基质中（图6-25，彩图18）。纤维帽深部有大量不定型坏死崩解产物、胆固醇结晶及钙盐沉积。斑块底部及周围可见肉芽组织、少量泡沫细胞和淋巴细胞浸润。

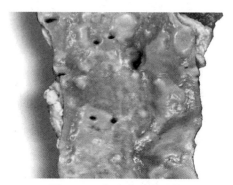

图6-24 主动脉粥样硬化

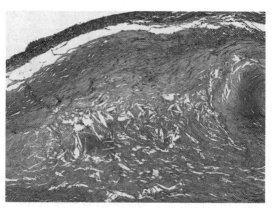

图6-25 粥样斑块

4.继发性病变 在纤维斑块和粥样斑块的基础上，可继发以下病变。①斑块内出血：斑块边缘或底部的新生毛细血管破裂出血，形成血肿使斑块突然增大，导致管腔狭窄甚至完全闭塞。②血栓形成：斑块破裂造成内膜损伤，内皮下胶原暴露，引起血小板聚集而形成血栓，血栓可加重管腔阻塞，附壁血栓脱落，可致栓塞。③斑块破裂：斑块表面纤维帽破裂，粥样物进入血流成为栓子可引起栓塞。④钙化：陈旧的粥样斑块内，钙盐沉积导致动脉壁变硬、变脆。⑤动脉瘤形成：严重粥样斑块底部的中膜平滑肌细胞可发生不同程度的萎缩和弹性下降，在血流作用下动脉壁向外膨出形成局限性扩张，形成动脉瘤。

（三）重要器官的动脉粥样硬化

1.主动脉粥样硬化 多见于主动脉后壁和分支开口处，以腹主动脉病变最为严重。由于主动脉管腔大，病变一般不引起血流阻塞。但病变严重者可形成主动脉瘤，动脉瘤破裂可引起致命性大出血。

2. 冠状动脉粥样硬化 最常发生于左冠状动脉前降支,其次为右冠状动脉主干、左冠状动脉主干或左旋支。病变常呈节段性、多发性分布,斑块多呈新月形,管腔呈偏心性狭窄。根据管腔狭窄程度分为4级:Ⅰ级≤25%,Ⅱ级26%~50%,Ⅲ级51%~75%,Ⅳ≥76%。

3. 脑动脉粥样硬化 病变常见于基底动脉、大脑中动脉和Willis环。病变脑血管管腔狭窄,脑组织因长期供血不足而发生萎缩。严重的脑动脉粥样硬化使管腔高度狭窄,常继发血栓形成而导致管腔阻塞,脑组织缺血而发生梗死。脑动脉病变可形成小动脉瘤,血压突然升高时可破裂出血,出现相应的临床症状。

4. 肾动脉粥样硬化 最常累及肾动脉开口处、叶间动脉和弓形动脉。病变动脉管腔狭窄,肾组织因缺血而发生坏死,坏死机化后形成凹陷性瘢痕,使肾体积缩小,称为动脉粥样硬化性固缩肾。

5. 四肢动脉粥样硬化 主要累及下肢动脉,如髂动脉、股动脉及胫动脉。动脉管腔明显狭窄时,可因下肢缺血在行走时引起疼痛,出现间歇性跛行。动脉管腔完全阻塞时,可引起足趾部干性坏疽。

二、冠状动脉粥样硬化性心脏病

冠状动脉粥样硬化性心脏病(coronary heart disease,CHD)简称冠心病,是因冠状动脉粥样硬化,心肌缺血缺氧而引起的心脏病,也称缺血性心脏病。冠心病的临床表现形式有心绞痛、心肌梗死、心肌纤维化和冠状动脉性猝死。

(一)心绞痛

心绞痛(angina pectoris,AP)是由于心肌急剧、暂时性缺血缺氧所引起的临床综合征。患者表现为阵发性心前区疼痛或压迫感,常放射至左肩和左臂,持续数分钟,休息或服用硝酸酯制剂后症状可缓解。心绞痛发作常有明显诱因,如体力活动、情绪激动、寒冷、暴饮暴食等。

微课:
心绞痛

(二)心肌梗死

心肌梗死(myocardial infarction,MI)是由于冠状动脉供血中断,心肌持续的缺血缺氧而导致的较大范围的心肌坏死。临床表现为剧烈而持久的胸骨后疼痛,休息及服用硝酸酯制剂不能完全缓解。

1. 部位 心肌梗死的部位和范围与冠状动脉供血区一致。多发生于左心室前壁、心尖部及室间隔前2/3;其次是左心室后壁、室间隔后1/3及右心室大部分;少数见于左心室侧壁。

2. 类型 依据心肌梗死的范围和深度不同分为两类。①心内膜下心肌梗死:病变主要累及心室壁内侧1/3的心肌,常为多发性、小灶状坏死。②透壁性心肌梗死:是典型心肌梗死类型,病变较大,累及心室壁全层或深达心室壁的2/3。

3. 病理变化 心肌梗死属于贫血性梗死,梗死灶呈不规则地图状,周围有充血、出血带。一般梗死6小时后,梗死灶呈苍白色;8~9小时后呈土黄色。镜下观,心肌纤维早期凝固性坏死,伴有中性粒细胞浸润(图6-26,彩图19),1周后边缘区出现肉芽组织,3周后肉芽组织开始机化,逐渐形成瘢痕组织。

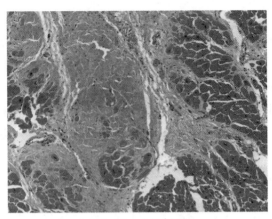

图6-26 心肌梗死

4.并发症 心肌梗死尤其是透壁性心肌梗死，可合并出现心律失常、心力衰竭、心源性休克、心脏破裂、室壁瘤、附壁血栓形成、急性心包炎等并发症。

（三）心肌纤维化

心肌纤维化（myocardial fibrosis）是由于冠状动脉粥样硬化，心肌长期慢性缺血缺氧，心肌萎缩，间质纤维组织增生致心肌纤维化。临床表现为心律失常和心力衰竭。

（四）冠状动脉性猝死

冠状动脉性猝死（sudden coronary death）是心脏性猝死中最常见的一种。多见于40~50岁成人，男性多于女性。常发生在饮酒、劳累、运动后，患者突然昏倒，四肢抽搐，小便失禁，或突然呼吸困难，口吐白沫，迅速昏迷、死亡，少数患者在夜间睡眠中死亡。

三、高血压

高血压（hypertension）指体循环动脉血压持续升高为主要表现的临床综合征。成人在静息状态下，收缩压≥140mmHg和/或舒张压≥90mmHg被定为高血压。高血压可分为原发性高血压和继发性高血压两大类。原发性高血压又称高血压病，占高血压的90%~95%，是一种原因未明的、以体循环动脉血压升高为主要表现的独立性全身性疾病，多见于中、老年人。继发性高血压又称症状性高血压，占高血压的5%~10%，指继发于某些疾病而出现的血压升高，如慢性肾小球肾炎、肾动脉狭窄、肾上腺肿瘤等。

（一）病因和发病机制

原发性高血压的病因复杂，目前认为可能与下列因素有关。

1.遗传因素 高血压患者具有明显的家族聚集性。双亲有高血压者患病率比正常高2~3倍，单亲有高血压者患病率比正常高1.5倍。目前认为原发性高血压是多基因遗传性疾病。

2.社会心理因素 长期精神过度紧张、焦虑、失眠和不良情绪等，可引起大脑皮质功能紊乱，皮质血管收缩中枢占优势，全身细小动脉痉挛，血压升高。

3.饮食因素 钠盐的摄入量与高血压呈正相关。世界卫生组织在预防高血压措施中建议每人每日摄盐量应控制在5g以下。

4.其他因素 肥胖、吸烟、饮酒及缺乏体力活动等。

（二）类型和病理变化

原发性高血压可分为缓进型高血压和急进型高血压两种类型。

1.缓进型高血压（chronic hypertension） 又称良性高血压，约占原发性高血压的95%以上。多见于中、老年人，起病隐匿，进展缓慢，病程长。根据病变过程可分为3期。

（1）功能障碍期：为发病的早期阶段。基本病变为全身细小动脉间歇性痉挛。临床表现为血压波动性升高，可伴有头痛、头晕等症状。经适当休息或治疗，血压可恢复正常。

（2）动脉病变期：此期病变特点是全身细、小动脉硬化。

1）细动脉硬化：表现为细动脉玻璃样变，是原发性高血压的主要病变特征。镜下观，细动脉管壁增厚，内皮下呈均质红染无结构的玻璃样物质，管腔狭窄甚至闭塞。

2）小动脉硬化：主要累及肌性小动脉，如肾小叶间动脉、弓形动脉、脑的小动脉等。动脉内膜胶原纤维及弹性纤维增生，中膜不同程度的平滑肌细胞增生，伴有胶原纤维和弹性纤维增生，管壁增厚，管腔狭窄。此期临床表现为血压进一步持续性升高，需服用降压药物才能降低血压。

（3）器官病变期：原发性高血压晚期阶段，内脏器官尤其是心、脑、肾和视网膜受累。

1）心脏病变：主要为左心室肥大。血压升高，外周阻力增大，后负荷增加，左心室发生代偿性肥大。肉眼观，心脏体积增大，重量增加，可达400g以上。左心室壁增厚，乳头肌、肉柱明显增粗。代偿期心腔不扩张，称为向心性肥大（图6-27，彩图20）。晚期左心室失代偿，心肌收缩力降低，逐渐出现心腔扩张，称为离心性肥大。

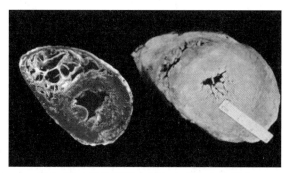

图6-27 原发性高血压左心室向心性肥大

2）肾脏病变：表现为原发性颗粒性固缩肾。肉眼观，双肾体积对称性缩小，重量减轻，质地变硬，表面弥漫分布细小颗粒，切面皮质变薄，皮质和髓质分界不清。镜下观，肾入球动脉玻璃样变性，肾小球因缺血而发生萎缩、纤维化和玻璃样变性，相应肾小管萎缩、消失；健存的肾小球和肾小管代偿性肥大和扩张（图6-28，彩图21）；间质纤维组织增生和淋巴细胞浸润。

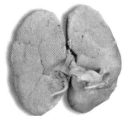
大体观

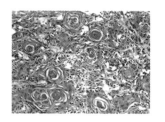
镜下观

图6-28 原发性颗粒性固缩肾

3）脑部病变：高血压时，脑内细小动脉硬化可引起下列改变。①脑出血：是原发性高血压最严重且致命的并发症。常发生于基底核、内囊，尤以豆纹动脉多见。出血的原因主要是脑动脉硬化，细小动脉管壁脆弱常扩张形成微小动脉瘤，血压骤升时破裂出血。②脑软化：细小动脉硬化导致脑组织缺血而发生梗死。坏死脑组织液化形成筛网状软化灶。由于病变较小，一般不引起严重后果。③脑水肿：脑的细小动脉硬化，使毛细血管管壁通透性增加，引起脑水肿和颅内压升高。临床表现为血压显著升高、剧烈头痛、呕吐、抽搐，甚至昏迷。

4）视网膜病变：早期眼底检查可见血管迂曲、反光增强，后发展为视网膜动脉狭窄变硬，动静脉交叉处受压。严重者视神经盘水肿，视网膜出血，视物模糊。

2.急进型高血压（accelerated hypertension） 又称恶性高血压，仅占高血压的5%，多见于青年人。起病急，发展快，血压显著升高，常超过230/130mmHg，特征性病变是增生性小动脉硬化和坏死性细动脉炎。病变主要累及肾和脑，患者多死于脑出血和肾衰竭。

四、风湿病

风湿病（rheumatism）是一种与A组乙型溶血性链球菌感染有关的变态反应性疾病。病变主要累及全身结缔组织，最常累及心脏、关节、皮肤和血管等处，其中以心脏受累最为严重。风湿小体为风湿病的特征性病变。

风湿病的急性期称为风湿热，临床上除有心脏和关节症状外，常伴有发热、红细胞沉降率加快、环形红斑、皮下结节、抗"O"抗体效价升高等表现。风湿病多发生于5~15岁的人群，以6~9岁为发病高峰，冬、春季节多发。

（一）病因

目前普遍认为，风湿病的发生与咽喉部A组乙型溶血性链球菌感染有关。依据有发病前2~3周常有溶血性链球菌感染史；风湿病患者血液中抗链球菌抗体效价升高；风湿病与链球菌感染的好发地区、季节一致；使用抗生素治疗链球菌感染后，风湿病发生率降低。但风湿病并非A组乙型溶血性链球菌直接感染引起，依据有风湿病为变态反应性炎症，而链球菌感染引起的是化脓性炎；风湿病不在链球菌感染时发病，而是2~3周后；风湿病典型病变部位与链球菌感染部位不同；典型病变区从未培养出链球菌。

（二）基本病理变化

根据病变发展过程可分为3期。

1.变质渗出期 是风湿病的早期病变。病变部位发生黏液样变性和纤维素样坏死，可伴有浆液、纤维素渗出，病灶内可见少量淋巴细胞、浆细胞浸润。此期持续约1个月。

2.增生期（肉芽肿期） 此期病变特点是风湿性肉芽肿，即风湿小体或阿少夫小体（Aschoff body），对本病具有诊断意义。风湿小体多发生于心肌间质小血管周围，呈圆形或椭圆形，中央为纤维素样坏死，周围有大量风湿细胞及少量的淋巴细胞、浆细胞及成纤维细胞（图6-29，彩图22）。风湿细胞（Aschoff cell）是由巨噬细胞吞噬纤维素样坏死物后形成，体积较大，圆形或多边形，胞质丰富，嗜碱性，核大，圆形或椭圆形，染色质集中于中央，核横切面呈枭眼状，纵切面呈毛虫状。此期持续2~3个月。

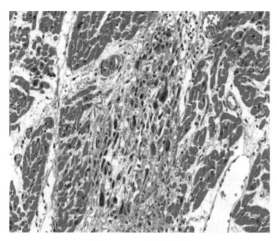

图6-29 风湿小体

3.纤维化期（愈合期） 风湿小体中央的纤维素样坏死物逐渐被溶解、吸收，风湿细胞变为成纤维细胞并产生胶原纤维，风湿小体逐渐纤维化，最后形成梭形瘢痕。此期持续2~3个月。

（三）各器官病变

1.风湿性心脏病 根据病变部位和范围可分为风湿性心内膜炎、风湿性心肌炎、风湿性心外膜炎。

（1）风湿性心内膜炎：病变最常累及二尖瓣，其次是二尖瓣和主动脉瓣同时受累。病变初期，瓣膜间质出现黏液样变性和纤维素性坏死，浆液渗出和炎细胞浸润，瓣膜肿胀、增厚。在瓣膜闭锁缘上可见单行排列、附着牢固、不易脱落的灰白色半透明疣状赘生物。镜下观，疣状赘生物是由血小板和少量纤维蛋白构成的白色血栓。风湿病常反复发作，赘生物机化，导致瓣膜增厚、变硬、卷曲，瓣膜间相互粘连，腱索增厚，最终引起风湿性心瓣膜病。

（2）风湿性心肌炎：常与风湿性心内膜炎同时发生，也可单独出现。在心肌间质小血管周围可见风湿小体。若病变反复发作，风湿小体纤维化，累及传导系统时可出现心律失常。

（3）风湿性心外膜炎：又称风湿性心包炎，病变主要累及心包脏层，呈浆液性或浆液纤维素性炎，可见风湿小体形成。以浆液渗出为主时，形成心包积液。以纤维素渗出为主时，大量纤维素附着在心外膜表面，因心脏的不停搏动和牵拉而形成绒毛状结构，称为绒毛心。

2.风湿性关节炎 约75%的风湿病患者有风湿性关节炎。以游走性关节炎为其临床特征。常累及大关节，如膝、踝、肩、腕、肘等关节。各关节先后受累，反复发作，局部出现红、肿、热、痛和功能障碍。镜下关节滑膜充血、水肿，关节腔内有大量浆液渗出，并有少量淋巴细胞和纤维素渗出。风湿性关节炎预后良好，一般不引起关节畸形。

3.皮肤病变 可表现为环形红斑和皮下结节两种形式，具有诊断价值。

（1）环形红斑：多见于躯干和四肢皮肤，出现直径约3cm淡红色环状或半环形红晕。镜下观，红斑处真皮浅层血管扩张充血，周围组织水肿，淋巴细胞、单核细胞浸润。

（2）皮下结节：常见于肘、腕、膝、踝关节附近伸侧皮下，结节直径0.5~2.0cm，圆形或椭圆形，境界清楚，质地较硬，可活动，无压痛。镜下观，结节中心为大片纤维素样坏死，周围有风湿细胞和成纤维细胞，伴有炎症细胞浸润。

4.风湿性动脉炎 大小动脉均可受累，以小动脉受累较多见。急性期，血管壁结缔组织发生黏液样变性和纤维素样坏死，淋巴细胞、单核细胞浸润，可有风湿小体形成。后期血管壁因纤维化而增厚，管腔狭窄，甚至闭塞。

5.风湿性脑病 多见于5~12岁儿童，女童较多见。主要病变为风湿性动脉炎和皮质下脑炎，可有神经细胞变性、胶质细胞增生及胶质结节形成。当锥体外系受累时，患儿出现肢体和面肌不自主运动，称为小舞蹈症。

五、休克

休克（shock）指机体在强烈致病因子的作用下，有效循环血量急剧减少，组织血液灌流量严重不足，导致细胞代谢和功能紊乱及器官功能障碍的病理过程。休克是临床最常见的急危重症之一，如果不能及时有效救治，可因器官功能障碍和组织细胞的不可逆损伤，导致患者死亡。

（一）休克的原因及分类

1.休克的原因 临床上常见的原因主要如下。

（1）失血与失液：失血常见于外伤大出血、上消化道出血、产后大出血等。在短时间内，若失血量超过全身血液总量的20%时，可发生失血性休克。剧烈的呕吐、腹泻、肠梗阻、大量出汗等体液大量丢失时，可发生失液性休克。

（2）烧伤：大面积烧伤时可因血浆大量丢失、疼痛及感染等因素引起休克。

（3）严重创伤：可因失血和疼痛引起创伤性休克。

（4）严重感染：细菌、病毒、立克次体、真菌等感染可引起感染性休克，以革兰阴性细菌感染引起的休克最常见。

（5）过敏：过敏体质的患者注射某些药物、血清制剂或疫苗等，可引起过敏性休克。

（6）心脏病变：大面积心肌梗死、急性心肌炎、严重的心律失常、急性心脏压塞等，心排血量急剧减少，导致有效循环血量下降而引起休克。

（7）强烈精神刺激：剧烈的疼痛刺激、高位脊髓麻醉或损伤等，因全身阻力血管扩张和血管床容量增大，导致循环血量相对不足引起的休克，称为神经源性休克。

2.休克的分类

（1）按原因分类：可分为低血容量性休克（失血性休克和失液性休克）、烧伤性休克、创伤性休克、感染性休克、过敏性休克、心源性休克和神经源性休克等。

（2）按休克发生的始动环节分类：休克的病因各异，但大多数休克的发生都存在有效循环血量减少的共同环节。根据始动环节可把休克分为如下。

1）低血容量性休克：始动环节是血容量减少，见于失血、失液、严重创伤或烧伤等原因引起的休克。由于有效循环血量急剧减少，导致血压下降，使重要器官和外周组织微循环的灌流量减少。

2）血管源性休克：始动环节是血管容量扩大，见于过敏、严重创伤、强烈的神经刺激等引起的休克。由于血管活性物质大量释放，外周血管扩张，血管床容量增加，大量血液淤积于扩张的小血管内，有效循环血量减少而引起的休克，又称分布异常性休克。

3）心源性休克：始动环节是心泵功能衰竭，见于各种原因引起的急性心功能障碍，心排血量急剧减少，有效循环血量下降，不能维持正常的组织灌流所引起的休克。

（3）按休克时血流动力学特点分类

1）低排高阻型休克：血流动力学特点是心排血量减少，外周血管阻力增高。皮肤血管收缩，血流量减少，皮肤温度降低，故又称冷休克。主要见于低血容量性休克、心源性休克和大部分感染性休克。

2）高排低阻型休克：血流动力学特点是心排血量增加，外周血管阻力降低。由于皮肤血管扩张，血流量增多，皮肤温度升高，又称暖休克。主要见于部分感染性休克。

（二）休克的发展过程及发生机制

休克的发生机制至今尚未完全阐明。现在认为休克是一个急性微循环障碍为主要特征的病理过程，有效循环血量减少，导致交感-肾上腺髓质系统强烈兴奋，儿茶酚胺大量释放，引起血管收缩，从而引起微循环血液灌流量减少和细胞功能障碍。以失血性休克为例，将休克时微循环变化过程分为以下3期。

1.微循环缺血期（缺血性缺氧期、休克早期或休克代偿期）

（1）微循环的变化特点：①微动脉、后微动脉、毛细血管前括约肌和微静脉持续收缩。②真毛细血管网关闭。③动-静脉吻合支开放。微循环缺血缺氧，血液灌流量减少，呈"少灌少流，灌少于流"的状态（图6-30）。

（2）微循环变化机制

1）交感-肾上腺髓质系统兴奋：血容量减少，引起交感-肾上腺髓质系统强烈兴奋，儿茶酚胺大量释放入血。儿茶酚胺作用于皮肤、腹腔脏器和肾脏小血管的α受体，引起这些部位血管收缩，真毛细血管网关闭，外周阻力增高。作用于β受体，引起动-静脉吻合支开放。

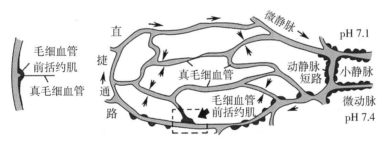

图6-30 微循环缺血期

2）其他缩血管物质增加：血管紧张素Ⅱ、抗利尿激素、内皮素、白三烯等缩血管物质增多，促进小血管强烈收缩。

（3）微循环变化的代偿意义

1）血液重新分布：由于各器官对儿茶酚胺的反应不同，皮肤、腹腔内脏、肾的血管α受体密度高，对儿茶酚胺比较敏感，收缩明显；而脑动脉和冠状动脉α受体密度低，所以无明显变化。在全身有效循环血量减少的情况下，使有限的血液得到重新分布，起到"移缓救急"的作用，保障心、脑重要生命器官的血液供应。

2）"自身输血"作用：休克早期由于儿茶酚胺等缩血管物质的大量释放，引起容量血管收缩，肝、脾等储血器官收缩，减少血管床容量，可以迅速而短暂地增加回心血量，有利于动脉血压的维持，这种变化起到了"自身输血"的快速代偿作用。

3）"自身输液"作用：由于微动脉、后微动脉和毛细血管前括约肌比微静脉对儿茶酚胺敏感，其收缩更为明显，导致毛细血管前阻力大于后阻力，毛细血管流体静压下降，组织间液回流进入血管，增加回心血量，有利于维持动脉血压，这种变化起到了"自身输液"的缓慢代偿作用。

（4）临床表现：该期患者出现烦躁不安、皮肤苍白、四肢湿冷、尿量减少、脉搏细速、血压基本正常、脉压减小等。

此期若能积极消除病因，补充血容量，改善组织灌流，恢复循环血量，可防止休克进一步发展；若未能得到及时治疗，则可进入微循环淤血期。

2.微循环淤血期（淤血性缺氧期、休克进展期、休克失代偿期）

（1）微循环的变化特点：①微动脉、后微动脉、毛细血管前括约肌等血管扩张，微静脉收缩。②真毛细血管网大量开放。③血液淤滞，流速缓慢。微循环淤血、缺氧，呈"多灌少流，灌大于流"状态（图6-31）。

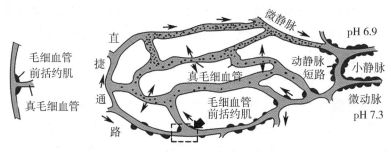

图6-31 微循环淤血期

（2）微循环变化机制

1）酸中毒：微循环持续缺血缺氧，无氧酵解增强，乳酸等酸性产物堆积引起酸中毒，导致血管平滑肌对儿茶酚胺的反应性降低，微动脉、后微动脉舒张。

2）局部扩血管代谢产物增多：组织长时间缺血缺氧，使组胺、激肽、腺苷等扩血管物质增多，引起小血管扩张和毛细血管通透性升高。

3）血流动力学的改变：因微循环缺血缺氧，毛细血管通透性增加，组织液生成增多，血液浓缩，造成红细胞和血小板聚集，使血流阻力增大，血流缓慢、淤滞甚至血流停止。

（3）微循环变化的失代偿后果

1）"自身输液""自身输血"停止：上述变化的结果是微循环内血液淤滞，血管通透性增高，血浆外漏到组织间隙；静脉系统容量血管扩张，血管容积增大，回心血量减少，有效循环血量减少，动脉血压明显下降。

2）恶性循环形成：由于微循环血管床大量开放，血液滞留在肠、肝、肺等器官，回心血量减少，心排血量和血压进行性下降；此时交感－肾上腺髓质系统更为兴奋，微循环血液灌流量进一步减少，组织缺氧更加严重，形成恶性循环。由于血液浓缩、红细胞集聚导致有效循环血量进一步减少，又加重恶性循环。

（4）临床表现：该期患者表现为神志淡漠，意识模糊，甚至昏迷；血压进行性下降，脉压缩小，心搏无力，脉搏细速；少尿，甚至无尿；皮肤出现发绀、花斑。

3.微循环衰竭期（休克晚期、休克难治期、DIC期）

（1）微循环的变化特点：①微血管麻痹性扩张。②真毛细血管内血液淤滞。③微循环内广泛血栓形成。微循环呈"不灌不流"状态，容易发生DIC（图6-32）。

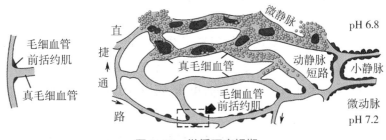

图6-32 微循环衰竭期

（2）微循环变化机制

1）微循环衰竭：严重缺氧、酸中毒及其他毒性物质使微血管对血管活性物质失去反应，微血管平滑肌麻痹扩张，对血管活性药物反应性消失，微循环淤滞更为严重，微循环不灌不流，处于衰竭状态。

2）DIC形成：长时间缺血缺氧、酸中毒、内毒素等因素的作用，使血管内皮受损，启动内源性凝血系统；组织损伤释放大量组织因子，激活外源性凝血系统；血流缓慢，血液浓缩，血细胞易于聚集。

（3）临床表现：休克期的临床表现进一步加重和恶化，如血压进一步下降，意识障碍甚至昏迷，同时还出现DIC和器官功能障碍相应的临床表现。

（三）休克时机体的代谢和功能变化

1.机体代谢变化 休克时由于组织严重缺氧，细胞有氧氧化发生障碍，无氧酵解增强，ATP生成减少，乳酸生成增多。ATP生成减少，导致细胞膜 Na^+-K^+-ATP 酶功能障碍，引起细胞水肿和高钾血症。由于肝功能受损，乳酸的转化和利用减少，肾功能受损不能将乳酸排除，导致代谢性酸中毒。

2.细胞损伤 是休克时各组织器官功能障碍的共同机制。主要表现：①细胞膜和细胞器膜的通透性升高，钠泵障碍引起细胞水肿。②线粒体肿胀甚至结构破坏，导致能量代谢障碍。③溶酶体肿胀、破裂，溶酶体酶大量释放，引起细胞自溶和周围组织消化。

3.重要器官功能变化

（1）肾功能的变化：肾是休克过程中最早且最易受损的器官。常出现少尿、无尿，同时伴有高钾血症、代谢性酸中毒和氮质血症。休克早期由于肾灌流量明显减少，肾小管重吸收水钠增加，出现少尿和氮质血症，称为功能性肾衰竭。休克中晚期，由于肾持续缺血和毒素作用造成肾小管坏死，即使肾血流恢复也难在较短时间内恢复肾功能，称为器质性肾衰竭。

（2）肺功能的变化：休克早期呼吸中枢兴奋使呼吸加快，甚至过度通气，可引起低碳酸血症和呼吸性碱中毒。随着休克的发展，部分患者在肺循环障碍基础上，出现明显肺淤血、水肿、出血、局限性肺不张、微血栓和透明膜形成等病理变化，称为休克肺。临床表现为急性进行性呼吸困难、进行性低氧血症、发绀等。

（3）心功能的变化：休克早期，由于机体的代偿作用，冠状动脉的血流量和心排血量暂不减少，心功能一般无明显影响。但随着休克的发展，动脉血压进行性下降，冠状动脉血流量减少，心肌缺血缺氧加重，导致心功能障碍，有可能发生急性心力衰竭。

（4）脑功能的变化：休克早期，由于血液重新分布和脑循环的自身调节，脑血流量无明显变化。随着休克的发展，脑血流量明显降低，患者出现神志淡漠，甚至昏迷等脑功能障碍的表现。严重者可出现脑水肿和颅内压升高。

（5）胃肠道和肝功能变化：休克时，胃肠道因缺血、缺氧、淤血和DIC形成，导致胃肠道黏膜变性、坏死，甚至出现应激性溃疡。患者可出现消化液分泌减少、胃肠蠕动减弱、消化及吸收不良等一系列表现。肝脏血液灌流减少或肝内DIC形成均可引起肝功能障碍，患者可出现黄疸和肝功能不全的临床表现。

（6）多器官功能障碍综合征（multiple organ dysfunction syndrome，MODS）：指在严重创伤、感染和休克时，原无器官功能障碍的患者同时或在短时间内相继出现两个或两个以上器官系统的功能障碍。多器官功能障碍综合征的发生机制比较复杂，与多因素作用有关。

📖 思政课堂

冠状动脉搭桥术之父

雷内·法瓦洛罗（1923—2000），阿根廷著名心脏病外科专家。1967年5月9日，为救治一名心绞痛患者，法瓦洛罗成功完成了世界上第一例利用大隐静脉的冠状动脉搭桥术，并确立了正中开胸、血管端侧吻合等技术细节。术后患者的心脏症状完全消失。事后，他回忆道："当手术成功后自己的心情如同一名管道工将长期被堵的下水道修通后的感觉一样。"成名之后的法瓦洛罗放弃了在美国专业发展的机会，回到祖国，用他卓越的专业技术和才智为自己国家的人民服务，将毕生的精力献给了科学研究和心脏病患者。他在69岁前，共做了13 900次"搭桥"手术。1992年，他被《纽约时报》评为改变现代医学和革新心脏医学的世界杰出人物。

讨论

法瓦洛罗为了救治患者开创性地实施了冠状动脉搭桥术，体现了他的什么精神？

本节小结

PPT课件

课后练习

（陈峰杰）

第九节 呼吸系统疾病病理

学习目标

知识目标：

1.掌握慢性支气管炎、大叶性肺炎、小叶性肺炎的病理变化，各型缺氧的原因、发病机制。

2.熟悉慢性支气管炎、大叶性肺炎、小叶性肺炎的病理临床联系，各型缺氧血氧指标变化。

3.了解大叶性肺炎、小叶性肺炎的发病机制，缺氧对机体的影响。

技能目标：

1.具备区别大叶性肺炎和小叶性肺炎的能力。

2.能够根据血氧指标，初步判断缺氧类型。

素质目标：

1.增强协作意识，树立团队精神。

2.养成正确的临床思维。

一、慢性支气管炎

慢性支气管炎（chronic bronchitis）指气管、支气管黏膜及其周围组织的慢性非特异性炎症。好发于冬、春季，以老年人多见。临床上以反复发作的咳嗽、咳痰或伴有喘息为主要症状，且症状每年至少持续3个月，连续2年以上。

（一）病因和发病机制

慢性支气管炎是由多种因素长期综合作用的结果，主要病因如下。

1.感染因素 呼吸道感染是慢性支气管炎发病和加重的重要原因。病毒感染可造成支气管黏膜损伤和局部防御功能削弱，促进呼吸道内细菌的继发感染。常见的病毒有鼻病毒、腺病毒和呼吸道合胞病毒等，常见的细菌有肺炎链球菌、肺炎克雷伯菌、流感嗜血杆菌等。

2.理化因素 空气污染时，某些有害气体如二氧化硫和烟雾，对支气管黏膜有刺激和毒性作用；吸烟者比不吸烟者患病率高2~8倍，且与吸烟的量、时间成正比。烟草中含有尼古丁、焦油、镉等有害物质，可损伤呼吸道黏膜，削弱呼吸道的自净和免疫功能；气候因素，特别是寒冷空气刺激支气管黏膜，引起支气管平滑肌痉挛和黏液分泌增加，黏液排出障碍和肺泡巨噬细胞功能减弱。

3.过敏因素 某些物质（如烟草、粉尘、药物等）过敏可引起慢性支气管炎，特别是喘息型支气管炎。

4.其他因素 机体抵抗力下降、神经内分泌功能失调、营养缺乏等。

（二）病理变化

慢性支气管炎的病变特点是支气管黏膜及黏膜下层以增生为主的慢性炎症。病变起始于较大的支气管，并逐渐累及各级小支气管和细支气管。

1.黏膜上皮的损伤与修复 黏液纤毛排送系统首先受累，支气管黏膜上皮纤毛发生粘连、倒伏甚至脱落，纤毛柱状上皮变性、坏死、脱落，再生修复时发生鳞状上皮化生。

微课：
慢性
支气管炎

2.腺体的改变 支气管黏膜下层黏液腺增生肥大，部分浆液腺发生黏液化，小气道上皮杯状细胞增多，黏液分泌亢进，这是慢性支气管炎患者咳嗽、咳痰症状的病理学基础。病变后期，黏膜变薄，腺体萎缩，黏液分泌减少。

3.支气管壁损伤 管壁充血、水肿，淋巴细胞和浆细胞浸润（图6-33）。晚期管壁平滑肌、弹性纤维及软骨萎缩，发生纤维化、钙化，甚至骨化。

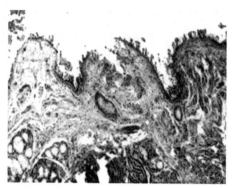

图6-33 慢性支气管炎

（三）病理临床联系

1.咳嗽 一般晨起咳嗽，多因支气管黏膜受炎症刺激和分泌物增多而引起。

2.咳痰 痰液多呈白色黏液泡沫状，继发感染时变为黄色脓痰。

3.喘息 支气管痉挛狭窄及黏液和渗出物阻塞可引起喘息，出现哮鸣音。

（四）结局及并发症

慢性支气管炎常反复发作，如致病因素长期不能防治，可出现阻塞性肺气肿、支气管扩张症和慢性肺源性心脏病等并发症。

二、肺炎

肺炎（pneumonia）指肺的急性渗出性炎症，为呼吸系统的常见病。按照病变累及范围和部位可分为大叶性肺炎、小叶性肺炎和间质性肺炎（图6-34）；按照病因学可分为细菌性肺炎、病毒性肺炎、支原体肺炎、真菌性肺炎等。

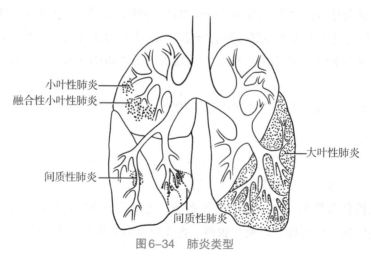

图6-34 肺炎类型

（一）大叶性肺炎

大叶性肺炎（lobar pneumonia）是主要由肺炎链球菌引起的以肺泡内弥漫性纤维素渗出为主的急性纤维素性炎。本病多见于青壮年，常发生于冬、春季节。临床表现为起病急、寒战、高热、胸痛、咳嗽、咳铁锈色痰、呼吸困难等症状，并有肺实变体征及白细胞计数升高等，病程约1周。

1.病因和发病机制 90%以上的大叶性肺炎是由肺炎链球菌引起。此外，溶血性链球菌、肺炎克雷伯菌、金黄色葡萄球菌、流感嗜血杆菌也可引起。肺炎链球菌寄生于正常人的鼻咽部，当受寒、醉酒、疲劳和麻醉时，呼吸道防御功能减弱，细菌侵入肺泡并迅速生长繁殖，通过肺泡间孔或呼吸性细支气管向邻近肺组织蔓延，形成一个肺段或整个肺大叶的病变。

2.病理变化及病理临床联系 大叶性肺炎的病变特征是纤维素性炎，常发生在单侧肺，以左肺或右肺下叶多见。典型病变过程可分为以下4期（图6-35，彩图23）。

（1）充血水肿期：发病的第1~2天。肉眼观，病变肺叶肿胀，重量增加，色暗红，切面可挤出泡沫状血性液体。镜下观，肺泡壁毛细血管扩张充血，肺泡腔内可见大量浆液及少量中性粒细胞、巨噬细胞和红细胞，渗出物中可检出致病菌。临床上有寒战、高热、外周血白细胞计数升高等毒血症表现，听诊可闻及湿啰音。X线检查呈片状模糊阴影。

（2）红色肝样变期：发病的第3~4天。肉眼观，病变肺叶肿大，暗红色，质地坚实如肝。镜下观，肺泡壁毛细血管进一步扩张充血，肺泡腔内充满大量的红细胞和纤维素，并有少量的中性粒细胞、巨噬细胞。纤维素可穿过肺泡间孔与相邻肺泡中的纤维素交织成网。临床上毒血症表现进一步加重，痰液中可检出大量细菌。由于大量渗出物填充肺泡腔，使肺通气和换气功能障碍，可出现发绀、呼吸急促等缺氧症状；患者肺泡腔内的红细胞被巨噬细胞吞噬形成含铁血黄素，混入痰中形成铁锈色痰。由于病变波及胸膜，引起纤维素性胸膜炎，患者出现胸痛。X线检查可见大片致密阴影。

（3）灰色肝样变期：发病的第5~6天。肉眼观，病变肺叶肿胀，灰白色，质实如肝。镜下观，肺泡壁毛细血管受压，肺泡腔充满大量纤维素和大量中性粒细胞。渗出物中细菌已被消灭，不易检出。临床上病变区肺泡无通气，但肺泡壁毛细血管受压闭塞，血流量也相应减少，故缺氧症状得以改善。咳出的痰液由铁锈色痰逐渐转为黏液脓性痰，肺实变体征明显，X线检查可见大片致密阴影。

（4）溶解消散期：发病1周左右进入该期。随着机体抗菌防御功能显著增强，病原菌被消灭。肉眼观，病变肺组织呈淡黄色并逐渐恢复正常，质地变软，挤压时可见脓性混浊液体。镜下观，中性粒细胞大多变性、坏死，纤维素被溶解吸收，肺泡腔出现均匀红染液体，肺组织逐渐恢复正常的结构和功能。临床此期有大量的黏液脓性痰，听诊可闻及湿啰音。X线检查显示病变区阴影逐渐恢复正常。

大叶性肺炎的上述病理变化是一个连续的过程，各期之间无明显界限。由于抗生素的广泛应用，上述的典型病变已不多见。

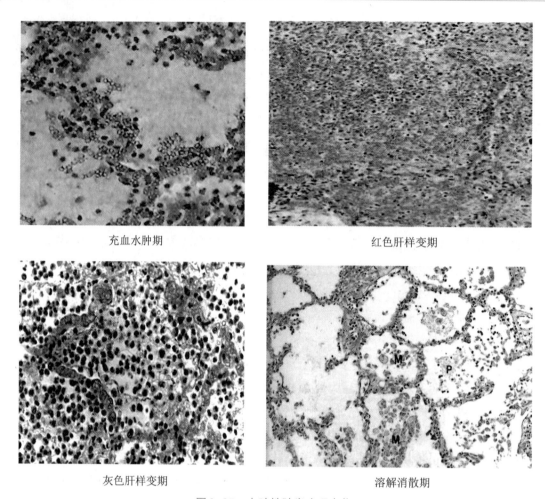

充血水肿期

红色肝样变期

灰色肝样变期

溶解消散期

图6-35 大叶性肺炎病理变化

3.结局及并发症 大多数患者经及时治疗可痊愈。治疗不及时可出现以下并发症。

（1）肺肉质变：肺内炎性病灶中性粒细胞渗出过少，其释放的蛋白溶解酶不足，肺泡腔内渗出的纤维素不能被完全溶解而发生机化，病变肺组织呈褐色肉样，称为肺肉质变。

（2）肺脓肿及脓胸：见于金黄色葡萄球菌感染引起的肺炎，肺组织坏死、液化，形成肺脓肿；病变波及胸膜可引起化脓性胸膜炎或脓胸。

（3）败血症或脓毒败血症：严重感染时，细菌入血大量繁殖并释放毒素所致。

（4）感染性休克：见于重症病例，是大叶性肺炎的严重并发症。主要表现为严重的全身中毒症状及微循环衰竭，又称中毒性休克。

（二）小叶性肺炎

小叶性肺炎（lobular pneumonia）是由化脓性细菌感染引起的以肺小叶为单位的急性化脓性炎症。病变常以细支气管为中心，又称支气管肺炎。本病可发生于任何年龄，小儿、年老体弱及久病卧床者多见。临床表现为发热、咳嗽、咳痰等症状，肺部听诊可闻及湿啰音。

1.病因和发病机制 小叶性肺炎常由多种细菌混合感染引起。最常见致病菌有肺炎链球菌、葡萄球菌、流感嗜血杆菌等呼吸道常驻菌。小叶性肺炎发病常有明显的诱因，如传染病、长期卧床、昏迷及全身麻醉等。

2.病理变化 肉眼观，两肺表面和切面散在分布灰黄色实变病灶，以下叶及背侧多见；病灶大小不一，直径多在0.5~1.0cm，形状不规则；病情较重者，病灶可互相融合成片，形成融合性小叶性肺炎。镜下观，细支气管为中心的急性化脓性炎，细支气管管壁充血、水肿并有大量中性粒细胞浸润，黏膜上皮细胞坏死、脱落，管腔内充满大量脓性渗出物；病灶周围肺组织充血，部分肺泡过度扩张。

3.病理临床联系 小叶性肺炎临床表现为发热、咳嗽及咳痰，痰液为黏液脓性。听诊可闻及湿啰音。X线检查可见两肺散在不规则斑点状或片状阴影。

4.结局及并发症 经及时治疗，多数可痊愈。但若有其他疾病并存时，容易出现并发症。常见的并发症有呼吸衰竭、心力衰竭、肺脓肿、脓胸等。

三、缺氧

缺氧（hypoxia）指组织供氧不足或用氧障碍，从而引起机体功能、代谢及形态结构发生异常改变的病理过程。

（一）常用的血氧指标及其意义

血液中氧的参数是反映向组织供应氧和组织利用氧的重要指标，常用的血氧指标如下。

1.血氧分压（partial pressure of oxygen，PaO_2） 指呈物理状态溶解于血液中的氧所产生的张力。正常动脉血氧分压约为100mmHg，主要取决于吸入气体的氧分压和外呼吸功能；正常静脉血氧分压约为40mmHg，可反映内呼吸状况。

2.血氧容量（oxygen binding capacity，CO_2max） 指标准状态下100ml血液中血红蛋白被氧充分饱和时最大结合的氧量。正常血氧容量约为200ml/L，取决于血液中血红蛋白的质和量。血氧容量反映血液携带氧的能力。

3.血氧含量（oxygen content） 指100ml血液中实际含氧量，包括物理溶解氧和化学结合氧。正常动脉血氧含量约为190ml/L，静脉血氧含量约为140ml/L。血氧含量取决于血氧分压和血氧容量。

4.血氧饱和度（oxygen saturation of hemoglobin，SaO_2） 指血红蛋白与氧结合的百分数。血氧饱和度＝（血氧含量－溶解的氧量）/血氧容量×100%。正常动脉血氧饱和度约为95%，静脉血氧饱和度约为75%。血氧饱和度主要取决于血氧分压。

5.动–静脉血氧含量差 指动脉血氧含量与静脉血氧含量的差值，取决于组织耗氧量。正常动–静脉血氧含量差约为50ml/L。

（二）缺氧的原因和类型

根据缺氧的原因和血氧变化的特点，一般将缺氧分为以下4种类型。

1.低张性缺氧（hypotonic hypoxia） 是由于动脉血氧分压降低或静脉血分流入动脉，动脉血氧含量减少，组织供氧不足而引起的缺氧，又称乏氧性缺氧。

（1）原因

1）吸入气体氧分压过低：多发生于海拔3000m以上的高原或通风不良的矿井、坑道，吸入气体氧分压过低，组织供氧不足。

2）外呼吸功能障碍：由于肺通气和/或肺换气功能障碍，导致动脉血氧分压降低而引起的缺氧。

3）静脉血分流入动脉：常见于先天性心脏病，如室间隔缺损或房间隔缺损伴有肺动脉高压时，部分静脉血由右心经缺损处向左心分流掺入动脉血中，导致动脉血氧分压降低。

（2）血氧变化的特点：低张性缺氧时，动脉血氧分压降低可导致动脉血氧含量、动脉血氧饱和度均降低。血红蛋白的质和量无异常变化，故血氧容量正常。低张性缺氧时毛细血管中氧合血红蛋白减少，脱氧血红蛋白浓度增加。当脱氧血红蛋白平均浓度达到50g/L以上时，患者皮肤黏膜出现青紫色，称为发绀。

2. 血液性缺氧（hemic hypoxia）　是由于血红蛋白数量减少或性质改变，使血液携带氧的能力降低或血红蛋白结合的氧不易释出所引起的缺氧。

（1）原因

1）贫血：严重贫血时，血红蛋白减少，携氧量减少，细胞供氧不足。

2）一氧化碳（CO）中毒：CO中毒时，CO和Hb结合形成HbCO，由于CO与Hb的亲合力是氧的210倍，使Hb丧失携氧能力。

3）高铁血红蛋白血症：血红蛋白中的Fe^{2+}被氧化成Fe^{3+}，形成高铁血红蛋白。高铁血红蛋白的Fe^{3+}因与羟基牢固结合而失去携带氧的能力。

（2）血氧变化的特点：血液性缺氧时，呼吸功能正常，动脉血氧分压和血氧饱和度正常。因血红蛋白数量减少或性质改变，血氧容量降低，血氧含量也降低。由于动脉血氧含量降低，血液流经毛细血管时血氧分压降低较快，氧向组织弥散速度减慢，导致动-静脉血氧含量差降低。严重贫血者面色苍白；高铁血红蛋白血症患者皮肤、黏膜呈咖啡色；CO中毒者皮肤、黏膜呈樱桃红色。

3. 循环性缺氧（circulatory hypoxia）　是由于组织血流量减少，组织的供氧不足所引起的缺氧。

（1）原因

1）全身血液循环障碍：如休克和心力衰竭，因心排血量减少，引起全身组织缺血和缺氧。

2）局部血液循环障碍：如动脉硬化、血栓形成、栓塞、血管受压等引起局部组织缺血和缺氧。

（2）血氧变化的特点：循环性缺氧时动脉血氧分压、动脉血氧饱和度、动脉血氧含量和血氧容量均正常。由于全身或局部血液循环障碍，血流缓慢，血液流经组织毛细血管的时间延长，弥散给组织的氧量增多，故动-静脉血氧含量差增大。

4. 组织性缺氧（histogenous hypoxia）　是组织供氧正常的情况下，细胞不能有效利用氧而导致的缺氧。

（1）原因

1）细胞中毒：有些毒物（如氰化物、硫化物、砷化物等）可影响线粒体内的生物氧化过程，使呼吸链中断，组织不能利用氧。

2）线粒体损伤：射线照射、细菌毒素、氧中毒等可损伤线粒体，引起氧的利用障碍。

3）维生素缺乏：维生素B_1、维生素PP、维生素B_2严重缺乏时，可影响氧化磷酸化过程，生物氧化过程出现障碍。

（2）血氧变化的特点：组织性缺氧时动脉血氧分压、动脉血氧含量、动脉血氧饱和度、血氧容量一般均为正常。由于组织利用氧障碍，静脉血氧含量、血氧分压、血氧饱和度均高于正常，故动-静脉血氧含量差减小。组织性缺氧因组织利用氧障碍，毛细血管内氧合血红蛋白的量高于正常，皮肤、黏膜呈玫瑰红色。（表6-8）

表6-8 各型缺氧的血氧变化特点

项目	动脉血氧分压	动脉血氧饱和度	血氧容量	动脉血氧含量	动-静脉血氧含量差
低张性缺氧	↓	↓	N	↓	N或↓
血液性缺氧	N	N	↓	↓	↓
循环性缺氧	N	N	N	N	↑
组织性缺氧	N	N	N	N	↓

注：↓降低，↑升高，N不变。

（三）缺氧时机体的功能和代谢变化

缺氧可引起机体一系列功能和代谢变化。轻度缺氧主要引起机体代偿反应，严重缺氧可造成机体的功能和代谢障碍。下面以低张性缺氧为例，介绍缺氧对机体的影响（表6-9）。

表6-9 缺氧对机体的影响

项目	缺氧时机体的功能和代谢变化
呼吸系统	$PaO_2 < 60mmHg$，呼吸中枢兴奋，呼吸加深加快
	$PaO_2 < 30mmHg$，抑制呼吸中枢，呼吸变浅变慢
循环系统	代偿反应：心排血量增加，血液重新分布，肺血管收缩，毛细血管增生
	失代偿反应：肺小动脉持续收缩，肺循环阻力增加，右心衰竭
血液系统	代偿反应：红细胞增多，红细胞释氧能力增强
	失代偿反应：血液黏稠，心力衰竭
中枢神经系统	急性缺氧：头痛，思维能力降低，情绪激动等
	慢性缺氧：注意力不集中，嗜睡、疲劳等
	严重缺氧：烦躁不安，惊厥，昏迷
组织细胞	代偿反应：细胞利用氧能力增强，糖酵解增强，肌红蛋白增加，低代谢状态
	损伤性变化：细胞膜、线粒体、溶酶体损伤

1.呼吸系统的变化

（1）肺通气量增大：是低张性缺氧最重要的代偿性反应。低张性缺氧PaO_2低于60mmHg时，可刺激颈动脉体和主动脉体化学感受器，反射性兴奋呼吸中枢，呼吸加深加快，肺泡通气量增加，进而使PaO_2升高。同时，呼吸加深使胸内负压增大，可促进静脉回流，增加心排血量和肺血流量，有利于氧的摄取和运输。

（2）中枢性呼吸衰竭：严重缺氧，当PaO_2低于30mmHg时，抑制呼吸中枢，导致呼吸变浅变慢，肺通气量减少，呼吸节律和频率不规则，造成中枢性呼吸衰竭。

2.循环系统的变化

（1）代偿反应

1）心排血量增加：急性轻度或中度缺氧时，心率加快、心肌收缩力增强和静脉回流血量增加，使心排血量增加。

2）血液重新分布：急性缺氧时交感神经兴奋，皮肤、腹腔内脏器官血管收缩使其血流减少，心、脑血管因受局部组织代谢产物的扩血管作用而使血流增加，这种血液重新分布对于保证生命重要器官氧的供应具有代偿意义。

411

3）肺血管收缩：当某部分肺泡气氧分压降低时，可引起该部位肺小动脉收缩，使缺氧的肺泡血流量减少，当全肺的肺泡气氧分压降低时，肺的小动脉收缩，而肺动脉压升高，有利于气体交换。

4）毛细血管增生：长期缺氧可使毛细血管增生，特别是心、脑和骨骼肌的毛细血管增生明显。

（2）失代偿反应：长期缺氧，肺泡气氧分压降低可使肺小动脉持久收缩，导致肺循环阻力增加，右心室后负荷增加，患者出现右心衰竭，严重时出现全心衰竭。

3.血液系统的变化

（1）红细胞增多：急性缺氧时，交感神经兴奋，肝、脾血管收缩，储存的血液进入血液循环。慢性缺氧时，肾生成和释放促红细胞生成素增加，刺激骨髓造血功能，红细胞生成增多。红细胞增多，一方面可以提高血液携带氧的能力，使血氧容量及动脉血氧含量升高，增加组织的供氧量；另一方面如果红细胞过度增多会使血液黏滞度增高，血流阻力增大，增加心脏的后负荷，促进心力衰竭的发生。

（2）红细胞释氧能力增强：缺氧时红细胞内糖酵解增强，2,3–DPG增多，导致氧解离曲线右移，血红蛋白与氧的亲合力降低，有利于红细胞释放出更多的氧。

4.中枢神经系统的变化

脑是对缺氧最为敏感的生命器官。急性缺氧可引起头痛、思维能力降低、情绪激动及运动不协调等，严重者可出现惊厥或意识丧失。慢性缺氧时表现为注意力不集中、记忆力减退、易疲劳、轻度抑郁等。

5.组织细胞的变化

（1）代偿反应

1）细胞利用氧的能力增强：慢性缺氧可使线粒体的数目增多，表面积增大，有利于氧的弥散和利用。线粒体呼吸链中的酶如细胞色素氧化酶、琥珀酸脱氢酶含量增多，提高细胞对氧的利用能力。

2）糖酵解增强：缺氧时ATP生成减少，ATP/ADP比值下降，激活磷酸果糖激酶，糖酵解增强，可一定程度上补偿能量不足。

3）肌红蛋白增加：慢性缺氧使肌肉中的肌红蛋白含量增加，肌红蛋白与氧的亲和力大于血红蛋白，能摄取更多氧储存，可加强氧的储存、释放和传送。

4）低代谢状态：缺氧时细胞处于低代谢状态，可减少能量消耗。

（2）损伤性变化：缺氧对组织细胞的损伤主要表现在细胞膜、线粒体及溶酶体发生一系列的功能、代谢和结构改变。缺氧时细胞膜通透性升高，水钠内流引起细胞水肿。钾离子外流，细胞缺钾，酶活性减弱，ATP生成减少，线粒体发生肿胀、嵴断裂，甚至外膜破裂。溶酶体膜通透性增高，溶酶体肿胀、破裂，释放大量溶酶体酶，引起细胞及组织溶解、坏死。

（四）影响机体对缺氧耐受性的因素

影响机体对缺氧耐受性的因素有很多，如环境、年龄、机体的代谢和功能状态等。这些因素可归纳为以下两个方面。

1.机体的代谢耗氧率

机体的基础代谢率高，由于耗氧量大，对缺氧耐受性较低。如情绪激动、甲状腺功能亢进、高热、体力活动及寒冷刺激等均可使机体耗氧量增多。神经系统抑制、体温降低及安静等能降低耗氧率，提高机体对缺氧的耐受性。

2.机体的代偿能力

缺氧时机体通过呼吸、循环、血液系统和组织细胞发生一系列代偿反应，来增加向组织供氧和提高组织细胞利用氧的能力。这些代偿反应存在着显著的个体差异。适应性锻炼能提高机体对缺氧的耐受力，呼吸系统疾病、循环系统疾病及血液病时，机体代偿能力减弱，对缺氧耐受性就会降低。

思政课堂

国士无双

钟南山（1936—），呼吸内科学家，中国工程院院士，中国抗击严重急性呼吸综合征（SARS）、新型冠状病毒感染疫情的领军人物。

2003年，面对突如其来的SARS疫情，作为呼吸病学顶尖专家的钟南山说了一句掷地有声的话："把重症患者都送到我这里来！"那年已经67岁的他，一直奋战在一线，为取得抗击SARS的胜利立下卓著功勋！当新型冠状病毒感染疫情出现时，许多人还没意识到病毒的凶险程度，他便以精深的专业素养第一个告诉大家："新型冠状病毒有人传人的危险，请大家没有特殊情况千万别去武汉！"但是，84岁的他却毅然奔赴武汉，来到疫情最严重、最危险的一线。在火车上他一边吃着盒饭，一边研究疫情，后来实在太累了，靠在椅子上就睡着了。他的行为感动了无数人，大家称赞钟南山院士是"最美逆行者"！

讨论

谈谈你对钟南山院士这样一位"逆行者"的认识。

本节小结　　　　PPT课件　　　　课后练习

（陈峰杰）

第十节　消化系统疾病病理

学习目标

知识目标：

1.掌握消化性溃疡的病理变化、结局及并发症，病毒性肝炎的基本病理变化，门脉性肝硬化的病理变化及病理临床联系。

2.熟悉消化性溃疡的发病机制，病毒性肝炎的临床病理类型。

3.了解病毒性肝炎、门脉性肝硬化的病因及发病机制。

技能目标：

能描述消化性溃疡的病变特点。

素质目标：

1.培养集体意识。

2.具备科学严谨的学习态度。

一、消化性溃疡

消化性溃疡（peptic ulcer）是以胃或十二指肠黏膜形成慢性溃疡为特征的消化系统常见病，其发生与胃液的自我消化作用有关。其中，十二指肠溃疡约占70%，胃溃疡约占25%，两者并存的复合性溃疡约占5%。本病多见于20~50岁的成人，男性多于女性，反复发作，主要表现为周期性上腹部疼痛、反酸、嗳气等症状。

（一）病因和发病机制

消化性溃疡的病因尚未完全阐明，目前认为与以下因素有关。

1.幽门螺杆菌（Hp）感染　研究表明，Hp在溃疡的发病机制中具有重要作用。Hp可释放血小板激活因子，促进表面毛细血管内血栓形成，破坏胃、十二指肠黏膜的防御屏障；Hp通过破坏黏膜表面上皮细胞脂质膜的磷酸酯酶，使胃酸直接接触上皮并进入黏膜；Hp可促进胃黏膜G细胞增生，使胃酸分泌增加；Hp还可趋化中性粒细胞，通过破坏黏膜上皮细胞，诱发消化性溃疡。

2.黏膜保护屏障受损　正常情况下，胃黏膜表面上皮细胞分泌黏液（黏液屏障）和黏膜上皮细胞分泌的脂蛋白（黏膜屏障）保护胃黏膜不被消化液所消化。饮酒、吸烟、幽门螺杆菌感染、服用水杨酸类药物等可使胃黏膜屏障受破坏，胃液中的H^+便可逆向弥散进入胃黏膜，形成溃疡。

3.胃液的自我消化作用　研究表明，消化性溃疡的形成与胃酸、胃蛋白酶的消化作用有关。临床上胃酸分泌增加的患者易发生溃疡病，十二指肠溃疡可见分泌胃酸的壁细胞增多，胃酸分泌增加。胃液对胃肠壁黏膜的自我消化是溃疡形成的直接原因。

4.神经、内分泌功能失调　长期精神紧张、情绪激动、忧郁等因素可导致大脑皮质功能失调，导致迷走神经功能紊乱，胃酸分泌增多，促进溃疡形成。

5.其他因素　①遗传：20%~50%患者有家族史，溃疡病患者子女发病率为一般人群的2~3倍。②血型：O型血者发病率高于其他血型者1.5~2.0倍。

（二）病理变化

胃溃疡多位于胃小弯近幽门处，尤其是胃窦部。溃疡呈圆形或椭圆形，直径多在2cm以内，溃疡边缘整齐，状如刀切，底部平坦。深浅不一，浅者仅累及黏膜下层，深者可达肌层或浆膜层（图6-36，彩图24）。溃疡周围黏膜皱襞呈放射状向溃疡处集中（图6-37，彩图25）。十二指肠溃疡多发生在十二指肠球部的前壁或后壁，溃疡小而浅，直径多在1cm以内，易于愈合。

镜下溃疡底部从内向外分为4层。①渗出层：由白细胞、纤维蛋白等炎性渗出物覆盖在溃疡表面。②坏死层：红染、无结构的坏死组织。③肉芽组织层。④瘢痕组织层。

（三）病理临床联系

1.节律性上腹部疼痛　疼痛与进食有明显的关系，胃溃疡疼痛多于餐后30分钟至2小时内出现，下次餐前消失。而十二指肠溃疡一般在饥饿或夜间出现疼痛，进餐后缓解。

2.嗳气、反酸、呕吐　由于幽门括约肌痉挛，胃内容物排出困难，食物潴留于胃内发酵产气增多引起嗳气。胃酸分泌过多刺激幽门部，使幽门括约肌痉挛及胃逆蠕动，胃内容物向上反流引起反酸、呕吐。

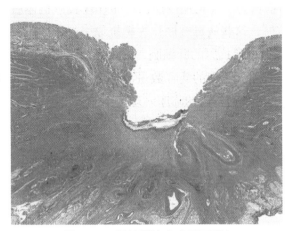

图6-36 慢性胃溃疡（镜下观）

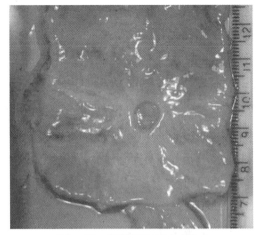

图6-37 慢性胃溃疡（大体）

（四）结局及并发症

若溃疡不再发展，渗出物及坏死物被吸收排出后，肉芽组织增生填补缺损，溃疡周围黏膜上皮再生，覆盖溃疡面而愈合。若溃疡继续发展可出现以下并发症。

1.出血 为最常见的并发症，发生率可达10%~35%。少量出血时，患者大便隐血试验阳性。大出血时表现为呕血及柏油样大便，严重者出现失血性休克。

2.穿孔 约5%的患者发生，十二指肠溃疡因肠壁较薄更易发生穿孔。穿孔后胃肠内容物漏入腹腔，引起急性弥漫性腹膜炎。

3.幽门狭窄 约占3%。溃疡愈合形成瘢痕，瘢痕收缩引起幽门狭窄，胃内容物难以通过，临床上可出现胃内容物潴留、反复呕吐和水、电解质与酸碱平衡紊乱等。

4.癌变 胃溃疡癌变率约1%，十二指肠溃疡几乎不发生癌变。

二、病毒性肝炎

病毒性肝炎（viral hepatitis）是由一组肝炎病毒引起的以肝细胞变性、坏死为主的传染病。临床主要表现为食欲缺乏、厌油腻、乏力、肝区疼痛及肝功能异常等。我国病毒性肝炎发病率较高，以乙型肝炎最为常见。

（一）病因和发病机制

目前已证实的肝炎病毒有甲型（HAV）、乙型（HBV）、丙型（HCV）、丁型（HDV）、戊型（HEV）和庚型（HGV）6种（表6-10）。

表6-10 各型肝炎病毒特点

病毒类型	病毒性质与形态	传染途径	临床情况
HAV	27nm，单链RNA	消化道	潜伏期2~6周，多急性病程，预后有持久免疫力
HBV	43nm，双链DNA	密切接触，输血、注射	潜伏期4~26周，起病缓，5%~10%转为慢性
HCV	30~60nm，单链RNA	密切接触，输血、注射	潜伏期2~26周，急性起病，1/3以上转为慢性
HDV	36nm，环状单链，缺陷RNA	密切接触，输血、注射	潜伏期4~7周
HEV	32~34nm，单链RNA	消化道	潜伏期2~8周，较少转为慢性
HGV	单链RNA	输血、注射	潜伏期不详，多急性病程，较少转为慢性

肝炎病毒引起肝损害的机制还不完全清楚，目前认为主要是免疫损伤。如HBV侵入机体后在肝细胞内复制，并在肝细胞表面表达特异性病毒抗原，这些病毒抗原作为靶抗原引起机体免疫反应。致敏的T细胞和NK细胞能识别与攻击带有特异性病毒抗原的肝细胞，造成肝细胞损伤。肝炎的发生与病毒的数量、毒力和机体的免疫反应强弱有关。感染的病毒数量与毒力强弱不同，机体的免疫反应不同，引起肝细胞损伤程度也不同，从而表现为不同的临床病理类型。

（二）基本病理变化

病毒性肝炎属于变质性炎，以肝细胞变性、坏死为主，同时伴有不同程度的炎细胞浸润、肝细胞再生及间质反应性增生。

1.肝细胞变性、坏死

（1）肝细胞变性

1）细胞水肿：是最常见的肝细胞变性类型。肝细胞体积增大，胞质疏松呈网状，半透明称为胞质疏松化。进一步发展肝细胞肿大如球形，胞质几乎完全透明，称为气球样变。

2）嗜酸性变：常累及单个或几个肝细胞，病变肝细胞体积变小，胞质嗜酸性增强。

（2）肝细胞坏死

1）嗜酸性坏死：嗜酸性变进一步发展，肝细胞核固缩或消失，胞质进一步浓缩，最后形成深红色圆形小体，称为嗜酸性小体。

2）溶解性坏死：气球样变继续发展，肝细胞崩解、坏死。按坏死范围和程度不同可分为：点状坏死，指肝小叶内单个或数个肝细胞的坏死，常见于急性普通型肝炎；碎片状坏死，指肝小叶周边界板肝细胞灶状坏死，常见于慢性肝炎；桥接坏死，指发生在肝小叶中央静脉与汇管区之间、两个中央静脉之间或两个汇管区之间的肝细胞坏死带，常见于中、重度慢性肝炎；大片坏死，指几乎累及整个肝小叶的大范围肝细胞坏死，常见于重型肝炎。

2.炎细胞浸润　坏死灶和汇管区有不同程度的炎细胞浸润，主要为淋巴细胞和单核细胞。

3.肝细胞再生和间质反应性增生

（1）肝细胞再生：肝细胞坏死后，由邻近的肝细胞再生来修复。

（2）间质反应性增生：库普弗（Kupffer）细胞增生肥大，间叶细胞、成纤维细胞增生参与肝损伤的修复。

（三）临床病理类型

各型病毒性肝炎临床表现和病理变化不尽相同。按病变轻重和病程长短，可将病毒性肝炎分为以下几种类型。

1.急性（普通型）肝炎　最为常见，临床上分为黄疸型和无黄疸型。这两型病变基本相同，我国以无黄疸型肝炎多见，多数是乙型肝炎，部分为丙型肝炎。

（1）病理变化：肉眼观，肝体积增大，包膜紧张，质软，表面光滑。镜下观，肝细胞广泛变性，以胞质疏松化和气球样变为主（图6-38，彩图26），肝小叶内可见散在的点状坏死，汇管区及肝小叶内有炎细胞浸润。

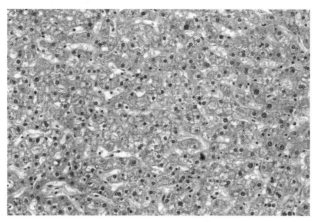

图6-38 急性普通型肝炎

（2）病理临床联系：肝细胞弥漫性水肿，使肝体积增大，包膜紧张牵拉神经末梢，可引起肝区疼痛和压痛。肝细胞坏死，细胞内的酶释放入血，导致血清谷丙转氨酶升高。由于肝细胞受损，胆红素的摄取、结合和分泌障碍使血液中胆红素增高，引起黄疸。肝功能障碍引起食欲缺乏、厌油腻、恶心、呕吐等症状。

（3）结局：本型肝炎多在半年内痊愈，少数恢复缓慢，部分转为慢性肝炎，极少数转为重型肝炎。

2.慢性（普通型）肝炎 病毒性肝炎病程持续半年以上即为慢性肝炎。根据病变程度，将慢性肝炎分为轻度、中度和重度3型（表6-11）。

表6-11 慢性肝炎的类型及病变特点

类型	肝细胞坏死	纤维组织增生及肝细胞再生	肝小叶结构
轻度慢性肝炎	点状坏死，偶见轻度碎片状坏死	轻微纤维组织增生，轻微肝细胞再生	完整
中度慢性肝炎	中度碎片状坏死，可有桥接坏死	中度纤维组织增生，肝细胞再生较明显	基本完整
重度慢性肝炎	重度碎片状坏死，有明显的桥接坏死	纤维组织明显增生、分割肝小叶，肝细胞结节状再生	不完整

3.重型肝炎 较少见，根据病程和病变不同分为急性重型肝炎和亚急性重型肝炎。

（1）急性重型肝炎：又称暴发性肝炎，起病急骤，病变发展迅猛，病情凶险，病程短。患者多在10余天内死于肝衰竭、消化道大出血、急性肾衰竭，如能度过急性期，则可发展为亚急性重型肝炎。肉眼观，肝体积明显缩小，以左叶明显，重量减轻，包膜皱缩，质地柔软，切面呈黄褐色或红褐色，又称急性黄色肝萎缩或急性红色肝萎缩。镜下观，肝细胞出现弥漫性大片坏死，仅小叶周边部残留少数变性的肝细胞（图6-39，彩图27），肝窦扩张、充血，肝小叶和汇管区内有大量淋巴细胞和巨噬细胞浸润。

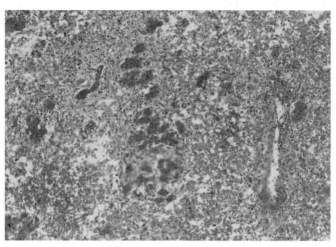

图6-39 急性重型肝炎

（2）亚急性重型肝炎：多由急性重型肝炎迁延而来，少数由急性普通型肝炎恶化而来。起病较缓和，病程可达1个月至数月。本型肝炎若治疗及时，病情有停止发展的可能，多数逐渐发展为坏死后性肝硬化。肉眼观，肝体积缩小，重量减轻，被膜皱缩，质地略硬，部分肝组织呈大小不等结节状。镜下观，既有肝细胞大片坏死，又有肝细胞结节状再生，坏死区可见大量炎症细胞浸润和明显增生的结缔组织。

三、肝硬化

肝硬化（liver cirrhosis）是一种常见的慢性肝病，由各种病因引起肝细胞弥漫性变性、坏死，继而出现纤维组织增生和肝细胞结节状再生，这3种病变反复交替进行，使肝小叶结构和血液循环途径逐渐被改建，肝变形、变硬而形成肝硬化。临床上早期可无症状，后期可出现门静脉高压症和肝功能不全。

肝硬化有多种分类方法，按病因可分为病毒性肝炎性、酒精性、胆汁性、淤血性、寄生虫性肝硬化等。按形态可分为小结节型、大结节型、大小结节混合型及不全分隔型肝硬化。我国常用的是结合病因、病变特点和临床表现的综合分类法，将肝硬化分为门脉性、坏死后、胆汁性、淤血性、寄生虫性肝硬化等类型。

（一）门脉性肝硬化

门脉性肝硬化（portal cirrhosis）是临床上最常见的肝硬化类型，属于小结节型肝硬化。

1.病因和发病机制

（1）病毒性肝炎：是我国门脉性肝硬化最主要的原因，尤其是乙型和丙型肝炎。

（2）慢性酒精中毒：长期酗酒是引起门脉性肝硬化的重要因素之一。

（3）营养缺乏：动物实验表明，喂食缺乏蛋氨酸或胆碱食物的动物，可经脂肪肝发展为肝硬化。

（4）药物或化学毒物：某些化学毒物如四氯化碳、砷、黄磷等长期作用可引起肝硬化。

2.病理变化　肉眼观，早期或中期肝体积正常或略增大，质地稍硬，晚期肝体积缩小，重量减轻，质地变硬，包膜增厚。表面及切面遍布黄褐色圆形或椭圆形小结节，结节大小一致，直径0.1~0.5cm。镜下观，正常肝小叶结构被破坏，可见大小不等、圆形或椭圆形的肝细胞团，周围有大量纤维组织增生包绕，称为假小叶。假小叶内肝细胞排列紊乱，可见变性、坏死及再生的肝细胞；小叶内中央静脉缺如、偏位或有多个；假小叶周围的纤维间隔一般较薄且均匀一致（图6-40，彩图28）。

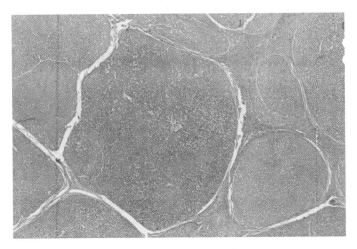

图6-40 门脉性肝硬化

3.病理临床联系 肝硬化早期因肝的代偿作用，临床症状轻，后期随着病变发展可出现门静脉高压症和肝功能不全。

（1）门静脉高压

1）形成的原因：①肝内广泛的结缔组织增生，肝血窦闭塞或窦周纤维化，使肝门静脉循环受阻（窦性阻塞）。②假小叶及纤维结缔组织压迫小叶下静脉，使肝窦内血液流出受阻，阻碍肝门静脉血液流入肝血窦（窦后性阻塞）。③肝动脉小分支与肝门静脉小分支在汇入肝窦前形成异常吻合，使肝动脉血液流入肝门静脉（窦前性阻塞）。

2）主要表现：①脾大，脾静脉回流受阻使脾淤血肿大，脾功能亢进。②胃肠道淤血、水肿，胃肠静脉回流受阻，胃肠黏膜淤血水肿，引起消化道功能障碍，出现食欲缺乏，消化不良等症状。③腹水：多发生于肝硬化晚期。腹水形成的机制：门静脉高压，门静脉血回流受阻，血流缓慢，毛细血管流体静压升高，有效滤过压增加；肝细胞受损后，合成白蛋白功能降低，血浆胶体渗透压降低；肝对醛固酮和抗利尿激素的灭活作用减弱，形成水钠潴留。④侧支循环形成，门静脉高压症使部分正常需要经门静脉回流的血液经门静脉与体循环之间的吻合支回流。主要的侧支循环有：食管下段静脉曲张（门静脉-胃冠状静脉-食管下段静脉丛-奇静脉-上腔静脉），破裂可引起上消化道大出血；直肠静脉丛曲张（门静脉-肠系膜下静脉-直肠静脉丛-髂内静脉-下腔静脉），形成痔核，破裂可引起血便；脐周静脉曲张（门静脉-脐静脉-脐周静脉网-腹壁上、下静脉-上、下腔静脉），形成"海蛇头"现象。

（2）肝功能不全：肝实质长期反复被破坏的结果，主要表现如下。

1）蛋白质合成障碍：肝合成白蛋白减少，血浆白蛋白与球蛋白比值下降或倒置。

2）出血倾向：肝合成凝血因子减少和脾功能亢进，血小板破坏增多，患者可出现鼻出血、牙龈出血及皮下出血。

3）对激素灭活作用减弱：出现肝掌、蜘蛛痣。男性患者乳房发育，睾丸萎缩；女性患者月经不调、不孕等。

4）黄疸：肝对胆红素的摄取、处理和排泄能力降低，使血胆红素升高。

5）肝性脑病：肝功能不全的严重后果，也是肝硬化患者的常见死亡原因之一。

4.结局 早期若能消除病因和积极治疗，病变可相对稳定；如病变持续发展，晚期患者常因肝性脑病、上消化道大出血、合并肝癌或继发感染而死亡。

（二）坏死后肝硬化

坏死后肝硬化（postnecrotic cirrhosis）多在肝细胞大片坏死的基础上形成，形态学上表现为大结节型或大小结节混合型。

1.病因 多由亚急性重型肝炎发展而来，少数为药物或化学毒物中毒。

2.病理变化 肉眼观，肝体积缩小，尤以左叶为甚，重量减轻，质地变硬；表面及切面有大且大小不等的黄褐色结节，结节周围有较宽大的纤维条索包绕。镜下观，假小叶大小不一，形状不规则，周围纤维间隔较宽且宽窄不一，内有大量炎症细胞浸润。

3.结局 坏死后肝硬化病程较短，肝功能不全症状较明显，癌变率较门脉性肝硬化高。

 思政课堂

慢性胃病的元凶——幽门螺杆菌

1980年，澳大利亚病理科医生罗宾·沃伦通过电子显微镜在胃溃疡患者的胃黏膜病理标本中发现了螺旋状细菌，后来学者巴里·马歇尔也加入了研究。最终在1982年成功培养出这种螺旋状细菌。当时医学界并不相信这种细菌可以导致胃炎或胃溃疡。巴里·马歇尔亲自口服了10ml该细菌悬液并出现饱胀、呕吐等症状，经胃镜证实患上了胃炎，后来应用抗生素治疗好转。幽门螺杆菌的发现是消化病学领域的里程碑事件，打破了长久以来人们认为在胃部强酸环境下不可能有任何细菌长时间生存的错误观念。幽门螺杆菌的发现，革命性地改变了人们对胃病的认识，大幅提高了胃溃疡等患者彻底治愈的机会，为改善人类生活质量做出了贡献。因此，两位科学家获得了2005年诺贝尔生理学或医学奖。

讨论

为了获得细菌致病的证据，马歇尔自愿进行人体试验，体现了他的什么精神？

本节小结

PPT课件

课后练习

（陈峰杰）

第十一节 泌尿系统疾病病理

学习目标

知识目标：

1.掌握肾小球肾炎、肾盂肾炎的病理变化和病理临床联系。

2.熟悉肾小球肾炎的常见类型，肾盂肾炎的感染途径。

3.了解肾小球肾炎的病因和发病机制。

技能目标：

1.能描述肾盂肾炎的病理变化。

2.能够区分肾小球肾炎的常见病理类型。

素质目标：

1.具备从全局考虑问题的整体观。

2.养成深入思考问题的习惯，能够举一反三。

一、肾小球肾炎

肾小球肾炎（glomerulopathy）是以肾小球病变为主的变态反应性疾病，分为原发性和继发性两类。原发性肾小球肾炎指原发于肾并且病变主要累及肾小球的独立性疾病。继发性肾小球肾炎是继发于其他疾病或作为全身性疾病的一部分，如狼疮性肾炎、糖尿病肾病等。本节主要介绍原发性肾小球肾炎。

（一）病因和发病机制

肾小球肾炎的病因和发病机制尚未完全阐明，但绝大多数类型的肾炎是由于免疫机制抗原抗体反应所引起。引起肾小球肾炎的抗原物质根据来源可分为内源性和外源性两类。内源性抗原包括肾性抗原（肾小球基膜抗原、足细胞的足突抗原等）和非肾性抗原（核抗原、免疫球蛋白、肿瘤抗原等）。外源性抗原包括各种生物病原体（细菌、病毒、寄生虫等）、药物、异种血清等。肾小球肾炎的发病机制主要有以下两种。

1.循环免疫复合物沉积 外源性抗原和非肾性抗原，刺激机体产生相应抗体，抗原与抗体在血液内形成抗原抗体复合物，复合物流经肾小球滤过膜时沉积下来，与补体结合引起肾小球损伤。

2.原位免疫复合物形成 肾小球固有成分在某些情况下成为抗原，刺激机体产生相应抗体，抗原与抗体在肾小球形成原位免疫复合物，引起肾小球肾炎。

（二）基本病理变化

肾小球肾炎是以增生为主的变态反应性疾病，基本病理变化包括如下。

1.肾小球病变

（1）变质：各种蛋白溶解酶和细胞因子作用，使基底膜通透性增高，肾小球固有细胞变性，甚至纤维素样坏死，肾小球硬化性病变导致玻璃样变。

（2）渗出：主要是中性粒细胞、单核细胞和淋巴细胞等炎细胞浸润。

（3）增生：肾小球内固有细胞数目增多，系膜细胞、内皮细胞、肾球囊壁层上皮细胞均可增生。

2.肾小管和肾间质病变 肾小球血流及滤过状态改变，肾小管上皮细胞发生变性或坏死，管腔内可出现蛋白质、细胞或管型。肾间质可充血、水肿、炎细胞浸润及纤维组织增生。

（三）病理临床联系

1.尿的变化

（1）尿量的改变：包括少尿、无尿、多尿或夜尿。24小时尿量少于400ml为少尿，少于100ml为无尿。24小时尿量超过2500ml为多尿，夜尿量超过白天尿量或夜尿超过750ml称为夜尿。

（2）尿液性状的改变：包括血尿、蛋白尿和管型尿。血尿分为肉眼血尿和镜下血尿。每日尿中蛋白含量持续超过150mg为蛋白尿，若每日持续超过3.5g为大量蛋白尿。尿液中的蛋白质、细胞、细胞碎片在肾小管、集合管内凝固而形成的圆柱状结构，称为管型尿。

2.系统性改变 ①肾性水肿：肾功能障碍，导致血浆胶体渗透压下降，水钠潴留而引起的水肿。肾性水肿的特点是组织疏松的部位明显，主要表现为眼睑及颜面水肿。②肾性高血压。③肾性贫血：肾功能严重受损时，促红细胞生成素生成减少所致。

3.临床综合征

（1）急性肾炎综合征：起病急，表现为血尿、蛋白尿、水肿、高血压，可伴有氮质血症，主要见于急性弥漫性增生性肾小球肾炎。

（2）急进性肾炎综合征：起病急，进展快，出现水肿、血尿和蛋白尿后，迅速发展为少尿甚至无尿，伴氮质血症或急性肾衰竭，主要见于快速进行性肾小球肾炎。

（3）肾病综合征：表现为大量蛋白尿、高度水肿、低蛋白血症、高脂血症，主要见于膜性肾小球肾炎。

（4）无症状血尿或蛋白尿：表现为持续或反复发作性肉眼或镜下血尿，可伴有蛋白尿，主要见于IgA肾病。

（5）慢性肾炎综合征：表现为多尿、夜尿、低比重尿、高血压、贫血、氮质血症和尿毒症，主要见于慢性肾小球肾炎。

（四）常见病理类型

1.急性弥漫性增生性肾小球肾炎（acute diffuse proliferative glomerulonephritis） 是临床最常见的肾炎类型，病变特点是肾小球毛细血管内皮细胞和系膜细胞增生，又称毛细血管内增生性肾小球肾炎。此类肾炎常发生于感染后，尤其与A组乙型溶血性链球菌感染有关，又称链球菌感染后肾小球肾炎。常见于5~14岁儿童，起病急骤，预后好。

（1）病理变化：肉眼观，双肾体积对称性肿大，被膜紧张，充血，颜色变红，称为大红肾。有时肾的表面和切面可见散在粟粒大小的出血点，称为蚤咬肾。镜下观，病变累及双侧肾的大多数肾小球，可见肾小球毛细血管内皮细胞和系膜细胞明显增生，并有中性粒细胞和少量单核细胞浸润。病变严重时，肾小球毛细血管壁发生纤维素样坏死。肾小管上皮细胞水肿，腔内可见蛋白管型。肾间质常有不同程度的充血、水肿和炎症细胞浸润（图6-41，彩图29）。

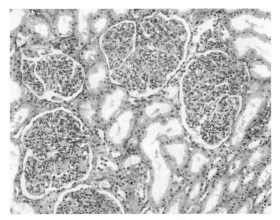

图6-41 急性弥漫性增生性肾小球肾炎

（2）病理临床联系：临床上表现为急性肾炎综合征。①尿的改变：由于肾血流量减少，肾小球滤过率降低而肾小管重吸收功能无明显变化，出现少尿甚至无尿，严重者代谢产物堆积出现氮质血症。肾小球毛细血管损伤，通透性增加，蛋白质和红细胞滤过形成蛋白尿、管型尿和血尿。②水肿：肾小球滤过率降低，水钠潴留引起水肿。轻者晨起眼睑水肿，重者波及全身。③高血压：水钠潴留，血容量增加所致。

（3）转归：儿童患者预后较好，大多数在数周或数月痊愈，少数反复发作可致慢性肾小球肾炎，极少数严重者可发展为新月体性肾小球肾炎。

2. 快速进行性肾小球肾炎（rapidly progressive glomerulonephritis） 又称新月体性肾小球肾炎。任何年龄均可发生，但以中、青年多见，起病急，进展快，预后差。此型病变特征为肾球囊壁层上皮细胞增生形成新月体。

（1）病理变化：肉眼观，双肾体积对称性增大，颜色苍白，表面可见散在出血点；切面皮质增厚，皮髓质分界清楚。镜下观，肾球囊壁层上皮细胞显著增生形成新月体或环形体（图6-42，彩图30）。早期新月体主要由增生的壁层上皮细胞和渗出的单核吞噬细胞构成，称为细胞性新月体。病变进一步发展，新月体逐渐被胶原纤维取代，称为纤维性新月体。

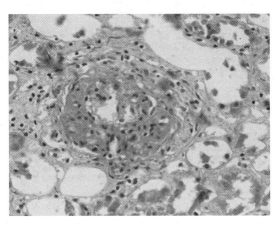

图6-42 快速进行性肾小球肾炎

（2）病理临床联系：临床上表现为急进性肾炎综合征。①尿的改变：包括血尿、少尿或无尿。肾小球毛细血管发生纤维素样坏死，基底膜缺损和出血，血尿比较明显。大量的新月体形成后，阻塞肾小球囊腔，出现少尿甚至无尿。②氮质血症：肾小球滤过率下降，尿素、肌酐等代谢产物不能排出，并在体内潴留引起氮质血症，最后发展为肾衰竭。③高血压：肾小球纤维化、玻璃样变造成肾小球缺血，通过肾素-血管紧张素的作用，出现高血压。

（3）转归：预后差，一般与形成新月体的肾小球数量密切相关。受累肾小球超过80%的患者，多在数周或数月内死于尿毒症。

3.膜性肾小球肾炎（membranous glomerulonephritis） 是引起成人肾病综合征的常见类型。病变特征为毛细血管基膜弥漫性增厚。由于肾小球内无明显炎症反应，又称膜性肾病。

（1）病理变化：肉眼观，双肾肿大，颜色苍白，称为大白肾。镜下观，肾小球毛细血管基膜呈弥漫性增厚，病变严重者可阻塞毛细血管，导致管腔狭窄、闭塞，肾小球可发生纤维化和玻璃样变。

（2）病理临床联系：临床表现为肾病综合征。由于肾小球基膜严重受损，通透性增加，出现非选择性蛋白尿。大量蛋白质从尿液排出，血浆蛋白降低出现低蛋白血症。血浆蛋白降低和水钠潴留引起严重的全身水肿。低蛋白血症可刺激肝合成脂蛋白增多，使血中胆固醇、三酰甘油增多，出现高脂血症。

（3）转归：病变进展缓慢，病程较长，早期治疗可缓解或控制病情，晚期逐渐发展为慢性肾小球肾炎。

4.慢性肾小球肾炎（chronic glomerulonephritis） 是各种类型肾炎发展到晚期的病理类型，也称终末肾。多见于成人，病变特点是肾小球纤维化、玻璃样变。

（1）病理变化：肉眼观，双肾体积对称性缩小，质地变硬，表面呈均匀的细颗粒状，切面皮质变薄，皮髓质分界不清，称为继发性颗粒性固缩肾。镜下观，肾小球纤维化、玻璃样变，所属肾小管萎缩或消失。纤维组织收缩使纤维化、玻璃样变的肾小球相互靠近，称为肾小球集中现象（图6-43，彩图31）。残留的肾单位常发生代偿性肥大，所属肾小管扩张，腔内有多种管型。肾间质纤维组织增生，伴有淋巴细胞、浆细胞浸润。

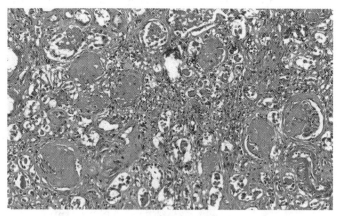

图6-43 慢性肾小球肾炎

（2）病理临床联系：临床表现为慢性肾炎综合征。①尿的改变：由于多数肾单位被破坏，血液快速流经残存肾小球，肾小球滤过率增加，而肾小管重吸收功能有限，尿的浓缩功能降低，造成多尿、夜尿和低比重尿。残存的肾单位结构和功能相对正常，因此，血尿、蛋白尿、管型尿不明显。②肾性高血压：肾小球纤维化使肾组织缺血，肾素分泌增加，激活肾素-血管紧张素系统，血压升高。③贫血：大量肾单位被破坏，促红细胞生成素减少，加上长期肾功能不全大量代谢产物潴留抑制骨髓造血功能，出现贫血。④氮质血症和尿毒症：晚期肾炎时，肾单位大量被破坏，残存肾单位逐渐减少，造成体内代谢废物不能排出，水、电解质代谢与酸碱平衡紊乱，造成氮质血症和尿毒症。

（3）转归：慢性肾小球肾炎病程长短不一，但预后均较差。死亡原因主要是尿毒症或高血压引起的心力衰竭和脑出血。（表6-12）

表6-12　各型肾小球肾炎病变特点及病理临床联系

项目	病理特点	病理临床联系
急性弥漫性增生性肾小球肾炎	肉眼观，大红肾或蚤咬肾 镜下观，肾小球毛细血管内皮细胞和系膜细胞增生	急性肾炎综合征：血尿、蛋白尿；水肿；高血压
快速进行性肾小球肾炎	肉眼观，双侧肾弥漫性肿大，颜色苍白 镜下观，肾球囊壁层上皮细胞增生形成新月体	急进肾炎综合征：少尿、无尿、氮质血症、尿毒症
膜性肾小球肾炎	肉眼观，"大白肾" 镜下观，毛细血管基底膜弥漫性增厚	肾病综合征
慢性肾小球肾炎	肉眼观，继发性颗粒性固缩肾 镜下观，肾小球纤维化、玻璃样变性	慢性肾炎综合征：多尿、夜尿、低比重尿；肾性高血压；贫血；氮质血症

二、肾盂肾炎

肾盂肾炎（pyelonephritis）是由细菌感染引起的肾盂和肾间质的化脓性炎症。本病可发生于任何年龄，以女性多见。按病变特点和临床表现可分为急性肾盂肾炎和慢性肾盂肾炎。

（一）病因和发病机制

1.病因　引起肾盂肾炎的细菌很多，以大肠埃希菌最为常见，其次为副大肠埃希菌、变形杆菌、葡萄球菌等。

2.发病机制

（1）上行性感染：又称逆行性感染，是本病最主要的感染途径。感染的细菌多为大肠埃希菌，细菌沿输尿管或其周围淋巴管上行至肾盂、肾间质引起单侧或双侧肾脏病变。

（2）血源性感染：又称下行性感染。致病菌常为葡萄球菌，细菌由体内感染灶侵入血流，随血流到达肾，在肾小球或肾小管周围毛细血管停留，引起局部组织的化脓性病变。

肾盂肾炎的发生常有一定的诱因，如泌尿系统结石引起的尿路阻塞、医源性尿路手术损伤、膀胱输尿管反流等。

（二）类型及病理变化

1.急性肾盂肾炎

（1）病理变化：病变累及单侧或双侧肾。肉眼观，肾体积增大，表面可见散在的大小不等的黄白色脓肿，肾盂黏膜充血、水肿，表面有脓性渗出物，髓质内有黄色条纹，并向皮质延伸，可有小脓肿形成。镜下观，肾间质内有大量中性粒细胞浸润，形成大小不等的脓肿，脓肿破坏肾小管使管腔内充满脓细胞和细菌。肾盂黏膜充血、水肿、出血，大量中性粒细胞浸润。

（2）病理临床联系

1）全身症状：如发热、寒战、白细胞计数升高等。

微课：
急性肾盂
肾炎

2）腰痛和肾区叩击痛：由于肾体积增大，被膜紧张，炎症刺激肾周围组织的神经末梢而引起。

3）膀胱刺激征：因膀胱和尿道受急性炎症刺激而出现尿频、尿急和尿痛等症状。

4）尿液检查：出现脓尿、菌尿、蛋白尿、管型尿和血尿等。

（3）结局及并发症：如能及时彻底治疗，大多数可在短期内痊愈；如治疗不彻底或诱因持续存在，可反复发作而转为慢性肾盂肾炎。

2.慢性肾盂肾炎

（1）病理变化：肉眼观，病变累及单侧或双侧肾，肾体积缩小，质地变硬，表面有不规则凹陷性瘢痕，切面皮髓质分界不清，肾盏、肾盂因瘢痕收缩而变形，肾盂黏膜粗糙。镜下观，病变以肾间质和肾小管最为严重，呈不规则灶状分布，肾间质纤维组织增生，有淋巴细胞、浆细胞浸润，肾小管多萎缩、坏死。部分肾小管代偿性扩张，管腔内充满均匀红染的蛋白样物质，形似甲状腺滤泡。早期肾小球很少受累，但肾小囊周围可发生纤维化。后期肾小球发生纤维化和玻璃样变（图6-44，彩图32）。

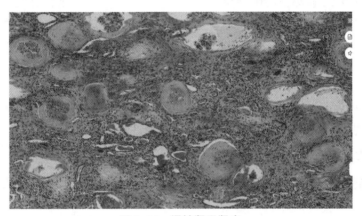

图6-44　慢性肾盂肾炎

（2）病理临床联系

1）尿的变化：包括多尿、夜尿、低比重尿。因肾小球病变较晚，肾小管受损较早且病变严重，肾小管重吸收和浓缩功能降低，患者出现多尿、夜尿、低比重尿。

2）高血压：随着肾组织发生纤维化和小血管硬化，肾组织缺血，肾素分泌增加，引起血压升高。

3）慢性肾衰竭：病变晚期大量肾单位被破坏，出现氮质血症及尿毒症等表现。

（3）结局及并发症：慢性肾盂肾炎病程较长，常反复发作。及时治疗可控制病情发展；若肾组织广泛受累，可引起尿毒症，预后较差。

🏛️ 思政课堂

泌尿外科奠基人之一

吴阶平（1917—2011），著名医学科学家、医学教育家、泌尿外科专家，新中国泌尿外科的奠基人。

1947年，吴阶平赴芝加哥大学进修，师从现代肿瘤内分泌奠基人哈金斯教授。哈金斯非常喜欢吴阶平这个年轻、勤奋的中国学生。1948年年底，吴阶平在美国的进修即将结束，哈金斯在他面前铺开了芝加哥大学医院开始兴建的科研大楼蓝图："这是你将来的实验室，这是办公室。我可以把你的家眷都接来。在这里你会前途无量。"可是，吴阶平一直有一个心愿，就是要发展中国的泌尿外科事业。他认定自己的事业在祖国。1948年12月1日，吴阶平毫不犹豫地返回了中国。中华人民共和国成立以后，吴阶平以其高超的医术，让中国泌尿外科事业赶超国际水平，这是吴阶平毕生的理想和追求。

讨论

吴阶平放弃国外优厚的待遇回国为新中国泌尿外科事业而奋斗，体现了他的什么精神？

本节小结

PPT课件

课后练习

（陈峰杰）

第七章　药理学

第一节　药理学总论

学习目标

知识目标：

1.掌握药理学的概念及研究内容。

2.熟悉药理学的基本任务。

3.了解药理学的发展简史。

技能目标：

能够阐述药效学与药动学的研究内容和原理。

素质目标：

1.具备不断探索的创新精神。

2.养成敢于探究、严谨务实、精益求精的科学精神。

一、基本概念

1.药理学　是研究药物与机体（包括病原体）间相互作用及其规律的科学。研究内容包括两部分，即药物效应动力学和药物代谢动力学。其中药物效应动力学主要研究药物对机体的作用及作用机制，简称药效学；药物代谢动力学研究药物在体内的吸收、分布、代谢和排泄的动态变化及其规律，简称药动学。

2.药物　指用于预防、治疗、诊断疾病或能影响机体的生理、生化功能和病理过程的物质。从药理学角度来看，药物和毒物没有严格界限，毒物指在较小剂量即对机体产生剧烈毒性作用，影响人体健康的物质。当药物用法和用量不当时，也会引起毒性反应，而毒物如果用法用量正确，也可以治疗某些疾病。因此，药物与毒物只有量的区别没有质的区别。

二、药理学的性质与任务

药理学是一门与医学和药学相关的综合性学科，它以基础医学中的生理学、生物化学、病理学、微生物与免疫学、分子生物学等理论知识来解释药理作用及其作用机制，又为内科学、外科学、妇产科学等临床医学的合理用药提供理论依据，同时药理学研究也是研发新药的必要环节。因此，药理学既是基础医学与临床医学间的桥梁，又是医学与药学间的桥梁。

药理学研究的方法是实验性的，常用的药理实验方法分为实验药理学、实验治疗学和临床药理学。其中以健康动物和正常器官、组织、细胞等为实验对象，进行药效学和药动学研究的方法为实验药理学方法；以病理模型动物或组织器官为实验对象，观察药物治疗作用的方法为实验治疗学方法，其可整体进行，也可体外培养细菌、寄生虫等来进行；以人为对象，研究药物的药效学和药动学，并对药物的疗效和安全性进行评价的方法为临床药理学方法，主要为合理用药、开发新药，推动药物治疗学的发展做出贡献。

药理学的基本任务：①阐明药物的作用及作用机制，提高疗效，降低毒性，为临床合理用药和防止药物的不良反应提供理论依据。②研究开发新药，发现老药新用途。③为其他生命科学研究提供科学依据和研究方法。

三、药物与药理学的发展简史

药物的发现是广大劳动人民在与自然作斗争的过程中产生和发展的。人们从生活经验中得知某些天然物质可以治疗疾病与伤痛，其中有不少流传至今，如麻黄止喘、大黄导泻、柳皮退热等。早在公元1世纪前后，我国就著有《神农本草经》，收载药物365种，是我国最早的药物学著作；公元6世纪初，南北朝梁代陶弘景整理编写了《本草经集注》，收载药物730种，不仅增加了药物品种，还将药物按照自然来源进行了分类，对药物的形态、产地、采制、剂量、真伪等均有所论述。唐代的《新修本草》，又称《唐本草》，是世界上第一部由国家颁布的药典，收载药物844种，增加了安息香、龙脑等外来药物；明代李时珍所著的《本草纲目》是世界闻名的药物学巨著，收载药物1892种，被国外学者誉为"中国的百科全书"，为人类医药学发展做出了巨大贡献。

药理学的建立和发展与现代科学技术的发展密切相关。19世纪初，在化学和实验生理学基础上，建立了实验药理学整体动物水平的研究方法。19世纪20年代，开启了器官药理学研究，如英国Langley于1878年在大量实验基础上提出了受体概念，为受体学说的建立奠定了基础。随着有机化学和实验医学的发展，药理学研究进入了新的阶段，如1909年，德国P. Ehrlich发现砷凡纳明可以治疗梅毒，开创了应用化学药物治疗传染病的新纪元。1940年，英国Florey在Fleming研究的基础上提取分离出青霉素，使化学药物治疗进入了抗生素时代。20世纪中叶，随着自然科学技术的飞速发展，药理学的研究从原来的系统、器官水平发展到细胞、亚细胞及分子水平，对药物作用机制的研究也更深入。尤其是随着生命科学领域的单克隆、基因重组及基因敲除等技术的飞速发展，药理学也快速发展，一方面应用DNA重组技术研发了大量的基因工程药物，为战胜癌症、遗传性疾病及病毒性疾病提供武器，另一方面更加准确地揭示了药物的作用机制，为研究药物与生物大分子之间的相互作用规律奠定基础。受体及其亚基的克隆等加深了人类对生命本质的认识，也为推动药理学及其他生命科学的发展做出了贡献。药理学由过去只与生理学有联系的单一学科发展成与生物物理学、生物化学及分子生物学等多学科密切联系的综合学科。药理学也随之出现了许多新的分支学科，如生化药理学、分子药理学、免疫药理学、遗传药理学、临床药理学等。

📖 思政课堂

李时珍《本草纲目》

李时珍（1518—1593），字东璧，晚年自号濒湖山人，湖北蕲春县蕲州镇东长街之瓦屑坝（今博士街）人，明代著名医药学家。

李时珍以北宋最有代表性的本草著作《证类本草》为蓝本编写了《本草纲目》。在编写过程中，他渔猎群书的同时，还搜罗百氏，拜访各行业的普通民众为师，书稿完成后，又进行了三次大的修改，"历岁三十，功始成就"。这种勤奋求实、严谨治学、坚持不懈的品格与钻研精神，堪称学者楷模。

《本草纲目》在药物分类上打破了自《神农本草经》以来沿袭了一千多年的上、中、下三品分类法，他将陶弘景首创的按药物自然属性分类方法发扬光大，采取按药物自然属性分纲列目的二级分类方法，所有药物以"部"为纲，以"类"为目，分为水、火、土、金石、草、谷、菜、果、木、服器、虫、鳞、介、禽、兽、人16部，每部又分若干类，如水部有天水类、地水类，草部有山草类、芳草类、隰草类、毒草类、蔓草类、水草类、石草类、苔类、杂草类、有名未用类等，共计60类。这种二级分类法是李时珍首创，既继承了前人之精华，又有所创新，在当时是最先进的分类。比现代植物分类学创始人林奈的《自然系统》早了一个半世纪，被誉为"东方医药巨典"。2011年5月，金陵版《本草纲目》入选世界记忆名录。

讨论

李时珍编写的《本草纲目》，体现了他的什么精神？

本节小结　　　　　PPT课件　　　　　课后练习

（郭　允）

第二节　药物代谢动力学

学习目标

知识目标：

1.掌握影响药物吸收的因素。

2.熟悉药物的体内过程。

3.了解药物的跨膜转运及特点。

技能目标：

1.能够说出药物的体内过程。

2.能够说出血浆半衰期的临床意义及快速达稳态时的给药方法。

素质目标：

养成敢于探究、严谨务实、具体问题具体分析的科学精神。

药物代谢动力学主要研究药物在体内过程的动态变化及其规律。药物在体内的过程主要包括吸收、分布、代谢和排泄，可以概括为转运（吸收、分布和排泄）和转化（代谢）两大过程（图7-1）。

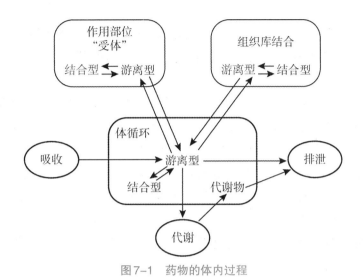

图7-1 药物的体内过程

一、药物分子的跨膜转运

跨膜转运是药物分子通过细胞膜的现象。细胞膜是药物在体内转运的基本屏障，药物通过各种细胞膜的方式和影响跨膜的因素相似。

1.药物跨膜转运方式 主要有被动转运、载体转运和膜动转运三大类。其中被动转运分为简单扩散和滤过两种形式，被动转运是顺浓度差进行，不消耗能量，不需要载体，是大部分药物的转运方式。载体转运主要有主动转运和易化扩散两种方式，主要发生在肾小管、胃肠道、胆道等部位，两者均需要载体，不同的是主动转运是逆浓度差进行转运，消耗能量，而易化扩散是顺浓度差进行转运，不消耗能量。膜动转运指大分子物质通过膜的运动而转运，包括胞饮和胞吐。被动转运和载体转运的特点见表7-1。

微课：
药物跨膜
转运

表7-1 被动转运和载体转运的特点

转运方式	膜两侧浓度差	能量	载体	竞争现象
被动转运				
简单扩散	顺	不耗能	不需要	无
滤过	顺	不耗能	不需要	无
载体转运				
易化扩散	顺	不耗能	需要	有
主动转运	逆	耗能	需要	有

2.影响药物跨膜转运的因素 主要与药物的解离度和体液的酸碱度有关，大部分药物属于弱碱性或弱酸性有机化合物，会在体液中发生不同程度的解离，非解离型（分子型）药物疏水而亲脂，易通过细胞膜；相反解离型（离子型）药物极性高，不易通过细胞脂质层。此外，药物膜两

侧浓度差、细胞膜通透性及面积和厚度、血流量、细胞膜转运蛋白的量和功能等都会影响药物的跨膜转运。

二、药物的体内过程

1.吸收 指药物从给药部位进入血液循环的过程。药物吸收的速度和程度直接影响药物作用的快慢和强弱。影响药物吸收的因素主要有给药途径、药物的理化性质、药物的剂型及吸收环境等。

（1）给药途径：常见的给药途径有口服给药、直肠给药、注射给药、吸入给药、皮肤给药等。除静脉注射和静脉滴注给药外，其他给药途径都需要吸收过程才能进入血液循环。

1）口服给药：最常用的给药方法，主要的吸收部位在小肠，因为小肠具有吸收面积大、血流丰富、pH 4.8~8.2等特点，适合于大多数药物的溶解和吸收。少部分弱酸性药物可在胃内吸收。经胃肠吸收的药物需通过毛细血管经过肝门静脉再到体循环，某些药物首次进入肠壁或经门静脉进入肝时，被其中的酶灭活一部分，使进入体循环的药量减少，这种现象称首过效应，又称首过消除或首关消除。首关效应明显的药物吸收少，不宜口服给药，如硝酸甘油口服首关消除达90%~95%，可改用舌下含服。

2）舌下给药：舌下黏膜血流丰富，可避免首过效应，吸收迅速，给药方便。但吸收面积小，适用于脂溶性高、用量小的药物。

3）直肠给药：药物由直肠或结肠黏膜吸收，起效快，可避开首过效应。直肠给药主要适用于刺激性强的药物或不能口服给药的患者，如小儿、严重呕吐或昏迷者。

4）注射给药：主要分为静脉注射、静脉滴注、皮下注射和肌内注射等。皮下注射或肌内注射后，药物通过毛细血管壁进入血液循环，吸收速度较快且完全。由于肌组织血流量较皮下组织丰富，故肌内注射比皮下注射吸收快。静脉注射是直接将药物注入血管内、药物没有吸收过程，起效快，剂量准确，故抢救危重患者或急救时多采用静脉注射或静脉滴注给药。

5）吸入给药：肺泡表面积较大，毛细血管丰富，气体、挥发性药物或气雾剂等均易通过肺泡壁而被迅速吸收。此外，吸入给药也可用于鼻、咽部的局部治疗。如沙丁胺醇气雾剂吸入给药用于哮喘发作。

6）皮肤和黏膜给药：完整的皮肤吸收能力比较差，外用药物主要发挥局部作用，但某些脂溶性高的药物也可通过皮肤、黏膜吸收起到全身作用。如硝酸甘油贴剂经皮吸收用于预防心绞痛发作。

💡**重点提示** 不同给药途径对药物吸收速度快慢的影响。

（2）药物的理化性质：分子量小、脂溶性大、解离度小者易被吸收，反之则难以吸收。如弱酸性药物在酸性环境中不易解离，游离型比较多，脂溶性大，吸收多；相反，在碱性环境中则易解离，吸收少。同样，弱碱性药物在碱性环境中不易解离，脂溶性高，吸收多；在酸性环境中吸收少。

（3）药物的剂型：同一药物，剂型不同，给药途径不同，吸收速度也不同。一般口服固体制剂中吸收速度快慢顺序为散剂＞颗粒剂＞胶囊剂＞片剂。

（4）吸收环境：胃肠功能状态、体液pH、肠内容物及血流等，都会影响药物的吸收。如口服给药时，胃排空较慢、肠蠕动较快等都不利于药物的吸收。

2.分布 指药物随血液循环到达各组织器官的过程。大部分药物是通过被动转运分布到全身各个组织器官，少部分药物的分布方式为主动转运。药物分布到达作用部位的速度越快，起效越快。药物在体内分布不均匀，一般来说，血流丰富的组织器官，药物分布的快，如肝、肾、肺等血流丰富的器官分布较快，而皮肤、脂肪等分布较慢。脂溶性药物或小分子的水溶性药物易通过毛细血管壁分布到组织，而大分子的水溶性药物或解离型药物则不容易通过血管壁分布到组织。影响药物分布的因素除局部血流量和药物的理化性质外，还受体液pH、药物与血浆蛋白的结合率、药物与组织的亲和力、特殊屏障等因素的影响。

（1）体液pH：正常情况下，细胞外液pH（约7.4）略高于细胞内液pH（约7.0），故弱酸性药物在细胞外液解离的多，不易进入细胞内，因此其在细胞外液分布的药物浓度略高一些，而弱碱性的药物则相反。因此通过改变体液pH可改变药物的分布，用于抢救某些弱酸或弱碱性药物的中毒。

（2）药物与血浆蛋白的结合率：指药物与血浆蛋白结合的程度，是影响药物分布的重要因素。大部分游离型药物进入血液循环后可不同程度地与血浆蛋白进行可逆结合，变为结合型药物，暂时贮存起来不能进行分布，当血浆中药物浓度降低时，部分结合型药物解离为游离型被分布到各个组织器官，两者处于动态平衡状态。一般来说，血浆蛋白结合率高的药物起效慢，维持时间长，血浆蛋白结合率低的药物起效快，维持时间短。若当药物合用时，它们可以在血浆蛋白结合部位发生竞争性置换现象，与血浆蛋白结合部位亲和力较高的药物会将结合力较低的药物置换出来，使之游离型增多，药理活性增强。如保泰松、阿司匹林、苯妥英钠可使双香豆素从蛋白结合部位置换出来，而引起出血等。

（3）组织细胞结合：药物与组织细胞结合是由于药物与某些组织细胞成分具有特殊的亲和力，导致这些组织中的药物浓度显著高于血浆游离浓度，药物分布呈现一定的选择性。如碘与甲状腺组织具有特殊的亲和力，因此主要分布在甲状腺组织中。

（4）体内屏障

1）血脑屏障：大部分药物很难透过血脑屏障，从而保护中枢神经系统内环境的相对稳定性。一般来说脂溶性高、非解离型、分子量小的药物容易透过血脑屏障。但是婴幼儿血脑屏障发育不完善，药物容易通过，易引起中枢神经系统的不良反应，因此用药要慎重。此外，当脑部有炎症时，如脑膜炎患者，其血脑屏障的通透性会增加，可使药物在脑脊液中达到有效的治疗浓度。

2）胎盘屏障：其通透性与一般生物膜无显著差别，因此大部分药物都可以透过胎盘屏障进入胎儿体内，因此妊娠期用药要慎重，尤其要禁用对胎儿发育有影响的药物。

3）血眼屏障：是血-视网膜、血-房水、血-玻璃体屏障的总称。全身给药时，由于血眼屏障的存在，造成药物在视网膜、玻璃体和房水等组织难以达到有效治疗浓度，可采取局部给药如局部滴眼、球后注射等，以提高眼内药物浓度，减少全身不良反应。

3.代谢 指药物在体内多种药物代谢酶（尤其肝药酶）的作用下，化学结构发生改变的过程，又称生物转化。生物转化的能力可反映机体对外来物质或药物的处置能力。药物经体内代谢后有两种结果：一是失活，即大部分药物由有药理活性成为无药理活性的代谢物；二是活化，指少数药物由无药理活性成为有药理活性的代谢物或产生有毒的代谢物，或代谢后仍保持原有药理作用或药理作用增加，故生物转化不能称为解毒过程。药物代谢的场所主要在肝，其次是肠、肾、肺等。药物在肝代谢时会受肝功能的影响，当肝功能不全时药物代谢减慢，易使药物在体内蓄积甚至中毒。药物的代谢与排泄称为药物的消除。

（1）药物代谢的方式：主要分为Ⅰ相和Ⅱ相两个时相。Ⅰ相反应包括氧化、还原和水解反应，经过此反应过程，大部分药物会失活，少部分药物会活化。Ⅱ相反应即结合反应，药物及其代谢物与体内内源性物质如葡糖醛酸、乙酰基、甲基、硫酸基等结合后活性减弱或消失，生成极性大易溶于水的代谢物，易于排出。

（2）药物代谢的酶：大部分药物代谢需要酶的催化，主要分为特异性酶和非特异性酶两种。特异性酶专一性强，主要催化特定的底物代谢，如胆碱酯酶只水解乙酰胆碱。非特异性酶主要指的是肝药酶或药酶，为肝脏微粒体混合功能氧化酶系，专一性低，可以催化数百种化合物，是药物代谢的主要酶系统。肝药酶具有个体差异性，其活性易受外界因素影响而出现增强或减弱现象。

（3）药酶的诱导和抑制：有些药物可以诱导肝药酶的活性增强或增加肝药酶的生成，从而使药物代谢加速，导致药效减弱，称为药酶诱导剂，如苯巴比妥、苯妥英钠可使双香豆素、糖皮质激素、雌激素代谢加快，药理作用减弱。反之，有些药物可抑制肝药酶的活性或减少肝药酶的生成，从而使药物代谢减慢，药效增强甚至引起中毒，称为药酶抑制剂，如异烟肼、氯霉素、香豆素类可抑制苯妥英钠的代谢，从而使苯妥英钠血药浓度增高，引起中毒。因此，肝功能不全时禁用或慎用对肝有毒性和经肝代谢的药物。联合用药时，当有药酶抑制剂和诱导剂存在时，应注意调整用药剂量。

（4）影响药物代谢的因素：除受肝功能、药酶活性影响之外，药物的代谢还受遗传、环境、昼夜节律及病理因素的影响。

💡**重点提示** 生物转化过程不是解毒过程。

4.排泄 指体内药物以原形或代谢物排出体外的过程。肾是药物排泄的主要途径，此外，还可经胆道、肠道、肺、唾液、乳汁、汗液等其他途径排泄。

（1）肾排泄：主要有肾小球滤过和肾小管分泌两种方式。大部分游离型药物及其代谢物均可经肾小球滤过，少数药物经肾小管主动分泌排泄。影响肾排泄的因素主要有肾功能、肾小管重吸收、尿量和尿液pH、竞争性抑制现象等。

1）肾功能：肾功能不全时，主要经肾排泄的药物消除速度减慢，易发生蓄积中毒。为避免加重肾负担，对肾功能有损害的药物应禁用或慎用。

2）肾小管重吸收：肾小管的重吸收是被动吸收，因此药物的解离度对其有重要影响。一般脂溶性高、游离型的药物重吸收多，排泄慢；水溶性药物则重吸收少，排泄快。

3）尿量和尿液pH：一般弱酸性药物在碱性尿液中解离的多、重吸收的少、排泄快，弱酸性药物在酸性尿液中游离的多、重吸收的多、排泄慢；弱碱性药物则相反。因此，利用这一规律可用于某些药物中毒的解救，如苯巴比妥中毒，给予碳酸氢钠碱化尿液从而使苯巴比妥大量排出，用于解毒。此外，增加尿量，可降低尿液中药物的浓度，使重吸收减少，排泄加快，如利尿药呋塞米可加速毒物的排泄。

4）竞争性抑制现象：肾小管分泌是一个主动转运过程，需要特殊的载体，即酸性药物和碱性药物载体。因此，当分泌机制相同的药物合用时，经同一载体转运存在竞争性抑制现象。如丙磺舒与青霉素合用，两者竞争肾小管上的有机酸载体转运系统，丙磺舒可抑制青霉素从肾小管分泌，使青霉素排泄减慢，作用时间延长，药效增强。

（2）消化道排泄：药物可通过胃肠道壁脂质膜自血浆内排入胃肠腔内，位于肠上皮细胞膜上的P糖蛋白也可直接将药物及其代谢物从血液内分泌排入肠道。因此，当碱性药物血药浓度很高时，消化道排泄途径就很重要。

某些药物及其代谢物可经胆汁主动排泄。经胆汁排泄的药物胆道内药物浓度较高，因此可用于胆道疾病的治疗，如红霉素、利福平等治疗胆道感染。另外，经胆汁排泄的药物存在一种特殊的现象，即经胆汁排入十二指肠的药物又被重吸收，经肝进入血液循环，这种小肠、肝、胆汁间的循环称为肠肝循环。肠肝循环可延长药物在体内的作用时间，也会造成药物在体内的蓄积中毒，如洋地黄毒苷、吗啡等。可以通过胆道引流或阻断肠肝循环来加速药物的排泄，可作为一种急救方法。

（3）其他排泄途径：药物还可经乳汁、唾液、泪液、汗液及肺排泄等。对于经乳汁排泄的药物，哺乳期妇女用药时要注意对乳儿的影响。

三、药物消除动力学

1.药物的血药浓度-时间关系　药物的体内过程是一个连续变化的动态过程，可以用药-时曲线表示。以时间为横坐标，以体内药量或血药浓度为纵坐标，即得到药-时曲线。以单次口服给药为例，药物的药-时曲线见图7-2。

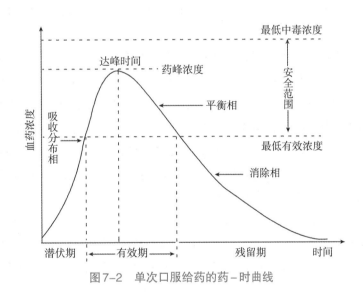

图7-2　单次口服给药的药-时曲线

药-时曲线的意义：①可以定量地分析药物在体内的动态变化。②曲线的升段反映药物吸收和分布的快慢，坡度越陡，表示吸收越快，此时药物的吸收速度大于消除速度。③曲线的最高点为血浆峰浓度（C），达到峰浓度的时间称为达峰时间（T），此时药物的吸收速度等于消除速度。④曲线的降段反映药物消除的快慢，坡度越陡，表示消除越快，此时药物的消除速度大于吸收速度。⑤药-时曲线下所覆盖的面积称为曲线下面积（AUC），反映药物进入体循环的相对量，曲线下面积越大，表示药物吸收的相对量越多。

2.药物消除动力学类型

（1）一级动力学消除：又称恒比消除，即消除速度与药量（或浓度）成正比。大部分药物在体内按一级动力学消除。

（2）零级动力学消除：又称恒量消除，即单位时间内药物以恒量消除。

（3）混合消除动力学：即低浓度或低剂量时按一级动力学消除，当达到一定高浓度或高剂量时按零级动力学消除。

四、药物代谢动力学的基本参数

1.生物利用度 指非血管给药时，药物制剂被机体吸收利用的程度与速度，即药物制剂实际吸收进入血液循环的药量占所给药量的百分率，用F表示：生物利用度（F）＝实际吸收药量（A）/给药剂量（D）×100%，药物静脉注射给药时全部进入血液循环，其F值为100%。生物利用度是评价药物吸收率、药物制剂质量或生物等效性的一个重要指标，可分为相对生物利用度和绝对生物利用度。绝对生物利用度通常用实际工作中以血管外给药制剂与静脉注射的药-时曲线下面积（AUC）的比值来表示，可以评价同一药物不同途径给药的吸收程度。相对生物利用度通常用待测药物制剂与标准制剂的药-时曲线下面积（AUC）的比值来表示，可以评价同一种药物制剂不同厂家或同一厂家的不同批号药品的吸收情况。两者的计算公式分别如下。

$$绝对生物利用度＝血管外给药制剂AUC/静脉注射AUC×100\%$$

$$相对生物利用度＝待测药物制剂AUC/标准制剂AUC×100\%$$

2.血浆半衰期 指血浆药物浓度下降一半所需的时间，用$t_{1/2}$来表示。反映了药物在体内的消除速度。大部分药物以恒比消除为主，其半衰期是固定值，但是当肝、肾功能不全时，其半衰期明显延长，易发生蓄积中毒。

血浆半衰期的临床意义：①是药物分类的依据。②可确定给药间隔时间。③可预测药物基本消除的时间，一般停药4~5个半衰期，即可认为药物基本消除。④可预测药物达稳态血药浓度的时间，以半衰期为给药间隔时间，分次恒量给药，经4~5个半衰期可达稳态血药浓度。

3.表观分布容积 指当血浆和组织内药物分布达到平衡时，体内药物按血浆药物浓度在体内分布所需体液容积。用V_d表示，即$V_d＝A/C_0$，其中A为体内药物总量，C_0为血浆和组织内药物分布达到平衡时的血药浓度。由于药物在体内分布不均匀，所以V_d只是一个假定值，并不是一个生理的容积空间，根据V_d的大小可以推测药物在体内的分布情况。

4.消除速度常数 指单位时间内消除药物的分数。用K_e表示，反映体内各种途径消除药物的总和。如K_e为0.16/h，表示每小时消除前1小时末体内剩余药量的16%。对于正常人来说，K_e基本恒定，其值大小反映药物在体内消除的速率，只与药物本身的理化性质和消除器官的功能有关，与药物剂型无关。

5.清除率 是机体消除器官在单位时间内清除药物的血浆容积，用CL表示。在一级动力学消除时，清除率是一个恒定值，当体内药物消除能力达到饱和而按零级动力学消除时，清除率会发生变化。

五、药物剂量的设计和优化

1.稳态血药浓度 指按照一级动力学消除的药物连续多次恒量口服给药，其血药浓度逐渐升高，当吸收速度与消除的速率达到平衡时，血药浓度维持在一个相对稳定的水平，此时的血浆药物浓度称为稳态血药浓度（C_{ss}），又称坪值。

稳态血药浓度的临床意义：①调整给药剂量的依据。稳态浓度的高低与给药剂量成正比，即剂量大，稳态浓度高；稳态浓度的波动范围与给药间隔时间成正比，即用药次数越多，稳态浓度波动越大，甚至超出最低中毒浓度的危险，因此在实际用药时要注意给药间隔时间。②确定负荷剂量。如危重患者需要立即达坪值，可采用首剂加倍的方法，可使药物在一个半衰期内迅速达到坪值。③制订理想的给药方案。

2.靶浓度和维持剂量　靶浓度指使药物稳态血药浓度达到一个有效而不产生毒性反应的治疗浓度范围。通过调整给药速度或给药间隔使稳态血药浓度维持在靶浓度，此时的给药剂量即为维持剂量。

3.负荷剂量　指首次剂量加大，然后再给予维持剂量，以提前到达稳态血药浓度。因此，若患者急需要达到稳态血药浓度以迅速控制病情时，可以采用负荷剂量法。但是也有一定的缺点：①如果患者对药物特别敏感，则会导致中毒。②如果所用药物的半衰期特别长，首剂加倍后达到的较高药物浓度则需要很长的时间降低到合适浓度。③负荷量通常比较大，容易在血浆浓度迅速达到平衡的部位产生毒性作用。

在制订给药方案时，要提前了解药物的吸收速度和分布特点，根据药物的相关药动学基本参数及影响因素，对患者进行个体化给药，对于安全范围很窄的药物如地高辛等，应做好血药浓度监测，使给药方案更加精确。

💡**重点提示**　某患者病情危急，需要立即达到稳态浓度以控制病情，可以采用负荷剂量法。

🏛 **思政课堂**

药物的体内过程是一个动态的过程，吸收、分布、代谢和排泄是一个有机的整体，任何一个环节出现问题，都会影响药物的药效，甚至还会产生一些不良反应。

讨论

从药物的体内过程，你悟出什么道理？

本节小结

PPT课件

课后练习

（郭　允）

第三节　药物效应动力学

学习目标

知识目标：

1.掌握药物的不良反应种类。

2.熟悉药物效应与剂量之间的关系。

3.了解对因治疗和对症治疗。

技能目标：

1.能够说出耐受性与耐药性的区别。

2.能够说出药物选择性及治疗指数的临床意义。

素质目标：

1.具备尊重和爱护患者的职业道德。

2.养成一分为二看待问题和解决问题的职业素养。

药物效应动力学主要研究药物对机体的作用及作用机制，简称药效学。药效学可为临床合理用药及新药研发奠定基础。

一、药物的基本作用

（一）药物作用与药理效应

药物作用是药物对机体的初始作用，是动因；药理效应是药物作用的结果，是机体反应的表现。两者意义接近，实际中并无严格区分。

药理效应是机体器官原有功能活动的改变，功能活动增强称为兴奋，如咖啡因兴奋大脑皮质等，功能活动减弱称为抑制，如地西泮的镇静催眠作用等，因此，兴奋和抑制是药物最基本的作用。在一定条件下，药物的兴奋和抑制作用会发生转化，如阿托品大剂量（5mg）时中枢兴奋明显增强，达到中毒量（10mg以上）并继续增量时，中枢兴奋就会转为抑制，甚至引起昏迷与呼吸麻痹而导致死亡。有一些药物的兴奋和抑制作用在同一机体内可同时出现，如阿托品既兴奋心脏，又抑制腺体的分泌。由于药物在适当剂量时对机体不同组织、器官的作用性质或作用强度方面存在差异，因此，药物作用还具有选择性。选择性决定药物的作用范围，一般选择性高的药物，其针对性强，作用范围窄，不良反应相对较少；选择性低的药物，其针对性弱，应用范围广，不良反应相对较多。因此，选择性的临床意义在于一是药物分类的依据，二是临床选药的依据。比如当病因不明的细菌感染时先使用广谱抗生素，为控制病情，查明原因争取时间，待确诊是何种细菌感染时再选用专门针对该细菌的抗生素，以增强疗效，减少不良反应的发生。

（二）治疗效果

治疗效果又称疗效，指药物作用的结果有利于改变患者的生理、生化功能或病理过程，使患病的机体恢复正常。根据治疗目的又可分为对因治疗和对症治疗。

1.对因治疗 用药目的在于消除原发致病因子为主，以彻底治愈疾病，也称治本，如抗生素的抑制或杀灭致病菌的作用。

2.对症治疗 用药目的在于改善疾病症状或减轻患者痛苦，也称治标，如对乙酰氨基酚可以降低发热者的体温至正常，起到缓解症状的作用。对症治疗虽然不能消除病因，但是对于病因不明、暂时无法根治的疾病或者比较危急的疾病却是必不可少的，比如高热引起的惊厥，及时给予退热药等。因此，实践中应根据患者的具体情况，遵循"急则治其标，缓则治其本，标本兼治"的原则。

（三）不良反应

凡与用药目的无关并对机体产生不适或痛苦甚至有害的反应，统称不良反应。大部分不良反应是药物固有的效应，一般可以预知，但是不一定能够避免，停药后机体多数可以恢复。少数比较严重的不良反应是比较难恢复的，称为药源性疾病，如链霉素、庆大霉素等引起的神经性耳聋等不良反应。

1.副作用　指药物在治疗量时出现的与用药目的无关的反应。副作用是药物固有的作用，和治疗作用同时出现，不可避免，但是可以预知。副作用一般比较轻微，对机体危害不大，其产生原因主要在于药物的选择性低或作用范围广，而且副作用与治疗作用随着用药目的的不同会相互转化，如阿托品用于麻醉前给药时，其抑制腺体分泌的作用为治疗作用，而松弛胃肠平滑肌引起腹气胀则为副作用；当阿托品用于治疗胃肠绞痛时，松弛胃肠道平滑肌的作用为治疗作用，抑制腺体分泌引起口干则称为副作用。因此，实际用药时应提前向患者说明，避免发生不必要的恐慌。

2.毒性反应　指由于用药剂量过大、用药时间过长或机体敏感性过高引起的对机体有明显损害的反应。毒性反应一般比较严重，但是可以预知的，应该避免发生。用药后迅速发生的毒性反应称为急性毒性，多造成呼吸、循环及中枢神经系统损害。长期用药导致药物在体内蓄积而逐渐发生的毒性反应称为慢性毒性，可损害肝、肾、骨髓及内分泌等器官功能。有的药物可致癌、致畸胎、致突变，称为"三致"反应，也属于慢性毒性反应。因此，实践中不可随意增加药物剂量或者延长疗程以达到治疗目的，应考虑过量用药的危险性。

🏛 **思政课堂**

反应停事件

1957年10月，西德一家制药厂生产的安眠药沙利度胺（又称反应停），因为能有效减轻孕妇妊娠初期的恶心、呕吐等不适症状，上市后风靡欧洲各国和日本等国家，被广泛应用于治疗妊娠反应，投入使用不久，全球先后诞生了1万多名由沙利度胺造成的"海豹畸形婴儿"，这就是20世纪最大的药害事件——反应停事件。

后来研究发现，沙利度胺是一种手性药物，同时还是外消旋混合物，因此其本质上是一种左旋异构体和右旋异构体的混合物。其右旋异构体具有治疗作用，可以减轻孕妇的早期妊娠反应，但是它的手性伙伴（左旋异构体）却具有致畸性，这也正是导致海豹畸形婴儿的罪魁祸首。

讨论

1.从反应停事件中，你受到了什么启发？

2.请从唯物辩证法的角度分析药物作用的两重性。

3.变态反应　指已被致敏的机体对某些药物产生的一种异常的或病理性免疫反应，又称过敏反应或超敏反应。过敏反应的发生与用药剂量无关，不易预知，反应的严重程度个体差异比较大，一般过敏体质者易发生。常见的过敏反应有药物热、皮疹、血管神经性水肿、哮喘等，严重者可发生过敏性休克，如抢救不及时可致死。对易致敏的药物或过敏体质者，临床用药前应详细询问患者有无用药过敏史，过敏者禁用，或者按规定做皮肤过敏试验，过敏试验阳性者禁用。但是，

仍有少数假阳性或假阴性反应，所以要慎用。

4.特异质反应　指某些患者由于遗传因素对某些药物产生的异常反应。其反应严重程度与剂量成正比。如患有遗传性葡萄糖-6-磷酸脱氢酶（G6PD）缺乏症的人在进食新鲜蚕豆后可发生急性溶血反应，俗称蚕豆病。

5.后遗效应　指停药后血药浓度降至阈浓度（最小有效血药浓度）以下时残存的药理效应。如服用镇静催眠药时，次晨出现的乏力、头晕、嗜睡等现象。

6.继发反应　是直接由药物的治疗作用引起的不良后果，又称治疗矛盾。如长期使用广谱抗生素抗感染，引起的继发感染（如鹅口疮、假膜性肠炎等），称为二重感染；长期应用糖皮质激素，引起肾上腺皮质萎缩等。

7.耐受性　指连续多次用药后机体对该药物的敏感性下降，须加大药量才能达到原来的治疗效果。一般停药后机体对药物的反应性会逐渐恢复到原有水平。

8.耐药性　指长期用药后病原体或肿瘤细胞对该药物的敏感性下降，也称抗药性。出现耐药性后，一般需要更换药物。抗生素滥用的后果之一就是出现耐药性，因此，临床实践中应注意耐药性的发生。

💡**重点提示**　耐受性与耐药性的区别。

9.药物依赖性　指长期反复使用某种药物后，患者对药物产生主观和客观上需要连续用药的现象。分为精神依赖性和躯体依赖性。

（1）精神依赖性：又称心理依赖性或习惯性，指患者对药物产生精神上的依赖，停药后患者产生主观的不适而没有其他生理功能的紊乱，但有强烈的继续用药欲望。

（2）躯体依赖性：又称生理依赖性或成瘾性，指反复用药后，一旦停药就会出现戒断症状，表现为精神和身体方面一系列特有的生理功能紊乱状态，如烦躁不安、流泪、出汗、疼痛、恶心、呕吐、惊厥等，甚至危及生命，再次用药后症状消失。躯体依赖者会出现强迫性的觅药行为，为求得继续用药，常不择手段，甚至丧失道德人格，对家庭和社会造成极大的危害。《中华人民共和国药品管理法》对麻醉药品的保管和使用等均有严格的规定，凡接触"麻醉药品"的工作者，均须严格遵守。

10.反跳现象　指长期用药突然停药，使原有症状复发或加重的现象。如长期使用β受体阻滞药普萘洛尔，突然停药，会引起血压升高、心律失常甚至猝死。

💡**重点提示**　有反跳现象的药物不可突然停药，应缓慢或阶梯式停药。

二、药物剂量与效应关系

剂量-效应关系指药理效应与剂量在一定范围内成比例，简称量效关系。药理效应按照性质可分为量反应和质反应。

1.量反应　指某些药物的药理效应的强弱呈连续增减的变化，可以用具体数量或最大反应的百分率表示。如血压的升降、平滑肌的舒缩等，其研究对象为单一的生物体。通常以药物的剂量或浓度为横坐标，以效应强度为纵坐标，可获得直方双曲线；如将药物浓度改用对数值（常采用 $\log_{10}$ 即 lg）作图却呈典型的对称S形曲线，即量反应的量-效曲线，见图7-3。

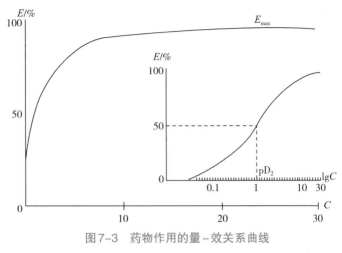

图7-3 药物作用的量-效关系曲线

注：E，效应强度；C，药物浓度。

从量反应的量-效曲线可以得出以下结论。

（1）最小有效剂量或最小有效浓度：是能引起效应的最小剂量或最低药物浓度，又称阈剂量或阈浓度。

（2）最大效应：药物的效应随剂量（浓度）的增加而增强，直至达到药理效应的极限，也称效能。达到最大效应后即使继续增加药物剂量或浓度，效应也不再继续增强。

（3）效价强度：指能引起等效反应（一般采用50%效应量）的相对浓度或剂量，其值越小，则强度越大。药物的最大效能与效应强度含意完全不同，两者并不平行。例如，利尿药以每日排钠量为效应指标进行比较，氢氯噻嗪的效价强度大于呋塞米，而呋塞米的最大效能则大于氢氯噻嗪。药物的最大效能值有较大实际意义，不区分最大效能与效应强度，只讲某药比另一药强很多倍等是易被误解的。一般曲线中斜率较陡的表示药效较剧烈，较平坦的则表示药效较温和。

2.质反应 指某些药物的药理效应只能用全或无，阳性或阴性表示。如死亡与生存、抽搐与不抽搐等，其研究对象为一群体。如果用剂量增加的累加阳性百分率（或浓度）作图也呈典型对称S形量-效曲线，从该曲线中可以看到如下。

（1）半数有效量（ED_{50}）：指能引起50%实验动物阳性反应（质反应）或50%最大效应（量反应）的剂量或浓度。

（2）半数致死量（LD_{50}）：指能引起50%实验动物死亡的量或浓度。

（3）治疗指数（TI）：指LD_{50}与ED_{50}的比值，表示药物的安全性，一般治疗指数越大越安全，但是可靠性不如安全范围即LD_5和ED_{95}之间的距离或LD_1和ED_{99}之间的距离。

三、药物与受体

药物作用的机制是研究药物如何与机体细胞结合而发挥作用的。由于机体细胞本身有复杂的生命活动过程，而药物作用的靶点又几乎涉及生命代谢活动全过程，因此，药物的作用机制十分复杂。目前研究的药物作用机制涉及受体、酶、载体、离子通道、核酸等，此外，有些药物通过改变理化环境或补充机体所缺乏的物质而发挥作用，具体内容将在第五节中介绍。本部分重点介绍药物作用的受体机制。

（一）受体的概念和特性

1.受体　是能识别、结合特异性配体，并通过介导的信息放大系统，触发后续的生理反应或药理效应的一类介导细胞信号转导的功能蛋白质。

2.配体　能与受体特异性结合的物质，又称第一信使。包括内源性配体如神经递质、激素、自体活性物质等和外源性配体如药物、毒物等。

3.受体的特性　受体与其相应的配体有高度的特异性识别能力，而且与浓度很低的配体结合就能产生显著的效应，因此受体具有特异性和灵敏性；配体与受体结合的部位称为结合位点或受点，由于受体的数目是一定的，因此受体与配体的结合具有饱和性，作用于同一受体的配体之间存在竞争性；受体和配体的结合是可逆的，即配体–受体复合物可以解离；由于同一类型的受体可以分布在不同的细胞而产生不同的效应，因此受体还具有多样性等特点。

（二）受体与药物的相互作用

药物与受体结合后产生效应的能力称为内在活性，可用a表示。经典的受体学说–占领学说认为，药物与受体结合不仅需要亲和力，还需要内在活性才能激动受体产生效应。如果只有亲和力而没有内在活性的药物，即使能够与受体结合，也不会产生效应。当药物的亲和力相同时，内在活性强的则效应强度强；当内在活性相同时，亲和力大的则效应强度强。

（三）作用于受体的药物分类

根据药物与受体结合后产生效应的不同，一般将作用于受体的药物分为两大类，即激动药和拮抗药（或阻断药）。

1.激动药　指既有亲和力又有内在活性的药物，能够与受体结合并激动受体产生效应的药物，依据内在活性大小又可将其分为完全激动药（a＝1）和部分激动药（a＜1），两者合用时，部分激动药会拮抗完全激动药的部分药效。

2.拮抗药　指能够与受体结合，具有较强亲和力而无内在活性（a＝0）的药物。拮抗药本身不产生作用，但因占用受体而产生拮抗激动药或其他内源性配体的效应。某些少数拮抗药虽然以拮抗为主，但同时具有较弱的内在活性（a＜1），所以有部分激动受体作用，如具有内在拟交感活性的受体阻断药。根据药物与受体结合是否可逆，可把拮抗药分为竞争性拮抗药和非竞争性拮抗药。

（1）竞争性拮抗药：指能与激动药竞争相同受体且可逆结合。通过增加激动药的剂量与拮抗药竞争结合位点，会使量–效曲线平行右移，最大效能不变。

（2）非竞争性拮抗药：指能与激动药竞争相同受体且不可逆结合。与激动药合用时，会使激动药的亲和力和内在活性均降低、量–效曲线右移、最大效能降低。

激动药、拮抗药和部分激动药的特点见表7-2。

表7-2　激动药、拮抗药和部分激动药的特点

项目	亲和力	内在活性	效应
激动药	强	强	有
拮抗药	强	无	无
部分激动药	强	弱	有／无

（四）受体的类型及调节

根据受体蛋白结构、信号转导过程、效应性质、受体存在位置等，可将受体分为G蛋白偶联受体、配体门控离子通道受体、酪氨酸激酶受体、细胞内受体及其他酶类受体五大类。其中G蛋白偶联受体是目前发现的种类最多的受体，包括生物胺、激素、神经递质等受体。

维持机体内环境稳定的重要因素之一就是受体的调节，其调节方式有脱敏和增敏两大类型。受体脱敏指在长期使用一种激动药后，组织或细胞对激动药物的敏感性和反应性下降的现象。受体增敏是与受体脱敏相反的一种现象，可因受体激动药水平降低或长期应用拮抗药造成，如长期使用β受体阻断药普萘洛尔时，突然停药可出现血压升高、心律失常等"反跳"现象，其原因就是由于β受体增敏导致。因此，受体不是固定不变的，而是经常代谢转换处于动态平衡的状态，其数量、亲和力及效应力会受到各种因素的影响，若受体脱敏和增敏只涉及受体密度的变化，又可称之为下调和上调。

本节小结

PPT课件

课后练习

（郭　允）

第四节　影响药物效应的因素

学习目标

知识目标：

1. 掌握常见药物制剂类型及给药途径。

2. 熟悉特殊人群用药注意事项。

3. 了解常见影响药物作用的因素。

技能目标：

1. 能够说出影响药物作用的常见药物因素。

2. 能够说出影响药物作用的机体因素并做到个体化给药。

素质目标：

1. 具备不断提高技术水平，服务于患者的职业道德。

2. 养成实事求是、具体问题具体分析的科学精神。

药物在体内产生的药理作用和效应，是药物和机体相互作用的结果，受多种因素影响。药物与机体多方面的不同，均能引起药物反应的个体差异。这种个体差异大多数情况下只是"量"的不同，仅是药物作用强度大小或时间长短的不同，但极个别情况下可能会发生"质"的不同，产生了不同的药理作用。临床用药时，应根据个体情况，选择合适的药物和剂量，做到用药个体化，尽可能增强药物疗效，减少不良反应的发生。

一、药物因素

（一）药物制剂和给药途径

同一药物可制成不同剂型采用不同的给药途径给患者服用，因剂型和给药途径的差异，药物效应也有所不同。

常用的药物制剂有注射剂、片剂、胶囊、口服液体制剂、颗粒剂、软膏剂、气雾剂、栓剂等。

药物的制备工艺和原辅料的不同，也可能显著影响药物的吸收和生物利用度，如不同厂家生产的同一药物同一剂型的药品或同一厂家生产的不同批次药品。

通常注射给药吸收快、起效快，主要在医疗机构由专业技术人员给药；口服给药吸收慢、起效慢，但服药方便。同一药物采用不同的给药途径，可能产生不同的作用和用途，如硫酸镁；口服给药导泻利胆，注射给药解痉、镇静和降压。

（二）药物相互作用

两种或两种以上的药物同时或先后应用于机体时，相互间的影响可改变药物的体内过程及机体对药物的反应性，从而使药物的效应和毒性发生变化。

药物相互作用主要体现在两方面：一是各自浓度不受影响，但药理效应发生变化，具体表现为使原有效应增强的协同作用或使原有效应减弱的拮抗作用；二是通过影响药物的体内过程，改变药物在作用部位的浓度从而影响药物效应，一般来说浓度增高，药效增强；反之亦然。

对临床需要联合用药治疗的心脑血管病、中枢神经系统疾病、恶性肿瘤、免疫系统疾病等，更应注意药物的相互作用，防止诱发或加重不良反应。

二、机体因素

（一）年龄

年龄对药物作用的影响主要表现在以下几个方面：①新生儿和老年人肝、肾功能发育不全或功能减退，导致对药物的代谢和排泄速度减慢，药效增强和药效维持时间延长。②药物效应靶点敏感性发生改变。③老年人的生理功能调节能力下降和病理因素等。

（二）性别

性别对药物作用的影响主要体现在女性的妊娠期、哺乳期、月经期。妊娠期妇女用药，要充分考虑药物透过胎盘屏障是否影响胎儿发育或新生儿的生理功能；哺乳期妇女用药，要充分考虑药物通过乳汁进入婴幼儿体内可能产生影响其生长发育或其他有害的作用；月经期女性用药，要充分考虑药物是否会影响机体凝血系统功能。

（三）遗传因素

基因是决定药物代谢酶、药物转运蛋白和受体活性及功能表达的结构基础，基因突变可导致其所编码的药物代谢酶、转运蛋白和受体精氨酸序列及功能异常，是产生药物效应个体差异和种族差异的主要原因。

在极少数患者中，存在着性质异常的药物反应，称为特异质反应。这种反应通常与遗传变异有关，往往是有害的，甚至是致命的。

（四）疾病状态

疾病本身能导致机体药动学或药效学的改变。如消化系统病变可导致药物吸收障碍；肝、肾功能病变可导致药物代谢障碍；体温过低可降低药物消除等。

（五）心理因素－安慰剂效应

患者服药后的实际效应由药理效应、非特异性药物效应、非特异性医疗效应和疾病的自然恢复4个因素综合所致。非特异性药物效应和非特异性医疗效应又称安慰剂效应。而安慰剂一般指没有特殊药理活性，由乳糖、淀粉等辅料制成的外形似药物的制剂。安慰剂效应主要由患者的心理因素导致，体现出患者对药物和医师的信任。患者经医师对疾病的讲解和给予相应的治疗后，会发生一系列精神和生理方面的变化。因此，在临床药物试验设计方案中，应充分考虑主观因素对药效评价的影响，并予以排除。

（六）长期用药引起的机体反应性变化

1.耐受性和耐药性　机体连续多次用药后对药物的敏感性降低，需要增加剂量才能达到原有药效的现象，称为耐受性。其中，交叉耐药性指对一种药物产生耐受性后，对同一类药物也会产生耐受性。

微课：
耐受性和
耐药性

病原微生物或肿瘤细胞对反复应用的化学治疗药物敏感性降低的现象，称为耐药性，又称抗药性。滥用抗菌药物是病原微生物产生耐药性的重要原因。

2.依赖性和停药症状或停药综合征　机体长期应用某种药物后，对这种药物产生生理性或精神性依赖和需求的现象，称为依赖性。生理依赖性又称躯体依赖性，停药后患者产生戒断症状的现象。精神依赖性指停药后患者出现主观不适的现象，无客观症状和体征。

患者在长期服用受体阻滞药、糖皮质激素类等药物治疗疾病过程中，突然停药，可发生停药症状，使原有病情加重。因此，长期服用上述药物需要停药时，应逐渐减量至停药，避免停药综合征的发生。

本节小结

PPT课件

课后练习

（赵志鑫）

第五节　常用药物作用机制及临床合理应用

学习目标

知识目标：

1.掌握常用药物的分类及代表药物。

2.熟悉联合用药原则及适应证。

3.了解常见疾病的致病因素及临床表现。

技能目标：

1.能够说出常用药物的作用机制。

2.能够说出常用药物的临床合理应用。

素质目标：

1.具备尊重、关心和爱护患者的职业道德。

2.养成实事求是、敢于探究、严谨务实的科学精神。

一、传出神经系统药物

（一）胆碱受体激动药

胆碱受体激动药可直接激动胆碱受体，产生与乙酰胆碱类似作用的药物。根据作用选择性不同，可分为M胆碱受体激动药和N胆碱受体激动药。

毛果芸香碱：直接激动M受体，可兴奋瞳孔括约肌使瞳孔缩小，前房角间隙增大，房水回流通畅，降低眼压，用于青光眼的治疗。毛果芸香碱也可与扩瞳药交替使用治疗虹膜睫状体炎。

（二）抗胆碱酯酶药和胆碱酯酶复活药

易逆性抗胆碱酯酶药与胆碱酯酶结合，水解较慢，抑制胆碱酯酶活性，导致胆碱能神经末梢乙酰胆碱堆积，产生拟胆碱作用。胆碱酯酶复活药通过与磷酰化胆碱酯酶结合成复合物，复合物再裂解为磷酰化胆碱酯酶复活药，使胆碱酯酶游离而复活。

1.新斯的明　可通过抑制胆碱酯酶和直接兴奋N胆碱受体，产生较强的骨骼肌和胃肠平滑肌兴奋作用，临床上用于治疗重症肌无力及腹部手术后的肠麻痹。禁止用于机械性肠梗阻和泌尿道梗阻患者。

2.氯解磷定　可使被有机磷酸酯类抑制胆碱酯酶恢复活性或直接与游离的有机磷酸酯类结合。临床用于治疗有机磷中毒，因对M样症状影响较小，故应与阿托品合用，以更好地控制中毒症状。

（三）胆碱受体阻滞药

胆碱受体阻滞药能阻碍乙酰胆碱或胆碱受体激动药与胆碱受体结合，产生抗胆碱作用。

1.阿托品　为竞争性M胆碱受体阻滞药，临床用于解除平滑肌痉挛、抑制腺体分泌、虹膜睫状体炎、验光和眼底检查、治疗缓慢型心律失常、抗休克及解救有机磷中毒。阿托品过量可致中毒。青光眼及前列腺肥大患者禁用阿托品。

2.东莨菪碱　作用与阿托品相似，但抑制腺体分泌作用较强，可产生中枢抑制作用，临床上主要用于麻醉前给药。

3.山莨菪碱 常用人工合成消旋体简称654-2。中枢作用弱，外周作用强，解除血管平滑肌痉挛和微循环障碍作用较强。临床主要用于治疗中毒性休克、内脏平滑肌绞痛、眩晕症和神经性头痛等。

（四）肾上腺素受体激动药

肾上腺素受体激动药是一类化学结构及药理作用与肾上腺素、去甲肾上腺素相似的药物，可激动肾上腺素受体，产生肾上腺素样作用，又称拟肾上腺素药。

1.α肾上腺素受体激动药

（1）去甲肾上腺素：是去甲肾上腺素能神经末梢释放的主要递质，药用为人工合成品。激动α受体作用强大，除冠状血管外，几乎所有的小动脉和小静脉均出现强烈收缩。临床仅限用于早期神经源性休克、嗜铬细胞瘤切除后或药物中毒时的低血压、稀释后口服用于食管和胃黏膜局部止血。静脉给药剂量过大或滴注时间过长，可致局部组织缺血坏死和急性肾衰竭，如注射部位出现皮肤苍白和疼痛，应立即更换注射部位并热敷之，或以酚妥拉明或普鲁卡因局部浸润注射，使血管扩张。伴有高血压、动脉粥样硬化、器质性心脏病、少尿、无尿、严重微循环障碍患者及孕妇禁用。

（2）间羟胺：化学性质较去甲肾上腺素稳定，作用较肾上腺素弱但持久。临床上主要作为去甲肾上腺素的替代品，用于各种休克早期及手术后或脊髓麻醉后的休克。

2.α、β肾上腺素受体激动药

（1）肾上腺素：主要激动α、β受体，作用强大。临床主要用于多种原因所致心搏骤停、过敏性休克、急性支气管哮喘、血管神经性水肿、血清病及与局部麻醉药配伍延长局部麻醉药作用时间。肾上腺素主要不良反应为心悸、烦躁、头痛和血压升高，禁用于高血压、脑动脉硬化、器质性心脏病、糖尿病和甲状腺功能亢进症等。

（2）多巴胺：主要激动α、β受体和外周多巴胺受体，并促进神经末梢释放去甲肾上腺素。临床上主要用于各种休克及与利尿药联用治疗急性肾衰竭。

（3）麻黄碱：激动α、β受体，化学性质稳定，可口服，作用温和持久，中枢兴奋作用显著。临床主要用于预防支气管哮喘发作和轻症的治疗、消除鼻黏膜充血所致鼻塞、防治麻醉所致低血压、缓解荨麻疹和血管神经性水肿所致皮肤黏膜症状。

3.β肾上腺素受体激动药

（1）异丙肾上腺素：主要激动β受体，对α受体几乎无作用。临床主要用于心搏骤停、房室传导阻滞、急性支气管哮喘。可导致心悸、头晕，禁用于冠心病、心肌炎和甲状腺功能亢进症等。

（2）多巴酚丁胺：主要激动β_1受体，正性肌力作用比正性频率作用显著。临床上主要用于治疗心肌梗死并发心力衰竭。用药期间可引起血压升高、心悸、头痛、气短等不良反应，心房纤颤、心肌梗死和高血压患者慎用。

（五）肾上腺素受体阻滞药

1.α肾上腺素受体阻滞药 酚妥拉明：竞争性阻断α受体，拮抗肾上腺素的α作用。临床主要用于治疗外周血管痉挛性疾病、去甲肾上腺素滴注外漏所致局部血管剧烈收缩、顽固性充血性心力衰竭和急性心肌梗死、抗休克、肾上腺嗜铬细胞瘤、药物引起的高血压等。

2.β肾上腺素受体阻滞药

（1）普萘洛尔：竞争性阻断β受体，拮抗β型拟肾上腺素作用，为非选择性β受体阻滞药。临床用于治疗心律失常、心绞痛、高血压、甲状腺功能亢进症等。

（2）美托洛尔：选择性阻断β_1受体，对β_2受体作用弱，增加呼吸道阻力作用较轻，但哮喘患者仍须慎用。临床用于治疗心律失常、心肌缺血、急性心肌梗死伴快速型心律失常和胸痛的患者。

3.α、β肾上腺素受体阻滞药　拉贝洛尔：临床多用于中度和重度高血压、心绞痛、高血压危象。

二、中枢神经系统药物

（一）全身麻醉药

全身麻醉药是具有麻醉作用，能可逆性抑制中枢神经系统功能，引起暂时性感觉、意识和反射消失，骨骼肌松弛，以便进行外科手术的药物。全身麻醉药通过抑制兴奋性突触和增强抑制性突触的传递功能而发挥作用，特异性的机制为干扰配体门控离子通道的功能。

1.吸入性麻醉药　是挥发性液体或气体、经呼吸道给药的全身麻醉药。前者有乙醚、氟烷、恩氟烷、异氟烷、七氟烷等，后者如氧化亚氮（又称笑气）。麻醉深度可通过对吸入气体中的全身麻醉药浓度（分压）进行调节控制并维持满足手术需要的深度。

2.静脉麻醉药　是通过静脉注射或滴注给药的全身麻醉药，给药后无诱导期，患者迅速进入麻醉状态，对呼吸道无刺激性，麻醉方法简便易行。常用药物有硫喷妥钠、氯胺酮、丙泊酚、依托咪酯等。

（二）局部麻醉药

局部麻醉药是一类以适当的浓度应用于局部神经末梢或神经干周围，在意识清醒的条件下可使局部痛觉暂时消失的药物。局部麻醉药能暂时、完全和可逆地阻断神经冲动的产生和传导，局部麻醉作用消失后，神经功能可完全恢复，对各类组织无损伤作用。目前认为局部麻醉药阻滞神经细胞膜上的电压门控Na^+通道，使Na^+在其作用周期内不能进入细胞内，抑制膜兴奋性，发生传导阻滞，产生局部麻醉作用。常用的局部麻醉药有普鲁卡因、利多卡因等。

（三）镇静催眠药

镇静催眠药是一类抑制中枢神经系统功能而起镇静催眠作用的药物，小剂量引起安静或嗜睡的镇静作用，较大剂量时引起类似生理性睡眠的催眠作用。

1.苯二氮䓬类　可加强中枢抑制性递质γ-氨基丁酸功能。此类药物安全范围大，不良反应少，为目前最常用的镇静催眠药。药物中毒时，可用苯二氮䓬类受体阻滞药氟马西尼进行解救。苯二氮䓬类药物根据半衰期长短可分为3类：①长效类，如地西泮。②中效类，如劳拉西泮。③短效类，如三唑仑。临床可用于抗焦虑、镇静催眠、抗惊厥、抗癫痫和缓解中枢神经损伤所致的肌肉僵直。久服可发生依赖性和成瘾性，停用可出现反跳现象和戒断症状。

2.巴比妥类　对中枢神经系统有普遍性抑制作用，随剂量增加中枢抑制作用逐渐增强，相应表现为镇静、催眠、抗惊厥及抗癫痫、麻醉等作用。由于安全性差，易发生依赖性，临床使用日渐减少。常用药物有苯巴比妥、异戊巴比妥、硫喷妥钠等。临床可用于抗惊厥、抗癫痫和麻醉。久服可产生依赖性和成瘾性，成瘾后停药可出现戒断症状。

3. 新型非苯二氮䓬类　此类药物主要通过激动或增强 γ-氨基丁酸能神经的中枢抑制作用，安全范围更大，不良反应较少，成瘾性较低。常用药物有唑吡坦、佐匹克隆、扎来普隆等。

（四）抗癫痫药和抗惊厥药

癫痫是一种反复发作的神经系统疾病，发病机制未完全阐明，目前以对症治疗为主，目的在于减少或预防发作。抗癫痫药的作用机制包括两方面：一是增强 γ-氨基丁酸的作用，拮抗兴奋性氨基酸作用；二是干扰 Na^+、Ca^{2+}、K^+ 等离子通道，发挥膜稳定作用。

惊厥是中枢神经系统过度兴奋的一种症状，表现为全身骨骼肌不自主地强烈收缩，呈强直性或阵挛性抽搐。

1. 抗癫痫药　主要通过抑制病灶神经元异常过度放电和阻止病灶异常放电向周围正常神经组织扩散而产生防治癫痫发作的作用。常用的有治疗癫痫大发作和局限性发作的苯妥英钠，治疗单纯性局限性发作和大发作的卡马西平，治疗癫痫小发作的乙琥胺，治疗癫痫持续发作的地西泮等。

2. 抗惊厥药　惊厥的治疗需要标本兼顾，维持生命功能，控制惊厥发作症状，预防复发。

硫酸镁：Mg^{2+} 和 Ca^{2+} 化学性质相似，可特异性的竞争 Ca^{2+} 结合位点，拮抗 Ca^{2+} 作用，从而抑制中枢及外周神经系统，使骨骼肌、心肌、血管平滑肌松弛，发挥肌松和降压作用。临床上以肌内注射或静脉滴注给药方式用于缓解子痫、破伤风等惊厥发作。

（五）治疗中枢神经系统退行性疾病药

中枢神经系统退行性疾病指一组由慢性进行性中枢神经系统退行性变性而产生的疾病的总称，主要包括帕金森病、阿尔茨海默病、亨廷顿病、肌萎缩侧索硬化症等，共同特征为神经细胞发生退行性病理学改变。

1. 抗帕金森病药　帕金森病又称震颤麻痹，是一种主要表现为进行性锥体外系功能障碍的中枢神经系统退行性疾病。

（1）左旋多巴：为多巴胺的前体，通过血脑屏障进入脑内后，转化为多巴胺而补充纹状体中多巴胺的不足发挥治疗帕金森病的作用。临床上用于治疗各型帕金森病患者，但对吩噻嗪类等抗精神病药引起的帕金森综合征无效。

（2）卡比多巴：不能透过血脑屏障，与左旋多巴合用时，可抑制外周多巴脱羧酶，减少左旋多巴在外周转化为多巴胺，使更多的左旋多巴进入脑内而增强治疗作用，减少不良反应。

2. 治疗阿尔茨海默病药　老年痴呆可分为原发性痴呆、血管性痴呆和两者的混合型，前者又称阿尔茨海默病，是一种与年龄高度相关、以进行性认知障碍和记忆力损害为主的中枢神经系统退行性疾病。目前采用的主要治疗策略为增强中枢胆碱能神经功能和拮抗谷氨酸能神经的功能，但不能从根本上消除病因。常用药物有多奈哌齐、利斯的明、美金刚等。

（六）抗精神失常药

精神失常是由多种病理因素导致精神活动障碍的一大类疾病，包括精神分裂症、躁狂症、抑郁症和焦虑症。

1. 抗精神分裂症药　精神分裂症是一组以思维、情感、行为之间不协调，精神活动与现实脱离为主要特征的疾病。

（1）氯丙嗪：是吩噻嗪类药物的典型代表，也是应用最广泛的抗精神分裂症药物。氯丙嗪拮抗脑内边缘系统多巴胺受体，产生抗精神分裂的作用，精神分裂症患者服药后，能迅速控制其兴奋躁动状态，大剂量连续服用可消除患者的幻觉和妄想等症状，减轻思维障碍，使患者恢复理智，情绪安定，生活自理。临床上主要用于抗精神分裂症、呕吐和顽固性呃逆、低温麻醉与人工冬眠。癫痫及惊厥史、青光眼、乳腺增生症和乳腺癌患者禁用。

（2）氯氮平：为新型抗精神分裂症药，通过选择性阻断D_4受体产生抗精神病作用，起效迅速，作用强，对其他抗精神分裂症药无效的精神分裂症的阴性和阳性症状都有治疗作用，不良反应少，可作为首选药。

2.抗躁狂药　碳酸锂对躁狂症患者有显著疗效，特别是对急性躁狂和轻度躁狂疗效显著，还可用于躁狂抑郁症的治疗。

3.抗抑郁药

（1）丙米嗪：抗抑郁的主要机制是阻断去甲肾上腺素、5-羟色胺在神经末梢的再摄取，从而增高突出间隙递质浓度，促进突触传递功能。临床上主要用于治疗抑郁症、遗尿症、焦虑和恐惧症。前列腺肥大、青光眼患者禁用。

（2）氟西汀：通过强效选择性抑制突触间隙5-羟色胺的再摄取，产生抗抑郁作用，且耐受性和安全性更好。临床上主要用于治疗抑郁症。

（七）镇痛药

镇痛药包括麻醉性镇痛药和非麻醉性镇痛药。前者通过激动中枢神经系统特定部位的阿片受体而产生镇痛作用，又称阿片类镇痛药，但易成瘾而引起药物滥用，绝大多数属于管制药品。

1.吗啡　通过激动脑内阿片受体，模拟内源性阿片肽对痛觉的调节功能而产生镇痛作用，同时能缓解疼痛所致不愉快、焦虑的情绪和产生欣快感。临床用于缓解或消除严重创伤、烧伤、手术等引起的剧痛和晚期癌症疼痛；因吗啡能扩张外周血管，减轻心脏前、后负荷，降低呼吸中枢对二氧化碳的敏感性，减弱过度的反射性呼吸兴奋，也可用于治疗心源性哮喘。吗啡久用易产生耐受性和依赖性，急性中毒可选用阿片受体阻断药纳洛酮解救。孕妇、哺乳期妇女、肺病患者、颅脑损伤患者、新生儿和婴儿禁用。

2.哌替啶　为具有吗啡样作用的人工合成镇痛药，作用机制与吗啡相同，镇痛作用相比较弱，但不易产生成瘾性。临床上可取代吗啡用于镇痛和心源性哮喘，也可用于麻醉前给药和人工冬眠。

3.芬太尼　芬太尼及其同系物为短效强效镇痛药，作用机制与吗啡相同。临床上主要用于辅助麻醉和静脉麻醉，也可用于术后镇痛和分娩镇痛。

（八）解热镇痛抗炎药

解热镇痛抗炎药是一类具有解热、镇痛，而且大多数具有抗炎抗风湿作用的药物。其作用机制与抑制体内环氧化酶活性而减少局部组织前列腺素的生物合成有关。

微课：
阿司匹林的
不良反应及
注意事项

1.阿司匹林　阿司匹林及其代谢物水杨酸通过抑制环氧合酶1和环氧合酶2，产生解热、镇痛、抗炎作用。临床上主要用于解热镇痛、抗风湿，小剂量用于血栓的防治。长期大剂量应用不良反应多且严重。

2.对乙酰氨基酚　通过抑制环氧合酶产生解热镇痛作用，几乎无抗炎作用。临床上主要用于解热、镇痛，不良反应较轻。

3.双氯芬酸　通过抑制环氧合酶产生强大的解热镇痛抗炎作用，为强效抗炎镇痛药。临床上用于各种原因所致中等程度疼痛、类风湿关节炎、神经痛、手术及创伤后疼痛及各种疼痛所致的发热。

三、心血管系统药物

（一）抗心律失常药

1.奎尼丁 为Ⅰa类钠离子通道阻滞药，通过适度阻滞钠离子通道，降低动作电位0期除极速率，抑制心肌细胞钾及钙通道，显著延长有效不应期。奎尼丁为广谱抗心律失常药，适用于心房纤颤、心房扑动、室上性和室性心动过速的转复与预防。

2.利多卡因 为Ⅰb类钠离子通道阻滞药，通过轻度阻滞钠离子通道，轻度降低动作电位0期除极速率，降低自律性，对正常心肌组织电生理特性影响较小。临床主要用于心脏手术、心导管术、急性心肌梗死等所致室性心律失常的治疗。同类药物有苯妥英钠，主要用于强心苷中毒所致心律失常的治疗。

3.普萘洛尔 通过拮抗心肌细胞β受体，抑制交感神经兴奋所致的心脏兴奋，降低窦房结、心房和浦肯野纤维自律性，减少儿茶酚胺所致的迟后除极发生，减慢房室结传导，延长房室交界细胞的有效不应期。临床上主要用于治疗室上性心律失常，特别是对交感神经兴奋性过高、甲状腺功能亢进及嗜铬细胞瘤所致窦性心动过速效果较好。

4.维拉帕米 通过阻滞Ca^{2+}通道，降低窦房结自律性和缺血时心房、心室和浦肯野纤维的异常自律性，减慢房室结传导，终止房室结折返，延长窦房结和房室结的有效不应期。临床上主要用于治疗阵发性室上性心律失常。

（二）利尿药

1.呋塞米 为强效利尿药，通过抑制髓袢升支粗段Na^+-K^+-$2Cl^-$的转运，抑制NaCl的重吸收，降低肾的稀释与浓缩功能，排出大量接近于等渗的尿液。临床上主要用于急性肺水肿、脑水肿、急慢性肾衰竭、高钙血症和加速某些毒物的排泄。过量或长期应用可导致水与电解质紊乱、耳毒性、高尿酸血症、高血糖、高血脂、胃肠出血等。

2.氢氯噻嗪 为中效利尿药，也是基础降压药，通过抑制远曲小管近端Na^+-Cl^-的转运，抑制NaCl的重吸收，产生利尿作用，长期服用可导致Na^+降低而使Na^+、Ca^{2+}交换减少产生降压作用。临床上主要用于各种原因引起的水肿和高血压的治疗，也可用于肾性尿崩症及加压素无效的垂体性尿崩症。

3.甘露醇 20%的甘露醇高渗溶液静脉注射或静脉滴注后，迅速提高血浆渗透压，使组织间液转移而产生组织脱水作用，降低颅内压和眼压，同时稀释血液而增加循环血容量及肾小球滤过率，产生利尿作用。临床上用于治疗脑水肿、预防急性肾衰竭。

（三）抗高血压药

1.利尿药 噻嗪类利尿药可降低高血压并发症如脑卒中和心力衰竭的发病率和死亡率，其中氢氯噻嗪被称为基础降压药，吲达帕胺可代替噻嗪类利尿药用于伴有高脂血症的高血压患者。

2.钙通道阻滞剂 通过减少细胞内钙离子含量而松弛血管平滑肌，进而降低血压。

（1）硝苯地平：为短效钙通道阻滞药，通过阻滞钙离子通道明显舒张血管，主要是动脉血管。临床上用于各型高血压的治疗，特别适用于伴有心绞痛、肾脏疾病、糖尿病、哮喘、高脂血症的高血压患者。

（2）氨氯地平：为长效钙通道阻滞药，降压作用平缓，作用维持时间较长。临床上用于各型高血压的治疗。

3. β肾上腺素受体阻断药 普萘洛尔：通过阻断β受体，减少心排血量、抑制肾素释放、抑制交感神经系统活性和增加前列环素的合成等，产生降压作用。临床上用于各种原发性高血压，特别是伴有心绞痛、偏头痛、焦虑症、心排血量及肾素活性偏高的高血压患者。

4. 血管紧张素转化酶抑制药 卡托普利：通过抑制血管紧张素转化酶，减少血管紧张素 I 转化为血管紧张素 II，使血管舒张；同时减少醛固酮分泌，促进排钠；抑制交感神经系统活性等，降低外周阻力、增加肾血流量，从而降低血压，改善肾功能。临床上用于各型高血压，特别是伴有糖尿病、胰岛素抵抗、左心室肥厚、心力衰竭、急性心肌梗死的高血压患者。

5. 血管紧张素 II 受体阻断药 氯沙坦：通过阻断血管紧张素 II 受体，抑制后者收缩血管与刺激肾上腺皮质释放醛固酮的作用，降低血压，同时抑制血管紧张素 II 介导的心血管细胞增殖肥大作用，有效防治心血管重构。临床用于各型高血压的治疗，特别是伴有糖尿病、肾功能不全的高血压患者。不良反应少，常作为血管紧张素转化酶抑制剂不耐受者的替代品。

6. 其他抗高血压药 硝普钠为血管平滑肌扩张药，可直接松弛小动脉和静脉平滑肌，在血管平滑肌内代谢产生具有强大舒张血管作用的一氧化氮（NO）。临床适用于高血压急症的治疗。

（四）治疗心力衰竭药

1. 肾素－血管紧张素－醛固酮系统抑制药 血管紧张素转化酶抑制药和血管紧张素 II 受体阻断药适用于心功能不全治疗的重要药物。这两类药物能防止和逆转心室的重构，提高心脏及血管的顺应性，不仅能缓解心力衰竭的症状、提高生活质量，还能显著降低心力衰竭患者的病死率。常用药物有卡托普利、氯沙坦等。

2. 利尿药 促进 Na^+、水的排泄，减少血容量，降低心脏前负荷，改善心功能；降低静脉压，消除或缓解静脉淤血及其引发的肺水肿和外周水肿，在心力衰竭的治疗中发挥着重要的作用。常用药物有呋塞米、氢氯噻嗪、螺内酯。

3. β肾上腺素受体阻滞药 β受体阻滞药通过阻断心脏β受体、拮抗过量儿茶酚胺对心脏的毒性作用，防止过量儿茶酚胺引发的大量 Ca^{2+} 内流，并减轻由此导致的能量消耗与线粒体损伤，避免心肌细胞坏死，改善心肌重构；减少肾素释放，抑制肾素－血管紧张素－醛固酮系统，防止高浓度血管紧张素 II 对心脏的损害；上调心肌β受体的数量，恢复其信号转导能力；改善β受体对儿茶酚胺的敏感性，从而改善心力衰竭患者症状，提高射血分数，改善患者的生活质量，降低死亡率。目前已成为抗心力衰竭常规药物。常用药物有普萘洛尔、卡维地洛、美托洛尔等。

4. 正性肌力药 强心苷与心肌细胞膜上的强心苷受体 Na^+-K^+-ATP 酶结合并抑制其活性，导致钠泵失灵，细胞内 Na^+ 增加，K^+ 减少；促进 Na^+-Ca^{2+} 交换，心肌细胞内 Ca^{2+} 增加，心肌收缩力增强。临床可用于治疗心力衰竭、心房纤颤、心房扑动等。强心苷类化合物安全范围小，中毒时可用苯妥英钠救治。常用药物有地高辛、洋地黄毒苷、毛花苷 C 等。

（五）调血脂药与抗动脉粥样硬化药

血脂是血清中胆固醇、三酰甘油和类脂的总称，与临床密切相关的为胆固醇和三酰甘油。血脂不溶于水，必须与载脂蛋白结合形成脂蛋白才能溶于血液被运输。血脂异常是动脉粥样硬化性心脑血管疾病的重要危险因素，有效控制血脂异常，是防治动脉粥样硬化、血脑血管危险事件发生的重要措施。

他汀类：通过抑制羟甲基戊二酸单酰辅酶 A（HMG-CoA）还原酶，使胆固醇合成受阻，降低胆固醇浓度，产生调血脂作用，同时具有抗细胞增殖、抗炎、抗骨质疏松等作用，减轻肾损害程度，保护肾功能。临床上用于调节血脂、肾病综合征、预防心脑血管急性事件等。常用药物有辛伐他汀、普伐他汀、阿托伐他汀等。

（六）抗心绞痛药

心绞痛指因冠状动脉供血不足导致的心肌急剧的、暂时的缺血与缺氧综合征，典型临床表现为阵发性胸骨后压榨性疼痛并向左上肢放射，不及时救治可导致急性心肌梗死。

1.硝酸甘油 是硝酸酯类的常用药物，通过扩张血管平滑肌，同时促进对心肌细胞具有保护作用的内源性前列腺素 I_2、降钙素基因相关肽等物质的生成与释放，从而降低心肌耗氧量、扩张冠状动脉增加缺血区血液灌注、降低左心室充盈压增加心内膜供血、保护缺血心肌细胞等作用，能快速缓解心绞痛症状。临床上用于心绞痛、心肌梗死、心力衰竭、急性呼吸衰竭及肺动脉高压的治疗。

2.普萘洛尔 通过阻断 β 受体，降低心肌耗氧量，改善心肌缺血区供血，减少耗氧和增加组织供养，产生抗心绞痛作用。临床上用于治疗心绞痛，特别是伴有心律失常及高血压的心绞痛患者，但不能用于冠状动脉痉挛诱发的变异性心绞痛。

3.硝苯地平 通过阻断 Ca^{2+} 通道，扩张冠状动脉及外周小动脉，抑制血管痉挛效果显著。临床上用于心绞痛的治疗，特别是对变异型心绞痛效果最好。

四、抗微生物药

（一）β-内酰胺类抗生素

β-内酰胺类抗生素作用于细菌青霉素结合蛋白，抑制细菌细胞壁合成，产生杀菌作用。因哺乳动物细胞没有细胞壁，此类药物对人和动物几乎无毒性。

1.青霉素类 除青霉素 G 为天然青霉素外，其余均为人工半合成抗生素。对已生成的细菌细胞壁无影响，故对繁殖期细菌作用强，对静止期细菌作用弱。临床上用于治疗敏感革兰阳性球菌和杆菌、革兰阴性球菌及螺旋体所致感染。常用药物有阿莫西林、青霉素 G、氨苄西林、羧苄西林等。

2.头孢菌素类 也是人工半合成抗生素，与青霉素类具有相似的理化性质、生物活性、作用机制和临床应用，具有抗菌谱广、杀菌力强、对 β-内酰胺酶较稳定及过敏反应少等优点。临床上用于敏感菌所致感染的治疗，与乙醇同服可产生"双硫仑"样反应，服药期间及停药 3 天内忌酒。常用药物有头孢呋辛酯、头孢克洛、头孢克肟等。

3.β-内酰胺酶抑制药 本身没有抗菌活性，必须与有效抗菌药物合用，通过抑制细菌产生的β-内酰胺酶，对抗菌药物产生保护作用，增强其抗菌活性。常用药物有克拉维酸、舒巴坦等。

（二）大环内酯类、林可霉素类抗生素

1.大环内酯类 大环内酯类抗生素不可逆与细菌核糖体 50S 亚基结合，抑制细菌蛋白质的合成，低浓度抑菌，高浓度杀菌。临床主要用于治疗敏感菌所致感染，可用于耐青霉素金黄色葡萄球菌所致感染，也是肺炎支原体感染的首选药。常用药物有红霉素、克拉霉素、阿奇霉素等。

2.林可霉素类 林可霉素类抗生素抗菌谱及作用机制与大环内酯类相似，特点是对各类厌氧

菌具有强大抗菌作用。临床主要用于厌氧菌所致感染，是治疗金黄色葡萄球菌感染所致骨髓炎的首选药。常用药物有林可霉素、克林霉素等。

（三）氨基糖苷类抗生素

氨基糖苷类是一类由氨基醇环与氨基糖分子以苷键相结合的碱性抗生素，通过干扰细菌蛋白质合成的起始、延长和终止3个阶段而抑制蛋白质的合成，也能破坏细菌胞质膜的完整性，对各种需氧革兰阴性杆菌具有强大的抗菌活性。临床上主要用于敏感需氧革兰阴性杆菌所致感染的治疗。主要不良反应为耳毒性、肾毒性、神经肌肉接头阻断作用。常用药物有链霉素、庆大霉素等。

（四）人工合成抗菌药

1.喹诺酮类 通过抑制细菌DNA回旋酶产生抗菌作用，抗菌谱广，抗菌活性强，口服吸收良好，交叉耐药性少。临床上主要用于革兰阴性菌及厌氧菌等敏感菌感染所致的泌尿生殖系统感染，呼吸系统感染，胃肠道感染，骨、关节与软组织感染等。常用药物有诺氟沙星、环丙沙星、左氧氟沙星、莫西沙星等。

2.磺胺类 通过抑制二氢叶酸合成酶，阻断二氢叶酸的合成，进而影响核糖核酸的生成，产生抗菌作用。因易产生耐药性和交叉耐药性，且不良反应较多，目前临床上很少用。

3.甲硝唑 通过抑制病原体DNA的合成，产生抗厌氧菌作用。临床上主要用于敏感菌所致口腔、腹腔、女性生殖系统、下呼吸道、骨和关节等部位感染，与乙醇同服可产生"双硫仑"样反应，服药期间及停药3天内忌酒。

（五）抗病毒药和抗真菌药

1.抗病毒药

（1）利巴韦林：通过抑制病毒RNA和蛋白质的合成，影响病毒的复制与传播而产生广谱抗病毒作用。临床上主要用于治疗急性甲型和丙型肝炎、合胞病毒肺炎、流感病毒感染等。

（2）干扰素：为广谱抗病毒药，通过与细胞内特异性受体结合影响相关基因，促进抗病毒蛋白的合成，从而产生抗病毒作用。临床上主要用于急性病毒性感染。

（3）阿昔洛韦：通过抑制病毒DNA多聚酶产生抗病毒作用。临床上是单纯疱疹性病毒所致感染的首选治疗药物。

（4）奥司他韦：通过选择性抑制流感病毒神经氨酸酶产生抗病毒作用，是目前治疗流感最常用的药物之一。

2.抗真菌药 唑类通过干扰真菌细胞中麦角固醇的生物合成，使真菌细胞膜缺损，增加膜通透性，进而抑制真菌生长或使之死亡。临床上可作为治疗浅表真菌感染的首选药，其中部分可作为治疗深部真菌感染的首选药。常用药物有酮康唑、咪康唑、益康唑等。

（六）抗结核药

1.异烟肼 通过抑制结核分枝杆菌分枝菌酸的生物合成，使其细胞壁合成受阻导致细菌死亡。异烟肼是治疗各型结核病患者的首选药，为防止或延缓耐药性的产生，规范化治疗时必须联合使用其他抗结核药物。

2.利福平 特异性抑制细菌依赖DNA的RNA多聚酶，阻碍mRNA的合成产生抗菌作用。临床上主要与其他抗结核药联合使用治疗各型结核病。

五、其他类药物

（一）作用于血液及造血系统药

1.抗凝血药

（1）肝素：通过增强抗凝血酶Ⅲ的作用，抑制凝血因子的活化，而在体内、外均产生强大的抗凝血作用。临床上主要用于治疗血栓栓塞性疾病、弥散性血管内凝血、体外抗凝等。

（2）华法林：通过拮抗维生素K的作用，抑制凝血因子活化，产生抗凝作用。临床上主要用于防治血栓栓塞性疾病。

2.抗血小板药

（1）阿司匹林：小剂量的阿司匹林通过抑制环加氧酶–1，使血小板血栓素A_2数量减少，产生抗凝作用。临床上小剂量用于冠状动脉硬化性疾病、心肌梗死、脑梗死、深静脉血栓形成和肺梗死等疾病的治疗。

（2）氯吡格雷：通过抑制ADP活化血小板产生抗凝作用。临床上主要用于预防脑卒中、心肌梗死及外周动脉血栓性疾病的复发等。

3.纤维蛋白溶解药　可使纤维蛋白溶酶原转化为纤维蛋白溶酶，降解纤维蛋白和纤维蛋白原而抑制血栓增大和溶解血栓。常用药物有链激酶、尿激酶、阿尼普酶等。

4.促凝血药

（1）维生素K：促进多种凝血因子的活化，从而产生促凝作用。临床上主要用于梗阻性黄疸、胆瘘、慢性腹泻、早产儿、新生儿出血及香豆素类、水杨酸类药物所致凝血酶原活性过低所致出血患者。

（2）氨甲苯酸：通过抑制纤溶酶原激活因子，阻止纤溶酶原转化为纤溶酶，进而抑制纤维蛋白的溶解，产生止血作用。临床上主要用于纤维蛋白溶解症所致出血的治疗。

5.抗贫血药　贫血指循环血液中血红蛋白或红细胞计数低于正常，分为缺铁性贫血、巨幼细胞贫血和再生障碍性贫血。

（1）铁剂：服用吸收进入骨髓后，吸附在有核红细胞膜上进入线粒体，与原卟啉结合形成血红素，血红素再与珠蛋白结合，形成血红蛋白。临床上主要用于治疗失血过多或需铁增加所致的缺铁性贫血。

（2）叶酸：进入体内后，转化为四氢叶酸，再与一碳单位结合成四氢叶酸辅酶，传递一碳单位，参与体内核糖核酸的合成和氨基酸的互变。临床上用于治疗各种巨幼细胞贫血。

（二）抗组胺药

H_1受体阻滞药：此类药物可对抗组胺引起的支气管、胃肠道平滑肌收缩作用。临床上用于皮肤黏膜变态反应性疾病、防晕止吐等。常用药物有氯苯那敏、氯雷他定等。

（三）作用于呼吸系统药

1.平喘药

（1）糖皮质激素类：此类药物属于抗炎平喘药，通过抑制气道炎症反应，可达到长期防止哮喘发作的效果。临床用于支气管扩张药不能有效抑制的慢性哮喘患者，但不能缓解急性症状。常用药物有倍氯米松、布地奈德等。

（2）肾上腺素受体激动药：此类药物属于支气管扩张药，通过激动气道$β_2$受体，松弛支气管平滑肌，抑制炎症介质和过敏介质的释放，增强气道纤毛运动和分泌，降低血管通透性，减轻气道黏膜下水肿等，产生防治支气管哮喘的作用。临床上用于支气管哮喘、喘息型支气管炎伴有支气管痉挛的呼吸道疾病。常用药物有沙丁胺醇、班布特罗等。

2.镇咳药与祛痰药

（1）镇咳药：通过抑制延髓咳嗽中枢或咳嗽反射弧中的感受器、传入神经、传出神经、效应器而发挥镇咳作用。常用药物有可待因和右美沙芬。

（2）祛痰药：通过增加痰液水分含量或降低痰液黏稠度和调节黏液成分，使痰液易于排出。常用药物有乙酰半胱氨酸、溴己新等。

（四）作用于消化系统药

1.治疗消化性溃疡药

（1）抗酸药：此类药物通过直接中和胃酸、降低胃蛋白酶活性，从而缓解消化性溃疡症状。常用药物有碳酸氢钠、氢氧化铝、氢氧化镁等。

（2）抑制胃酸分泌药：此类药物通过阻断H_2受体、抑制H^+-K^+-ATP酶、阻断M受体和胃泌素受体等机制，减少胃酸的生成，从而缓解溃疡症状。常用药物有西咪替丁、奥美拉唑等。

（3）胃黏膜保护药：此类药物通过增强胃黏膜屏障功能，促进黏膜损伤创面愈合，从而产生抗溃疡病作用。常用药物有枸橼酸铋钾、硫糖铝等。

（4）抗幽门螺杆菌药：此类药物通过杀灭幽门螺杆菌产生防治溃疡作用。常用药物有克拉霉素、阿莫西林等。

2.消化系统功能调节药
包括助消化药、止吐药、促进胃肠动力药、止泻药、泻药、利胆药等。

（五）子宫平滑肌兴奋药和抑制药

1.子宫平滑肌兴奋药
缩宫素：直接兴奋子宫平滑肌，加强其收缩力和收缩频率，小剂量使其节律性收缩，大剂量使其强直性收缩。临床用于催产、引产、产后出血。

2.子宫平滑肌抑制药
此类药物又称抗分娩药，可使子宫平滑肌收缩力减弱、节律减慢。临床用于防治早产和痛经。常用药物有利托君、硫酸镁等。

（六）肾上腺皮质激素类药

糖皮质激素类具有强大的抗炎作用，可抑制各种原因所致炎症反应；抑制免疫，对免疫过程的多个环节均有抑制作用，可缓解过敏症状；抗休克，多种机制可用于抗休克，特别是感染中毒性休克。临床上用于治疗严重感染或炎症、免疫相关疾病、抗休克、血液病等。常用药物有氢化可的松、地塞米松等。

（七）甲状腺激素及抗甲状腺药

1.甲状腺激素
可促进生长发育，促进代谢和产热，提高机体交感-肾上腺系统的反应性。临床上用于甲状腺功能减退、单纯性甲状腺肿的治疗。

2.抗甲状腺药

（1）硫脲类：此类药物通过抑制甲状腺过氧化物酶，减少甲状腺激素的生物合成，也能抑制外周组织的T_4转化为T_3。临床上用于甲状腺功能亢进的内科治疗、甲状腺术前准备、甲状腺危象的治疗。常用药物有甲硫氧咪唑、甲巯咪唑等。

（2）碘及碘化物：小剂量碘可促进甲状腺激素的合成，大剂量碘则通过多个环节产生抗甲状腺作用。临床上用于甲状腺功能亢进的术前准备、甲状腺危象的治疗。

（八）胰岛素及其他降糖药

1.胰岛素　通过胰岛素受体结合，激活酪氨酸蛋白激酶，导致细胞内活性蛋白的连续磷酸化反应，促进糖原合成和储存，促进脂肪合成，降低血糖水平。临床上用于各种严重糖尿病及1型糖尿病的治疗。

2.口服降糖药

（1）磺酰脲类：此类药物通过刺激胰岛 B 细胞释放胰岛素和增加胰岛素与靶组织的结合能力，产生降糖作用。临床上用于胰岛素功能尚存的2型糖尿病且单用饮食控制无效患者。常用药物有甲苯磺丁脲、格列齐特等。

（2）双胍类：此类药物通过促进脂肪组织摄取葡萄糖，降低葡萄糖在肠道的吸收，减少糖异生，抑制胰高血糖素的释放等，产生降糖作用。临床上用于肥胖及单用饮食控制无效的轻症糖尿病患者的治疗。常用药物有二甲双胍、苯乙双胍等。

（3）胰岛素增敏剂：此类药物通过降低机体胰岛素抵抗而产生降血糖的作用。临床上用于治疗胰岛素抵抗和2型糖尿病。常用药物有吡格列酮、罗格列酮等。

（4）α–葡萄糖苷酶抑制剂：此类药物在肠道抑制糖苷水解酶，减慢碳水化合物水解及产生葡萄糖的速度，延缓葡萄糖的吸收，产生降血糖作用。临床上用于餐后血糖升高的2型糖尿病患者。常用药物有阿卡波糖、伏格列波糖等。

本节小结

PPT课件

课后练习

（赵志鑫）

参考文献

［1］白波，王福青. 生理学［M］. 7版. 北京：人民卫生出版社，2014.

［2］陈振文，杨美玲. 病理学与病理生理学［M］. 4版. 北京：人民卫生出版社，2018.

［3］刘黎青. 基础医学概论［M］. 北京：中国中医药出版社，2017.

［4］钮伟真，樊小力. 基础医学概论［M］. 3版. 北京：科学出版社，2016.

［5］涂腊根，况炜. 基础医学概论［M］. 北京：人民军医出版社，2012.

［6］王建枝，钱睿哲. 病理生理学［M］. 9版. 北京：人民卫生出版社，2018.

［7］王开贞，于肯明. 药理学［M］. 6版. 北京：人民卫生出版社，2009.

［8］王庭槐. 生理学［M］. 9版. 北京：人民卫生出版社，2021.

［9］吴忠道，朱亮，陈星智. 基础医学概论［M］. 北京：北京大学医学出版社，2019.

［10］杨宝峰，陈建国. 药理学［M］. 9版. 北京：人民卫生出版社，2018.

［11］杨朝晔，倪月秋. 基础医学概要［M］. 2版. 北京：人民卫生出版社，2020.

［12］杨桂染. 生理学［M］. 2版. 北京：人民卫生出版社，2020.

［13］张根葆. 基础医学概论［M］. 2版. 合肥：中国科学技术大学出版社，2018.

［14］张光主. 基础医学概论［M］. 2版. 北京：高等教育出版社，2015.

［15］张庆，宋光熠. 护用药理学［M］. 北京：中国医药科技出版社，2018.

［16］张向阳，常陆林. 生物化学［M］. 北京：中国医药科技出版社，2018.

［17］张忠，王化修. 病理学与病理生理学［M］. 8版. 北京：人民卫生出版社，2018.

［18］赵其辉，魏昕. 病理学与病理生理学［M］. 北京：北京大学医学出版社，2019.

［19］周春燕，药立波. 生物化学与分子生物学［M］. 9版. 北京：人民卫生出版社，2021.

彩　图

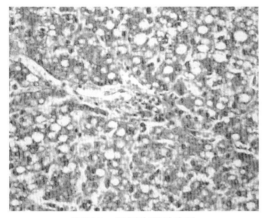

彩图1　肝细胞脂肪变性

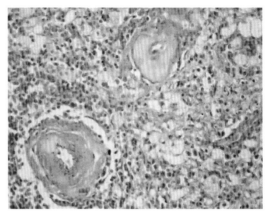

彩图2　脾小动脉玻璃样变性

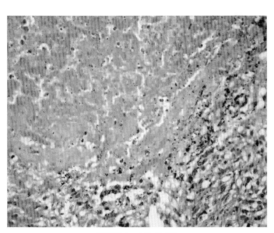

彩图3　肺结核

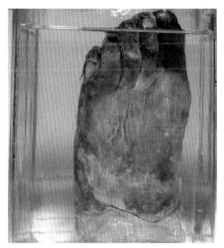

彩图4　足干性坏疽

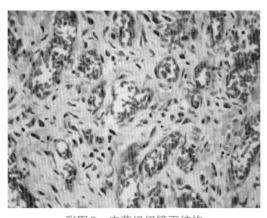

彩图5　肉芽组织镜下结构

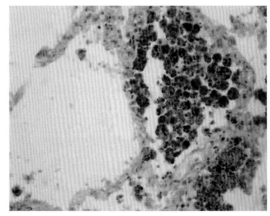

彩图6　慢性肺淤血

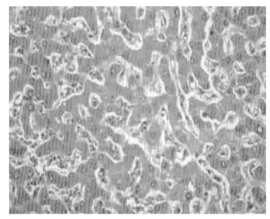

彩图7　肝淤血（镜下）

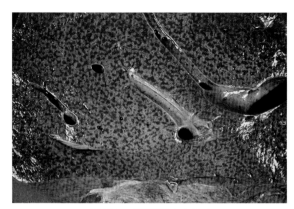

彩图8　槟榔肝（大体）

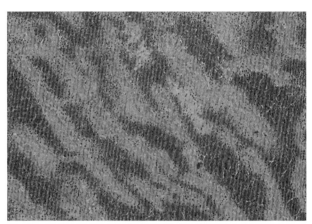

彩图9　混合血栓

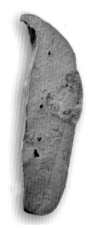

彩图10　脾梗死

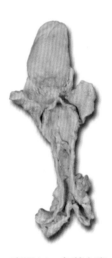

彩图11　气管白喉

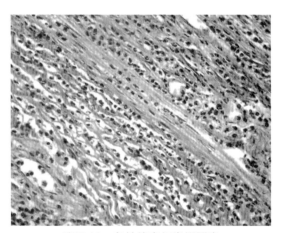

彩图12　急性蜂窝织炎阑尾炎

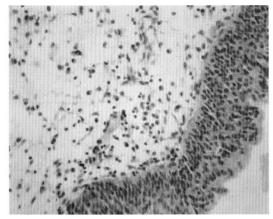

彩图13　鼻息肉

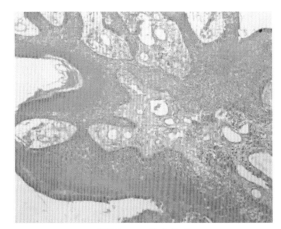

彩图14　乳头状瘤

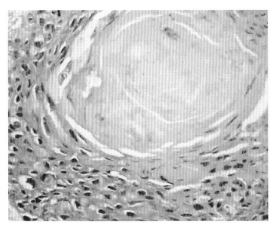

彩图15　高分化鳞状细胞癌

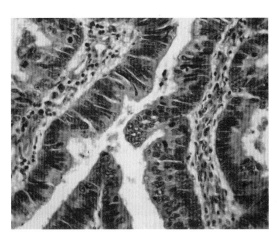

彩图16　腺癌

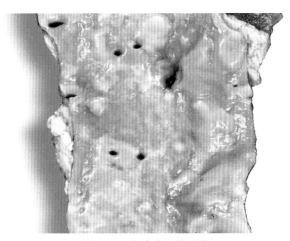

彩图17　主动脉粥样硬化

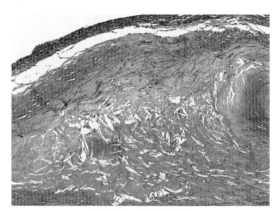

彩图18　粥样斑块

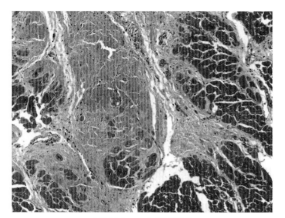

彩图19　心肌梗死

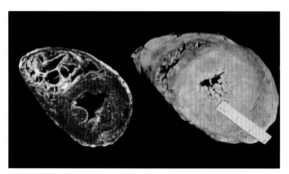

彩图20　原发性高血压左心室向心性肥大

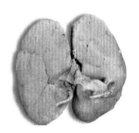

大体观

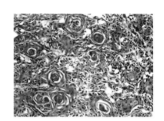

镜下观

彩图21　原发性颗粒性固缩肾

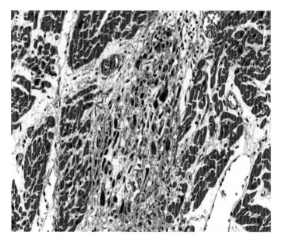

彩图22　风湿小体

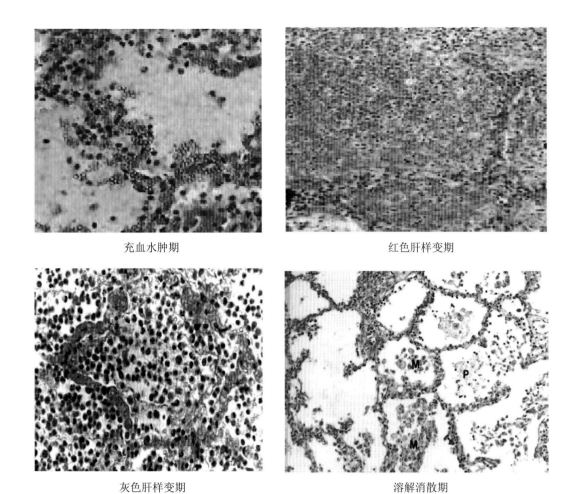

充血水肿期　　　　　　　　　　　红色肝样变期

灰色肝样变期　　　　　　　　　　溶解消散期

彩图23　大叶性肺炎病理变化

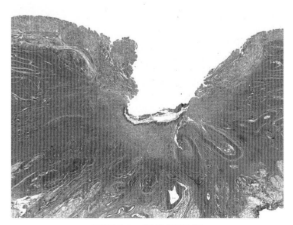

彩图24　慢性胃溃疡

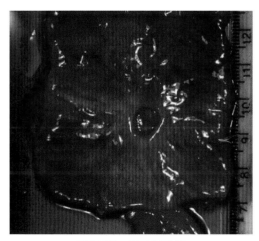

彩图25　慢性胃溃疡

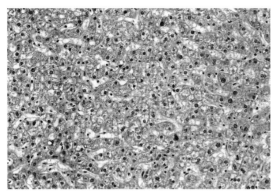

彩图26　急性普通型肝炎

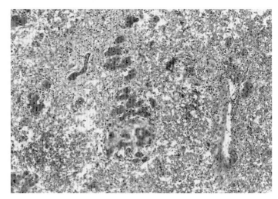

彩图27　急性重型肝炎

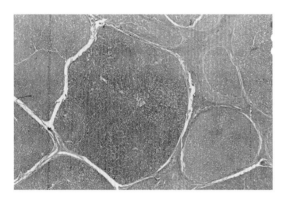

彩图28　门脉性肝硬化

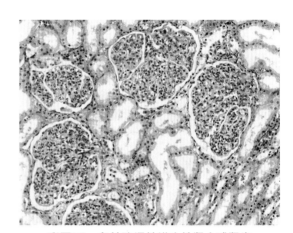

彩图29　急性弥漫性增生性肾小球肾炎

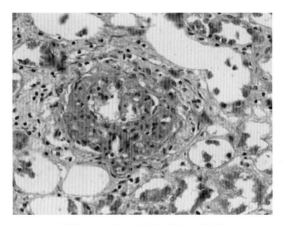

彩图30　快速进行性肾小球肾炎

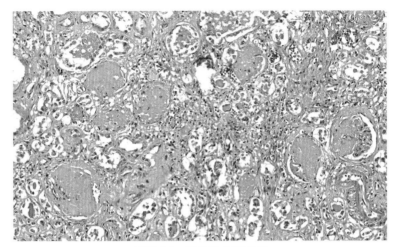

彩图31　慢性肾小球肾炎

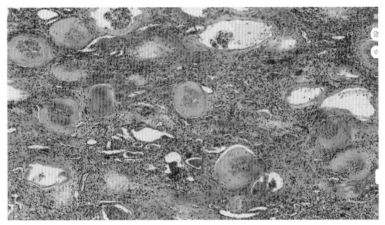

彩图32　慢性肾盂肾炎